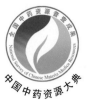

"十三五"国家重点图书出版规划项目

国家新闻出版改革发展项目

国家出版基金项目

科技基础性工作专项

中央本级重大增减支项目

神农架
中药资源图志

| 第三卷 |

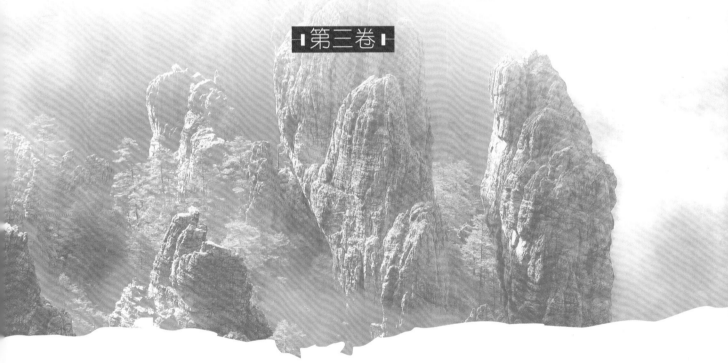

| 主 编 |

黄璐琦　詹亚华　张代贵

海峡出版发行集团 | 福建科学技术出版社
THE STRAITS PUBLISHING & DISTRIBUTING GROUP | FUJIAN SCIENCE & TECHNOLOGY PUBLISHING HOUSE

蔷薇科 Rosaceae

乔木、灌木或草本，具刺或无刺。单叶或复叶，互生，稀对生，常有托叶。单花，数花簇生，呈伞房、总状或聚伞状圆锥花序；花常辐射对称，两性，稀单性；花萼与子房分离或合生，萼筒短或圆筒状，萼片5枚，稀较少或较多，有时具副萼片；花瓣与萼片同数，有时无花瓣；雄蕊常5至多数枚，稀1或2枚，花丝离生，稀合生；心皮1个至多数，分离或多少连合，每心皮有1至数枚直立或悬垂的倒生胚珠，子房下位、半下位或上位，花柱与心皮同数，顶生、侧生或基生，分离或有时连合。蓇葖果、瘦果、梨果或核果，稀蒴果。

120余属，3400余种；我国55属，900余种；湖北37属，334种；神农架37属，226种，可供药用的33属，154种。

■ 分属检索表

1. 蓇葖果，稀蒴果，开裂；叶有或无托叶。
　2. 果为蓇葖果。
　　3. 心皮5个，稀较少或多达8个；单叶或复叶，托叶宿存或无。
　　　4. 单叶 ··30. 绣线菊属 Spiraea
　　　4. 羽状复叶或叶具3枚小叶。
　　　　5. 多年生草本；一至三回羽状复叶，无托叶 ··············5. 假升麻属 Aruncus
　　　　5. 灌木；一回羽状复叶，有托叶 ··················28. 珍珠梅属 Sorbaria
　　3. 心皮1或2个，稀多达5个；单叶，托叶早落。
　　　6. 萼筒钟状或筒状；蓇葖果2~10枚种子 ··············17. 绣线梅属 Neillia
　　　6. 萼筒杯状；蓇葖果1~2枚种子 ··············31. 野珠兰属 Stephanandra
　2. 果为蒴果 ···33. 白鹃梅属 Exochorda
1. 果不裂；叶有托叶。
　7. 子房下位、半下位，稀上位。
　　8. 心皮成熟时骨质；果内有1~5个小核。
　　　9. 叶全缘；枝条无刺 ··································8. 栒子属 Cotoneaster
　　　9. 叶有锯齿或裂片，稀全缘；枝条常具刺。
　　　　10. 心皮5个，每心皮具2枚成熟胚珠 ··············22. 火棘属 Pyracantha
　　　　10. 心皮1~5个，每心皮具1枚成熟胚珠 ··············9. 山楂属 Crataegus
　　8. 心皮成熟时革质或纸质；梨果1~5室，每室1或多枚种子。
　　　11. 复伞房状、总状或圆锥状花序，稀伞形，具花多朵。
　　　　12. 单叶；植株常绿，稀落叶。
　　　　　13. 心皮部分离生，子房半下位。
　　　　　　14. 花梗和果梗上具瘤状突起 ··············19. 石楠属 Photinia
　　　　　　14. 花梗和果梗上无瘤状突起 ··············32. 红果树属 Stranvaesia

13. 心皮合生，子房下位……………………………………11. 枇杷属 Eriobotrya

12. 单叶或复叶；植株落叶………………………………………29. 花楸属 Sorbus

11. 伞形或总状花序，花单生或簇生。

15. 每心皮具多数胚珠……………………………………………7. 木瓜属 Chaenomeles

15. 每心皮具 1~2 枚胚珠。

16. 子房和果 2~5 室，每室 2 枚胚珠。

17. 花柱离生；果肉常具多数石细胞………………………23. 梨属 Pyrus

17. 花柱基部合生；果肉常无石细胞………………………16. 苹果属 Malus

16. 子房和果具不完全 4~10 室，每室 1 枚胚珠……………2. 唐棣属 Amelanchier

7. 子房上位，稀下位。

18. 心皮常多数；瘦果，稀小核果状；萼宿存；复叶或单叶。

19. 瘦果或小核果状，着生于扁平、微凹或隆起的花托上。

20. 托叶不与叶柄连合；雌蕊 4~15 枚，生于扁平或微凹的花托上。

21. 叶互生；花黄色…………………………………………14. 棣棠花属 Kerria

21. 叶对生；花白色…………………………………………24. 鸡麻属 Rhodotypos

20. 托叶常与叶柄连合；雌蕊极多数，生于球形或圆锥形花托上。

22. 聚合果由小核果聚合而成；每心皮具 2 枚胚珠……………26. 悬钩子属 Rubus

22. 瘦果分离；每心皮具 1 枚胚珠。

23. 花柱顶生或近顶生，果期延长………………………13. 路边青属 Geum

23. 花柱侧生或基生，稀近顶生，果期不延长或稍延长。

24. 花托在早期干燥………………………………………20. 委陵菜属 Potentilla

24. 花托在果期肉质。

25. 花白色，副萼片比萼片小………………………12. 草莓属 Fragaria

25. 花黄色，副萼片比萼片大………………………10. 蛇莓属 Duchesnea

19. 瘦果，着生于杯状或坛状花托内。

26. 雌蕊多数；灌木，枝条常具皮刺……………………25. 蔷薇属 Rosa

26. 雌蕊 1~4 枚；多年生草本，枝条不具皮刺。

27. 花瓣宿存，花萼具钩刺………………………………1. 龙芽草属 Agrimonia

27. 花瓣无，花萼无钩刺………………………………27. 地榆属 Sanguisorba

18. 心皮 1 个，稀 2 或 5 个；核果；萼片常脱落；单叶。

28. 幼叶多席卷，稀对折；果具沟，被毛或蜡粉。

29. 侧芽 3 枚，两侧为花芽，具顶芽………………………3. 桃属 Amygdalus

29. 侧芽单生，无顶芽。

30. 子房和果常被柔毛；花常无梗或有短梗…………4. 杏属 Armeniaca

30. 子房和果均无毛，常被蜡粉；花常具梗…………21. 李属 Prunus

28. 幼叶多对折；果无沟，无蜡粉。

31. 花序伞形、伞房状或短总状，基部具明显苞片······6. 樱属 Cerasus

31. 花序总状，基部具小苞片。

32. 落叶，花序梗常具叶，稀无叶······18. 稠李属 Padus

32. 叶常绿，花序梗常无叶······15. 桂樱属 Laurocerasus

（一）龙芽草属 Agrimonia Linnaeus

多年生草本。奇数羽状复叶，有托叶。花小，两性，排成顶生的穗状总状花序；萼筒陀螺状，有棱，顶端有数层钩刺，花后靠合，开展或反折，萼片 5 枚，覆瓦状排列；花瓣 5 片，黄色；花盘边缘增厚，环萼筒口部；雄蕊 5~15 枚或更多，着生花盘外缘；雌蕊常 2 枚，包在萼筒内，花柱顶生，丝状，外伸，柱头微扩大，胚珠 1 枚，下垂。瘦果 1~2 个，包在具钩刺的萼筒内，具 1 枚种子。

10 余种；我国 4 种；湖北 2 种；神农架 1 种，可供药用。

1　龙芽草 Agrimonia pilosa Ledebour

■ 分变种检索表

1. 茎被疏柔毛及短柔毛······1a. 龙芽草 A. pilosa var. pilosa

1. 茎下部密被粗硬毛······1b. 黄龙尾 A. pilosa var. nepalensis

1a　龙芽草（原变种）Agrimonia pilosa var. pilosa

多年生草本，高可达 1.2m。茎被疏柔毛及短柔毛，稀下部被长硬毛。叶为间断奇数羽状复叶，常有 3~4 对小叶；小叶倒卵形、倒卵状椭圆形或倒卵状披针形，长 1.5~5cm，上表面被柔毛，稀脱落近无毛。穗状总状花序；花梗长 1~5mm，被柔毛；苞片 3 裂，小苞片对生；萼片三角状卵形；花瓣黄色，长圆形；雄蕊（5~）8~15 枚；花柱 2 个。瘦果倒卵状圆锥形，有 10 条肋，顶端有数层钩刺。花、果期 5~12 月。

分布于神农架各地，生于海拔 2200m 以下的溪边、路旁等。常见。

地上部分（仙鹤草）收敛止血，截疟，止痢，解毒。

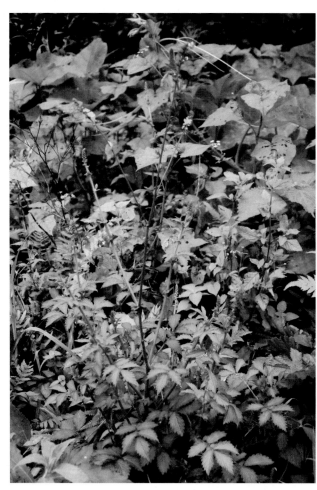
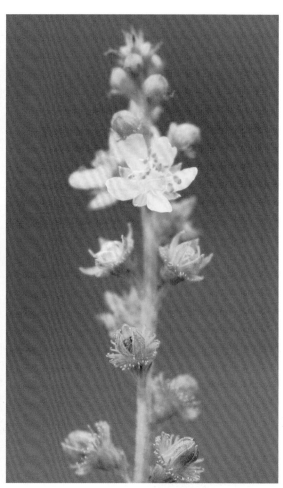

1b 黄龙尾（变种）*Agrimonia pilosa* var. *nepalensis* (D. Don) Nakai

本变种与龙芽草（原变种）的区别为茎下部密被粗硬毛；叶上表面脉被长硬毛或微硬毛，脉间密被柔毛或绒毛状柔毛。

分布于神农架红坪（板仓）、阳日（长青），生于海拔 600~800m 的山坡草地或疏林中。少见。

全草收敛止血药，强心，驱绦虫。

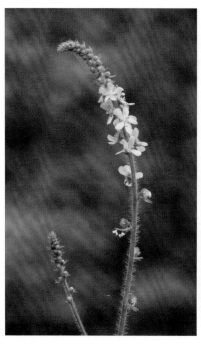
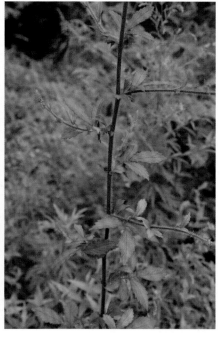

（二）唐棣属 **Amelanchier** Medikus

落叶灌木或乔木。单叶，互生，有叶柄和托叶。花序总状，顶生，稀单生；苞片早落；被丝托钟状，萼片5枚，全缘；花瓣5片，细长，长圆形或披针形，白色；雄蕊10~20枚；花柱2~5个，基部合生或离生，子房下位或半下位，2~5室，每室具胚珠2枚，有时室背生假隔膜，子房成4~10室，每室具胚珠1枚。梨果近球形，浆果状，具宿存、反折的萼片和膜质内果皮。种子4~10枚，直立。

约25种；我国2种；湖北1种；神农架1种，可供药用。

唐棣 **Amelanchier sinica** (C. K. Schneider) Chun

落叶小乔木，高可达5m。叶卵形或长椭圆形，长4~7cm，先端急尖，基部圆形，稀近心形或宽楔形，常在中部以上具细锐锯齿，基部全缘。总状花序具多花；花序梗和花梗无毛或初被毛，后无毛；被丝托钟状，萼片披针形或三角状披针形，长约5mm；花瓣白色，细长，长圆状披针形或椭圆状披针形，长约1.5cm；雄蕊20枚，长2~4mm；花柱4~5个，基部密被黄白色绒毛，柱头头状。果近球形或扁圆形，直径约1cm，蓝黑色，宿存萼片反折。花期5月，果期9~10月。

分布于神农架各地，生于海拔600~1200m的山坡林中。常见。

树皮（扶栘木皮）祛风止血；用于脚气痛痒不可忍。

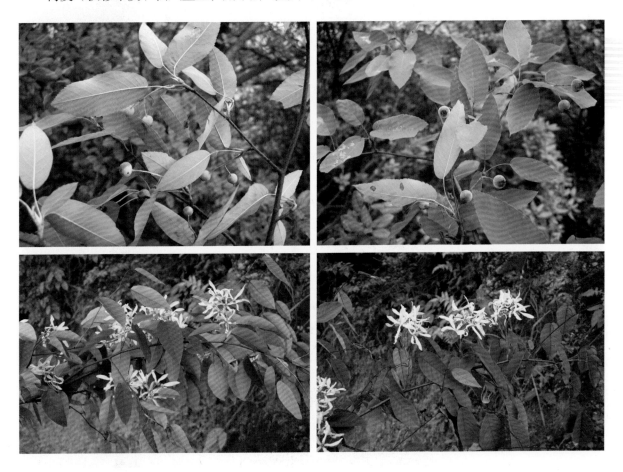

（三）桃属 Amygdalus Linnaeus

落叶乔木或灌木。腋芽常 3 枚，稀 2 枚并生，两侧为花芽，中间为叶芽。单叶，有托叶，互生，幼时在芽中对折，常具锯齿；叶柄常具 2 个腺体。花常单生，花两性，整齐；花梗短或几乎无梗，稀梗较长；花萼 5 裂，果期脱落，萼片 5 枚；花瓣 5 片，粉红或白色；雄蕊多数，周位；雌蕊 1 枚，花柱长，子房上位，1 室，2 枚胚珠。核果被毛，稀无毛，果洼较大；核坚硬，具深浅不同的纵、横沟纹和孔穴，极稀平滑，具 1 枚种子。

40 多种；我国 11 种；湖北 6 种；神农架 3 种，均可供药用。

分种检索表

1. 核表面具深沟纹和孔穴。
  2. 花萼外面无毛；果肉薄而干·······························1. **山桃 A. davidiana**
  2. 花萼外面被短柔毛；果肉厚而多汁·······················2. **桃 A. persica**
1. 核表面光滑，仅具浅沟纹，无孔穴·······················3. **甘肃桃 A. kansuensis**

1 | 山桃 Amygdalus davidiana (Carriére) de Vos ex L. Henry

落叶乔木，高可达 10m。叶卵状披针形，长 5~13cm，先端渐尖，基部楔形，两面无毛，具细锐锯齿；叶柄长 1~2cm，无毛，常具腺体。花单生；花萼无毛，萼筒钟形，萼片卵形或卵状长圆形，紫色；花瓣倒卵形或近圆形，长 1~1.5cm，粉红色。核果近球形，直径 2.5~3.5cm；果柄短而深入果洼；果肉薄而干；核球形或近球形，具纵、横沟纹和孔穴。花期 3~4 月，果期 7~8 月。

分布于神农架松柏、宋洛、新华等。生于海拔 800~1200m 的山坡、山谷、沟底、林内及灌丛中。常见。

种子（桃仁）祛瘀活血，润肠通便。

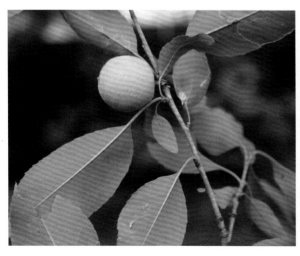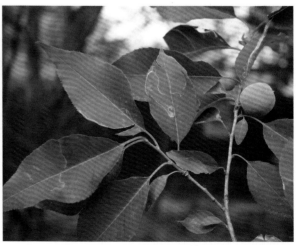

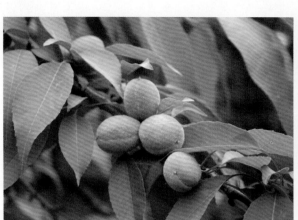
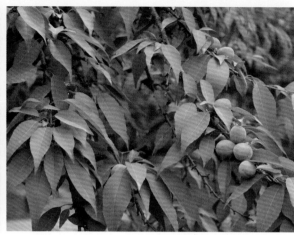

2 | 桃 **Amygdalus persica** Linnaeus

落叶乔木，高可达 8m。叶长圆状披针形、椭圆状披针形或倒卵状披针形，长 7~15cm，上表面无毛，下表面脉腋具少数短柔毛或无毛，具细锯齿或粗锯齿；叶柄长 1~2cm，常具 1 至数枚腺体。花单生；萼筒钟形，被柔毛，稀几无毛，萼片卵形或长圆形，被柔毛；花瓣长圆状椭圆形或宽倒卵形，粉红色，稀白色；花药绯红色。核果卵圆形、宽椭圆形或扁圆形；果柄短而深入果洼；

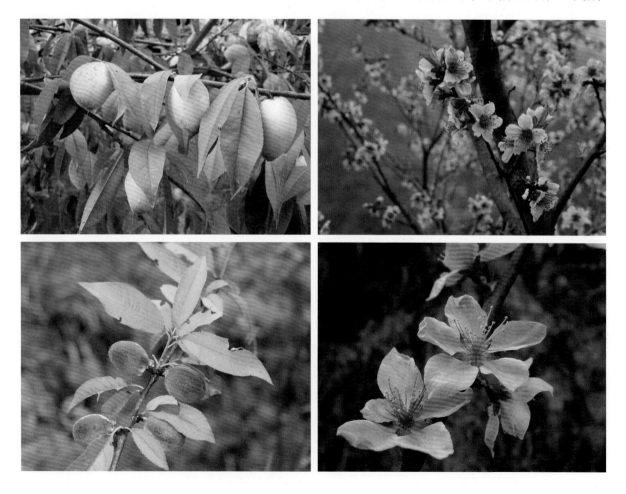

核椭圆形或近圆形，离核或黏核，两侧扁平，顶端渐尖，具纵、横沟纹和孔穴。花期 3~4 月，果期常 8~9 月。

分布于神农架各地，野生或栽培。常见。

种子（桃仁）活血祛痰，润肠通便。幼果（瘪桃干）止汗。花滑肠逐水，消肿。叶散结，消肿，解毒。树胶和胃止渴。

3 甘肃桃 Amygdalus kansuensis (Rehder) Skeels

乔木或灌木。叶片卵状披针形或披针形，叶边具稀疏细锯齿，齿端有或无腺体；叶柄常无腺体。花单生，先于叶开放；萼筒钟形，外被短柔毛，稀几无毛，萼片卵形至卵状长圆形，外被短柔毛；花瓣白色或浅粉红色，边缘有时呈波状或浅缺刻状。果实熟时淡黄色，外面密被短柔毛，肉质，成熟时不开裂。花期 3~4 月，果期 8~9 月。

分布于神农架新华（干沟），生于海拔 800m 的山谷林中。罕见。

种子活血祛痰，润肠通便，可代桃仁入药。

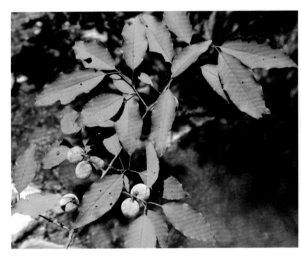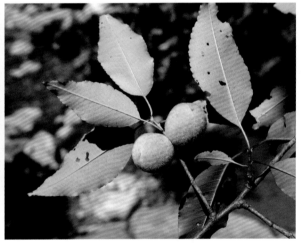

（四）杏属 Armeniaca Scopoli

落叶乔木，极稀灌木。叶芽和花芽并生，2~3 个簇生于叶腋，每花芽具花 1 朵，稀 2~3 朵。单叶互生，幼时在芽中席卷；叶柄常具 2 个腺体；有托叶。花两性，单生，稀 2~3 朵簇生；花梗短或近无梗，稀梗较长；花萼 5 裂，果期脱落，萼片 5 枚；花瓣 5 片，白色或粉红色；雄蕊 15~45 枚，周位；心皮 1 个，子房上位，被毛，1 室，胚珠 2 枚。核果，两侧多少扁平，有纵沟，具毛，稀无毛，熟时不裂，稀干燥而开裂，离核或黏核；核坚硬，两侧扁平，光滑、粗糙或呈网状，稀具蜂窝状孔穴。

约 11 种；我国 10 种；湖北 6 种；神农架 3 种，均可供药用。

分种检索表

1. 一年生枝灰褐色至红褐色。
  2. 叶片两面被柔毛，老时毛较稀疏；果梗长 7~10mm······················1. **洪平杏 A. hongpingensis**
  2. 叶片两面无毛或仅下表面脉腋间具柔毛；果梗短或近无梗······················3. **杏 A. vulgaris**
1. 一年生枝绿色；叶缘具小锐锯齿，幼时两面具短柔毛，老时仅下表面脉腋间有短柔毛；果实黄色或绿白色，具短梗或几无梗，核具蜂窝状孔穴······················2. **梅 A. mume**

1 　洪平杏 Armeniaca hongpingensis C. L. Li

　　落叶乔木，高可达 10m。小枝浅褐色至红褐色，老时无毛。叶片椭圆形至椭圆状卵形，长 6~10cm，宽 2.5~5cm，边缘密被小锐锯齿，上表面疏生短柔毛，下表面密被浅黄褐色长柔毛；叶柄长 1.5~2cm，密被柔毛。果实近圆形，长 3.5~4cm，宽约 3.5cm，密被黄褐色柔毛；果梗长 7~10mm；核椭圆形，两侧扁，顶端急尖，表面具蜂窝状小孔穴，腹棱钝，腹面有纵沟。果期 7 月。

　　分布于神农架红坪，生于海拔 2400m 的山坡公路边。罕见。神农架特有种，生存数量极少，亟待保护。

　　种仁（红坪杏）润肺止咳，平喘，滑肠。

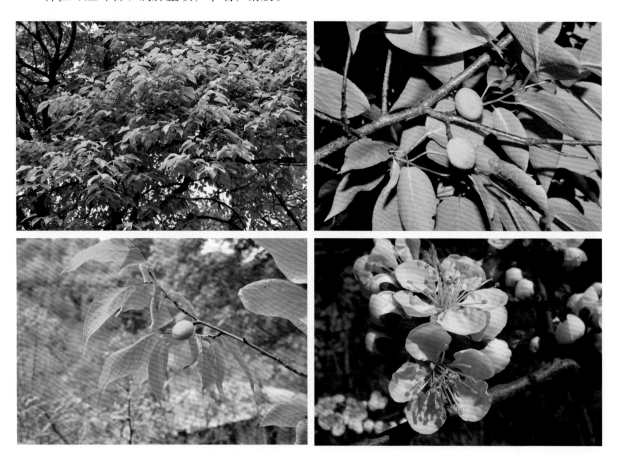

2 梅 **Armeniaca mume** Siebold

落叶小乔木，稀灌木，高可达 10m。小枝绿色，无毛。叶卵形或椭圆形，长 4~8cm，具细小锐锯齿，幼时两面被柔毛，老时下表面脉腋具柔毛；叶柄长 1~2cm，常有腺体。花单生或 2 朵生于一芽内；花梗长 1~3mm；花萼常红褐色，萼筒宽钟形，萼片卵形或近圆形；花瓣倒卵形，白色或粉红色。果近球形，直径 2~3cm；果肉黏核；核椭圆形，有纵沟，具蜂窝状孔穴。花期冬、春二季，果期 5~6 月。

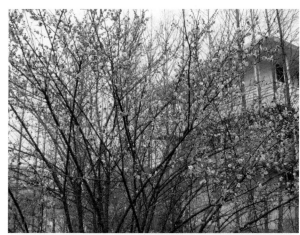

分布于神农架各地，生于海拔 1300m 以下的林缘，庭园亦有栽培。常见。

花蕾（梅花）开郁和中，化痰，解毒。果实（乌梅）敛肺，涩肠，生津，安蛔。

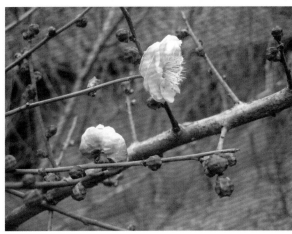

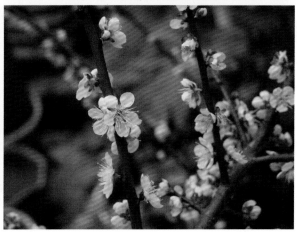

3 杏 **Armeniaca vulgaris** Lamarck

落叶乔木，高可达 8m。小枝无毛。叶宽卵形或圆卵形，长 5~9cm，具钝圆锯齿，两面无毛或下表面脉腋具柔毛；叶柄长 2~3.5cm，基部常具 1~6 个腺体。花单生；花梗长 1~3mm；花萼紫绿色，萼筒圆筒形，萼片卵形或卵状长圆形；花瓣圆形或倒卵形，白色带红晕；花柱下部具柔毛。核果球形，稀倒卵圆形；核卵圆形或椭圆形，稍粗糙或平滑，腹棱较钝圆，背棱较直，腹面具龙骨状棱。花期 3~4 月，果期 6~7 月。

原产于我国新疆，神农架各地均有栽培。

种子（苦杏仁）降气止咳平喘，润肠通便。

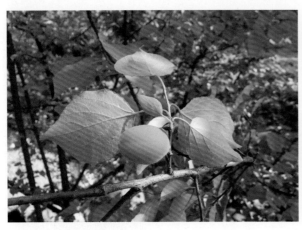
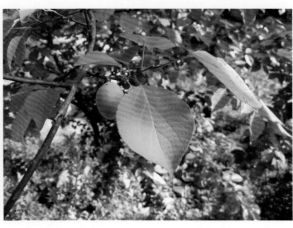

（五）假升麻属 Aruncus Linnaeus

多年生草本。叶大型，互生，一至三回羽状复叶，稀掌状复叶，小叶边缘具齿，无托叶。花单性，雌雄异株，排成大型穗状花序；花无梗或近无梗；被丝托杯状，萼片5枚；花瓣5片，白色。雄花具雄蕊15~30枚，花丝细长，约为花瓣的1倍，有退化雌蕊。雌花有退化雄蕊，花丝短，花药不发育；心皮3~4个，稀5~8个，子房1室。蓇葖果沿腹缝线开裂。种子2枚。

约6种；我国2种；湖北1种；神农架1种，可供药用。

假升麻 Aruncus sylvester Kosteletzky ex Maximowicz

多年生草本，高可达3m。二回羽状复叶，稀三回羽状复叶，小叶3~9枚，菱状卵形、卵状披针形或长椭圆形，长5~13cm。穗状圆锥花序，长7~17cm；苞片线状披针形；花直径2~4mm；被丝托杯状，萼片三角形；花瓣白色，倒卵形。雄花具雄蕊20枚，花丝长约花瓣的1倍，有退化雌蕊；花盘盘状，边缘具10个圆形突起。雌花有退化雄蕊，短十花瓣；心皮3~4个，稀5~8个。蓇葖果直立，萼片宿存。花期6月，果期8~9月。

分布于神农架高海拔地区，生于海拔1500~2000m的山坡林下或沟边草丛中。常见。

根（升麻草）用于跌打损伤、劳伤、筋骨痛。

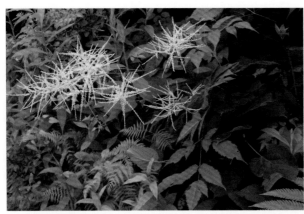
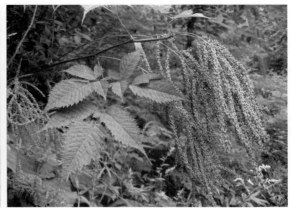

（六）樱属 Cerasus Miller

落叶乔木或灌木。腋芽单生或 3 个并生，中间为叶芽，两侧为花芽。幼叶在芽中对折，单叶互生，有叶柄，托叶脱落。伞形、伞房状或短总状花序，或 1~2 朵花生于叶腋，花有梗，花序基部有宿存芽鳞或苞片；萼筒钟状、管状或管形钟状，萼片 5 枚；花瓣 5 片，白色或粉红色；雄蕊 15~50 枚，离生；雌蕊 1 枚，花柱和子房有毛或无毛。核果不裂；核球形或卵圆形，核面平滑或稍有皱纹。

约 150 种；我国 44 种；湖北 22 种；神农架 14 种，可供药用的 7 种。

■ 分种检索表

1. 腋芽单生；花序多伞形或伞房总状，稀单生；叶柄一般较长。
  2. 萼片直立或展开。
    3. 叶缘具尖锐锯齿，不为芒状·····························1. 华中樱桃 **C. conradinae**
    3. 叶缘具尖锐锯齿，呈芒状·····························5. 山樱花 **C. serrulata**
  2. 萼片反折。
    4. 花序上有绿色苞片，果期宿存。
      5. 花柱基部至中部疏生长柔毛·····················2. 盘腺樱桃 **C. discadenia**
      5. 花柱无毛或疏生柔毛·····························6. 四川樱桃 **C. szechuanica**
    4. 花序上苞片褐色，果期脱落·····················4. 樱桃 **C. pseudocerasus**
1. 腋芽 3 个并生，中间为叶芽，两侧为花芽。
  6. 萼片反折，萼筒长宽近相等·····················3. 郁李 **C. japonica**
  6. 萼片直立或开展，萼筒管状，长大于宽·····················7. 毛樱桃 **C. tomentosa**

1 华中樱桃 Cerasus conradinae (Koehne) T. T. Yu & C. L. Li

落叶乔木，高可达 10m。叶倒卵形、长椭圆形或倒卵状长椭圆形，长 5~9cm，具前伸锯齿，两面无毛；叶柄长 6~8mm；托叶线形。伞形花序，具花 3~5 朵；总苞片褐色，倒卵状椭圆形，长约 8mm，外面无毛，内面密被疏柔毛；苞片褐色，宽扇形，长约 1.3mm，果时脱落；花梗长 1~1.5cm，无毛；萼筒管形钟状，萼片三角状卵形；花瓣白色或粉红色，卵形或倒卵形；花柱无毛。核果卵圆形，长 0.8~1.1cm；核棱纹不显著。花期 3 月，果期 4~5 月。

分布于神农架木鱼、松柏、新华等，生于海拔 600~1000m 的山坡沟边林中。常见。

树皮、叶杀虫止痒。

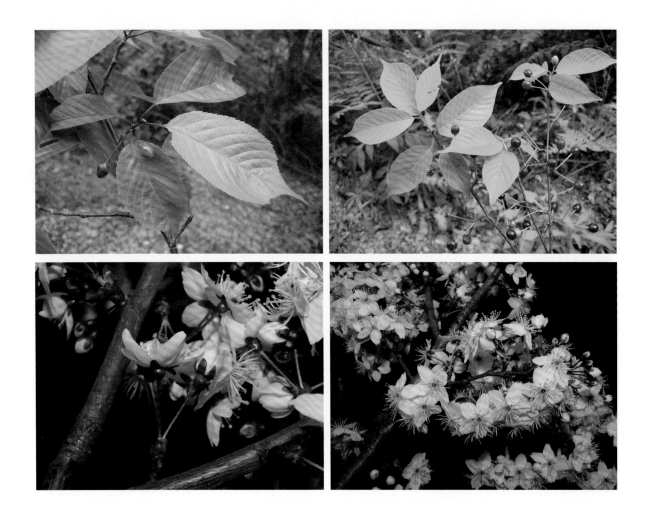

2　盘腺樱桃 Cerasus discadenia (Koehne) S. Y. Jiang & C. L. Li

　　落叶灌木或乔木，高可达 13m。叶卵形、倒卵形或有时为长圆状倒卵形，长 4~10cm，边缘具不整齐的锯齿，无毛，或下表面脉上有疏毛。总状花序具花 3~9 朵，长 3~9cm；苞片圆形或卵状长圆形，长多为 8~10mm；花梗长 8~23mm，无毛；萼筒长 4~5mm，萼片反折，三角形；花瓣白色，圆形；雄蕊多数；心皮 1 个，长 11mm。核果近球形，长 9mm，核近平滑。花期 5~6 月，果期 7~8 月。

　　分布于神农架红坪、木鱼等地，生于海拔 1300~2600m 的山坡林中。常见。

　　果实（野樱桃）清热，益肾。种子（野樱桃核）透疹。根（野樱桃核根）调气活血。

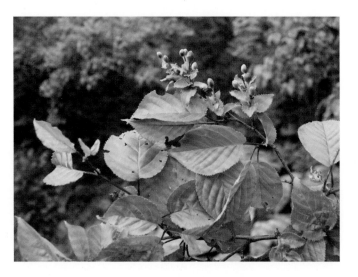

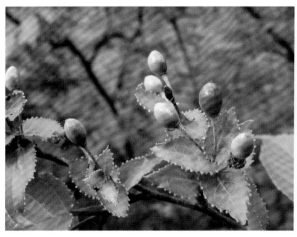
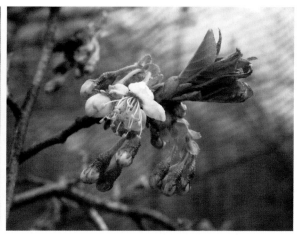

3 | 郁李 **Cerasus japonica** (Thunberg) Loiseleur-Deslongchamps

落叶灌木，高可达 1.5m。叶卵形或卵状披针形，长 3~7cm，具缺刻状尖锐重锯齿，上表面无毛，下表面淡绿色，无毛或脉上有稀疏柔毛；叶柄长 2~3mm。花 1~3 朵，簇生；花梗长 0.5~1cm，无毛或被疏柔毛；萼筒陀螺形，长、宽均为 2.5~3mm，无毛，萼片椭圆形，比萼筒稍长；花瓣白色或粉红色，倒卵状椭圆形；花柱与雄蕊近等长，无毛。核果近球形，直径约 1cm；核光滑。花期 5 月，果期 7~8 月。

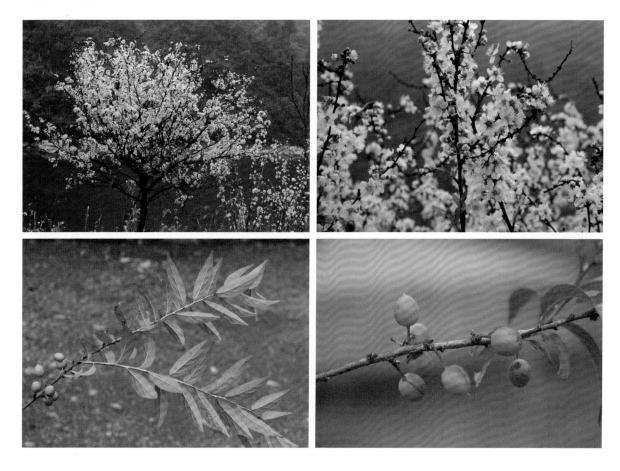

原产于我国华东到东北，神农架有栽培。

种子（郁李仁）润燥滑肠，下气，利水。

4　樱桃 Cerasus pseudocerasus (Lindley) Loudon

　　落叶乔木。叶卵形或长圆状倒卵形，长 5~12cm，具尖锐重锯齿，上表面近无毛，下表面淡绿色，沿脉或脉间有稀疏柔毛；叶柄长 0.7~1.5cm。花序伞房状或近伞形，具花 3~6 朵；总苞倒卵状椭圆形，褐色，长约 5mm；花梗长 0.8~1.9cm；萼筒钟状，长 3~6mm，萼片三角状卵形或卵状长圆形，全缘；花瓣白色，卵形；花柱与雄蕊近等长，无毛。核果近球形，直径 0.9~1.3cm。花期 3~4 月，果期 5~6 月。

　　原产于我国华东到华北，神农架各地均有栽培。

　　果实（樱桃）益气，祛风湿。根（樱桃根）驱蛔虫。枝（樱桃枝）温胃止痛。叶（樱桃叶）温胃，健脾，止血，解毒。果核（樱桃核）透疹解毒。

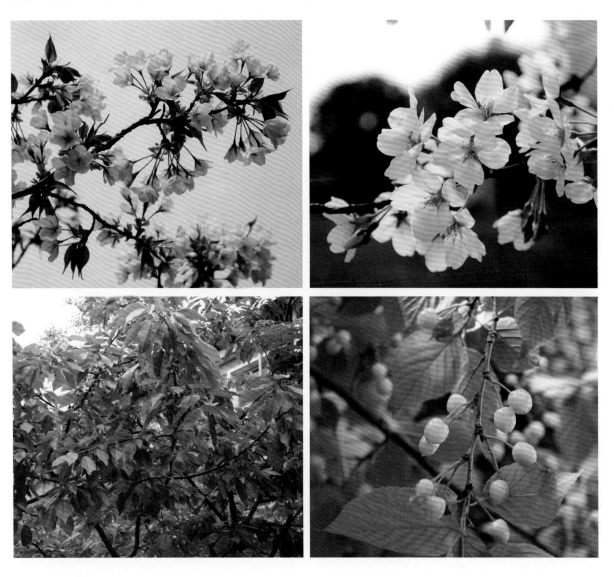

5 山樱花 Cerasus serrulata (Lindley) Loudon

落叶乔木，高可达 3m。叶卵状椭圆形或倒卵状椭圆形，长 5~9cm，具渐尖单锯齿及重锯齿，上表面无毛，下表面淡绿色，无毛；叶柄长 1~1.5cm。花序伞房总状或近伞形，具花 2~3 朵；总苞片褐红色，倒卵状长圆形，长约 8mm；花序梗长 0.5~1cm；苞片长 5~8mm；花梗长 1.5~2.5cm；萼筒管状，长 5~6mm，萼片三角状披针形，长约 5mm；花瓣常白色，倒卵形；花柱无毛。核果球形或卵圆形，直径 0.8~1cm。花期 4~5 月，果期 6~7 月。

分布于神农架各地，生于海拔 1000~1800m 的山谷林中，或栽培。常见。

种子解毒，利尿，透疹。

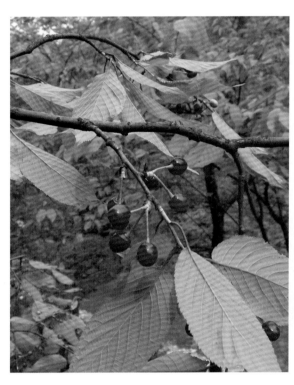 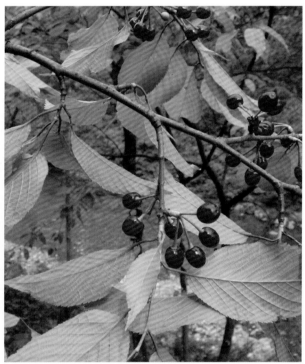

6 四川樱桃 Cerasus szechuanica (Batalin) T. T. Yu & C. L. Li

落叶乔木或灌木，高可达 7m。叶片卵状椭圆形、倒卵状椭圆形或长椭圆形，长 5~9cm，叶缘具重锯齿或单锯齿；叶柄长 1~1.8cm。花序近伞房总状，长 4~9cm，具花 2~5 朵；下部苞片大多不孕或仅顶端 1~3 枚苞片腋内着花，苞片近圆形、宽卵形至长卵形，绿色，长 0.5~2.5cm；花梗长 1~2cm；萼筒钟状，长约 5mm，萼片三角披针形；花瓣白色或淡红色，近圆形；雄蕊 40~47 枚；柱头盘状。核果紫红色，卵球形；核表面有棱纹。花期 4~6 月，果期 6~8 月。

分布于神农架各地，生于海拔 1500~2600m 的山坡林中。常见。

根、果实、种子清热，益肾，调经活血。

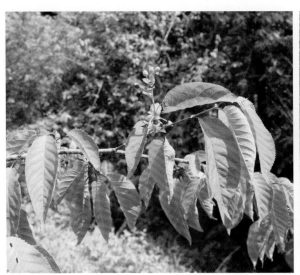 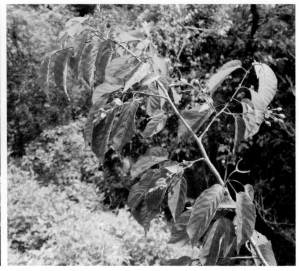

7 | 毛樱桃 Cerasus tomentosa (Thunberg) Wallich ex T. T. Yü & C. L. Li

灌木，稀小乔木状。叶卵状椭圆形或倒卵状椭圆形，长 2~7cm，上表面被疏柔毛，下表面灰绿色，密被灰色绒毛至稀疏；叶柄长 2~8mm。花单生或 2 朵簇生；花梗长达 2.5mm 或近无梗；萼筒管状或杯状，长 4~5mm，萼片三角状卵形，长 2~3mm；花瓣白色或粉红色，倒卵形；雄蕊短于花瓣；花柱伸出，与雄蕊近等长或稍长；子房被毛或仅顶端或基部被毛。核果近球形，直径 0.5~1.2cm；核棱脊两侧有纵沟。花期 4~5 月，果期 6~9 月。

分布于神农架宋洛、下谷、阳日，生于海拔 900~2000m 的山坡林中。常见。

果实（山樱桃）益气固精。种子（山樱桃核）透疹，灭斑痕。种子（郁李仁）润燥滑肠，下气，利水。

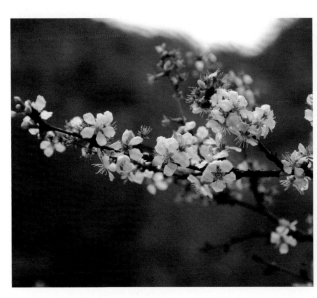 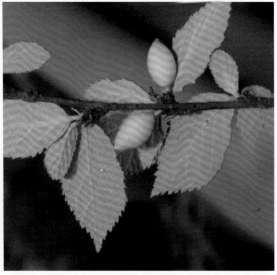

（七）木瓜属 Chaenomeles Lindley

落叶或半常绿灌木或小乔木，有刺或无刺。单叶互生，具齿或全缘，有短柄和托叶。花单生或簇生，先于叶开放或迟于叶开放；被丝托钟状，萼片5枚，全缘或有齿；花瓣5片，大形；雄蕊20枚或多数排成2轮；花柱5个，基部合生，子房下位，5室，每室有多数胚珠并排成2行。梨果大型，萼片脱落，内具多数褐色种子。

约5种；我国5种；湖北5种；神农架3种，均可供药用。

■ 分种检索表

1. 枝有刺；花簇生，先叶开放或与叶同放。
  2. 叶幼时下表面无毛或有短柔毛··············3. 皱皮木瓜 C. speciosa
  2. 叶幼时下表面密被褐色绒毛··············1. 毛叶木瓜 C. cathayensis
1. 枝无刺；花单生，后叶开放··············2. 木瓜 C. sinensis

---

1   毛叶木瓜 Chaenomeles cathayensis (Hemsley) C. K. Schneider

落叶灌木或小乔木，高可达6m。枝条具短枝刺。叶椭圆形、披针形至倒卵状披针形，长5~11cm，边缘具芒状细尖锯齿，上半部有时具重锯齿，下半部有时近全缘，上表面无毛，下表面密被褐色绒毛，后近无毛；叶柄长约1cm；托叶草质，肾形、耳状或半圆形，有芒状齿。花先叶开放，2~3朵簇生于二年生枝。花梗粗短或近无梗；萼片直立，卵形或椭圆形，全缘或有浅齿；花瓣淡红色或白色；雄蕊45~50枚；花柱5个。果卵球形或近圆柱形。花期3~5月，果期9~10月。

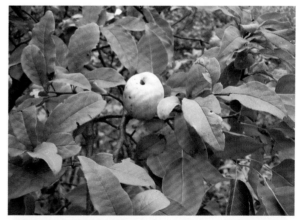

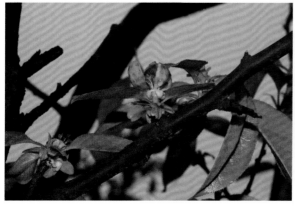

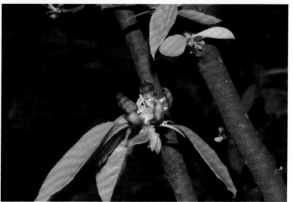

分布于神农架红坪、木鱼、松柏、宋洛等，生于海拔 600~2000m 的路旁或山坡，亦有栽培。少见。

果实（药木瓜）通经络，活血脉，镇痛，平肝，和脾化湿。

2 | 木瓜 Chaenomeles sinensis (Thouin) Koehne

灌木或小乔木，高可达 10m。小枝无刺。叶椭圆形或椭圆状长圆形，稀倒卵形，长 5~8cm，具刺芒状尖锐锯齿，齿尖有腺，幼时下表面密被黄白色绒毛；叶柄长 0.5~1cm，微被柔毛，有腺齿；托叶膜质，卵状披针形，有腺齿。花后叶开放，单生叶腋；花梗粗，长 0.5~1cm；萼片三角状披针形，边缘具腺齿，反折；花瓣淡粉红色；雄蕊多数；花柱 3~5 个。果长椭圆形。花期 4 月，果期 9~10 月。

分布于神农架阳日等，生于海拔 500~1200m 的山地或村旁，多为栽培。常见。

果实（光皮木瓜）和脾敛肺，平肝舒筋，清暑消毒，祛风湿。

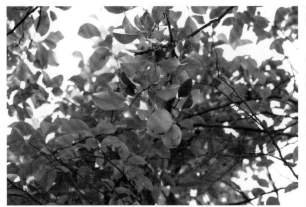 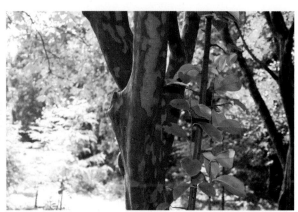

3 | 皱皮木瓜 Chaenomeles speciosa (Sweet) Nakai

落叶灌木，高可达 2m。枝条直立，有刺。叶卵形至椭圆形，稀长椭圆形，长 3~9cm，具尖锐锯齿，齿尖开展，两面无毛或幼时下表面沿脉有柔毛；叶柄长约 1cm；托叶草质，常肾形或半圆形，

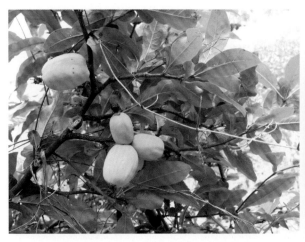 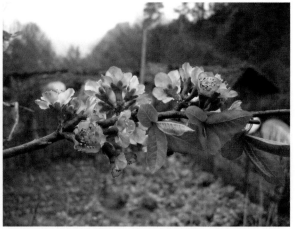

长 0.5~1cm，具尖锐重锯齿。花先叶开放，3~5 朵簇生于二年生老枝；花梗粗，长约 3mm 或近无柄；萼片直立，常半圆形；花瓣常猩红色；雄蕊 45~50 枚；花柱 5 个。果球形或卵球形。花期 3~5 月，果期 9~10 月。

原产于华北和西南地区，神农架多为栽培。少见。

果实（木瓜）平肝舒筋，和胃化湿。

（八）枸子属 Cotoneaster Medikus

灌木，稀小乔木状。单叶互生，全缘；托叶常钻形，早落。花两性，聚伞状伞房花序、数花簇生或单生；花萼 5 裂，萼筒钟形或陀螺形，稀圆筒形，与子房合生，萼片 5 枚，短小，宿存；花瓣 5 片，白色、粉红或红色；雄蕊常 20 枚；花柱 2~5 个，离生，顶端膨大，子房下位或半下位，2~5 室，心皮背部与萼筒连合，腹部分离，每心皮具 2 枚胚珠。果梨果状，顶端具宿存萼片，具（1）2~5 个小核；小核骨质，常具 1 枚种子。

90 余种；我国 58 种；湖北 25 种；神农架 17 种，可供药用的 10 种。

■ 分种检索表

1. 聚伞状复伞房花序，具花 20 朵以下，或花单生。
  2. 花序具花 3~15 朵，稀达 20 朵；叶长 2cm 以上，稀稍短。
    3. 花瓣白色，开花时平展⋯⋯⋯⋯⋯⋯⋯⋯⋯⋯⋯⋯⋯⋯⋯⋯⋯⋯⋯7. 水枸子 **C. multiflorus**
    3. 花瓣粉红色，极稀白色，开花时直立。
      4. 叶下表面被绒毛。
        5. 花萼具毛。
          6. 叶先端钝圆或微缺；花序具花 3~10 余朵⋯⋯⋯⋯⋯⋯⋯9. 西北枸子 **C. zabelii**
          6. 叶先端尖，稀钝圆或稍钝微凹；花序具花 3~7 朵⋯⋯⋯⋯4. 木帚枸子 **C. dielsianus**
        5. 花萼无毛⋯⋯⋯⋯⋯⋯⋯⋯⋯⋯⋯⋯⋯⋯⋯⋯⋯⋯⋯⋯⋯⋯⋯5. 细弱枸子 **C. gracilis**
      4. 叶下表面具柔毛。
        7. 果红色⋯⋯⋯⋯⋯⋯⋯⋯⋯⋯⋯⋯⋯⋯⋯⋯⋯⋯⋯⋯⋯⋯⋯⋯3. 泡叶枸子 **C. bullatus**
        7. 果黑色。
          8. 花萼具柔毛⋯⋯⋯⋯⋯⋯⋯⋯⋯⋯⋯⋯⋯⋯⋯⋯⋯⋯⋯⋯1. 灰枸子 **C. acutifolius**
          8. 花萼无毛或幼时具疏柔毛⋯⋯⋯⋯⋯⋯⋯⋯⋯⋯⋯⋯2. 川康枸子 **C. ambiguus**
  2. 花单生，稀 2~5 朵簇生或形成花序；叶长 2cm 以下，稀稍长。
    9. 花瓣白色，开花时平展⋯⋯⋯⋯⋯⋯⋯⋯⋯⋯⋯⋯⋯⋯⋯⋯⋯10. 矮生枸子 **C. dammeri**
    9. 花瓣粉红色，开花时直立⋯⋯⋯⋯⋯⋯⋯⋯⋯⋯⋯⋯⋯⋯⋯6. 平枝枸子 **C. horizontalis**
1. 密集聚伞状复伞房花序，具花 20 朵以上⋯⋯⋯⋯⋯8. 皱叶柳叶枸子 **C. salicifolius** var. **rugosus**

1 灰栒子 Cotoneaster acutifolius Turczaninow

■ 分变种检索表

1. 叶下表面和花萼疏生长柔毛····················1a. 灰栒子 C. acutifolius var. acutifolius
1. 叶下表面和花萼外面密被长柔毛··················1b. 密毛灰栒子 C. acutifolius var. villosulus

1a 灰栒子（原变种）Cotoneaster acutifolius var. acutifolius

落叶灌木，高可达4m。叶椭圆状卵形或长圆状卵形，长2~4cm，全缘，幼时两面均被长柔毛，下表面较密，渐脱落，后近无毛；叶柄长2~5mm。聚伞状伞房花序具2~5朵花；苞片线状披针形；花萼疏生长柔毛，萼筒钟状或短筒状，萼片三角形；花瓣直立，宽倒卵形或长圆形，白色带红晕；雄蕊10~15枚；花柱常2个。果常椭圆形，成熟时黑色，小核2~3个。花期5~6月，果期9~10月。

分布于神农架各地，生于海拔1500~2400m的山坡林中。常见。

枝、叶、果实（灰栒子）凉血止血。

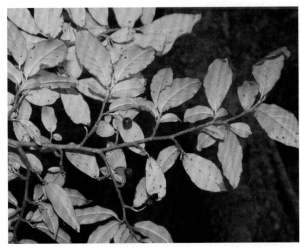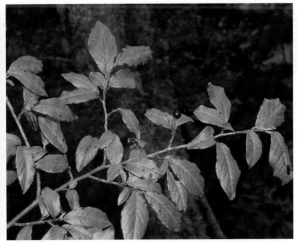

1b 密毛灰栒子（变种）Cotoneaster acutifolius var. villosulus Rehder & E. H. Wilson

本变种与灰栒子（原变种）的区别为叶长3~5cm，下表面密被长柔毛；花萼外面密被长柔毛；果有疏长柔毛。

分布于神农架各地，生于海拔1000~2400m的草坡灌丛中或山谷。常见。

枝、叶止血。

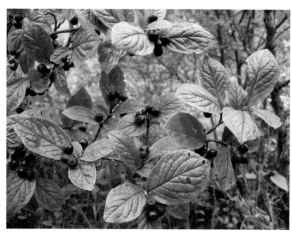 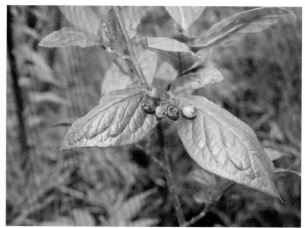

2 | 川康栒子 Cotoneaster ambiguus Rehder & E. H. Wilson

　　落叶灌木，高可达 2m。叶片椭圆状卵形至菱状卵形，长 2.5~6cm，全缘，下表面具柔毛，老时具稀疏柔毛；叶柄长 2~5mm。聚伞花序具花 5~10 朵；萼筒钟状；萼片三角形，外面无毛或仅沿边缘微具柔毛，内面常无毛；花瓣直立，宽卵形或近圆形，长、宽均为 3~4mm，白色带粉红色；雄蕊 20 枚；子房先端密生柔毛。果实卵形或近球形，黑色，常具 2~3（4~5）个小核。花期 5~6 月，果期 9~10 月。

　　分布于神农架大九湖等地，生于海拔 1800~2900m 的半阳坡或疏林中。常见。

　　叶、果实清热解毒，消肿止痛。

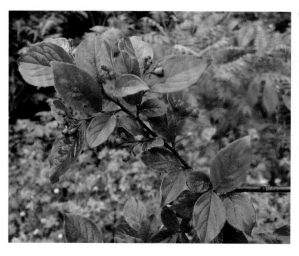 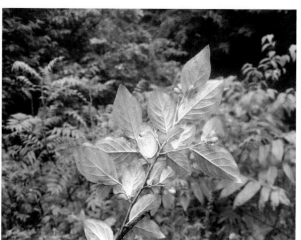

3 | 泡叶栒子 Cotoneaster bullatus Bois

　　落叶灌木，高可达 2m。叶长圆状卵形或椭圆状卵形，长 3.5~7cm，全缘，上表面有皱纹，泡状隆起，下表面具疏生柔毛，沿叶脉毛较密，有时近无毛；叶柄长 3~6mm。聚伞状伞房花序具花 5~13 朵；花萼幼时具疏柔毛，后无毛，萼片三角形；花瓣直立，倒卵形，长约 4.5mm，浅红色；

雄蕊 20~22 枚；子房顶端具柔毛。果球形或倒卵圆形，成熟时红色，小核 4~5 个。花期 5~6 月，果期 8~9 月。

　　分布于神农架各地，生于海拔 2000~2800m 的山坡疏林中、河边。少见。

　　根、叶清热解毒，止痛。

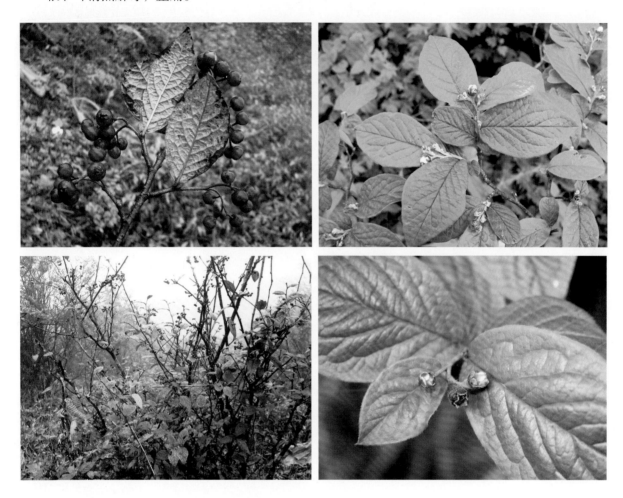

4 木帚栒子 **Cotoneaster dielsianus** E. Pritzel

　　落叶灌木，高可达 2m。叶椭圆形或卵形，长 1~2.5cm，先端尖，稀钝圆或缺凹，全缘，下表面密被灰黄色或灰色绒毛；叶柄长 1~3mm。聚伞状伞房花序具花 3~7 朵；花萼被柔毛，萼筒钟状，萼片三角形；花瓣直立，几乎为圆形或宽倒卵形，长、宽均 3~4mm，浅红色；雄蕊 15~20 枚；子房顶部有柔毛。果近球形或倒卵圆形，成熟时红色，小核 3~5 个。花期 6~7 月，果期 9~10 月。

　　分布于神农架各地，生于海拔 800~2500m 的山坡林中。少见。

　　枝、叶止血。

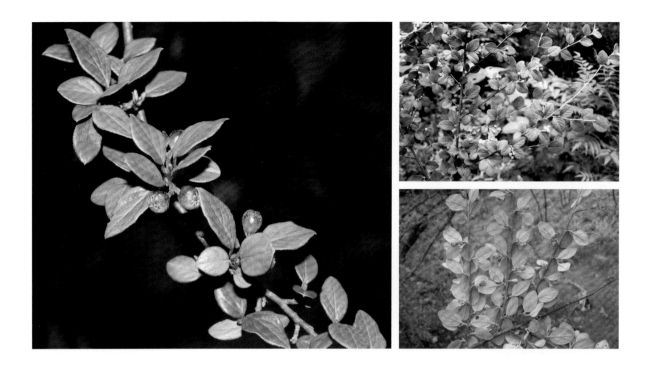

5 | 细弱栒子 *Cotoneaster gracilis* Rehder & E. H. Wilson

落叶灌木，高 1~3m。叶卵形至长圆状卵形，长 2~3.5cm，全缘，下表面密被白色绒毛；叶柄长 2~3mm。聚伞状伞房花序具花 3~7 朵，与叶近等长，稍具柔毛；花萼无毛，萼筒钟状，红色，萼片三角状卵形；花瓣直立，近圆形，粉红色；雄蕊 20 枚，稍短于花瓣；花柱常 2 个，离生，短于雄蕊，子房顶端具柔毛。果倒卵圆形，成熟时红色，小核 2 个。花期 5~6 月，果期 8~9 月。

分布于神农架各地，生于海拔 1000~2800m 的河滩地灌丛中。少见。

叶、果实止血，接骨。

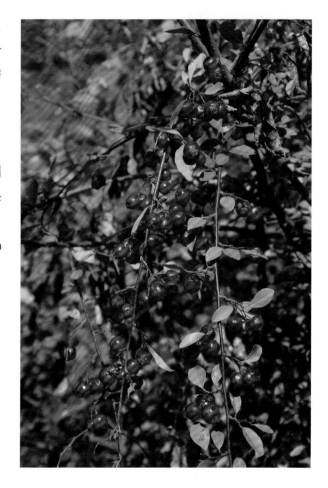

6 平枝栒子 <small>爬地蜈蚣</small> **Cotoneaster horizontalis** Decaisne

　　落叶或半常绿匍匐灌木，高不及 50cm。叶近圆形或宽椭圆形，稀倒卵形，长 0.5~1.4cm，全缘，上表面无毛，下表面有疏平贴柔毛；叶柄长 1~3mm。花 1~2 朵，近无梗；花萼具疏柔毛，萼筒钟状，萼片三角形；花瓣直立，倒卵形，长约 4mm，粉红色；雄蕊约 12 枚；子房顶端有柔毛。果近球形，成熟时鲜红色，小核（2）3 个。花期 5~6 月，果期 9~10 月。

　　分布于神农架高海拔地区，生于海拔 1700~3000m 的山顶岩缝或灌丛中。常见。

　　根（水莲沙根）、全草（水莲沙）清热化湿，止血止痛。

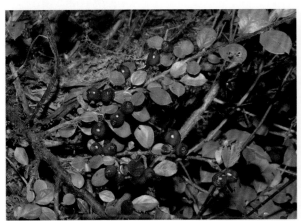
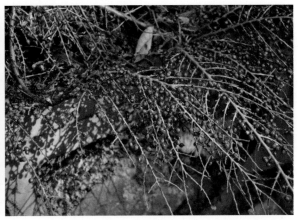

7 水栒子 **Cotoneaster multiflorus** Bunge

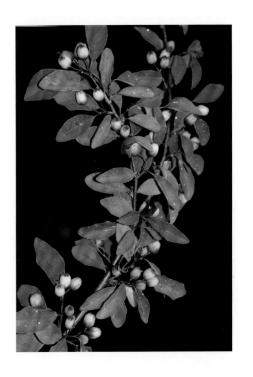

　　落叶灌木，高可达 4m。叶卵形或宽卵形，长 2~5cm，先端尖或钝圆，基部宽楔形或圆形，上表面无毛，下表面幼时稍有柔毛，后渐脱落；叶柄长 3~8mm。疏散聚伞状伞房花序具花 5~20 朵，无毛，稀微具柔毛；花梗长 4~6mm，无毛；苞片线形，无毛或微具柔毛；花萼常无毛，萼筒钟状，萼片三角形；花瓣平展，近圆形，直径 4~5mm，内面基部有白色柔毛；雄蕊约 20 枚，稍短于花瓣；花柱常 2 个，离生，比雄蕊短，子房顶端有柔毛。果近球形或倒卵圆形，成熟时红色，由 2 个心皮合生成 1 个小核。花期 5~6 月，果期 8~9 月。

　　分布于神农架大九湖、下谷等地，生于海拔 1200~2500m 的山坡林内或林缘。常见。

　　枝叶用于烫伤、烧伤。

8 皱叶柳叶栒子 Cotoneaster salicifolius Franchet var. **rugosus** (E. Pritzel) Rehder & E. H. Wilson

常绿或半常绿灌木，高可达 5m。叶椭圆状长圆形或卵状披针形，长 4~8.5cm，全缘，下表面被灰白色绒毛及白霜；叶柄粗，长 4~5mm。花密生成聚伞状复伞房花序，长 3~5cm；花萼密被灰白色绒毛，萼筒钟状，萼片三角形；花瓣平展，卵形或近圆形，白色；雄蕊 20 枚；花柱 2~3 个，离生，子房顶端具柔毛。果近球形，成熟时深红色，小核 2~3 个。花期 6 月，果期 9~10 月。

分布于神农架各地，生于海拔 1000~2600m 的山坡、沟边或林中。常见。

全株（翻白柴）除风热，祛风湿，止血利尿。

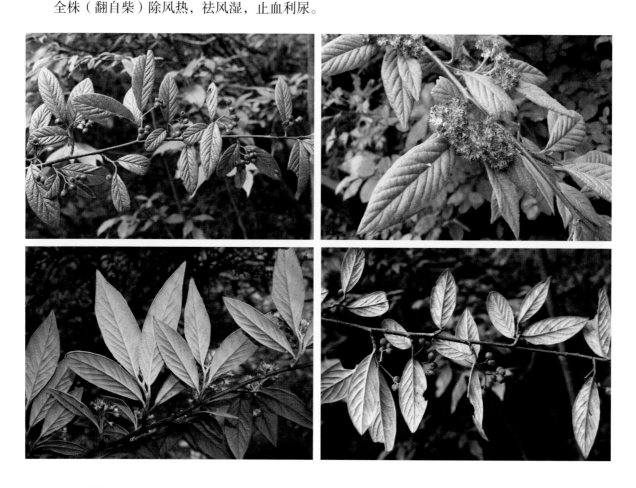

9 西北栒子 Cotoneaster zabelii C. K. Schneider

落叶灌木，高可达 2m。叶椭圆形或卵形，长 1.5~3cm，先端钝圆，稀微缺，基部圆形或宽楔形，全缘，下表面密被带黄色或带灰色的绒毛；叶柄长 2~4mm。花 3~10 余朵排成下垂的聚伞状伞房花序，被柔毛；花萼具柔毛，萼筒钟状，萼片三角形；花瓣直立，倒卵形或近圆形，浅红色；雄蕊 18~20 枚；子房顶端具柔毛。果倒卵圆形或近球形，成熟时鲜红色，小核 2 个。花期 5~6 月，果期 8~9 月。

分布于神农架松柏、宋洛、新华等地，生于海拔 800~2500m 的山坡灌丛中或沟边。少见。

枝、叶、果实止血，凉血。根、枝涩肠止泻。

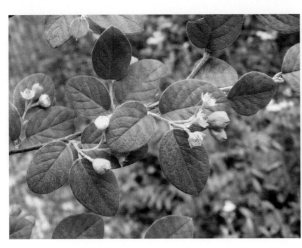
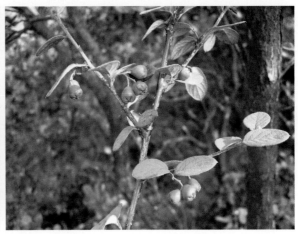

10 矮生栒子 Cotoneaster dammeri C. K. Schneider

常绿灌木。叶片厚革质，椭圆形至椭圆状长圆形，先端圆钝、微缺或急尖，基部宽楔形至圆形，上表面光亮无毛，叶脉下陷，下表面微带苍白色，幼时具平贴柔毛，后脱落，侧脉 4~6 对。花通常单生，有时 2~3 朵；花瓣平展，白色；花药紫色。果实近球形，鲜红色，通常具 4~5 个小核。花期 5~6 月，果期 10 月。

分布于神农架各地，生于海拔 1300~2600m 的沟边林中。常见。

枝、叶和果实入药。

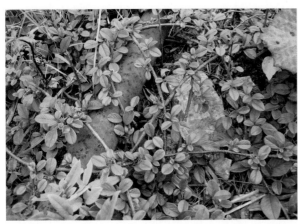
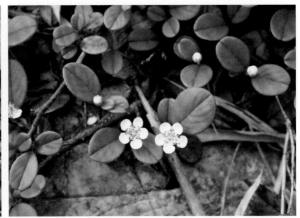

（九）山楂属 Crataegus Linnaeus

落叶稀半常绿灌木或小乔木，常具刺。冬芽卵圆形或近圆形。单叶互生，有齿，深裂或浅裂，稀不裂，具叶柄与托叶。伞房花序或伞形花序，极稀单生；被丝托钟状，萼片 5 枚；花瓣 5 片，白色，稀粉红色；雄蕊 5~25 枚；雌蕊 1~5 枚，大部分与被丝托合生，仅先端和腹面分离，子房下位至半下位，每室具 2 枚胚珠，常 1 枚发育。梨果顶端有宿存萼片，具 5 个骨质小核。

至少 1000 种；我国 18 种；湖北 5 种；神农架 4 种，均可供药用。

■ 分种检索表

1. 叶片浅裂或不分裂，侧脉伸至裂片先端，裂片分裂处无侧脉。

  2. 叶缘锯齿圆钝，中部以上有（1）2~4 对浅裂片·················2. 湖北山楂 **C. hupehensis**

  2. 叶缘锯齿尖锐，常具 3~7 对裂片，稀仅顶端 3 浅裂。

    3. 叶片基部楔形，先端有缺刻或 3~（5~7）浅裂·················1. 野山楂 **C. cuneata**

    3. 叶片基部宽楔形至圆形，叶缘有 3~7 对裂片·················4. 少毛山楂 **C. wilsonii**

1. 叶片羽状深裂，侧脉有的伸到裂片先端·················3. 山楂 **C. pinnatifida**

1　野山楂 Crataegus cuneata Siebold & Zuccarini

    落叶灌木，高可达 1.5m。叶宽倒卵形至倒卵状长圆形，长 2~6cm，先端急尖，基部楔形，下延至叶柄，具不规则重锯齿，先端常有 3 浅裂，或稀 5~7 浅裂，下表面疏被柔毛，沿叶脉较密，后脱落。伞房花序具花 5~7 朵，花梗和花序梗均被柔毛；萼片三角形；花瓣白色，近圆形或倒卵形；雄蕊 20 枚；花柱 4~5 个。果近球形或扁球形，红色或黄色，常有宿存反折的萼片或 1 枚苞片；小核 4~5 个。花期 5~6 月，果期 9~11 月。

    分布于神农架松柏等，生于海拔 1100m 的向阳灌丛中。少见。

    果实（野山楂）健胃消积，收敛止血，散瘀止痛。

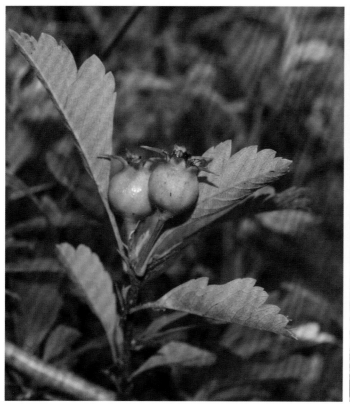
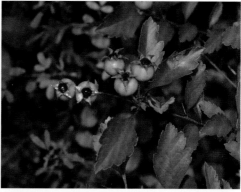
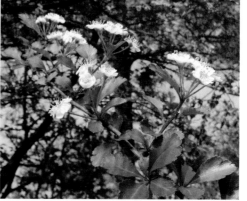

2 湖北山楂 Crataegus hupehensis Sargent

乔木或灌木，高可达 5m。叶卵形至卵状长圆形，长 4~9cm，先端短渐尖，基部宽楔形或近圆形，具圆钝锯齿，中上部有（1）2~4 对浅裂片，裂片卵形，无毛或下表面脉腋有髯毛；叶柄长 3.5~5cm。伞房花序直径 3~4cm，具多花；花梗和花序梗均无毛；萼片三角形；花瓣白色，卵形；雄蕊 20 枚；花柱 5 个，柱头头状。果近球形，深红色，有斑点，宿存萼片反折；小核 5 个。花期 5~6 月，果期 8~9 月。

分布于神农架宋洛等，生于海拔 1800m 以下的山坡灌丛中。少见。

果实破气散瘀，消积，化痰。

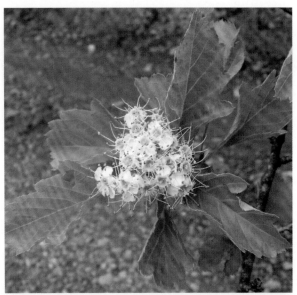

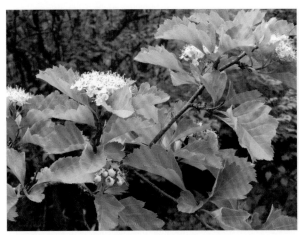

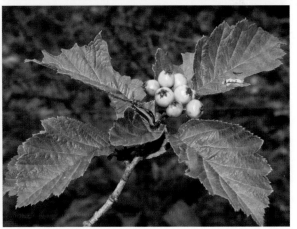

3 山楂 Crataegus pinnatifida Bunge

落叶小乔木，高可达 6m。叶宽卵形或三角状卵形，稀菱状卵形，长 5~10cm，有 3~5 对羽状深裂片，疏生不规则重锯齿，侧脉 6~10 对，有的直达裂片先端，有的达到裂片分裂处；叶柄长 2~6cm。伞形花序具多花；花梗和花序梗均被柔毛，花后脱落；萼片三角状卵形或披针形；花瓣白色，倒卵形或近圆形；雄蕊 20 枚；花柱 3~5 个。果近球形或梨形，深红色，小核 3~5 个。花期 5~6 月，果期 9~10 月。

原产于我国华北，神农架有栽培。

果实（山楂）消食健胃，行气散瘀。

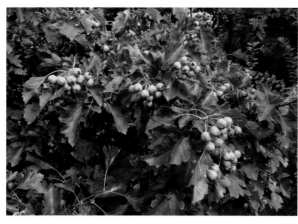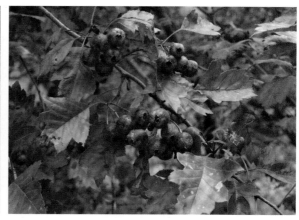

4　少毛山楂 *Crataegus wilsonii* Sargent

　　落叶灌木，高可达 7m。叶卵形或倒卵形，稀三角状卵形，长 4~6.5cm，具尖锐锯齿，常在中部以上有 3~5 对浅裂片，裂片近圆形或卵形，先端急尖或圆钝；叶柄长 2~2.5cm。伞房花序具多花；萼片卵形或三角状卵形，外面被柔毛；花瓣白色，近圆形；雄蕊 20 枚，花药玫瑰紫色；花柱 2~3 个，稀 1 个。果椭圆形，红色，萼片宿存反折；小核 1~3 个，两侧有深凹痕。花期 5 月，果期 8~9 月。

　　分布于神农架各地，生于海拔 1500~3000m 的山坡林中或灌丛中。常见。

　　果实健胃消积，助消化。

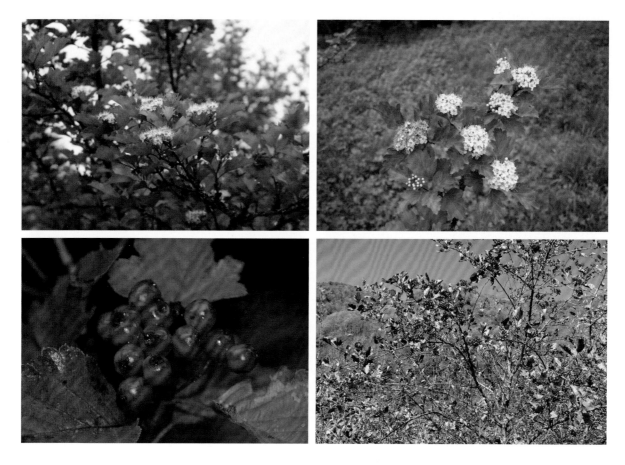

（十）蛇莓属 Duchesnea Smith

多年生草本。基生叶数枚，茎生叶互生，三出复叶；托叶宿存，贴生叶柄。花多单生叶腋，无苞片；副萼片、萼片5枚，副萼片大型，和萼片互生，宿存，先端具3~5枚锯齿；萼片宿存；花瓣5片，花瓣黄色；雄蕊20~30枚；心皮多数，离生；花托半球形或陀螺形，果期增大，海绵质，红色；花柱侧生或近顶生。瘦果微小，扁卵圆形。种子1枚，肾形。

5~6种；我国2种；湖北1种；神农架1种，可供药用。

蛇莓 Duchesnea indica (Andrews) Focke

多年生草本。匍匐茎多数，长达1m。小叶倒卵形或菱状长圆形，长2~3.5（~5）cm；小叶柄长1~5cm；托叶窄卵形或宽披针形。花单生叶腋，直径1.5~2.5cm；萼片卵形，副萼片倒卵形，比萼片长；花瓣倒卵形，黄色；雄蕊20~30枚；心皮多数，离生；花托在果期膨大，海绵质，鲜红色，有光泽，直径1~2cm。瘦果卵圆形，长约1.5mm，光滑或具不明显突起。花期6~8月，果期8~10月。

广泛分布于神农架各地，生于海拔1800m以下的山坡、草地或潮湿之地。常见。

全草（蛇莓）清热解毒。

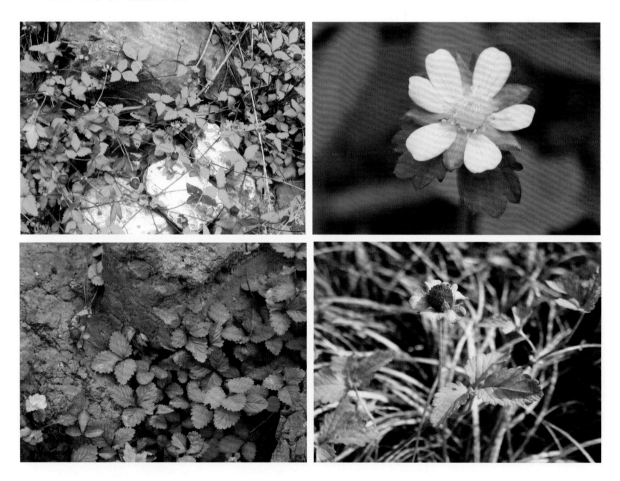

（十一）枇杷属 Eriobotrya Lindley

常绿乔木或灌木。单叶互生，具锯齿或近全缘，羽状网脉明显；常有叶柄或近无柄；有托叶，多早落。顶生圆锥花序，常被绒毛；被丝托杯状或倒圆锥状，萼片5枚，宿存；花瓣5片，倒卵形或圆形；雄蕊（10~）20~40枚；花柱2~5个，基部合生，常有毛，子房下位，合生，2~5室，每室具2枚胚珠。梨果肉质或干燥，内果皮膜质，具1~2枚种子。

约30种；我国13种；湖北2种；神农架1种，可供药用。

枇杷 Eriobotrya japonica (Thunberg) Lindley

常绿小乔木，高可达10m。叶革质，披针形、倒披针形、倒卵形或椭圆状长圆形，长12~30cm，上部边缘具疏锯齿，下表面密被灰棕色绒毛；叶柄长0.6~1cm。圆锥花序；花序梗和花梗均密被锈色绒毛；苞片钻形，密生锈色绒毛；萼片三角状卵形；花瓣白色，长圆形或卵形；雄蕊20枚；花柱5个，离生，柱头头状，子房5室，每室具2枚胚珠。果球形或长圆形。花期10~12月，果期5~6月。

分布于神农架低海拔地区，生于山坡、路旁或房前屋后，也有栽培。常见。

叶（枇杷叶）清肺止咳，降逆止呕。

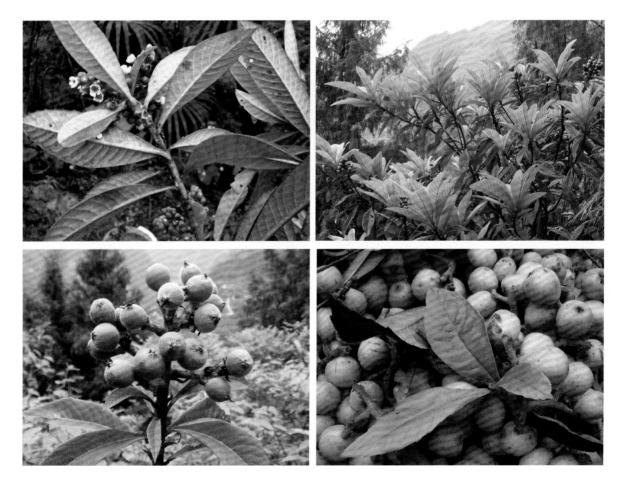

（十二）草莓属 Fragaria Linnaeus

多年生草本。常具纤匍枝。叶为三出或羽状 5 小叶；托叶膜质，基部与叶柄合生。花两性或单性，杂性异株；数朵排成聚伞花序，稀单生；花萼倒卵状圆锥形或陀螺形，裂片 5 枚，宿存，副萼片 5 枚；花瓣 5 片，白色，稀淡黄色，倒卵形或近圆形；雄蕊 18~25 枚；雌蕊多数，离生，着生于凸出的花托上；花柱侧生，宿存，每心皮具 1 枚胚珠。瘦果小，聚生于花托上，花托球形或椭圆形，熟时肥厚肉质，紫红色。种子 1 枚。

20 余种；我国约 7 种；湖北 5 种；神农架 4 种，可供药用的 4 种。

■ 分种检索表

1. 茎和叶柄被开展的毛。
 2. 萼片在果期反折或水平展开 ···························· **4. 东方草莓 F. orientalis**
 2. 萼片在果期紧贴于果实。
  3. 果实直径小，直径 1~1.5cm，野生 ··········· **3. 粉叶黄毛草莓 F. nilgerrensis var. mairei**
  3. 果实较大，直径达 3cm ···································· **1. 草莓 F.×ananassa**
1. 茎和叶柄被紧贴的毛，小叶 3 枚，稀 5 枚 ····················· **2. 纤细草莓 F. gracilis**

1　草莓 Fragaria×ananassa (Weston) Duchesne

多年生草本，高 10~40cm。茎密被黄色柔毛。叶三出，倒卵形或菱形，稀几圆形，长 3~7cm；叶柄长 2~10cm，密被黄色柔毛。聚伞花序，具花 5~15 朵；花两性，直径 1.5~2cm；萼片卵形，副萼片椭圆状披针形，全缘，稀 2 深裂；花瓣白色，近圆形或倒卵状椭圆形；雌蕊极多。聚合果直径达 3cm，宿存萼直立，紧贴果实；瘦果尖卵圆形，光滑。花期 4~5 月，果期 6~7 月。

原产于南美洲，现种植的为经改良的园艺品种，多栽培于神农架低海拔地区。

果实清热止咳，利咽生津，健脾和胃，滋养补血。

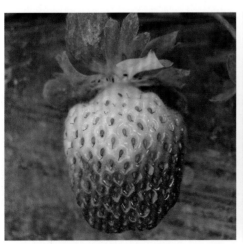
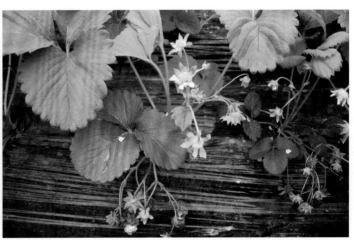

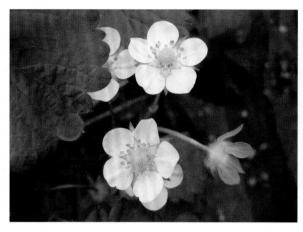
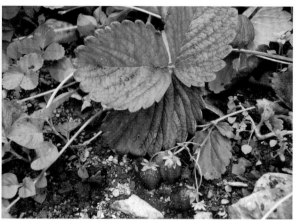

2 | 纤细草莓 Fragaria gracilis Losinskaja

多年生细弱草本，高可达 20cm。茎被紧贴的毛。叶为 3 枚小叶或羽状 5 枚小叶，小叶椭圆形、长椭圆形或倒卵状椭圆形，长 1.5~5cm；叶柄细，长 3~15cm，被紧贴柔毛，稀脱落。花序聚伞状，具花 1~3（~4）朵；花梗被紧贴短柔毛；花直径 1~2cm；萼片卵状披针形，副萼片线状披针形或线形；花瓣近圆形；雄蕊 20 枚。聚合果球形或椭圆形，宿存萼极反折；瘦果卵圆形。花期 4~7 月，果期6~8 月。

分布于神农架各地，生于海拔 1600~2800m 的山坡草丛、沟边或林下。少见。

全草（细梗草莓）清热解毒，散瘀消肿。

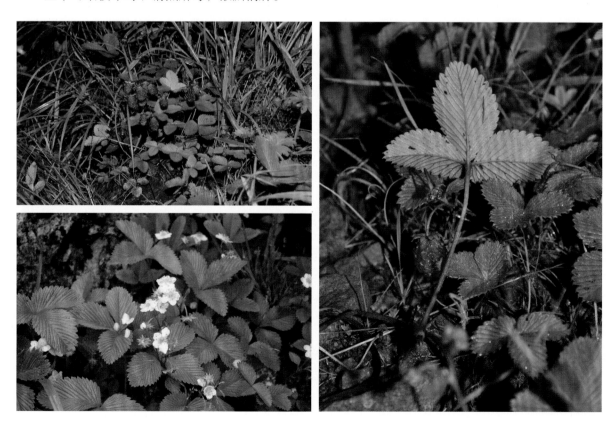

3　粉叶黄毛草莓 **Fragaria nilgerrensis** var. **mairei** (H. Léveillé) Handel-Mazzetti

多年生草本，高 5~25cm。茎密被黄棕色绢状柔毛。叶三出，小叶倒卵形或椭圆形，长 1~4.5cm，下表面具苍白色蜡质乳头；叶柄长 4~18cm，密被黄棕色绢状柔毛。聚伞花序具花（1~）2~5（~6）朵；花两性，直径 1~2cm；萼片卵状披针形，副萼片披针形；花瓣白色，圆形，基部有短爪。聚合果圆形，宿存萼直立，紧贴果实；瘦果卵圆形，光滑。

分布于神农架各地，生于海拔 700~2500m 的山坡草丛、沟边或林下。常见。

全草用于小儿口腔炎、血尿、尿路感染。

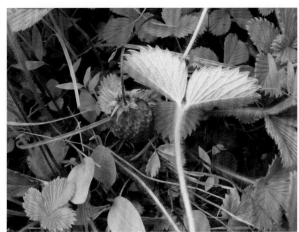 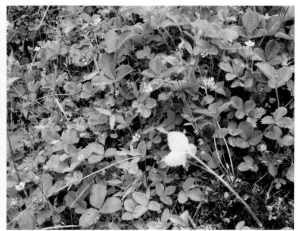

4　东方草莓 **Fragaria orientalis** Losinskaja

多年生草本，高可达 30cm。茎被展开的柔毛。叶为 3 枚小叶的复叶，小叶倒卵形或菱状卵形，长 1~5cm；叶柄被开展柔毛。花序聚伞状，具花（1~）2~5（~6）朵；花两性，稀单性，直径 1~1.5cm；花梗长 0.5~1.5cm，被开展柔毛；萼片卵状披针形，副萼片线状披针形；花瓣白色，近圆形；

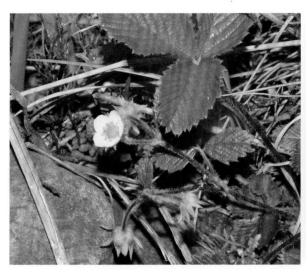 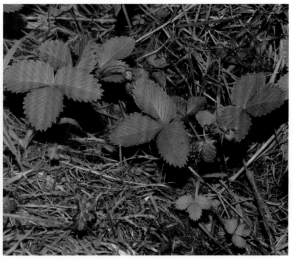

雄蕊 18~22 枚；雌蕊多数。聚合果半圆形，宿存萼开展或微反折；瘦果卵圆形，直径约 0.5mm。花期 5~7 月，果期 7~9 月。

分布于神农架各地，生于海拔 700~2500m 的山坡草地或林下。常见。

全草（东方草莓）清热解毒，消肿。

（十三）路边青属 Geum Linnaeus

多年生草本。基生叶为奇数羽状复叶，茎生叶常三出或单出如苞片状，托叶常与叶柄合生。花两性，单生或排成伞房花序；花萼陀螺状或半球形，萼片 5 枚，副萼片 5 枚；花瓣 5 片，黄色、白色或红色；雄蕊多数；雌蕊多数，离生，着生于突起的花托上，花柱丝状，柱头细小，上部扭曲，后自弯曲处脱落，每心皮含胚珠 1 枚，上升。瘦果小，果喙顶端具钩。种子直立，种皮膜质。

70 余种；我国 3 种；湖北 2 种；神农架 2 种，均可供药用。

■ 分种检索表

1. 果托具短硬毛，长约 1mm······················1. 路边青 **G. aleppicum**
1. 果托具长硬毛，长 2~3mm·················2. 柔毛路边青 **G. japonicum** var. **chinense**

1 路边青 Geum aleppicum Jacquin

多年生草本，高可达 1m。基生叶为大头羽状复叶，小叶 2~6 对；茎生叶羽状复叶，有时重复分裂，顶生小叶披针形或倒卵状披针形，先端常渐尖或短渐尖，基部楔形；托叶卵形。花序顶生，疏散排列；花直径 1~1.7cm；花瓣黄色，近圆形；萼片卵状三角形，副萼片披针形；花柱顶生。聚合果倒卵状球形；瘦果被长硬毛，宿存花柱无毛，顶端有小钩；果托被短硬毛，长约 1mm。花、果期 7~10 月。

分布于神农架各地，生于海拔 1000~2800m 的山坡草地或林缘。常见。

根、全草（五气朝阳草）祛风除湿，活血消肿。

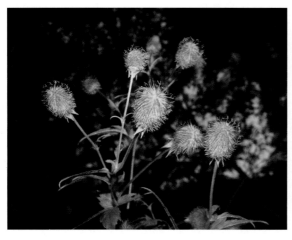
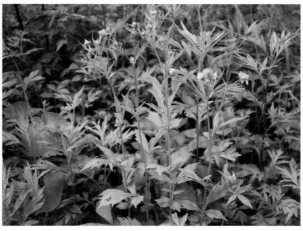

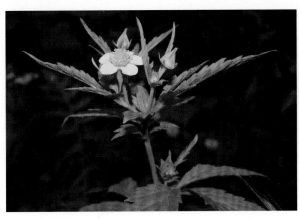
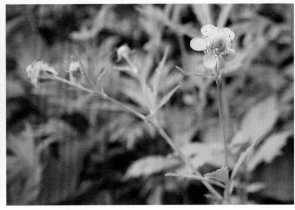

2 | 柔毛路边青 Geum japonicum Thunberg var. chinense F. Bolle

　　多年生草本，高可达60cm。基生叶为大头羽状复叶，具1~2对小叶；上部茎生叶为单叶，3浅裂，裂片圆钝或急尖；托叶绿色，具粗齿。花序疏散；花直径1.5~1.8cm；萼片三角状卵形，副萼片被短柔毛；花瓣黄色，近圆形，花柱顶生，在上部1/4处扭曲，后自扭曲处脱落。聚合果圆卵形或椭球形；瘦果被长硬毛，宿存花柱有小钩；果托被长硬毛，毛长2~3mm。花、果期5~10月。

　　分布于神农架各地，生于海拔400~1300m的山坡草地或疏林下。常见。

　　全草、根（柔毛水杨梅）降压，镇痉，止痛，消肿解毒。

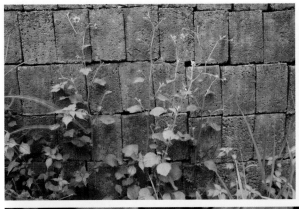
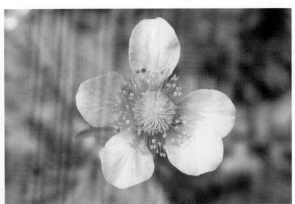
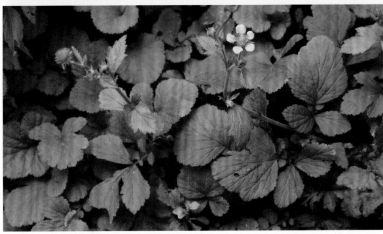
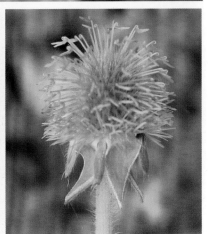

（十四）棣棠花属 **Kerria** Candolle

灌木。单叶，互生，三角状卵形或卵形；托叶膜质，带状披针形，有缘毛，早落。花两性，单生于当年生侧枝顶端；花直径3~4.5（~6）cm；花梗长0.8~2cm；被丝托碟形，萼片3枚，卵状椭圆形，宿存；花瓣黄色，单瓣或重瓣；雄蕊多数，集成数束；花盘环状，被疏柔毛；心皮5~8个，分离，花柱顶生，直立，细长，每心皮含胚珠1枚。瘦果侧扁，倒卵圆形或半球形，成熟时褐色或黑褐色。

1种，神农架有分布，可供药用。

棣棠花 **Kerria japonica** (Linnaeus) Candolle

本种特征同棣棠花属。花期4~6月，果期6~8月。

分布于神农架各地，生于海拔2000m以下的沟边灌丛中。常见。

枝、叶、花（棣棠花）止咳化痰，健脾，驱风，清热解毒。

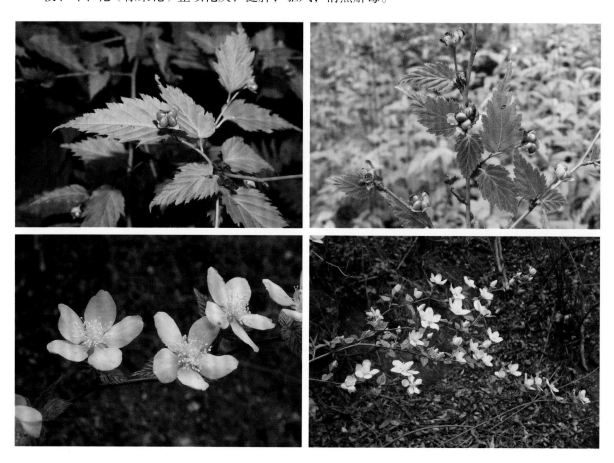

（十五）桂樱属 **Laurocerasus** Duhamel

乔木或灌木。单叶，互生，幼时在芽中对折；托叶小，早落。花常两性，整齐；总状花序，极稀为复总状花序，总状花序无叶，常单生，稀簇生，生于叶腋或二年生枝叶痕的腋间；苞片小，早落，位于花序下部的苞片常无花，小苞片常无；花萼 5 裂，萼筒杯形或钟形，萼片 5 枚；花瓣白色，长于萼片；雄蕊 10~50 枚，2 轮；心皮 1 枚，子房上倾，花柱顶生，柱头盘状，胚珠 2 枚，并生。核果，干燥，常无沟，无蜡被。

约 80 种；我国 13 种；湖北 3 种；神农架 2 种，均可供药用。

■ **分种检索表**

1. 叶缘中部以上或近顶端常有少数针状锐锯齿⋯⋯⋯⋯⋯⋯⋯⋯⋯⋯⋯1. **刺叶桂樱 L. spinulosa**
1. 叶缘具粗锯齿⋯⋯⋯⋯⋯⋯⋯⋯⋯⋯⋯⋯⋯⋯⋯⋯⋯⋯⋯⋯⋯⋯⋯2. **大叶桂樱 L. zippeliana**

1 刺叶桂樱 Laurocerasus spinulosa (Siebold & Zuccarini) C. K. Schneider

常绿乔木，高可达 20m。叶草质或薄革质，长圆形或倒卵状长圆形，长 5~10cm，先端渐尖或尾尖，边缘常呈波状，中部以上或近顶端常具少数针状锐锯齿。总状花序生于叶腋，单生，具花 10 至 20 余朵；苞片长 2~3mm，早落，花序下部的苞片常无花；萼筒钟形或杯形，萼片卵状三角形；花瓣圆形，白色；子房无毛，有时雌蕊败育。核果椭圆形，长 0.8~1.1cm，直径 6~8mm。花期 9~10 月，果期 11 至翌年 3 月。

分布于神农架下谷，生于海拔 1000m 的山坡林中。少见。

种子止痢。

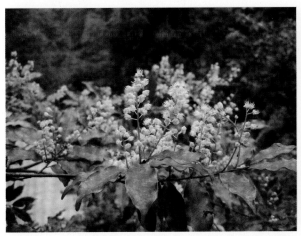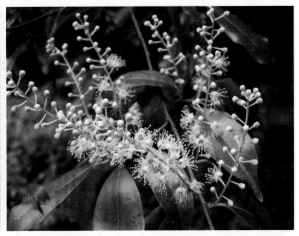

2 大叶桂樱 Laurocerasus zippeliana (Miquel) Browicz

常绿乔木，高可达 25m。叶革质，宽卵形、椭圆状长圆形或宽长圆形，长 10~19cm，先端急尖或短渐尖，具粗锯齿；叶柄长 1~2cm。总状花序单生或 2~4 个簇生于叶腋；苞片长 2~3mm，花序下部苞片常先端 3 裂而无花；花直径 5~9mm；萼筒钟形，萼片卵状三角形；花瓣近圆形，白色；子房无毛。核果长圆形或卵状长圆形，长 1.8~2.4cm，直径 0.8~1.1cm。花期 7~10 月，果期冬季。

分布于神农架下谷、阳日（寨湾矿区），生于海拔 600m 的山坡林中。少见。

果实、种仁及叶（大叶桂樱）止咳平喘，温经止痛。

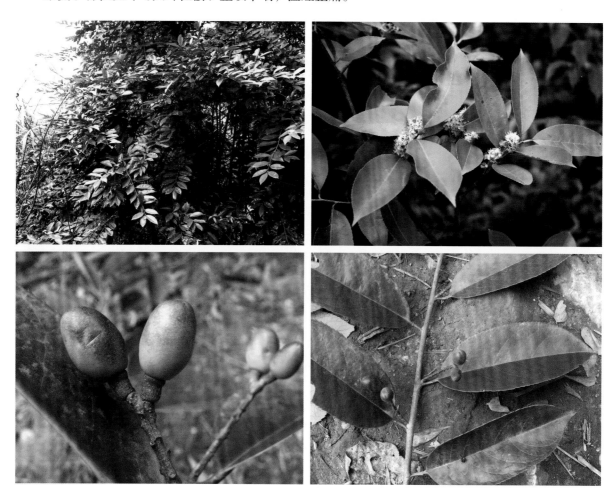

（十六）苹果属 Malus Miller

乔木或灌木，常无刺。单叶互生，叶有齿或分裂，在芽中呈席卷状或对折状，有叶柄和托叶。伞形总状花序；花瓣近圆形或倒卵形，白色、浅红色或艳红色；雄蕊 15~50 枚，花药红色，花丝白色；花柱 3~5 个，基部合生，子房下位，3~5 室，每室含胚珠 2 枚。梨果，无石细胞或少数种类有少量石细胞，萼片宿存或脱落，子房壁软骨质，3~5 室，每室含种子 1~2 枚。

约 40 种；我国约 25 种；湖北 13 种；神农架 9 种，均可供药用。

■ **分种检索表**

1. 叶片不分裂，在芽中呈席卷状；果实内无石细胞。

　　2. 萼片脱落，花柱 3~5 个；果实较小，直径多在 1.5cm 以下。

　　　3. 萼片披针形，比萼筒长 ···································· 2. 山荆子 M. baccata

3. 萼片三角状卵形，与萼筒等长或稍短。

    4. 叶缘具钝细锯齿；萼片先端钝 ·················· 3. 垂丝海棠 **M. halliana**

    4. 叶缘具细锐锯齿；萼片先端渐尖或急尖 ·················· 4. 湖北海棠 **M. hupehensis**

2. 萼片宿存，花柱（4）5个；果形较大，直径常在2cm以上。

    5. 叶缘有钝锯齿；果实萼洼下陷 ·················· 6. 苹果 **M. pumila**

    5. 叶缘锯齿常较尖锐；果实萼洼微突 ·················· 1. 花红 **M. asiatica**

1. 叶片常分裂，稀不分裂，在芽中呈对折状；果实内无石细胞或有少数石细胞。

6. 萼片脱落。

    7. 花柱基部有长柔毛，无石细胞 ·················· 7. 三叶海棠 **M. sieboldii**

    7. 花柱基部无毛 ·················· 5. 光叶陇东海棠 **M. kansuensis** var. **calva**

6. 萼片宿存。

    8. 果实先端有杯状浅洼 ·················· 8. 川鄂滇池海棠 **M. yunnanensis** var. **veitchii**

    8. 果实先端隆起 ·················· 9. 台湾林檎 **M. doumeri**

1 花红 Malus asiatica Nakai

    小乔木。叶卵形或椭圆形，长5~11cm，具细锐锯齿，上表面有短柔毛，渐脱落；叶柄长1.5~5cm。伞形花序，具花4~7朵，集生于枝顶；花直径3~4cm；萼片三角状披针形，长4~5mm，内外两面密被柔毛，萼片比被丝托稍长；花瓣倒卵形或长圆状倒卵形，长0.8~1.3cm，淡粉色；雄蕊17~20枚；花柱4（5）个，基部具长绒毛。果卵状扁球形或近球形，直径4~5cm，宿存萼肥厚隆起。花期4~5月，果期8~9月。

    原产于我国华北至华中地区，神农架多为栽培。

    果实（林檎）止咳，化滞，涩精。根（林檎根）用于蛔虫病、消渴、嗜睡。叶（花红叶）用于小儿疮疥。

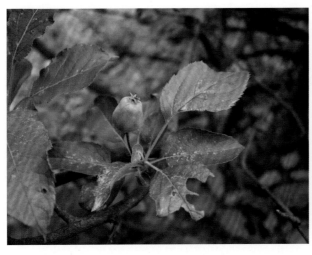
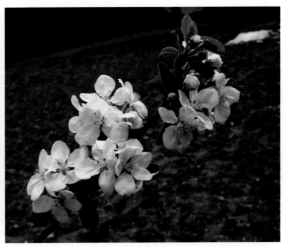

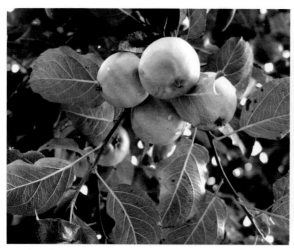
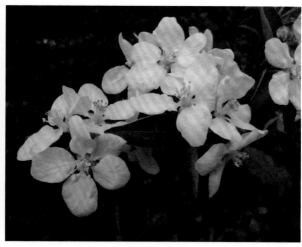

2 | 山荆子 **Malus baccata** (Linnaeus) Borkhausen

　　乔木，高可达14m。叶椭圆形或卵形，长3~8cm，先端渐尖，稀尾状渐尖，基部楔形或圆形，边缘具细锐锯齿；叶柄长2~5cm。花4~6朵组成伞形花序，直径5~7cm；花直径3~3.5cm；萼片披针形，先端渐尖，长5~7mm；花瓣白色，倒卵形；雄蕊15~20枚；花柱5或4个，基部有长柔毛。果近球形，直径0.8~1cm，柄洼及萼洼稍微陷入，萼片脱落。花期4~6月，果期9~10月。

　　分布于神农架各地，生于海拔1800m以下的山坡林中及山谷阴处灌丛中。少见。

　　果实用于吐泻、细菌感染。

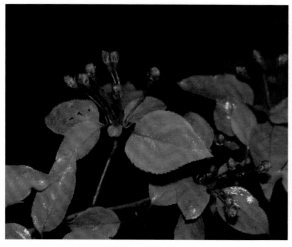
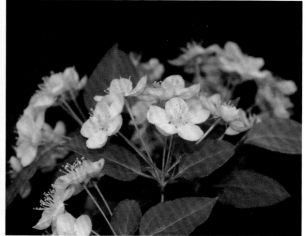

3 | 垂丝海棠 **Malus halliana** Koehne

　　乔木，高可达5m。叶卵形、椭圆形至长椭圆状卵形，长3.5~8cm，先端长渐尖，基部楔形至近圆形，边缘具圆钝细锯齿；叶柄长0.5~2.5cm。花4~6朵组成伞房花序；花直径3~3.5cm；萼片三角状卵形，长 3~5mm，先端钝，全缘，外面无毛，内面密被绒毛；花瓣常 5 片以上，粉红色，倒卵形，长约 1.5cm；雄蕊 20~25 枚；花柱 4 或 5 个，基部有长绒毛；顶花有时无雌蕊。果梨形或倒卵圆形，直径 6~8mm，稍带紫色，萼片脱落。花期 3~4 月，果期 9~10 月。

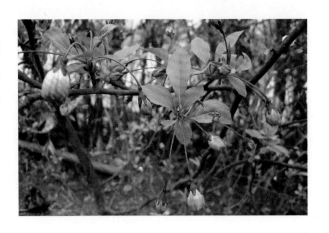

　　原产于我国长江流域，神农架园林有栽培。

　　花（垂丝海棠）调经活血。

4　湖北海棠 **Malus hupehensis** (Pampanini) Rehder

　　乔木，高可达 8m。叶卵形至卵状椭圆形，长 5~10cm，先端渐尖，基部宽楔形，稀近圆形，边缘具细锐锯齿；叶柄长 1~3cm。花 4~6 朵组成伞房花序，花直径 3.5~4cm；被丝托外面无毛或稍有长柔毛，萼片三角状卵形，先端渐尖或急尖，内面有柔毛；花瓣粉白色或近白色，倒卵形，长约 1.5cm；雄蕊 20 枚；花柱 3（~4）个，基部有长绒毛，稍长于雄蕊。果椭圆形或近球形，直径约 1cm，黄绿色，稍带红晕，萼片脱落；果柄长 2~4cm。花期 4~5 月，果期 8~9 月。

　　分布于神农架各地，生于海拔 500~3000m 的山坡或山谷林中。常见。

　　果实（湖北海棠）健胃消食。叶（山茶叶）清热利尿。

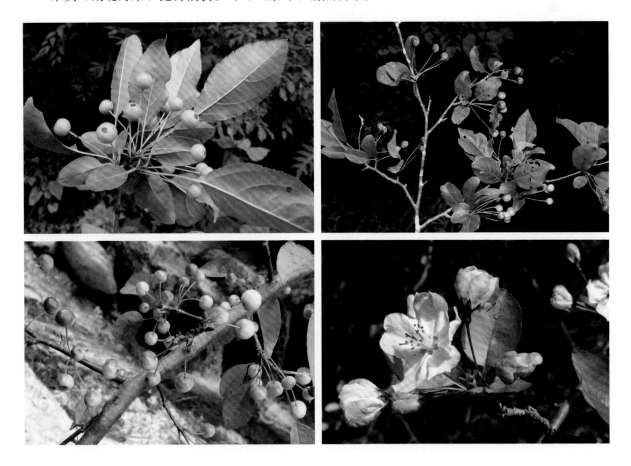

5 | 光叶陇东海棠 **Malus kansuensis** (Batain) C. K. Schneider var. **calva** (Rehder) T. C. Ku & Spongberg

　　灌木至小乔木。叶片卵形或宽卵形，基部圆形或截形，边缘具细锐重锯齿，通常 3 浅裂，稀有不规则分裂或不裂。伞形总状花序，具花 4~10 朵；苞片膜质，线状披针形，很早脱落；萼筒外面有长柔毛，萼片三角卵形至三角披针形；花瓣宽倒卵形，基部有短爪，白色；雄蕊 20 枚。果实椭圆形或倒卵形，黄红色。花期 5~6 月，果期 7~8 月。

　　分布于神农架高海拔地区，生于海拔 1700~2700m 的山坡灌丛中。常见。

　　叶（光叶陇东海棠叶）解毒。果（光叶陇东海棠果）助消化。

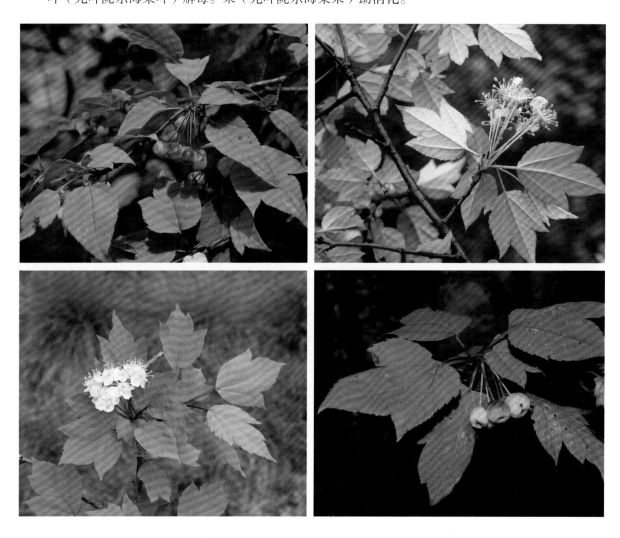

6 | 苹果 **Malus pumila** Miller

　　乔木，高可达 15m。叶椭圆形、卵形或宽椭圆形，长 4.5~10cm，基部宽楔形或圆形，具圆钝锯齿；叶柄粗，长 1.5~3cm。伞形花序，具花 3~7 朵，集生于枝顶；花直径 3~4cm；被丝托外面密被绒毛，萼片三角状披针形或三角状卵形，长 6~8mm，全缘，两面均密被绒毛，萼片比被丝托长；花瓣倒卵形，长 1.5~1.8cm，白色，含苞时带粉红色；雄蕊 20 枚；花柱 5 个，下半部密被灰白色绒毛。果扁球形，直径 7cm 以上，顶端常有隆起，萼洼下陷，萼片宿存。花期 5 月，果期 7~10 月。

原产于欧洲中部、东南部，中亚、西亚及中国新疆，神农架有栽培。

果实（苹果）生津，润肺，解烦，解暑，开胃，醒酒。叶（苹果叶）烧灰调油搽，用于火毒疮。果皮（苹果皮）止吐。

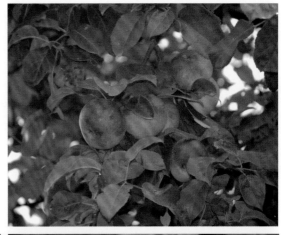

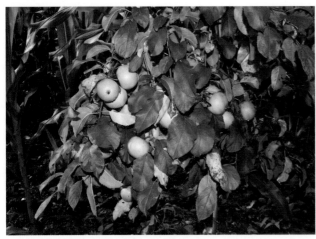

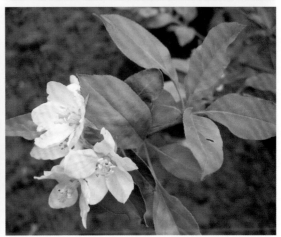

7 三叶海棠 **Malus sieboldii** (Regel) Rehder

灌木，高可达 6m。叶片卵形、椭圆形或长椭圆形，长 3~7.5cm，宽 2~4cm，先端急尖，边缘具尖锐锯齿，在新枝上的叶片锯齿粗锐，常 3 枚，稀 5 浅裂。花 4~8 朵，集生于小枝顶端，花直径 2~3cm；萼片三角卵形，长 5~6mm，内面密被绒毛；花瓣长椭倒卵形，长 1.5~1.8cm，淡粉红色；

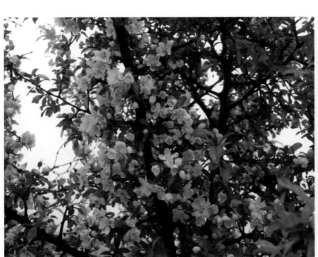

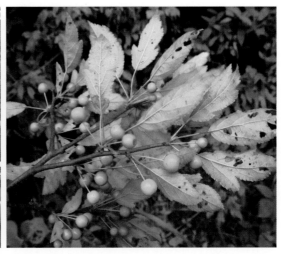

雄蕊 20 枚；花柱 3~5 个，基部有长柔毛。果实近球形，直径 6~8mm，萼片脱落。花期 4~5 月，果期 8~9 月。

分布于神农架各地，生于海拔 1500~2000m 的山坡杂木林或灌丛中。常见。

果实消食健胃。

8 ｜ 川鄂滇池海棠（变种）**Malus yunnanensis** var. **veitchii** (Osborn) Rehder

乔木。叶片卵形、宽卵形至长椭卵形，先端急尖，基部圆形至心形，边缘具尖锐重锯齿，通常上半部两侧各有 3~5 浅裂。伞形总状花序，具花 8~12 朵，总花梗和花梗均被绒毛；苞片膜质，边缘具疏生腺齿；萼筒钟状，外面密被绒毛，萼片三角状卵形；花瓣近圆形，基部有短爪，白色；雄蕊 20~25 枚。果实球形，红色，有白点，萼片宿存。花期 5 月，果期 8~9 月。

分布于神农架各地，生于海拔 1500~2000m 的山坡杂木林或灌丛中。

果实健胃消积，行瘀定痛。

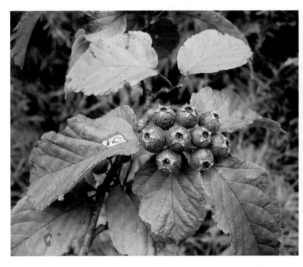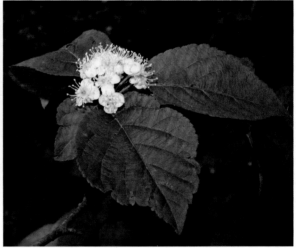

9 ｜ 台湾林檎 **Malus doumeri** (Bois) A. Chevalier

落叶乔木。叶片长椭卵形至卵状披针形，先端渐尖，基部圆形或楔形，边缘具不整齐尖锐锯齿，嫩时两面有白色绒毛，后脱落。花序近似伞形；花梗有白色绒毛；萼筒倒钟形，外面有绒毛，萼片卵状披针形，先端渐尖，内面密被白色绒毛；花瓣黄白色，花药黄色。果实球形，黄红色，宿存萼有短筒，萼片反折，先端隆起。花期 5 月，果期 8~9 月。

分布于神农架木鱼（青天枹），生于海拔 1700m 的山坡杂木林中。

果实理气健脾，消食导滞。

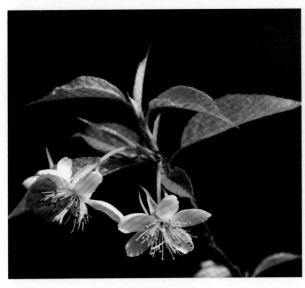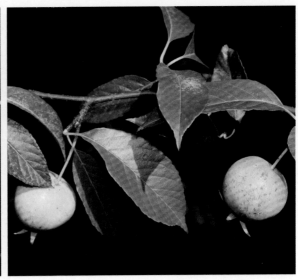

（十七）绣线梅属 Neillia D. Don

落叶灌木，稀亚灌木。单叶互生，具重锯齿或分裂；托叶显著。总状或圆锥花序顶生；花两性；苞片早落；被丝托钟状或筒状，萼片5枚，直立；花瓣5片，白色或粉红色，约与萼片等长；雄蕊10~30枚，生于被丝托边缘；雌蕊1（2~5）枚，胚珠2~10（~12）枚，2列，花柱直立。蓇葖果藏于宿存的被丝托内，成熟时沿腹缝开裂。种子数枚，倒卵圆形。

17种；我国15种；湖北2种；神农架2种，均可供药用。

■ 分种检索表

1. 小枝、叶柄及叶下表面均密被柔毛·······························1. 毛叶绣线梅 N. ribesioides
1. 小枝、叶柄及叶近于无毛···2. 中华绣线梅 N. sinensis

1 毛叶绣线梅 Neillia ribesioides Rehder

落叶灌木，高可达2m。小枝密被短柔毛。叶三角形至卵状三角形，长4~6cm，具5~7枚较深裂片和尖锐重锯齿，上表面散生柔毛，下表面密被柔毛，脉上更密；叶柄长约5mm，密被短柔毛。总状花序有10~15朵花；花梗长3~4mm；被丝托圆筒状，长8~9mm，萼片三角形；花瓣白色或淡粉色，倒卵形；雄蕊10~15枚；子房顶端微具柔毛。蓇葖果长椭圆形，被丝托宿存。花期5月，果期7~9月。

分布于神农架松柏（黄连架），生于海拔1000~2500m的山坡林中。常见。

根（钓竿柴）利水除湿，清热止血。

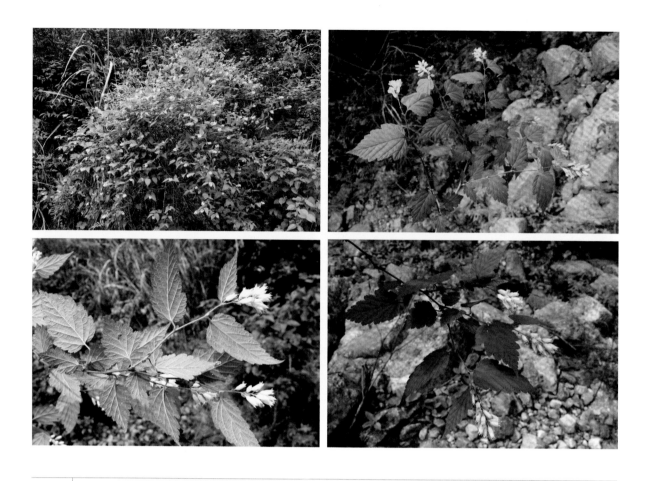

2 | 中华绣线梅 **Neillia sinensis** Oliver

　　落叶灌木，高可达 2m。小枝无毛。叶卵形至卵状长圆形，长 5~11cm，具重锯齿，两面无毛或下表面脉腋有柔毛；叶柄长 0.7~1.5cm，微被柔毛或近无毛。总状花序长 4~9cm；花梗长 0.3~1cm，无毛；被丝托筒状，长 1~1.2cm，萼片三角形；花瓣淡粉色，倒卵形；雄蕊 10~15 枚；心皮 1~2 个，子房具胚珠 4~5 枚，顶端有毛。蓇葖果长椭圆形，外被长腺毛。花期 5~6 月，果期 8~9 月。

　　广泛分布于神农架各地，生于海拔 600~1900m 的山谷或沟边林中。常见。

　　根（钓杆柴）利水除湿，清热止血。

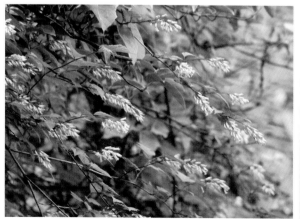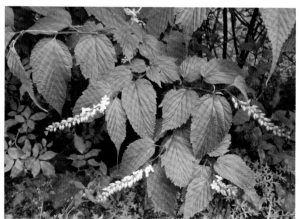

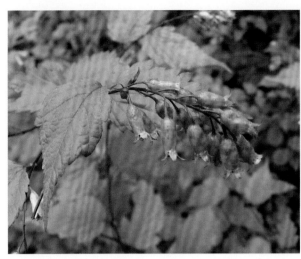 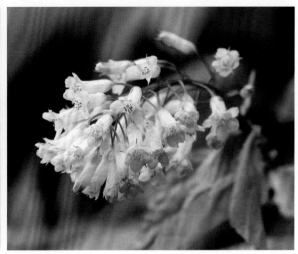

（十八）稠李属 Padus Miller

落叶小乔木或灌木。单叶互生，幼叶在芽内对折，具齿，稀全缘；叶柄通常在顶端有 2 个腺体或叶基部边缘具 2 个腺体；托叶早落。花多数排成总状花序，顶生，基部有叶或无叶；苞片早落；萼筒钟状，萼片 5 枚；花瓣 5 片，白色，先端常啮蚀状；雄蕊 10 枚至多数；雌蕊 1 枚，周位花，子房上位，心皮 1 个，2 枚胚珠，柱头平。核果无纵沟，中果皮骨质。种子 1 枚。

20 余种；我国 14 种；湖北 10 种；神农架 6 种，可供药用的 2 种。

■ 分种检索表

1. 花序基部有叶⋯⋯⋯⋯⋯⋯⋯⋯⋯⋯⋯⋯⋯⋯⋯⋯⋯⋯⋯⋯⋯⋯⋯⋯1. *短梗稠李* P. brachypoda

1. 花序基部无叶⋯⋯⋯⋯⋯⋯⋯⋯⋯⋯⋯⋯⋯⋯⋯⋯⋯⋯⋯⋯⋯⋯⋯⋯2. *橉木* P. buergeriana

1 短梗稠李 Padus brachypoda (Batalin) C. K. Schneider

落叶乔木，高可达 10m。叶长圆形，稀椭圆形，长 8~16cm，先端急尖或渐尖，稀短尾尖，基部圆形或微心形，平截，具锐锯齿，齿尖带短芒，两面无毛或下表面脉腋有髯毛；叶柄长1.5~2.3cm，顶端两侧各有 1 个腺体。总状花序长 16~30cm，基部具 1~3 枚叶；花梗长 5~7mm；萼片三角状卵形；花瓣白色，倒卵形；雄蕊 25~27 枚。核果球形，果柄被柔毛，萼片脱落。花期4~5 月，果期 5~10 月。

分布于神农架红坪，生于海拔 1000~2200m 的山坡林中。常见。

树皮、叶杀虫，止痒。

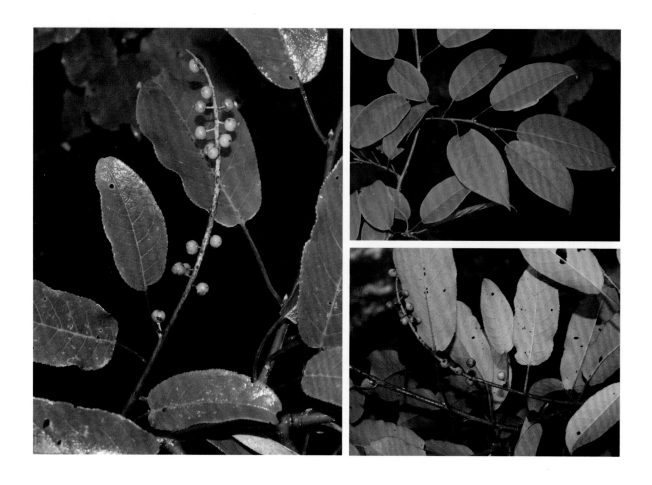

2 | 橉木 **Padus buergeriana** (Miquel) T. T. Yu & T. C. Ku

　　落叶乔木。老枝黑褐色，小枝红褐色，无毛。叶片椭圆形，先端尾状渐尖，下表面淡绿色，两面无毛；叶柄无腺体，有时在叶片基部边缘两侧各有 1 个腺体。总状花序具多花，花瓣白色。核果近球形或卵球形，黑褐色，无毛，果梗无毛，萼片宿存。花期 4~5 月，果期 5~10 月。

　　分布于神农架木鱼（青天枹），生于海拔 1300~1800m 的山坡林中。

　　根、叶、果用于筋骨扭伤。

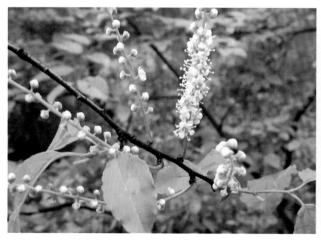
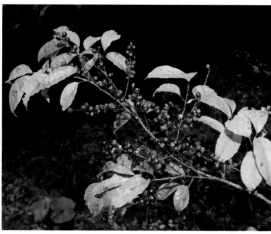

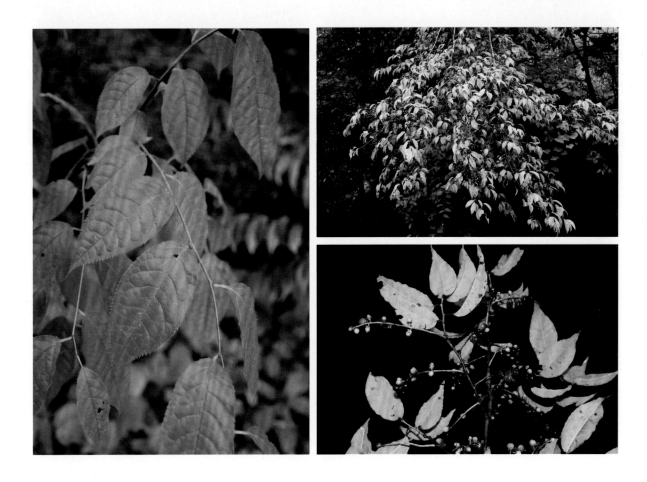

（十九）石楠属 **Photinia** Lindley

常绿乔木或灌木，稀落叶。叶互生，多具锯齿，稀全缘；有叶柄和托叶。花两性，多数；顶生伞形、伞房或复伞房花序，稀聚伞花序；被丝托杯状、钟状或筒状，萼片5枚，短小；花瓣5片；雄蕊20枚，稀较多或较少；心皮2个，稀3~5个，花柱离生或基部合生，子房半下位，2~5室，每室具2枚胚珠。梨果2~5室，微肉质，成熟时不裂，先端或1/3的部分与被丝托分离，有宿存萼片，每室具1~2枚种子。

60余种；我国40余种；湖北15种；神农架8种，可供药用的5种。

■ 分种检索表

1. 叶常绿；花梗和花序梗果期无疣点。
　2. 叶柄长2~4cm···4. 石楠 P. serratifolia
　2. 叶柄长2cm以下···2. 贵州石楠 P. bodinieri
1. 叶冬季凋落；花梗和花序梗果期有明显疣点。
　3. 花常10朵以上。
　　4. 花梗和花序梗无毛·······································1. 中华石楠 P. beauverdiana
　　4. 花梗和花序梗被毛·······································5. 毛叶石楠 P. villosa
　3. 花少数，常不超过10朵·····································3. 小叶石楠 P. parvifolia

1 中华石楠 Photinia beauverdiana C. K. Schneider

　　落叶灌木或小乔木，高可达 10m。叶薄纸质，长圆形、倒卵状长圆形或卵状披针形，长 5~10cm，上表面无毛，下表面沿中脉疏生柔毛；叶柄长 0.5~1cm。复伞房花序；花序梗和花梗均密生疣点；萼片三角状卵形，长约 1mm；花瓣白色，卵形或倒卵形；雄蕊 20 枚；花柱（2~）3 个。果卵圆形，长 7~8mm，微有疣点，顶端有宿存萼片；果柄长 1~2cm，密生疣点。花期 5 月，果期 7~8 月。

　　广泛分布于神农架各地，生于海拔 600~1750m 的山坡或山谷林中。常见。

　　果实（中华石楠）用于劳伤疲乏。

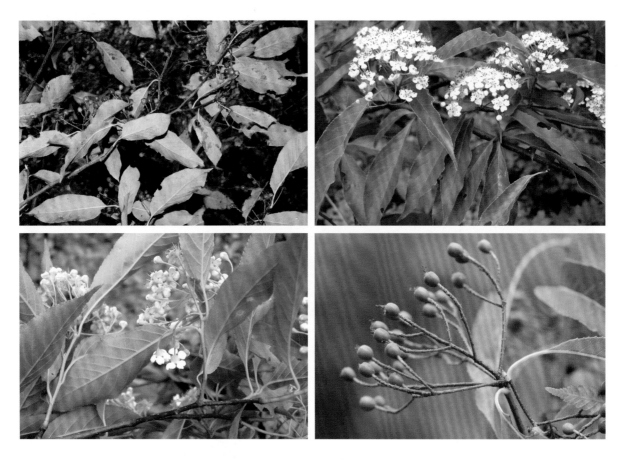

2 贵州石楠 楞木石楠
Photinia bodinieri H. Léveillé

　　常绿乔木，高可达 15m。叶片长圆形、椭圆形或倒卵形至倒披针形或狭披针形，长 5~10（~15）cm；叶柄长（0.8~）1~1.5cm。复伞房花序顶生；花序梗和花梗被短柔毛；萼片宽三角形，1~2mm，先端锐尖或钝；花瓣白色，近圆形，直径 3~4mm，先端钝或微缺；雄蕊 20 枚；花柱 2 或 3 个。果球状或卵球形，直径 7~10mm。种子 2~4 枚，卵球形。花期 4~5 月，果期 9~10 月。

　　分布于神农架低海拔地区，生于海拔 600~1300m 的山坡林缘或灌丛中，亦有栽培。常见。

　　根、叶清热解毒。

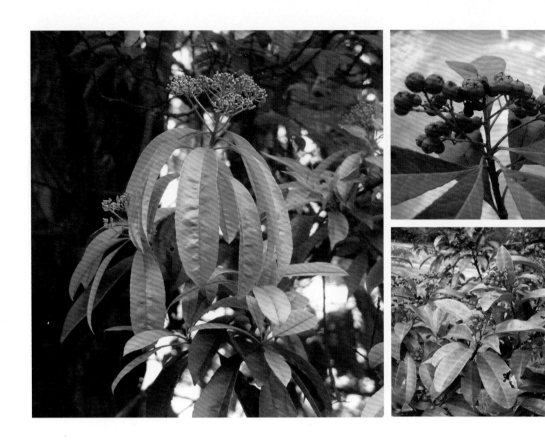

3 小叶石楠 *Photinia parvifolia* (E. Pritzel) C. K. Schneider

　　落叶灌木，高可达3m。叶草质，椭圆形、椭圆状卵形或菱状卵形，长4~8cm；叶柄长1~2mm。花2~9朵组成伞形花序，生于侧枝顶端，无花序梗；花梗细，长1~2.5cm，无毛，有疣点；萼片卵形；花瓣白色，圆形；雄蕊20枚；花柱2~3个，中部以下合生。果椭圆形或卵圆形，长0.9~1.2cm，宿存萼片直立；果柄长1~2.5cm，密生疣点。花期4~5月，果期7~8月。

　　分布于神农架九湖、红坪，生于海拔2500m的林下灌丛中。少见。

　　根（小叶石楠）行血活血，止痛。

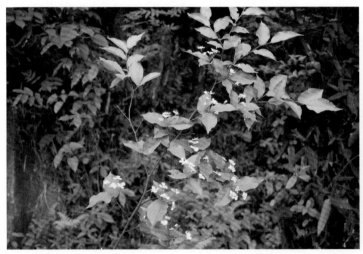
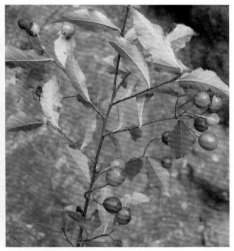

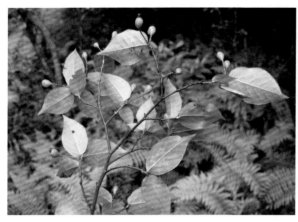
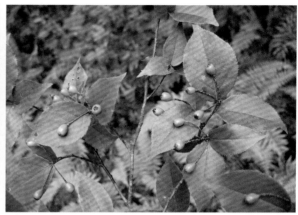

4 石楠 *Photinia serratifolia* (Desfontaines) Kalkman

常绿灌木或小乔木，高可达 12m。叶革质，长椭圆形至长倒卵形，长 10~18cm，宽 3~5cm，基部阔楔形，先端突尖，边缘具细密而尖锐的锯齿，上表面深绿色，有光泽，幼时中肋上具褐色茸毛，后渐落去，下表面黄绿色，被白粉；叶柄长 2~4cm。花序大型，呈平阔圆锥状，无毛；花白色，直径 6~8mm。梨果红色，近圆形，直径约 5cm。花期 4~5 月，果期 10 月。

分布于神农架低海拔地区，生于海拔 400~1500m 的山坡灌丛中。常见。

叶（石楠叶）祛风，通络，益肾。果实（石楠实）破积聚，逐风痹。

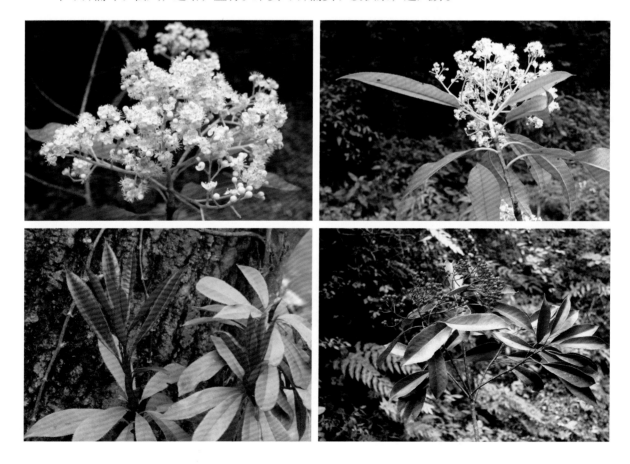

5 毛叶石楠 **Photinia villosa** (Thunberg) Candolle

落叶灌木或小乔木,高可达5m。叶草质,倒卵形或长圆状倒卵形,长3~8cm,两面初被白色长柔毛,后上表面渐脱落几无毛,仅下表面叶脉有柔毛;叶柄长1~5mm。花10~20朵排成顶生伞房花序;花序梗和花梗被长柔毛;花梗长1.5~2.5cm,果期具疣点;萼片三角卵形;花瓣白色,近圆形;雄蕊20枚;花柱3个,离生。果椭圆形或卵形,长0.8~1cm,宿存萼片直立。花期4月,果期8~9月。

分布于神农架红坪、松柏,生于海拔500~1800m的山坡灌丛中。常见。

根(毛叶石楠根)、果除湿热,止泻痢。

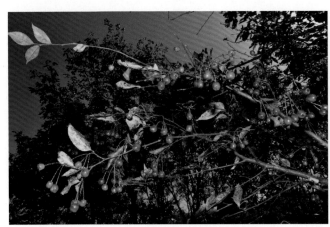 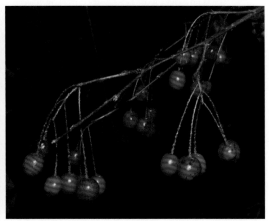

(二十)委陵菜属 **Potentilla** Linnaeus

多年生草本,稀一年或二年生草本、亚灌木或灌木。叶为奇数羽状复叶或掌状复叶,具叶柄和托叶,托叶与叶柄多少合生。花常两性,单生、聚伞状或聚伞圆锥花序;花萼下凹,多半球形,萼片5枚,黄色,稀白色或紫红色;雄蕊(11~)20(~30)枚;雌蕊多数,分离,花托微凸起,花柱顶生、侧生或基生,每个心皮含1枚上升、下垂倒生、横生或近直生的胚珠。瘦果多数,着生于干燥花托上,具宿存萼片。种子1枚。

200余种;我国80余种;湖北22种;神农架14种,可供药用的12种。

■ 分种检索表

1. 灌木或小灌木·······························8. 银露梅 **P. glabra**
1. 草本。
  2. 基生叶为羽状复叶。
    3. 花柱基生或侧生,如近顶生则上下粗细相等而呈丝状。
      4. 小叶下表面被白色绢毛·······························10. 银叶委陵菜 **P. leuconota**
      4. 小叶下表面被灰色柔毛·······························1. 皱叶委陵菜 **P. ancistrifolia**
    3. 花柱顶生,上下粗细不相等,子房无毛。

5. 花柱圆锥状，下粗上细。

 6. 羽状复叶最上面的1~2对小叶基部常下延，并与叶轴合生···12. 朝天委陵菜 **P. supina**

 6. 羽状复叶最上面的小叶基部不下延，也不与叶轴合生。

  7. 小叶边缘具齿，不裂······5. 翻白草 **P. discolor**

  7. 小叶边缘分裂成小裂片······3. 委陵菜 **P. chinensis**

5. 花柱铁钉状，上粗下细······6. 莓叶委陵菜 **P. fragarioides**

2. 基生叶为3~5枚掌状复叶。

 8. 基生叶为3枚小叶。

  9. 花柱圆锥状，上细下粗。

   10. 花单生于叶腋······2. 蛇莓委陵菜 **P. centigrana**

   10. 花多数组成伞房状聚伞花序 ······4. 狼牙委陵菜 **P. cryptotaeniae**

  9. 花柱铁钉状，上粗下细······7. 三叶委陵菜 **P. freyniana**

 8. 基生叶为掌状5枚小叶或3枚小叶，下面的2枚小叶分裂为两部分。

  11. 单花腋生······11. 绢毛匍匐委陵菜 **P. reptans** var. **sericophylla**

  11. 多花顶生，组成聚伞花序······9. 蛇含委陵菜 **P. kleiniana**

---

1   皱叶委陵菜 Potentilla ancistrifolia Bunge

  多年生草本，高可达30cm。基生叶为羽状复叶，具2~4对小叶，下面1对常形小，叶柄被疏柔毛，小叶椭圆形、长椭圆形或椭圆状卵形，长1~4cm，上表面有皱褶，被贴生疏柔毛，下表面密被柔毛，沿脉贴生长柔毛；茎生叶2~3枚，具1~3对小叶。伞房状聚伞花序顶生。萼片三角状卵形；花瓣黄色，倒卵状长圆形；花柱近顶生，丝状，柱头不扩大，子房脐部密被长柔毛。瘦果有脉纹，脐部有长柔毛。花、果期5~9月。

  分布于神农架红坪、松柏、新华，生于海拔700~2400m的山坡岩缝中。常见。

  全草（钩叶委陵菜）清热解毒，止渴。

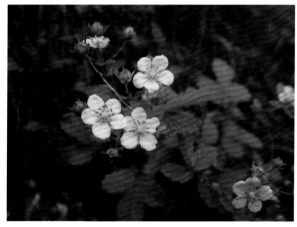
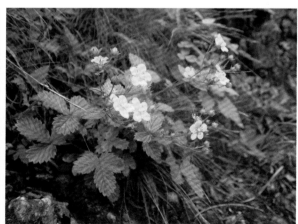

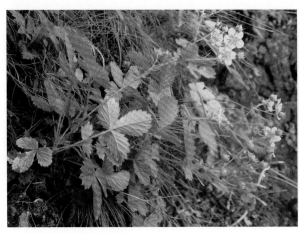 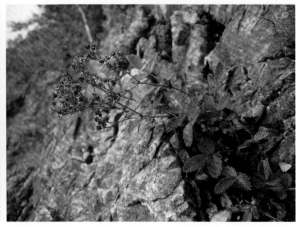

2 | 蛇莓委陵菜 **Potentilla centigrana** Maximowicz

一年生或二年生草本，高可达50cm。基生叶为3枚小叶，开花时常枯死；茎生叶为3枚小叶，椭圆形或倒卵形，长0.5~1.5cm，具缺刻状圆钝或急尖锯齿，两面绿色，无毛或被稀疏柔毛。单花，下部与叶对生，上部生于叶腋；花梗长0.5~2cm；萼片卵形或卵状披针形，副萼片披针形；花瓣淡黄色，倒卵形；花柱近顶生，基部膨大，柱头不扩大。瘦果倒卵圆形，长约1mm，光滑。花、果期4~8月。

分布于神农架红坪、松柏，生于海拔2000~2300m的林下湿地。常见。

全草（蛇莓委陵菜）清热解毒，祛风。

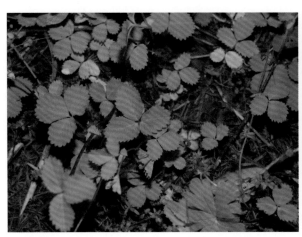 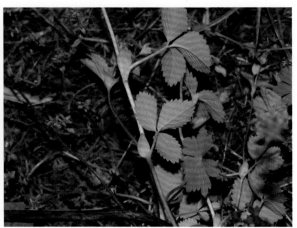

3 | 委陵菜 **Potentilla chinensis** Seringe

多年生草本，高可达70cm。基生叶为羽状复叶，具5~15对小叶，小叶片对生或互生，长圆形、倒卵形或长圆状披针形，长1~5cm，边缘羽状中裂，裂片三角状卵形、三角状披针形或长圆状披针形，先端急尖或圆钝；茎生叶与基生叶相似，唯叶片对数较少。伞房状聚伞花序；萼片三角状卵形；花瓣黄色，宽倒卵形；花柱近顶生，基部微扩大，稍有乳头或不明显，柱头扩大。瘦果卵球形，有明显皱纹。花、果期 4~10 月。

分布于神农架新华、宋洛、松柏、阳日等，生于海拔 500~900m 的路旁及山坡草丛中。常见。

全草（委陵菜）清热解毒，凉血止痛。

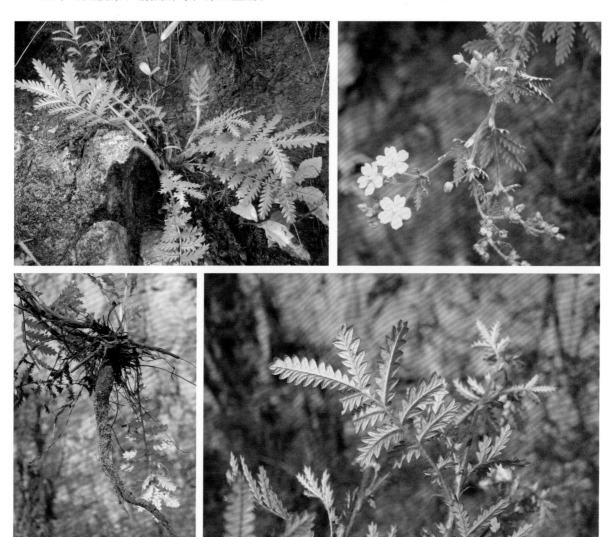

4 狼牙委陵菜 **Potentilla cryptotaeniae** Maximowicz

一年生或二年生草本，高可达 1m。基生叶三出复叶，茎生叶为 3 枚小叶；楔形，具多数急尖锯齿，被疏柔毛，有时几乎无毛，下表面沿脉较密而开展；基生叶托叶膜质，茎生叶托叶草质，披针形，常与叶柄合生的部分比离生的部分长 1~3 倍。伞房状聚伞花序多花，顶生；萼片长卵形，副萼片披针形；花瓣黄色，倒卵形，先端圆钝或微凹；花柱近顶生，基部稍膨大，柱头微扩大。瘦果卵圆形，光滑。花、果期 7~9 月。

分布于神农架各地，生于海拔 1000~2200m 的山坡草丛中或路边。常见。

全草（狼牙委陵菜）清热利湿，解毒。

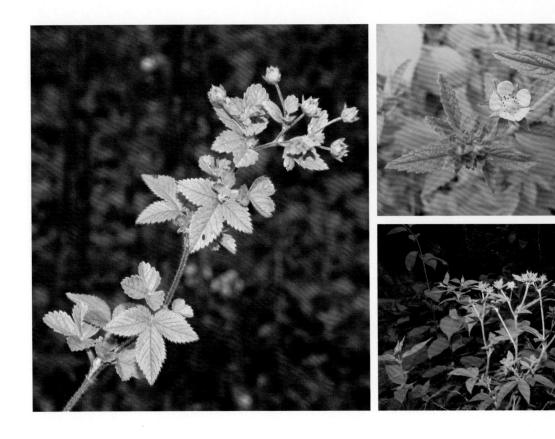

5 翻白草 鸡腿子
Potentilla discolor Bunge

多年生草本，高可达 45cm。基生叶具小叶 2~4 对，小叶长圆形或长圆状披针形，长 1~5cm，具圆钝锯齿，稀急尖锯齿，上表面疏被白色绵毛或脱落近无毛，下表面密被白色或灰白色绵毛；茎生叶 1~2 枚，掌状 3~5 小叶。聚伞花序；萼片三角状卵形，副萼片披针形片；花瓣黄色，倒卵形；花柱近顶生，基部乳头状膨大，柱头微扩大。瘦果近肾形，宽约 1mm。花、果期 5~9 月。

分布于神农架新华等，生于海拔 500~1850m 的荒地、山谷、沟边、山坡草地或疏林下。常见。

全草（翻白草）清热解毒，消肿，止血，凉血。

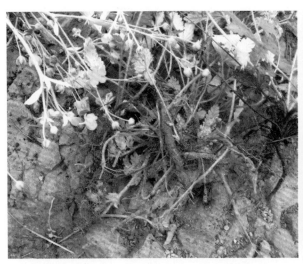

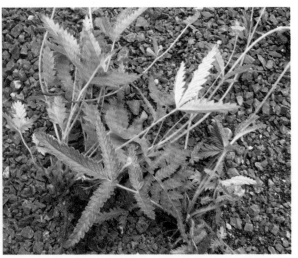

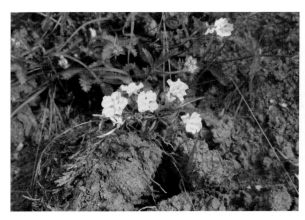
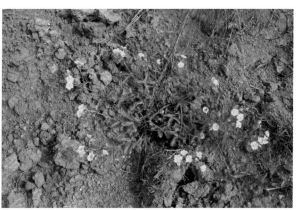

6　莓叶委陵菜 Potentilla fragarioides Linnaeus

　　多年生草本，高可达 25cm。基生叶羽状复叶，具小叶 2~3（~4）对，小叶倒卵形、椭圆形或长椭圆形，长 0.5~7cm，具多数急尖或圆钝锯齿，近基部全缘；茎生叶常有 3 枚小叶，小叶与基生叶小叶相似或为长圆形，先端有锯齿，下半部全缘。伞房状聚伞花序顶生；萼片三角状卵形，副萼片长圆状披针形；花瓣黄色，倒卵形；花柱近顶生，上部大，基部小。瘦果近肾形，直径约 1mm，有脉纹。花期 4~6 月，果期 6~8 月。

　　分布于神农架红坪等，生于海拔 1800m 的山坡草地、灌丛或疏林下。常见。

　　全草（雉子筵）补益中气。

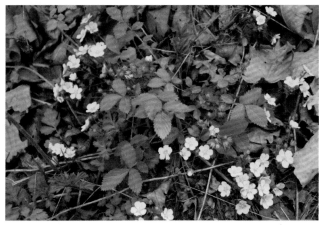
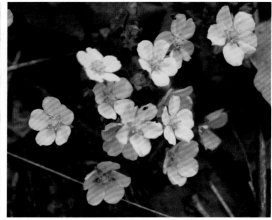

7　三叶委陵菜 Potentilla freyniana Bornmüller

■ **分变种检索表**

1. 茎生叶托叶边缘有缺刻状锯齿·······················7a. 三叶委陵菜 P. freyniana var. freyniana
1. 茎生叶托叶全缘·······················7b. 中华三叶委陵菜 P. freyniana var. sinica

7a　三叶委陵菜（原变种）　地蜂子　**Potentilla freyniana** var. **freyniana**

多年生草本，高可达25cm。基生叶掌状三出复叶，连叶柄长4~30cm，小叶长圆形、卵形或椭圆形，具多数急尖锯齿，两面绿色，疏生柔毛，下表面沿脉较密；茎生叶1~2枚，小叶与基生叶小叶相似，叶柄很短，叶缘锯齿少，托叶革质，边缘呈缺刻状锯齿。伞房状聚伞花序顶生；萼片三角状卵形；花瓣淡黄色，长圆状倒卵形；花柱近顶生，上部粗，基部细。瘦果卵圆形，直径0.5~1mm，有脉纹。花、果期3~6月。

广泛分布于神农架各地，生于海拔500~2100m的山坡草地、溪边或疏林下阴湿处。常见。

根清热解毒，敛疮止血。

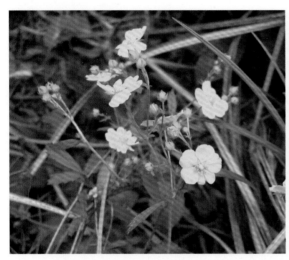 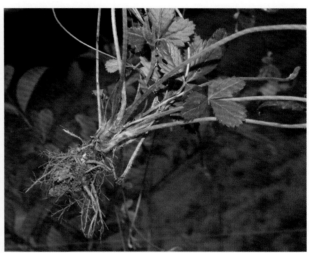

7b　中华三叶委陵菜（变种）**Potentilla freyniana** var. **sinica** Migo

本变种与三叶委陵菜（原变种）的区别为茎和叶柄上被开展的柔毛较密，小叶两面被开展或微开展柔毛，尤其沿脉较密，小叶片菱状卵形或宽卵形，边缘具圆钝锯齿，花茎或纤匐枝上托叶卵圆形且全缘，极稀顶端2裂。花、果期4~5月。

分布于神农架各地，生于海拔600~800m的草丛中、林下阴湿处。常见。

根茎、根止痢。

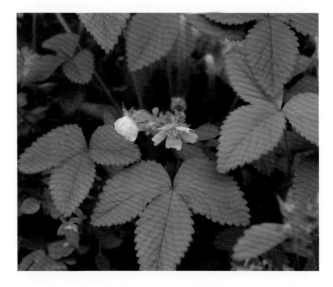

8 | 银露梅 Potentilla glabra Loddiges

灌木，高可达 2（~3）m。羽状复叶，有 3~5 枚小叶，上面 1 对小叶基部下延与轴合生，叶柄被疏柔毛，小叶椭圆形、倒卵状椭圆形或卵状椭圆形，长 0.5~1.2cm。单花或数朵顶生；花梗细长，疏被柔毛；萼片卵形，副萼片披针形、倒卵状披针形或卵形，比萼片短或近等长；花瓣白色，倒卵形；花柱近基生，棒状，基部较细，在柱头下缢缩，柱头扩大。瘦果被毛。花、果期 6~11 月。

分布于神农架各地，生于海拔 2300~3000m 的山顶岩缝中。常见。

茎、叶及花（银老梅）行气止痛，利水消胀；用于风热牙痛、牙齿松动、胸腹胀满、水液停聚。

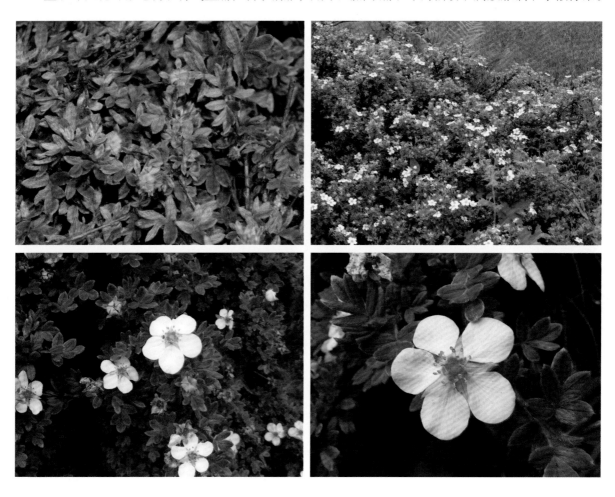

9 | 蛇含委陵菜 Potentilla kleiniana Wight & Arnott

草本，长达 50cm。基生叶为近鸟足状 5 枚小叶，小叶倒卵形或长圆状倒卵形，长 0.5~4cm，具锯齿；下部茎生叶有 5 枚小叶，上部茎生叶有 3 枚小叶，小叶与基生小叶相似。聚伞花序于枝顶密集，形如假伞形；萼片三角状卵圆形，副萼片披针形或椭圆状披针形；花瓣黄色，倒卵形；花柱近顶生，圆锥形，基部膨大，柱头扩大。瘦果近圆形，直径约 0.5mm，具皱纹。花、果期 4~9 月。

分布于神农架林区各地，生于海拔 400~2500m 的田边、水旁或山坡草地。常见。

全草（蛇含）清热解毒，消肿止痛，截疟。

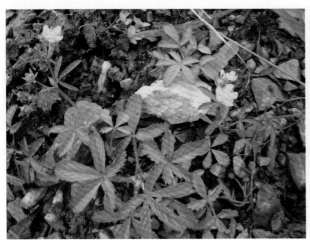
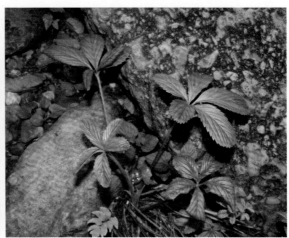

10　银叶委陵菜 **Potentilla leuconota** D. Don

多年生草本，高 10~45cm。基生叶为间断羽状复叶，小叶对生或互生，最上面的 2~3 对小叶基部下延与叶轴汇合，其余小叶无柄，小叶片长圆形、椭圆形或椭圆状卵形，长 0.5~3cm，边缘具多数急尖或渐尖锯齿，下表面密被银白色绢毛；茎生叶 1~2 枚，与基生叶相似，唯小叶对数较少，3~7 对。花序集生于花茎顶端，呈假伞形花序；萼片三角状卵形，副萼片披针形或长圆状披针形；花瓣黄色，倒卵形；花柱侧生，小枝状，柱头扩大。瘦果光滑无毛。花、果期 5~10 月。

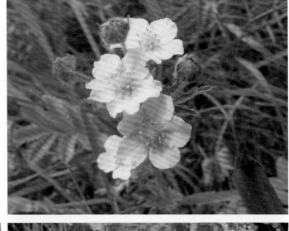

分布于神农架高海拔地区，生于海拔 2500m 以上的山坡草丛中。常见。

根（涩草）用于风热声哑、湿痰风邪、腹痛下痢、带下。

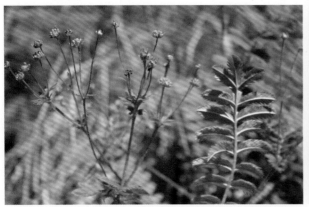
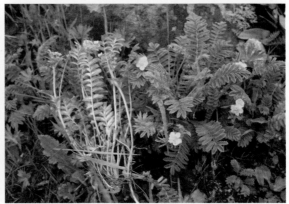

11 绢毛匍匐委陵菜 **Potentilla reptans** Linnaeus var. **sericophylla** Franchet

多年生草本。基生叶为鸟足状五出复叶，叶柄被疏柔毛或脱落几乎无毛，小叶有短柄或几无柄，小叶片倒卵形至倒卵圆形，顶端圆钝，基部楔形。单花自叶腋生或与叶对生；萼片卵状披针形，顶端急尖；花瓣黄色，宽倒卵形，顶端显著下凹，比萼片稍长。瘦果黄褐色，卵球形，外面被显著点纹。花、果期6~8月。

分布于神农架新华、阳日，生于海拔500~1000m的田边地头、溪边灌丛中。常见。

块根（金金棒）生津止渴，补阳，除虚热。

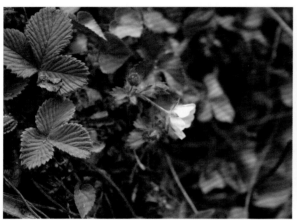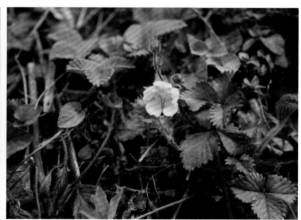

12 朝天委陵菜 **Potentilla supina** Linnaeus

草本，长20~50cm。基生叶羽状复叶，具2~5对小叶，最上面的1~2对小叶基部下延，并与叶轴合生，小叶片长圆形或倒卵状长圆形，通常长1~2.5cm，边缘具圆钝或缺刻状锯齿；茎生叶与基生叶相似，向上小叶对数逐渐减少。花茎上多叶，下部花自叶腋生，顶端呈伞房状聚伞花序；萼片三角状卵形；花瓣黄色，倒卵形；花柱近顶生，基部乳头状膨大，花柱扩大。瘦果长圆形，先端尖，

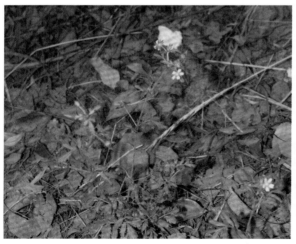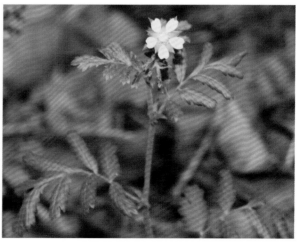

表面具脉纹，腹部鼓胀若翅或有时不明显。花、果期3~10月。

分布于神农架松柏、新华，生于海拔500m的田边、荒地、溪沟沙地。少见。

全草止血。

（二十一）李属 Prunus Linnaeus

落叶小乔木或灌木。分枝较多，无顶芽，腋芽单生。单叶互生，在芽中席卷或对折，有叶柄，叶基部边缘或叶柄顶端常有2个小腺体；托叶早落。花单生或2~3朵簇生，具短梗；小苞片早落；萼片和花瓣均5片，覆瓦状排列；雄蕊20~30枚；雌蕊1枚，周位花，子房上位，无毛，1室具2枚胚珠。核果，有沟，无毛，常被蜡粉；核两侧扁平，平滑，稀有沟或皱纹。种子1枚。

30余种；我国原产及习见栽培者7种；湖北3种；神农架2种，可供药用的1种。

李 Prunus salicina Lindley

落叶乔木，高可达12m。叶长圆状倒卵形、长椭圆形，稀长圆状卵形，长6~8（~12）cm，侧脉6~10对，两面无毛或下表面沿中脉有疏柔毛；叶柄长1~2cm，无毛。花常3朵簇生；花梗长1~2cm，无毛；萼筒钟状，萼片长圆状卵形，与萼筒外面均无毛；花瓣白色，长圆状倒卵形。核果球形、卵圆形或近圆锥形，直径3.5~5cm，果熟时黄色或红色，被蜡粉；核卵圆形或长圆形。花期4月，果期7~8月。

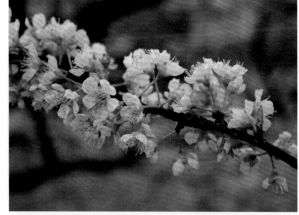

分布于神农架林区各地，生于海拔1600m以下的山坡、沟边灌丛中，亦有栽培。常见。

果实（李子）生津利水。根（李根）清热解毒，利湿，止痛。根皮（李根皮）清热下气。叶（李叶）用于小儿高热、惊痫、水肿、金疮。种子（李核仁）散瘀，利水，润肠。

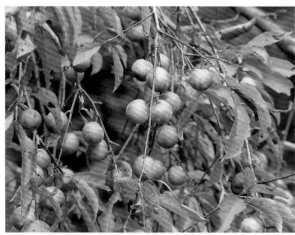

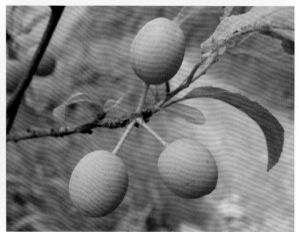

（二十二）火棘属 Pyracantha M. Roemer

常绿灌木或小乔木，常具枝刺。芽细小，被短柔毛。单叶互生，边缘具圆钝锯齿、细齿或全缘；叶柄短；托叶细小，早落。花白色，排成复伞房花序；被丝托短，钟状，萼片5枚；花瓣5片，近圆形，开展；雄蕊15~20枚，花药黄色；心皮5个，腹面离生，背面约1/2与被丝托相连，每心皮有2枚胚珠，子房半下位。梨果小，球形，小核5个，萼片宿存。

约10种；我国7种；湖北4种；神农架3种，均可供药用。

■ 分种检索表

1. 叶片先端圆钝或微凹。
  2. 叶片常全缘，有时带细锯齿，中部或近中部最宽·················1. **全缘火棘 P. atalantioides**
  2. 叶片具圆钝锯齿，中部以上最宽·························3. **火棘 P. fortuneana**
1. 叶片先端常急尖或有尖刺·····························2. **细圆齿火棘 P. crenulata**

1 全缘火棘 Pyracantha atalantioides (Hance) Stapf

常绿灌木或小乔木，高可达6m。叶椭圆形或长圆形，稀长圆状倒卵形，长1.5~4cm，先端微尖或圆钝，有时刺尖，基部楔形或圆形，全缘或具不明显细齿，幼时有黄褐色柔毛，老时无毛，下表面微带白霜；叶柄长2~5mm，无毛或有时有柔毛。复伞房花序；萼片宽卵形；花瓣白色，卵形；雄蕊20枚；花柱5个，与雄蕊近等长。梨果扁球形，直径4~6mm。花期4~5月，果期9~11月。

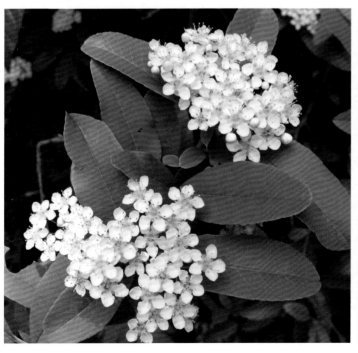
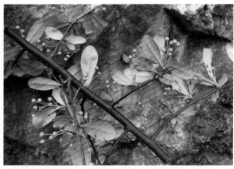
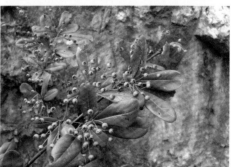

分布于神农架低海拔地区，生于海拔 400~1400m 的山坡、谷地灌丛或疏林中。少见。

根用于消化不良、崩漏、带下、白浊、痢疾。叶用于头疮、外伤出血、痢疾、带下。果实用于痢疾、带下。

2 | 细圆齿火棘 Pyracantha crenulata (D. Don) M. Roemer

常绿灌木或小乔木，高可达 5m。叶长圆形或倒披针形，稀卵状披针形，长 2~7cm，宽 0.8~1.8cm，先端尖或圆钝，有时具小尖头，基部宽楔形或稍圆，边缘具细圆锯齿或疏锯齿，两面无毛；叶柄短，幼时有黄褐色柔毛，老时无毛。复伞房花序；萼片三角形，微具柔毛；花瓣白色，圆形；雄蕊 20 枚；子房上部密被白色柔毛，花柱 5 个，离生。梨果近球形，直径 3~8mm。花期 3~5 月，果期 9~12 月。

分布于神农架各地，生于海拔 500~1400m 的山坡林缘。常见。

果实（木瓜子）消积止痢；用于消化不良、肠炎、痢疾。

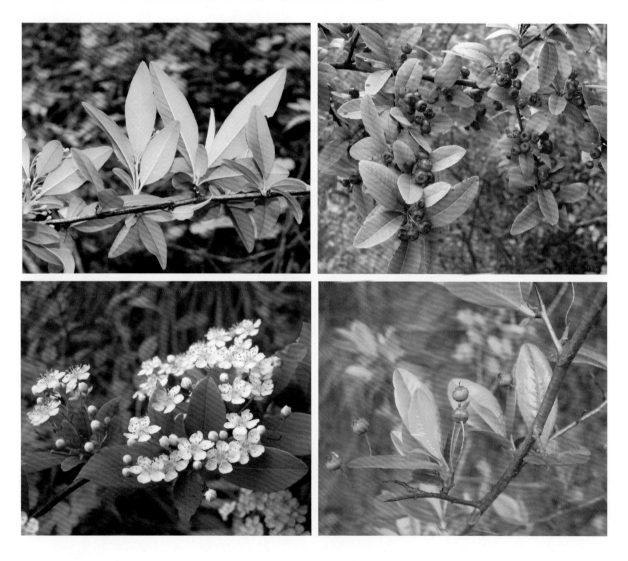

3 火棘 Pyracantha fortuneana (Maximowicz) H. L. Li

常绿灌木，高可达 3m。叶倒卵形或倒卵状长圆形，长 1.5~6cm，先端圆钝或微凹，有时具短尖头，基部楔形，下延至叶柄，具钝锯齿，齿尖内弯，近基部全缘，两面无毛；叶柄短，无毛或幼时有柔毛。复伞房花序；萼片三角状卵形；花瓣白色，近圆形，长约 4mm；雄蕊 20 枚；子房密被白色柔毛，花柱 5 个，离生。果近球形，直径约 5mm。花期 3~5 月，果期 8~11 月。

分布于神农架低海拔地区，生于海拔 400~1400m 的山坡、谷地灌丛或疏林中。常见。

根（红子根）清热凉血。叶（救军粮叶）清热解毒。果实（赤阳子）消积止痢，活血止血。

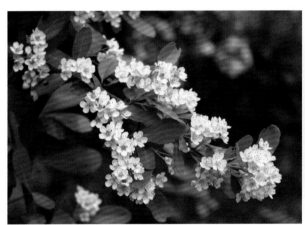 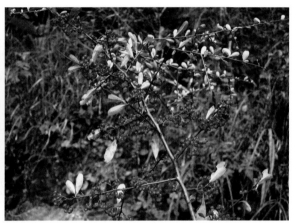

（二十三）梨属 Pyrus Linnaeus

落叶乔木或灌木，稀半常绿乔木，有时具刺。单叶，互生，具锯齿或全缘，稀分裂，有叶柄与托叶。伞形总状花序；被丝托钟状，萼片 5 枚，反折或展开；花瓣 5 片，白色，稀粉红色，基部具爪；雄蕊 15~30 枚，花药常深红色或紫色；花柱 2~5 个，离生，子房下位，2~5 室，每室 2 枚胚珠。梨果，果肉多汁，富含石细胞，子房壁软骨质。种子黑色或黑褐色，种皮软骨质。

约 25 种；我国 14 种；湖北 5 种；神农架 4 种，均可供药用。

■ 分种检索表

1. 果有宿存萼片；花柱 3（~4）个 ·······················4. 麻梨 P. serrulata
1. 果上萼片多数脱落或少数部分宿存；花柱 2~4（~5）个。
  2. 叶缘具带刺芒尖锐锯齿；花柱 4（~5）个；果实浅褐色 ············3. 沙梨 P. pyrifolia
  2. 叶缘具不带刺芒的粗锐锯齿或钝锯齿；花柱 2~3（~5）个；果实褐色。
    3. 叶缘具粗锐锯齿 ····································1. 杜梨 P. betulifolia
    3. 叶缘具钝锯齿 ····································2. 豆梨 P. calleryana

1 杜梨 **Pyrus betulifolia** Bunge

　　落叶乔木，高可达10m。叶片菱状卵形至长圆状卵形，长4~8cm，先端渐尖，基部宽楔形，稀近圆形，边缘具粗锐锯齿。伞形总状花序，具花10~15朵；总花梗和花梗均被灰白色绒毛，花梗长2~2.5cm；萼片三角状卵形；花瓣宽卵形，白色；雄蕊20枚；花柱2~3个，基部微具毛。果实近球形，直径5~10mm，2~3室，褐色，有淡色斑点，萼片脱落，基部具带绒毛的果梗。花期4月，果期8~9月。

　　分布于神农架各地，生于海拔1800m以下的山坡灌丛中或平地向阳处。少见。

　　枝叶用于霍乱、吐泻、转筋腹痛、反胃吐食。树皮用于皮肤溃疡。果实消食止痢。

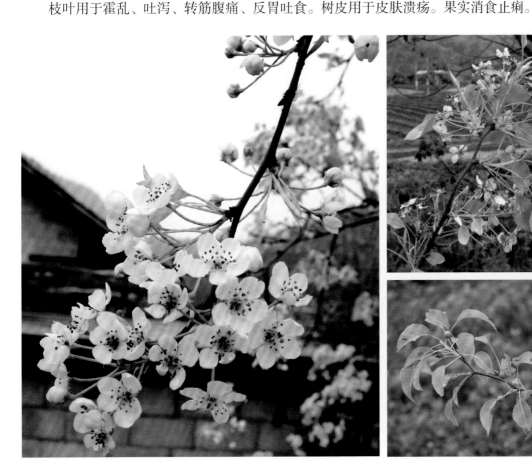

2 豆梨 **Pyrus calleryana** Decaisne

　　落叶乔木，高可达8m。叶宽卵形至卵形，稀长椭圆形，长4~8cm，先端渐尖，稀短尖，基部圆形至宽楔形，边缘具钝锯齿，两面无毛；叶柄长2~4cm。花6~12朵组成伞形总状花序；花序梗无毛，花梗长1.5~3cm；被丝托无毛，萼片披针形；花瓣白色，卵形；雄蕊20枚，稍短于花瓣；花柱2（~5）个。梨果球形，直径约1cm，黑褐色，有斑点，萼片脱落，2（~3）室；果柄细长。花期4月，果期8~9月。

分布于神农架木鱼、松柏、新华，生于海拔 700~2000m 以下的山坡杂木林中或林缘。少见。

果实（鹿梨）健脾消食，涩肠止痢；用于饮食积滞、泻痢。枝、叶（鹿梨枝叶）可用于吐泻不止、转筋腹痛、反胃吐食。根皮（鹿梨根皮）止咳。果皮清热生津，收敛。

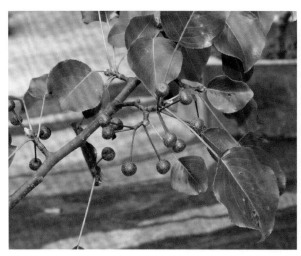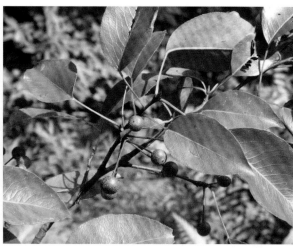

3　沙梨 Pyrus pyrifolia (N. L. Burman) Nakai

落叶乔木，高可达 15m。叶卵状椭圆形或卵形，长 7~12cm，先端长尖，基部圆形或近心形，稀宽楔形，具刺芒状锯齿，微向内合拢，两面无毛或幼时有褐色绵毛；叶柄长 3~4.5cm。花 6~9 朵组成伞形总状花序；花序梗和花梗幼时被柔毛，花梗长 3.5~5cm；萼片三角状卵形；花瓣白色，卵形；雄蕊 20 枚；花柱（4~）5 个，无毛。果近球形，浅褐色，有浅色斑点，顶端微下陷，萼片脱落。种子卵圆形。花期 4 月，果期 8 月。

原产于我国神农架，各地均有栽培。

果实（梨）生津润燥，清热化痰。根（梨根）用于疝气、咳嗽。树皮（梨树皮）解伤寒时气。枝（梨枝）止吐。叶（梨叶）解毒。果皮（梨皮）清心润肺，降火生津。

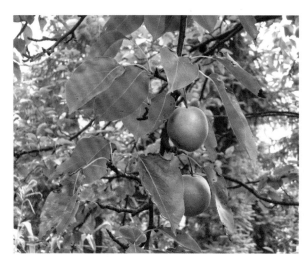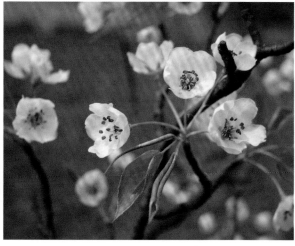

4 | 麻梨 **Pyrus serrulata** Rehder

　　落叶乔木，高可达 10m。叶卵形至长卵形，长 5~11cm，先端渐尖，基部宽楔形或圆形，边缘具细锐锯齿，下表面幼时被褐色绒毛，后脱落；叶柄长 3.5~7.5cm。花 6~11 朵组成伞形总状花序；花序梗和花梗均被褐色绵毛，渐脱落；萼片三角卵形；花瓣白色，宽卵形；雄蕊 20 枚；花柱 3（~4）个。果近球形或倒卵球形，长 1.5~2.2cm，深褐色，有浅色斑点，3~4 室，萼片宿存或部分脱落；果柄长 3~4cm。花期 4 月，果期 6~8 月。

　　分布于神农架大九湖、红坪、木鱼，生于海拔 400~1700m 的山坡林中及路旁。常见。

　　果实（麻梨）消食积。

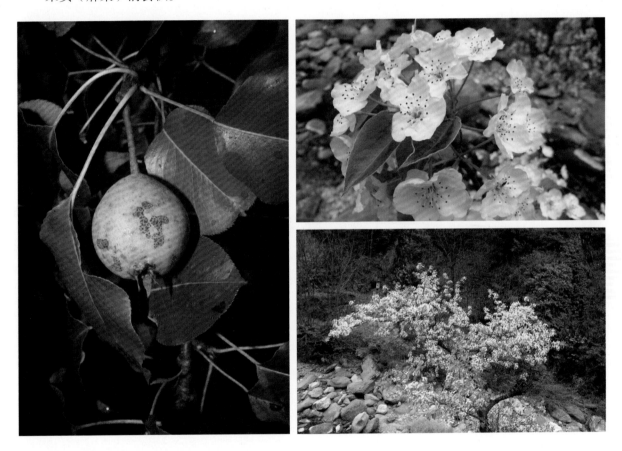

（二十四）鸡麻属 **Rhodotypos** Siebold & Zuccarini

　　落叶灌木。单叶对生，卵形，具尖锐重锯齿；叶柄疏被柔毛；托叶膜质，窄带形，被疏柔毛。花单生于枝顶；被丝托碟形，萼片 4 枚，卵状椭圆形，具锐锯齿，宿存，疏生绢状柔毛，副萼片 4 枚，窄带形，与萼片互生，比萼片短 4~5 倍；花瓣 4 片，白色，倒卵形，有短爪；雄蕊多数；心皮 4 个，花柱细长，柱头头状，每心皮具 2 枚胚珠。核果 1~4 个，斜椭圆形，成熟时黑色或褐色，光滑。种子 1 枚，倒卵圆形。

　　1 种，神农架有分布，可供药用。

鸡麻 **Rhodotypos scandens** (Thunberg) Makino

本种特征同鸡麻属。花期4~5月，果期6~9月。

分布于神农架松柏、阳日，生于海拔950m以下的山坡小溪边。少见。

果实（鸡麻果）、根（根）补血益肾。

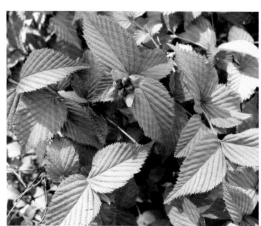 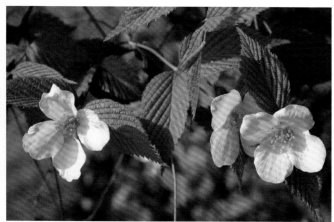

（二十五）蔷薇属 **Rosa** Linnaeus

灌木，多数被皮刺、针刺或刺毛，稀无刺。叶互生，奇数羽状复叶，稀单叶；托叶贴生或着生于叶柄，稀无托叶。花单生或呈伞房状，稀复伞房状或圆锥状花序；萼筒球形、坛形或杯形，萼片（4）5枚；花瓣（4）5片，白色、黄色、粉红色或红色；雄蕊多数，分离，着生于花盘周围；心皮多数，稀少数，着生于萼筒内部，离生，花柱顶生或侧生，离生或上部合生，胚珠单生，下垂。蔷薇果，其内瘦果木质化。

200余种；我国90余种；湖北36种；神农架22种，可供药用的15种。

■ **分种检索表**

1. 萼筒坛状；瘦果着生于萼筒周边及基部。
  2. 托叶大部贴生叶柄，宿存。
    3. 花柱离生，不外伸或稍伸出萼筒口部，比雄蕊短。
      4. 花单生，无苞片·················9. 峨眉蔷薇 **R. omeiensis**
      4. 花多数成伞房花序或单生，均有苞片。
        5. 伞房花序多花。
          6. 萼片羽裂·················15. 刺梗蔷薇 **R. setipoda**
          6. 萼片全缘。
            7. 小叶3~5枚，稀7枚·················3. 伞房蔷薇 **R. corymbulosa**

7. 小叶 7~11 枚··14. 钝叶蔷薇 **R. sertata**

　5. 伞房花序单花或少花。

　　8. 小枝密被绒毛··12. 玫瑰 **R. rugosa**

　　8. 小枝无毛··13. 大红蔷薇 **R. saturata**

3. 花柱离生或合生成束，伸出萼筒口外，约与雄蕊等长。

　9. 花柱离生··2. 月季花 **R. chinensis**

　9. 花柱合生成束。

　　10. 托叶篦齿状，边缘有或无腺毛··8. 野蔷薇 **R. multiflora**

　　10. 托叶离生部分披针形或耳状，全缘，常有腺毛。

　　　11. 小叶两面被毛或仅下表面被毛。

　　　　12. 小叶 5 枚，近花序偶为 3 枚，卵状椭圆形、倒卵形或椭圆形···············
···11. 悬钩子蔷薇 **R. rubus**

　　　　12. 小叶（5~）7~9 枚，长圆状卵形或卵状披针形··········5. 卵果蔷薇 **R. helenae**

　　　11. 小叶两面无毛或下表面沿脉微被柔毛··········6. 软条七蔷薇 **R. henryi**

2. 托叶离生或近离生，早落。

　13. 小叶 3（~5）枚，椭圆状卵形、倒卵形或披针卵形··········7. 金樱子 **R. laevigata**

　13. 小叶 3~5（~7）枚，椭圆状卵形或长圆状披针形。

　　14. 伞房花序，萼片全缘··········1. 单瓣木香花 **R. banksiae** var. **normalis**

　　14. 复伞房花序，萼片羽状分裂··4. 小果蔷薇 **R. cymosa**

1. 萼筒杯状；瘦果着生萼筒突起基部··10. 缫丝花 **R. roxburghii**

---

1 单瓣木香花（变种）**Rosa banksiae** var. **normalis** Regel

攀缘小灌木。小枝有短小皮刺。小叶 3~5 枚，稀 7 枚；小叶片椭圆状卵形或长圆状披针形，先端急尖或稍钝，基部近圆形或宽楔形，边缘有紧贴细锯齿。花小，多朵组成伞形花序；萼片卵形，先端长渐尖，全缘，萼筒和萼片外面均无毛，内面被白色柔毛；花瓣重瓣至半重瓣，白色，倒卵形，先端圆形，基部楔形。花期 4~5 月，果期 9 月。

分布于神农架木鱼、松柏、新华、阳日等地，生于海拔 500~1500m 的沟谷灌丛中。常见。

根皮（香花刺）活血，调经，消肿，散瘀。

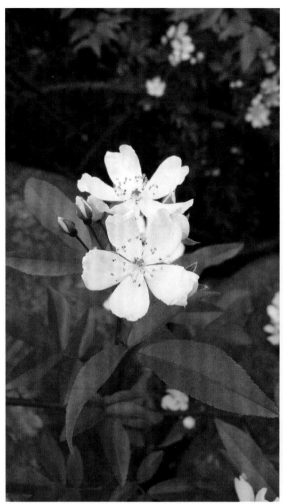
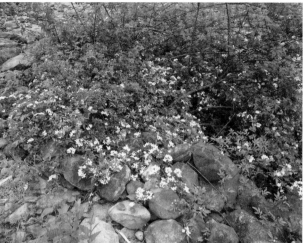
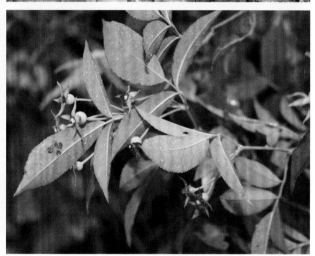

2 月季花 **Rosa chinensis** Jacquin

　　直立灌木。小叶 3~5 枚，宽卵形或卵状长圆形，长 2.5~6cm，具锐锯齿，两面近无毛，顶生小叶有柄，侧生小叶近无柄；托叶大部贴生叶柄，边缘常有腺毛。花几朵集生，稀单生；花梗长 2.5~6cm，近无毛或有腺毛；萼片卵形；花瓣重瓣至半重瓣，红色、粉红色或白色，倒卵形；花柱离生，伸出花萼，约与雄蕊等长。蔷薇果卵圆形或梨形，长 1~2cm，萼片脱落。花期 4~9 月，果期 6~11 月。

　　原产于我国，神农架广为栽培。

　　花蕾（月季花）活血调经。

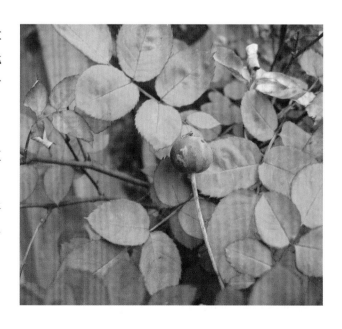

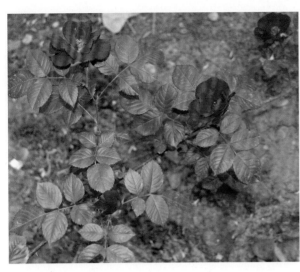 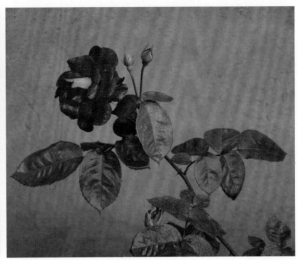

3 | 伞房蔷薇 **Rosa corymbulosa** Rolfe

小灌木。小叶 3~5 枚，稀 7 枚，小叶卵状长圆形或椭圆形，长 2.5~6cm，具重锯齿或单锯齿，上表面无毛，下表面灰白色，有柔毛，沿中脉和侧脉较密；托叶大部贴生叶柄。伞形伞房花序，稀花单生；萼片卵状披针形，全缘或有不明显锯齿和腺毛；花瓣红色，基部白色，宽倒心形；花柱密被黄白色长柔毛，与雄蕊近等长或稍短。蔷薇果近球形或卵圆形，直径约 8mm，宿存萼直立。花期6~7 月，果期 8~10 月。

分布于神农架红坪、宋洛、新华等地，生于海拔 1200~2000m 的山坡灌丛中。少见。

根（伞花蔷薇根）活血调经，止痛。果实（假金樱子）收敛固涩。

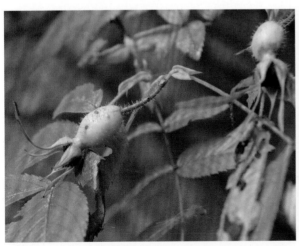 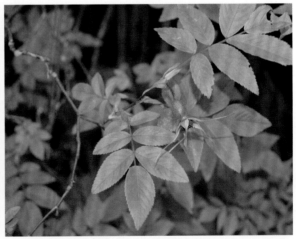

4 | 小果蔷薇 **Rosa cymosa** Trattinnick

攀缘灌木，高可达 5m。小叶 3~5 枚，稀 7 枚，卵状披针形或椭圆形，稀长圆状披针形，长 2.5~6cm，具紧贴或尖锐细锯齿，两面无毛，下表面沿中脉有稀疏长柔毛；托叶离生，早落。花多朵排成复伞房花序；花梗长约1.5cm，幼时密被长柔毛，老时近无毛；萼片卵形，常羽状分裂；花瓣白色，倒卵形；花柱离生，稍伸出萼筒口，与雄蕊近等长。蔷薇果球形，萼片脱落。花期5~6月，果期7~11月。

分布于神农架各地，生于海拔1300m以下的山坡或沟边向阳处。常见。

根（小金樱）、果实（小金樱子）消肿止痛，祛风除湿，止血解毒，补脾固涩。花（白蝉花）清热化湿，顺气和胃。叶解毒消肿。

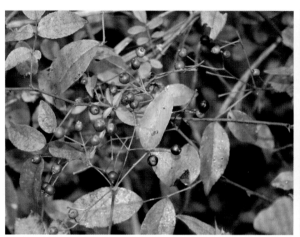
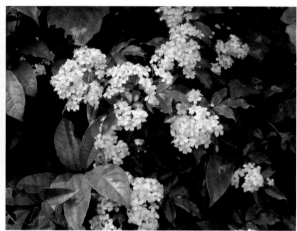

5　卵果蔷薇 Rosa helenae Rehder & E. H. Wilson

铺散灌木。小叶（5~）7~9枚，长圆状卵形或卵状披针形，长2.5~4.5cm，具紧贴尖锐锯齿，上表面无毛，下表面有毛，沿叶脉较密；托叶大部贴生叶柄，边缘有腺毛。顶生伞房花序，密集近伞形；花梗长1.5~2cm；萼片卵状披针形，常有浅裂；花瓣白色，倒卵形；花柱合生成束，伸出，密被长柔毛，约与雄蕊等长。蔷薇果卵圆形、椭圆形或倒卵圆形，长1~1.5cm；果柄长约2cm。花期5~7月，果期9~10月。

分布于神农架大九湖、宋洛，生于海拔700~1800m的山坡、沟边或灌丛中。常见。

根（白香花刺）活血调经。嫩叶（卵果蔷薇嫩叶）除胀。果实润肺，止咳。

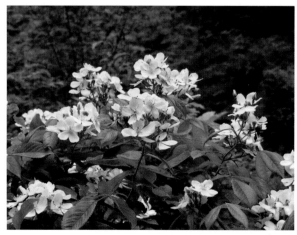
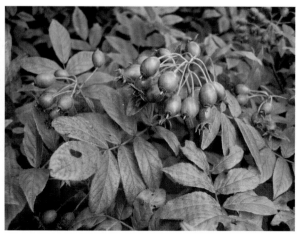

6 ｜ 软条七蔷薇 **Rosa henryi** Boulenger

灌木，高可达 5m。小叶常 5 枚，近花序小叶片常 3 枚，小叶长圆形、卵形、椭圆形或椭圆状卵形，长 3.5~9cm，具锐锯齿，两面无毛；托叶大部贴生叶柄，离生部分披针形，全缘，无毛或有稀疏腺毛。花 5~15 朵，集成伞形伞房状花序；萼片披针形，全缘；花瓣白色，宽倒卵圆形；花柱结合成柱，被柔毛，比雄蕊稍长。蔷薇果近球形，直径 0.8~1cm，果柄有稀疏腺点，萼片脱落。

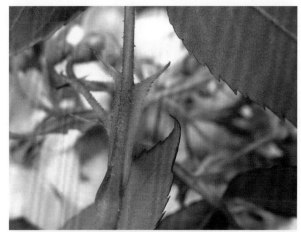

分布于神农架各地，生于海拔 500~2000m 的山谷、林边、田边或灌丛中。常见。

根（软条七蔷薇根）、果实消肿止痛，祛风除湿，止血解毒，补脾固涩。

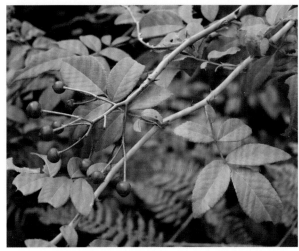
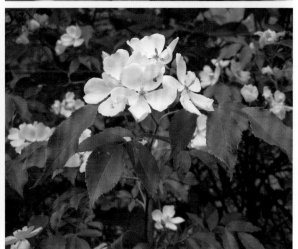

7 ｜ 金樱子 **Rosa laevigata** Michaux

常绿攀缘灌木，高可达 5m。小叶革质，常 3 枚，稀 5 枚，椭圆状卵形、倒卵形或披针卵形，长 2~6cm，具锐锯齿，上表面无毛，下表面幼时沿中肋有腺毛，老时渐脱落无毛；托叶离生，或基部与叶柄合生，早落。花单生叶腋，直径 5~7cm；花梗和萼筒密被腺毛；萼片卵状披针形；花瓣白色，宽倒卵形；心皮多数，花柱离生，有毛，比雄蕊短。蔷薇果梨形或倒卵圆形，稀近球形，萼片宿存。花期 4~6 月，果期 7~11 月。

分布于神农架各地，生于海拔 400~1600m 的向阳山野、田边或溪畔灌丛中。常见。

根活血散瘀，祛风除湿，解毒收敛，杀虫等。叶用于疮疖，烧烫伤。果止腹泻。

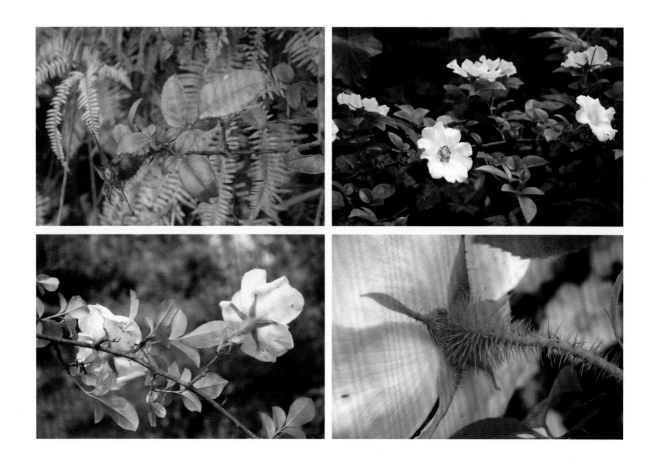

8 野蔷薇 **Rosa multiflora** Thunberg

■ 分变种检索表

1. 花重瓣，白色·······················8a. 野蔷薇 **R. multiflora** var. **multiflora**

1. 花单瓣，粉红色·······················8b. 粉团蔷薇 **R. multiflora** var. **cathayensis**

8a 野蔷薇（原变种）**Rosa multiflora** var. **multiflora**

攀缘灌木。小叶 5~9 枚，近花序小叶有时 3 枚，小叶倒卵形、长圆形或卵形，长 1.5~5cm，具尖锐单锯齿，稀混有重锯齿，上表面无毛，下表面有柔毛；托叶篦齿状，大部贴生叶柄。圆锥花序；花梗长 1.5~2.5cm，无毛或有腺毛，有时基部有篦齿状小苞片；花直径 1.5~2cm；萼片披针形；花瓣白色，宽倒卵形；花柱结合成束，无毛，稍长于雄蕊。蔷薇果近球形，直径 6~8mm，萼片脱落。

原产于我国，神农架有栽培。

花（蔷薇花）清暑，和胃，止血。根（蔷薇根）清热利湿，祛风，活血，解毒。叶（蔷薇叶）生肌收口。茎（蔷薇枝）同猴枣煎汁刷抹，可用于妇人秃发。果实（营实）利水除热，活血解毒。

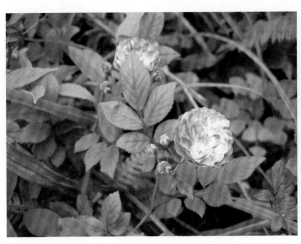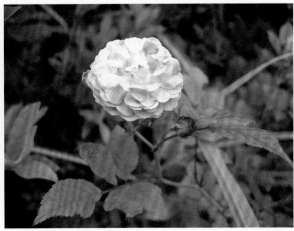

8b ｜ **粉团蔷薇**（变种）**Rosa multiflora var. cathayensis** Rehder & E. H. Wilson

本变种与野蔷薇（原变种）的区别为花单瓣，粉红色。

分布于神农架各地，生于海拔 400~1800m 的山坡或溪沟边灌丛。常见。

根活血通络，收敛。叶用于肿毒。种子峻泻，利水通经。

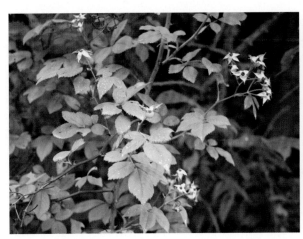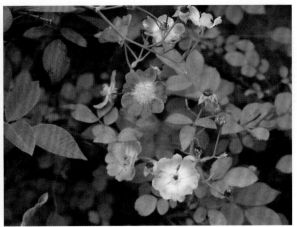

9 ｜ **峨眉蔷薇 Rosa omeiensis** Rolfe

直立灌木，高 3~4m。小叶 9~13（~17）枚，小叶片长圆形或椭圆状长圆形，长 0.8~3cm，具锐锯齿；托叶大部分贴生于叶柄，边缘有齿或全缘，有时有腺毛。花单生叶腋，直径 2.5~3.5cm，无苞片；花梗长 0.6~2cm，无毛；萼片 4 枚，披针形；花瓣 4 片，白色，倒三角状卵形；花柱离生，被长柔毛，比雄蕊短。蔷薇果倒卵圆形或梨形，直径 0.8~1.5cm，果柄肥大，宿存萼直立。花期 5~6 月，果期 7~9 月。

分布于神农架各地，生于海拔 1000~2700m 的山坡、山麓或灌丛中。常见。

根、果实（刺石榴）止血，止痢

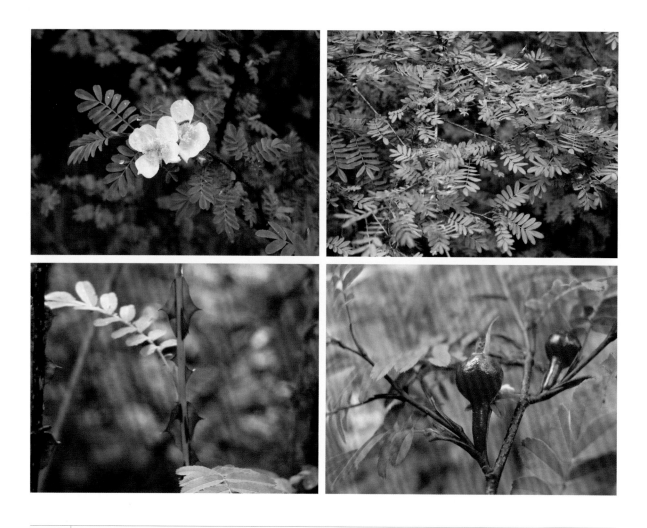

10 缫丝花 **Rosa roxburghii** Trattinnick

灌木。小叶9~15枚，小叶椭圆形或长圆形，稀倒卵形，长1~2cm，具细锐锯齿；托叶大部贴生叶柄。花单生或2~3朵生于短枝顶端；花直径5~6cm；萼片宽卵形，具羽状裂片；花瓣重瓣至半重瓣，淡红色或粉红色，倒卵形；雄蕊多数着生于杯状萼筒边缘；心皮多数，着生于花托底部；花柱离生，被毛，不外伸，短于雄蕊。蔷薇果扁球形，外面密生针刺，宿存萼直立。花期5~7月，果期8~10月。

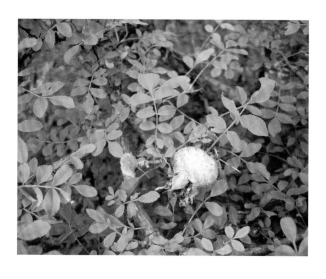

分布于神农架木鱼等地，生于低海拔的路旁。少见。

果实（刺梨）用于红崩白带、痔疮、赤白痢疾、遗精。根用于红崩白带、痢疾、小儿食积。叶（刺梨叶）用于疥、痈、金疮。花（刺梨花）用于泄痢。

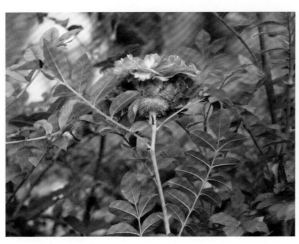
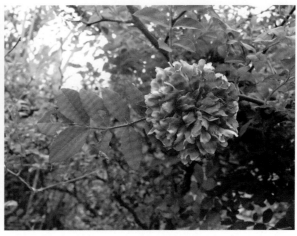

11 悬钩子蔷薇 **Rosa rubus** H. Léveillé & Vaniot

匍匐灌木，高可达 6m。小叶常 5 枚，近花序偶为 3 枚；小叶卵状椭圆形、倒卵形或椭圆形，长 3~6（~9）cm，先端尾尖、急尖或渐尖，上表面无毛，稀有柔毛，下表面密被柔毛或有稀疏柔毛；托叶大部贴生叶柄，全缘，常带腺齿，有毛。花 10~25 朵，排成圆锥状伞房花序，花直径 2.5~3cm；萼片披针形，全缘；花瓣白色，倒卵形；花柱结合成柱，稍长于雄蕊，被柔毛。蔷薇果近球形，萼片脱落。花期 4~6 月，果期 7~9 月。

分布于神农架红坪等地，生于海拔 400~1500m 的山坡、路旁、草地或灌丛中。少见。

根（荼蘼花根）清热利湿，收敛。

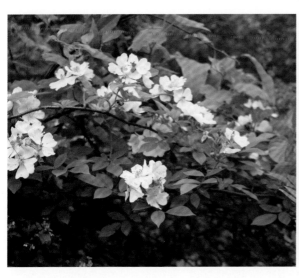
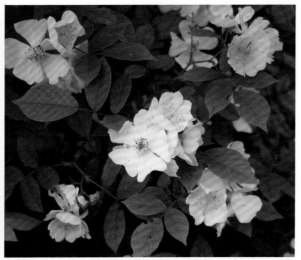

12 玫瑰 **Rosa rugosa** Thunberg

灌木，高可达 2m。小叶 5~9 枚，椭圆形或椭圆状倒卵形，长 1.5~4.5cm，具尖锐锯齿，上表面无毛，叶脉下陷，有褶皱，下表面灰绿色，密被绒毛和腺毛；托叶大部贴生叶柄，具带腺锯齿，下表面被绒毛。花单生于叶腋或数朵簇生，直径4~5.5cm；苞片卵形；萼片卵状披针形；花瓣紫红色或白色，半重瓣至重瓣，倒卵形；花柱离生，被毛，稍伸出花萼，短于雄蕊。蔷薇果扁球形，萼片宿存。花期5~6月，果期8~9月。

原产于我国，神农架有栽培。

花蕾（玫瑰花）行气解郁，和血，止痛。

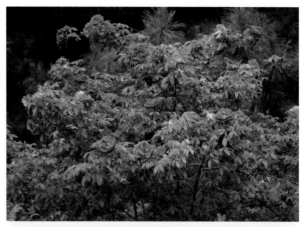

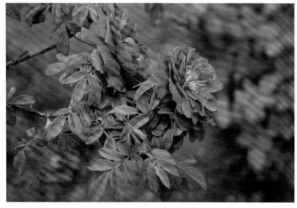

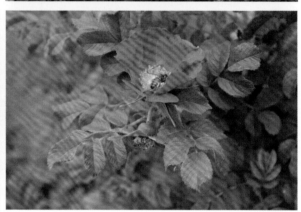

13 大红蔷薇 Rosa saturata Baker

灌木。小叶常7（~9）枚，近花序常为5枚小叶，小叶卵形或卵状披针形，长2.5~6.5cm，具尖锐单锯齿，上表面无毛，下表面灰绿色，沿脉有柔毛或近无毛；托叶宽，约有2/3的部分贴生叶柄，全缘，近无毛。花单生，稀2朵，直径3.5~5cm；苞片1~2枚，卵状披针形；花瓣红色，倒卵形；花柱离生，密被柔毛，短于雄蕊。蔷薇果球形，直径1.5~2cm，宿存萼斜伸。花期6月，果期7~10月。

分布于神农架木鱼等地，生于海拔2200~2400m的山坡、灌丛中或溪沟旁。常见。

根皮活血祛瘀，调经止痛。

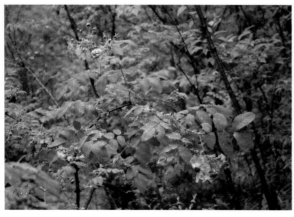

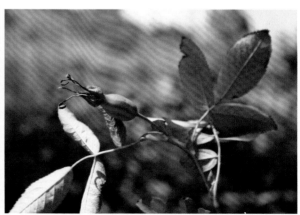

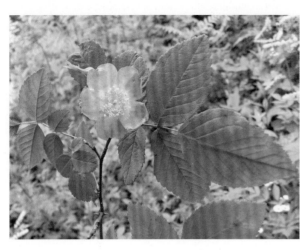
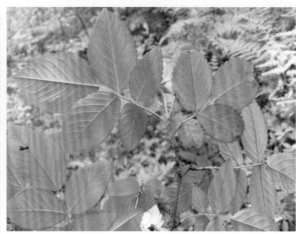

14 | 钝叶蔷薇 **Rosa sertata** Rolfe

灌木。小叶 7~11 枚，椭圆形或卵状椭圆形，长 1~2.5cm，具尖锐锯齿，近基部全缘，两面无毛，或下表面沿中脉有稀疏柔毛；托叶大部贴生叶柄，无毛，边缘有腺毛。花单生或 3~5 朵排成伞房状，花直径 2~3.5cm；苞片 1~3 枚，卵形；萼片卵状披针形，全缘；花瓣粉红色或玫瑰色，宽倒卵形；花柱离生，被柔毛，比雄蕊短。蔷薇果卵圆形，顶端有短颈，宿存萼直立。花期 6 月，果期 8~10 月。

分布于神农架红坪、木鱼、宋洛等地，生于海拔 1200~2200m 的山坡、路旁、沟边或疏林中。常见。

根（钝叶蔷薇根）活血调经，止痛。

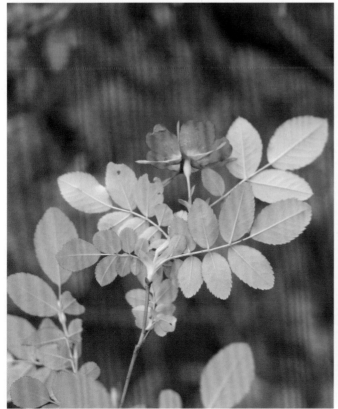
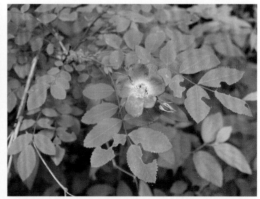
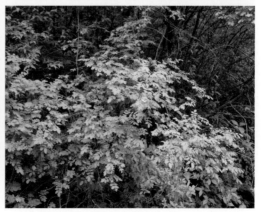

15 刺梗蔷薇 **Rosa setipoda** Hemsley & E. H. Wilson

灌木，高可达 3m。小叶 5~9 枚，卵形、椭圆形或宽椭圆形，长 2.5~5.2cm，具重锯齿，齿尖常带腺体，上表面无毛，下表面中脉和侧脉均突起，有柔毛和腺体；托叶大部贴生叶柄。稀疏伞房花序；花直径 3.5~5cm；萼片卵形，先端叶状，边缘具羽状裂片或有锯齿，齿尖带腺体；花瓣粉红色或玫瑰紫色，宽倒卵形；花柱离生，被柔毛，短于雄蕊。蔷薇果长圆状卵圆形，顶端有短颈，宿存萼直立。花期 5~7 月，果期 7~10 月。

分布于神农架各地，生于海拔 1500m~2800m 的山坡、沟谷灌丛中。常见。

果实（黄花蔷薇）理脾健胃。根（黄花蔷薇根）清热，发乳，止泻。

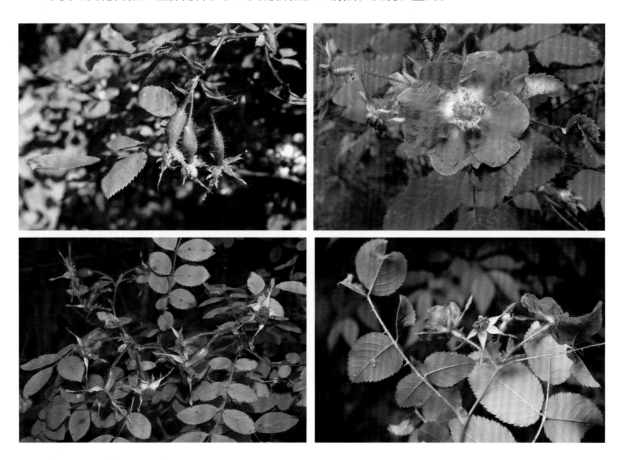

（二十六）悬钩子属 **Rubus** Linnaeus

灌木、亚灌木或多年生草本。茎常具皮刺或针状刺，稀无刺。单叶、羽状复叶或掌状复叶，互生；托叶与叶柄合生或离生。花常两性，呈聚伞状圆锥花序、总状花序、伞房花序，或花数朵簇生或单生；花萼（4）5（6~8）裂，果期宿存；花瓣常 5 片，白色或红色；雄蕊常多数，宿生于花萼口部；心皮多数，分离，着生于半球形、球形、圆锥形或圆筒形花托上，花柱近顶生，子房上位，1 室，具 2 枚并生悬垂胚珠。小核果或小核果状瘦果集生于花托形成聚合果。

700 余种；我国约 210 种；湖北 73 种；神农架 42 种，可供药用的 35 种。

■ 分种检索表

1. 灌木，稀亚灌木或草本，常具粗壮皮刺或针刺。

　2. 托叶着生于叶柄基部，或多或少与叶柄合生，常较窄，稀较宽大，不裂，宿存。

　　3. 复叶。

　　　4. 托叶和苞片狭窄，稀稍宽，线形、线状披针形、披针形或钻形。

　　　　5. 心皮 10~70 个或稍多，着生于无柄的花托上。

　　　　　6. 顶生圆锥花序或近总状花序。

　　　　　　7. 小叶 3（或 5）枚，植株大多具腺毛。

　　　　　　　8. 叶片宽卵形或卵形，两面疏被柔毛……………1. 腺毛莓 **R. adenophorus**

　　　　　　　8. 叶片斜卵状披针形或斜椭圆形，下表面密被灰白色绒毛……………

　　　　　　　　……………………………………………15. 白叶莓 **R. innominatus**

　　　　　　7. 小叶 5~9 枚；植株无腺毛。

　　　　　　　9. 花萼外被绒毛，萼片顶端急尖……………12. 弓茎悬钩子 **R. flosculosus**

　　　　　　　9. 花萼外无毛，萼片顶端长渐尖……………7. 华中悬钩子 **R. cockburnianus**

　　　　　6. 顶生伞房状花序，极稀短总状花序，或花少数簇生及单生。

　　　　　　10. 果实密被绒毛。

　　　　　　　11. 小叶 5~7 枚；花瓣白色……………………26. 菰帽悬钩子 **R. pileatus**

　　　　　　　11. 小叶（5 或）7~11 枚；花瓣粉红色至紫红色……16. 红花悬钩子 **R. inopertus**

　　　　　　10. 果实具柔毛或无毛。

　　　　　　　12. 叶片下表面被绒毛。

　　　　　　　　13. 植株密被刺毛或腺毛……………25. 多腺悬钩子 **R. phoenicolasius**

　　　　　　　　13. 植株无刺毛，无腺毛，稀局部疏生腺毛。

　　　　　　　　　14. 果卵圆形，红色……………………22. 茅莓 **R. parvifolius**

　　　　　　　　　14. 果扁球形，紫黑色……………20. 喜阴悬钩子 **R. mesogaeus**

　　　　　　　12. 叶片下表面具柔毛或无毛。

　　　　　　　　15. 小叶 7~11 枚……………………………2. 秀丽莓 **R. amabilis**

　　　　　　　　15. 小叶 3~7 枚，极稀 9 枚。

　　　　　　　　　16. 植株具红褐色刺毛……………34. 红毛悬钩子 **R. wallichianus**

　　　　　　　　　16. 植株无刺毛。

　　　　　　　　　　17. 花排成顶生伞房花序或短缩近总状花序………9. 插田泡 **R. coreanus**

　　　　　　　　　　17. 花少数排成顶生伞房花序，有时单生。

　　　　　　　　　　　18. 小叶（3 或）5~7（或 9）枚…………27. 针刺悬钩子 **R. pungens**

　　　　　　　　　　　18. 小叶常 3 枚…………………………30. 单茎悬钩子 **R. simplex**

　　　　5. 心皮数约 100 个或更多，着生于有柄的花托上。

　　　　　19. 植株具腺点；花梗和花萼被柔毛……………………28. 空心泡 **R. rosifolius**

19. 植株无腺点；花梗和花萼无毛……………………10. 大红泡 R. eustephanos

4. 托叶和苞片宽大，卵形或卵状披针形……………………19. 绵果悬钩子 R. lasiostylus

3. 单叶。

20. 叶盾状着生……………………………………24. 盾叶莓 R. peltatus

20. 叶非盾状着生。

21. 植株全体具柔毛……………………………8. 山莓 R. corchorifolius

21. 植株全体无毛……………………………33. 三花悬钩子 R. trianthus

2. 托叶着生于近叶柄基部的茎上，离生，较宽大，常分裂，稀较窄，宿存或脱落。

22. 植株无刺毛。

23. 顶生圆锥花序或近总状花序，稀伞房花序或花数朵簇生或单生。

24. 托叶和苞片较狭小，长在 2cm 以下，宽不足 1cm，分裂或全缘。

25. 叶片下表面密被绒毛，稀具疏柔毛或无毛。

26. 叶片狭长，具羽状脉……………………………21. 乌泡子 R. parkeri

26. 叶片宽大，掌状五出脉。

27. 顶生圆锥花序。

28. 植株无腺毛，稀花梗或花萼具腺毛

29. 花序和花萼具浅黄色绢状长柔毛……………6. 毛萼莓 R. chroosepalus

29. 花序和花萼具绒毛和柔毛……………35. 黄脉莓 R. xanthoneurus

28. 植株具长短不等的腺毛或刺毛……………32. 灰白毛莓 R. tephrodes

27. 顶生窄圆锥花序或近总状花序。

30. 直立灌木；叶下表面绒毛不脱落……………29. 川莓 R. setchuenensis

30. 匍匐灌木；叶下表面绒毛老时脱落……………5. 寒莓 R. buergeri

25. 叶片下表面无毛或多少被柔毛。

31. 顶生宽大圆锥花序……………………………18. 高粱泡 R. lambertianus

31. 顶生窄圆锥花序或近总状花序……………14. 宜昌悬钩子 R. ichangensis

24. 托叶和苞片宽大，长 2~5cm，宽 1~2cm……………17. 灰毛泡 R. irenaeus

23. 顶生总状花序，稀花 2~3 朵簇生或单生。

32. 掌状复叶，具 3~5 枚小叶……………………4. 竹叶鸡爪茶 R. bambusarum

32. 单叶。

33. 叶片 3~5 深裂……………………………13. 鸡爪茶 R. henryi

33. 叶片不裂或浅裂……………………………31. 木莓 R. swinhoei

22. 植株被刺毛……………………………………3. 周毛悬钩子 R. amphidasys

1. 草本，稀半灌木，常无皮刺，稀具针刺或刺毛。

34. 草本或亚灌木；单叶……………………………23. 黄泡 R. pectinellus

34. 草本；复叶，具 3 枚小叶……………………11. 凉山悬钩子 R. fockeanus

1 | 腺毛莓 **Rubus adenophorus** Rolfe

攀缘灌木，高 0.5~2m。小叶 3 枚，宽卵形或卵形，长 4~11cm，两面均疏被柔毛，下表面沿叶脉有稀疏腺毛；叶柄长 5~8cm，被腺毛、柔毛和稀疏皮刺；托叶线状披针形，被柔毛和稀疏腺毛。总状花序顶生或腋生；花梗、苞片和花萼均密被带黄色长柔毛和紫红色腺毛；萼片披针形或卵状披针形；花瓣倒卵形或近圆形，紫红色；花柱无毛。果球形，核具皱纹。花期 6~7 月，果期 6~7 月。

分布于神农架松柏、阳日等地，生于海拔 400~1000m 的山谷沟边或林缘。常见。

根、叶理气，利湿，止痛，止血。

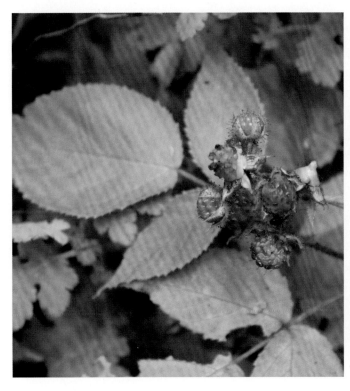
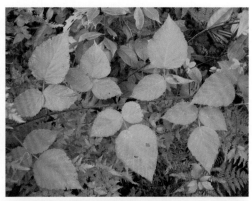
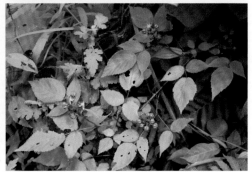

2 | 秀丽莓 **Rubus amabilis** Focke

灌木，高 1~3m。小叶 7~11 枚，卵形或卵状披针形，长 1~5.5cm，上表面无毛或疏生伏毛，下表面沿叶脉具柔毛和小皮刺；叶柄长 1~3cm；托叶线状披针形，被柔毛。花单生于侧生小枝顶端，下垂；花直径 3~4cm；萼片宽卵形；花瓣近圆形，白色；花丝基部稍宽，带白色；花柱无毛。果长圆形，稀椭圆形，长 1.5~2.5cm，幼时疏生柔毛，老时无毛；核肾形，稍有网纹。花期 4~5 月，果期 7~8 月。

分布于神农架木鱼（老君山）、阳日（长青），生于海拔 1000~2500m 的沟谷灌丛中。常见。

根（倒扎龙）清热解毒，活血止痛。

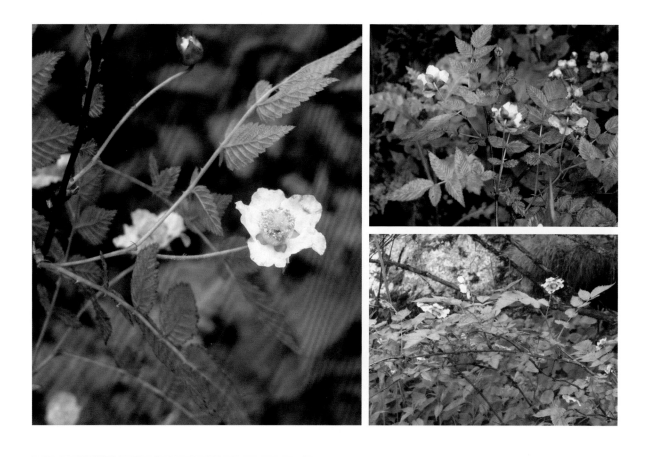

3 | 周毛悬钩子 **Rubus amphidasys** Focke

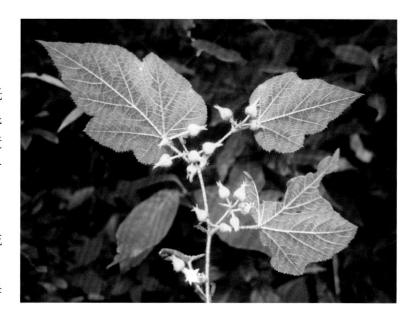

蔓性小灌木，高 0.3~1m。枝常无皮刺。单叶，宽长卵形，长 5~11cm，先端短渐尖或尖，两面均被长柔毛，3~5 浅裂；托叶离生，羽状深条裂，被长腺毛和长柔毛。花常 5~12 朵排成近总状花序，稀 3~5 朵簇生；苞片与托叶相似；花直径 1~1.5cm；萼片窄披针形，果期直立展开；花瓣宽卵形或长圆形，白色；花丝宽扁，短于花柱。果扁球形，包在宿存萼内。花期 5~6 月，果期 7~8 月。

分布于神农架各地，生于海拔 400~1600m 的竹林内或山坡林下。常见。

全草（全毛悬钩子）活血调经，止痛。

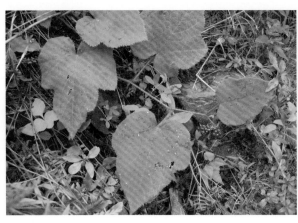 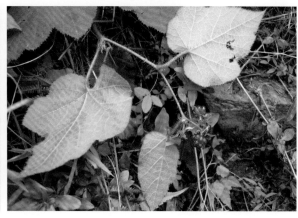

4 | 竹叶鸡爪茶 **Rubus bambusarum** Focke

常绿攀缘灌木。掌状复叶，具 3~5 枚小叶，革质，小叶窄披针形或窄椭圆形，长 7~13cm，先端渐尖，上表面无毛，下表面密被灰白色或黄灰色绒毛，具不明显稀疏小锯齿；托叶早落。总状花序；花萼密被绢状长柔毛，萼片卵状披针形，全缘，果期常反折；花瓣紫红色或粉红色，倒卵形或宽椭圆形；雄蕊有疏柔毛；雌蕊 25~40 枚，果近球形，宿存花柱具长柔毛。花期 5~6 月，果期 7~8 月。

分布于神农架各地，生于海拔 1200~2000m 的山坡疏林或灌丛中。常见。

叶（鹰爪茶）制茶饮或鲜食可治疗肺痨。

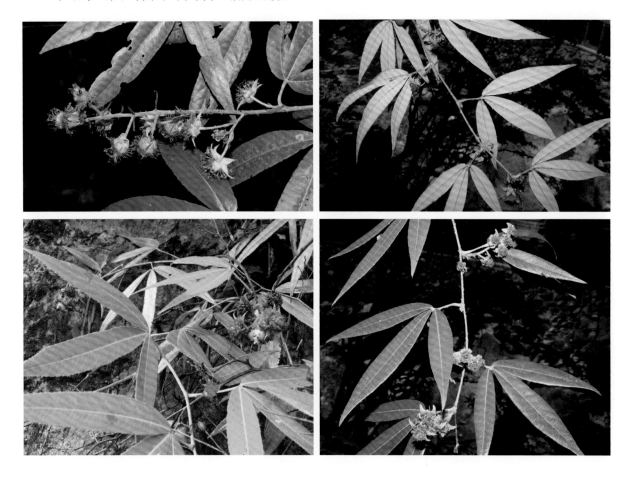

5 | 寒莓 Rubus buergeri Miquel

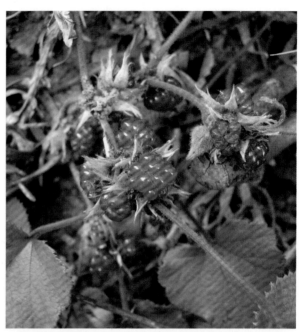

小灌木，高可达 2m。单叶，卵形至近圆形，长 5~11cm，基部心形，下表面密被绒毛，沿叶脉具柔毛，老时下表面绒毛常脱落，5~7 浅裂，裂片钝圆，基脉掌状五出；托叶离生，早落，掌状或羽状深裂，具柔毛。短总状花序顶生或腋生，或花数朵簇生于叶腋；苞片与托叶相似；萼片披针形或卵状披针形；花瓣倒卵形，白色；雄蕊多数，花柱长于雄蕊。果近球形，核具皱纹。花期 7~8 月，果期 9~10 月。

分布于神农架各地，生于海拔 2000m 以下的山坡林内或灌丛中。常见。

根（寒莓根）活血凉血，清热解毒，和胃止痛。全草、叶（寒莓叶）补阴益精，强壮补身。

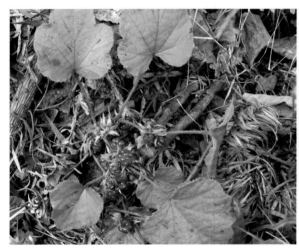

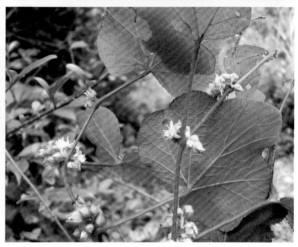

6 | 毛萼莓 Rubus chroosepalus Focke

半常绿攀缘灌木。单叶，近圆形或宽卵形，长 5~10.5cm，先端短尾尖，下表面密被灰白色或黄白色绒毛，沿叶脉疏生柔毛，基部具 5 条掌状脉；托叶离生，披针形，不裂或顶端浅裂，早落。圆锥花序顶生，长达 27cm，花序轴和花梗均被绢状长柔毛；苞片披针形，两面均被柔毛，全缘或常 3 浅裂，早落；萼片卵形或卵状披针形，全缘；无花瓣；雄蕊多数；雌蕊约 15 枚或较少。果球形，核具皱纹。花期 5~6 月，果期 7~8 月。

分布于神农架木鱼（老君山、九冲），生于海拔 400~1300m 的山坡灌丛中或林缘。常见。

根清热，解毒，止泻。

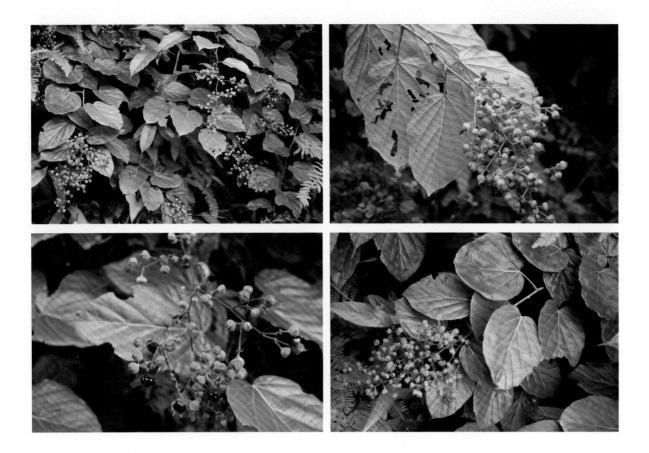

7 华中悬钩子 **Rubus cockburnianus** Hemsley

　　灌木，高 1.5~3m。小叶（5 或）7~9 枚，长圆状披针形或卵状披针形，长 5~10cm，具不整齐粗锯齿或缺刻状重锯齿；叶柄与叶轴均无毛；托叶线形，无毛。顶生圆锥花序、侧生总状花序或近伞房状花序，无毛；苞片线形，无毛；花萼无毛，萼片卵状披针形，顶端长渐尖，无毛或边缘具灰白色绒毛；花瓣粉红色，近圆形；花柱无毛。果近球形，微被柔毛或几乎无毛；核有浅皱纹。花期 5~7 月，果期 8~9 月。

　　分布于神农架红坪，生于海拔 900~2000m 的阳坡灌丛中或沟谷林内。常见。

　　果实益肾补肝，明目，兴阳。

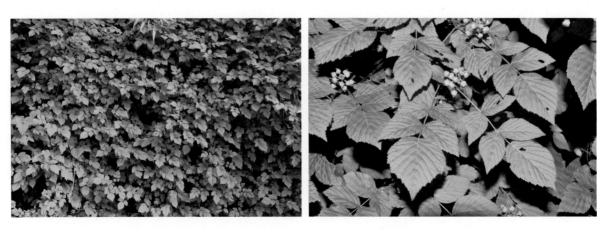

8 山莓 **Rubus corchorifolius** Linnaeus f.

直立灌木，高 1~3m。单叶，卵形或卵状披针形，长 5~12cm，上表面沿叶脉有柔毛，下表面幼时密被柔毛，老时近无毛；叶柄幼时密生柔毛；托叶线状披针形，具柔毛。花单生或少数簇生；花梗长 0.6~2cm，具柔毛；花萼密被柔毛，萼片卵形或三角状卵形；花瓣长圆形或椭圆形，白色；雄蕊多数；雌蕊多数，子房有柔毛。果近球形或卵圆形，密被柔毛；核具皱纹。花期 2~3 月，果期 4~6 月。

分布于神农架各地，生于海拔 2000m 以下的溪边、山谷、山坡灌丛中。常见。

未成熟的果实（悬钩子）醒酒，止渴，祛痰，解毒。根、根皮（悬钩根）活血止血，祛风利湿。茎（悬钩子茎）烧末服，用于喉中塞。叶（悬钩叶）消肿解毒。

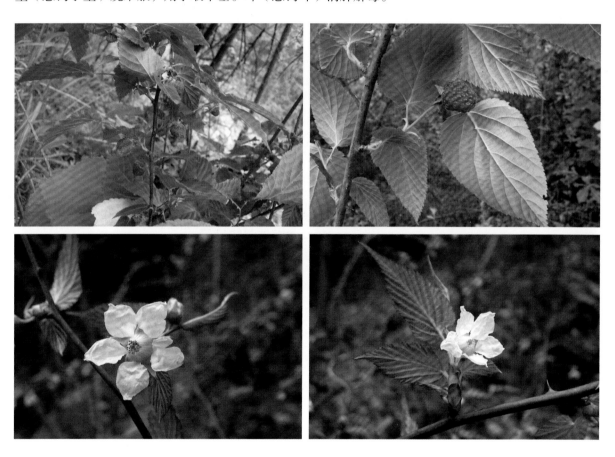

9 插田泡 **Rubus coreanus** Miquel

■ 分变种检索表

1. 小叶疏被柔毛或下表面沿叶脉被柔毛 ························· 9a. 插田泡 **R. coreanus** var. **coreanus**

1. 小叶下表面密被绒毛 ························· 9b. 毛叶插田泡 **R. coreanus** var. **tomentosus**

9a　插田泡（原变种）Rubus coreanus var. coreanus

　　灌木，高 1~3m。小叶常 5 枚，稀 3 枚，卵形、菱状卵形或宽卵形，长（2）3~8cm，下表面被稀疏柔毛或仅沿叶脉被短柔毛；托叶线状披针形，有柔毛。伞房花序具花数朵至 30 余朵；苞片线形，有短柔毛；萼片长卵形至卵状披针形；花瓣倒卵形，淡红色至深红色；雄蕊比花瓣短或近等长；雌蕊多数；花柱无毛，子房被稀疏短柔毛。果实近球形，无毛或近无毛；核具皱纹。花期 4~6 月，果期 6~8 月。

　　分布于神农架林区各地，生于海拔 1600m 以下的山坡灌丛中、山谷、河边或路旁。常见。

　　根（倒生根）行气活血，补肾固精，助阳明目，缩尿。

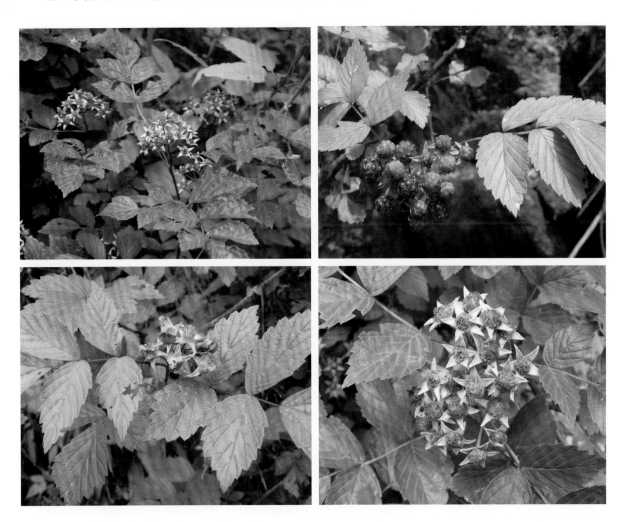

9b　毛叶插田泡（变种）Rubus coreanus var. tomentosus Cardot

　　本变种与插田泡（原变种）的区别为小叶下表面密被绒毛。

　　分布于神农架木鱼、松柏、新华，生于海拔 800~1300m 的山坡灌丛中。常见。

　　根茎（过江龙）祛风胜湿，止痛，活络。

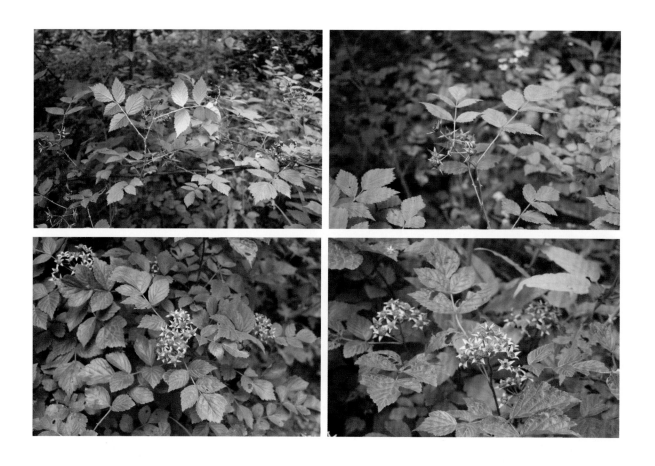

10 ｜ 大红泡 Rubus eustephanos Focke

　　灌木，高 0.5~2m。小叶 3~5（7）枚，卵形、椭圆形，稀卵状披针形，长 2~5（7）cm，老时仅下表面沿叶脉有柔毛；托叶披针形，顶端尾尖，无毛或边缘稍有柔毛。花常单生，稀 2~3 朵；花梗无毛，常无腺毛；苞片和托叶相似；花萼无毛，萼片长圆状披针形；花瓣椭圆形或宽卵形，白色；雄蕊多数；雌蕊很多，子房和花柱无毛。果实近球形；核较平滑或微皱。花期 4~5 月，果期 6~7 月。

　　分布于神农架各地，生于海拔 1500m 以下的山坡林下或河沟边灌丛中。常见。

　　根、叶消肿，止痛，收敛。

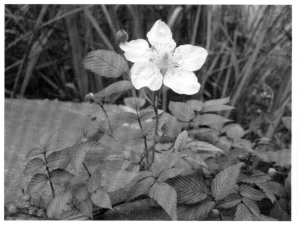 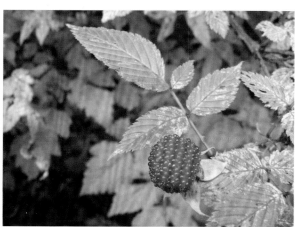

11 | 凉山悬钩子 Rubus fockeanus Kurz

多年生匍匐草本。复叶，具 3 枚小叶，小叶近圆形或宽倒卵形，先端钝圆，基部宽楔形或圆形，下表面沿叶脉稍有柔毛；叶柄长 2~5cm，被柔毛；托叶离生，膜质，椭圆形，有时具齿。花单生或 1~2 朵；萼片 5 枚或超过 5 枚，卵状披针形或窄披针形；花瓣倒卵圆状长圆形或带状长圆形，白色；雄蕊花丝下部扩大，顶端渐窄；雌蕊 4~20 枚。果球形，由半球形的小核果组成；核具皱纹。花期 5~6 月，果期 7~8 月。

分布于神农架各地，生于海拔 2500~3100m 的山坡林下。常见。

全株清热，解毒，消炎。

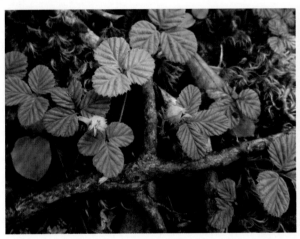 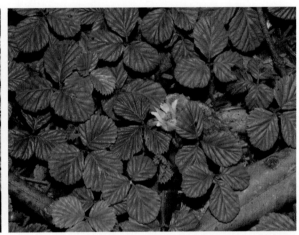

12 | 弓茎悬钩子 Rubus flosculosus Focke

灌木，高 1.5~2.5m。小叶 5~7 枚，卵形、卵状披针形或卵状长圆形，下表面被灰白色绒毛；叶柄与叶轴均被柔毛和钩状小皮刺；托叶线形，长约 5mm，被柔毛。顶生窄圆锥花序，侧生总状花序；花梗和苞片均被柔毛；苞片线状披针形；花萼密被灰白色柔毛，萼片卵形或长卵形，先端尖而有突尖头；花瓣近圆形，粉红色；雄蕊多数；花柱无毛，子房具柔毛。果球形；小核卵圆形，多皱。花期 6~7 月，果期 8~9 月。

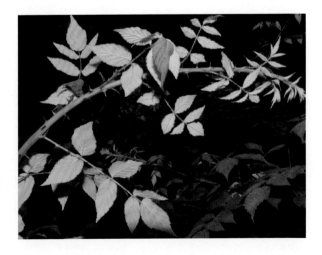

分布于神农架红坪，生于海拔 1600m 的山坡、沟边灌丛中。常见。

果实（刺泡）补肾固精。根（刺泡根）调经，活血，止痛。幼枝（刺泡枝）祛风胜湿。

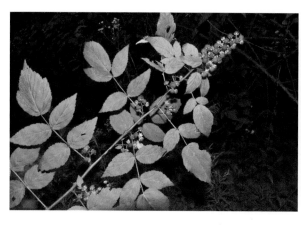
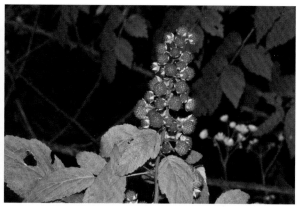

13 | 鸡爪茶 **Rubus henryi** Hemsley & Kuntze

　　常绿攀缘灌木，高可达 6m。单叶，长 8~15cm，基部宽楔形或近圆形，稀近心形，3（~5）深裂，下表面密被灰白色或黄白色绒毛，有时疏生小皮刺；叶柄长 3~6cm，有绒毛；托叶长圆形或长圆状披针形，离生，膜质，全缘或先端具 2~3 枚锯齿，有长柔毛。花常 9~20 朵组成总状花序；苞片和托叶相似；萼片长三角形；花瓣窄卵圆形，粉红色；雄蕊多数；雌蕊多数。果近球形，核稍有网纹。花期 5~6 月，果期 7~8 月。

　　分布于神农架各地，生于海拔 2000m 以下的坡地或林中。常见。

　　根用于风湿骨痛、跌打损伤。

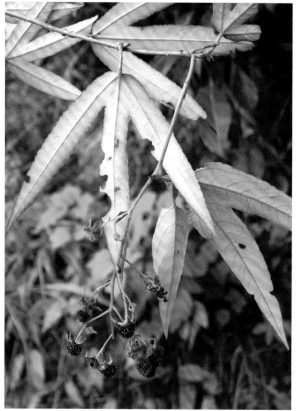
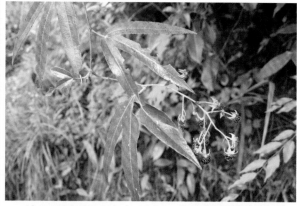
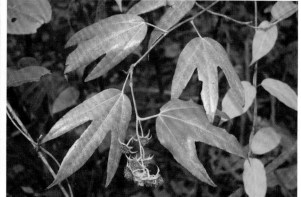

14 宜昌悬钩子 **Rubus ichangensis** Hemsley & Kuntze

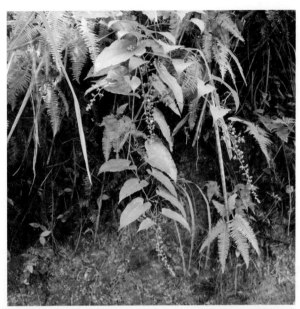

落叶或半常绿攀缘灌木。单叶，近革质，卵状披针形，长 8~15cm，两面均无毛，下表面沿中脉疏生小皮刺；托叶钻形或线状披针形，全缘或先端浅条裂，脱落。顶生圆锥花序窄，长达 25cm，腋生花序有时似总状；苞片与托叶相似，有腺毛；萼片卵形；花瓣直立，椭圆形，白色；雄蕊多数；雌蕊 12~30 枚，无毛。果近球形，直径 6~8mm；核有细皱纹。花期 7~8 月，果期 10 月。

分布于神农架各地，生于海拔 600~1500m 的山坡、山谷林内或灌丛中。常见。

根、叶（牛尾泡）清热解毒，收敛止血。

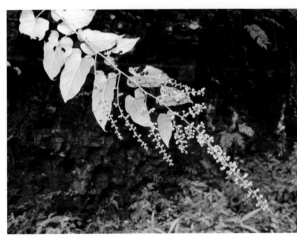

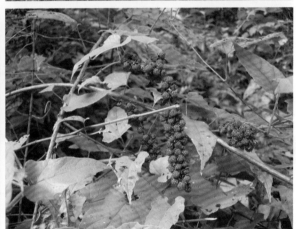

15 白叶莓 **Rubus innominatus** S. Moore

■ 分变种检索表

1. 三出羽状复叶。
　　2. 花梗、花萼有腺毛……………………………15a. 白叶莓 **R. innominatus** var. **innominatus**
　　2. 花梗、花萼无腺毛……………………………15b. 无腺白叶莓 **R. innominatus** var. **kuntzeanus**
1. 羽状复叶，具 5 枚小叶……………………………15c. 五叶白叶莓 **R. innominatus** var. **quinatus**

15a **白叶莓**（原变种）**Rubus innominatus** var. **innominatus**

灌木，高 1~3m。小叶 3（或 5）枚，长 4~10cm，顶生小叶斜卵状披针形或斜椭圆形，上表面疏生平贴柔毛或几乎无毛，下表面密被灰白色绒毛；托叶线形，被柔毛。总状或圆锥状花序，腋生花序常为短总状；花序梗和花梗密被绒毛状长柔毛和腺毛；苞片线状披针形，被柔毛；花萼密被长柔毛和腺毛，萼片卵形；花瓣倒卵形或近圆形，紫红色；花柱无毛。果近球形，核具细皱纹。花期 5~6 月，果期 7~8 月。

分布于神农架各地，生于海拔 400~1500m 的山坡疏林、灌丛中。常见。

根（早谷藨）祛风解表，止咳平喘。

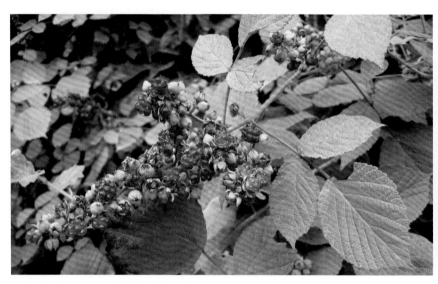
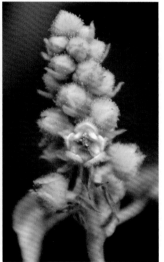

15b **无腺白叶莓**（变种）**Rubus innominatus** var. **kuntzeanus** (Hemsley) L. H. Bailey

本变种与白叶莓（原变种）的区别为枝、叶柄、叶下表面、花序梗、花梗和花萼均无腺毛。

分布于神农架木鱼、下谷、新华、阳日等地，生于海拔 300~1500m 的山坡灌丛中。常见。

根（早谷藨）平喘止咳。

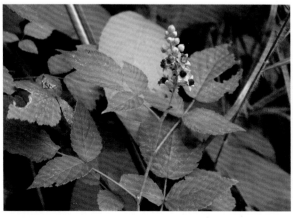
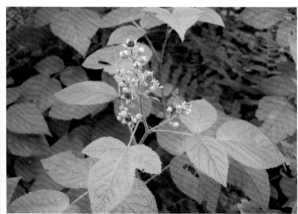

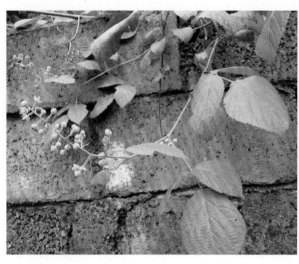
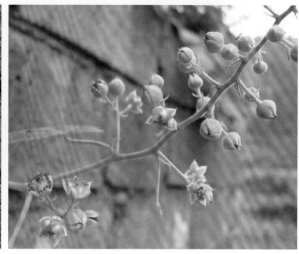

15c **五叶白叶莓**（变种）**Rubus innominatus var. quinatus** L. H. Bailey

　　本变种小叶常 5 枚，比白叶莓（原变种）的小叶狭窄，披针状卵形，有时卵形，顶端长渐尖。花期 5~6 月，果期 7~8 月。

　　分布于神农架宋洛（徐家庄），生于海拔 1000m 的溪边灌丛中。

　　根祛风解表，止咳平喘。

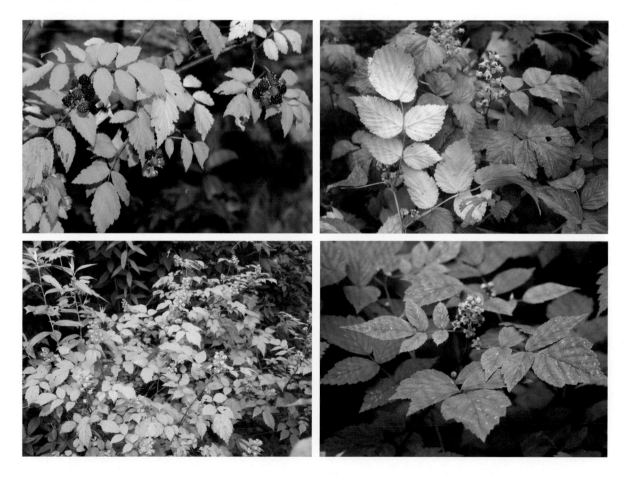

16 红花悬钩子 *Rubus inopertus* (Focke) Focke

攀缘灌木，高 1~2m。小叶（5 或）7~11 枚，卵状披针形或卵形，长（2~）3~7cm，上表面疏生柔毛，下表面沿叶脉具柔毛，具粗锐重锯齿；托叶线状披针形。花数朵簇生或组成顶生伞房花序，花序轴和花梗均无毛；苞片线状披针形；花萼无毛，萼片卵形或三角状卵形；花瓣倒卵形，粉红色至紫红色；花丝线形或基部增宽；花柱基部和子房有柔毛。果球形，被柔毛；核有细皱纹。

分布于神农架木鱼，生于海拔 1200~2400m 的山坡或沟谷林下。少见。

根（刺包子根）活血散瘀。果实（刺泡子）生津止渴。

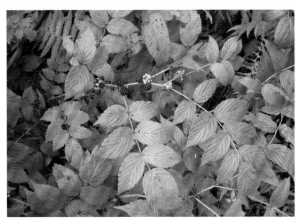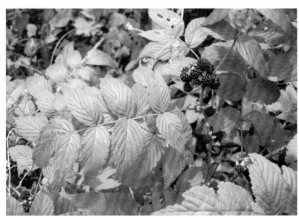

17 灰毛泡 *Rubus irenaeus* Focke

常绿灌木，高 0.5~2m。单叶，近圆形，上表面无毛，下表面密被灰色或黄灰色绒毛，具掌状五出脉；托叶长圆形，长 2~3cm，被绒毛状柔毛，近先端缺刻状条裂。花数朵组成顶生伞房状或近总状花序，常单花或数朵生于叶腋；苞片与托叶相似，具绒毛状柔毛，先端分裂；萼片宽卵形，长 0.6~1cm；花瓣近圆形，白色；雄蕊多数；雌蕊 30~60 枚，无毛。果球形，核具网纹。花期 5~6 月，果期 8~9 月。

分布于神农架各地，生于海拔 500~1300m 的山坡林下。少见。

根、全株祛风活血，清热解毒。

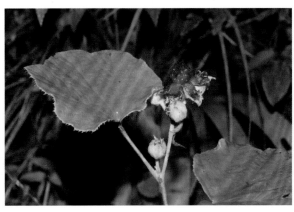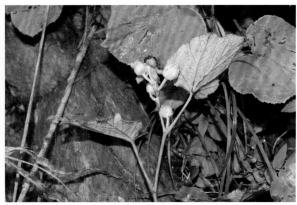

18 | 高粱泡 **Rubus lambertianus** Seringe

■ 分变种检索表

1. 叶下表面被疏柔毛 ·······································18a. 高粱泡 **R. lambertianus** var. **lambertianus**

1. 叶下表面密被腺毛和柔毛 ·······················18b. 光滑高粱泡 **R. lambertianus** var. **glaber**

18a | **高粱泡**（原变种）**Rubus lambertianus** var. **lambertianus**

　　半落叶藤状灌木，高可达 3m。单叶，宽卵形，稀长圆状卵形，长 5~10（~12）cm，上表面疏生柔毛或沿叶脉有柔毛，下表面被疏柔毛；托叶离生，线状深裂，有柔毛或近无毛，常脱落。圆锥花序、近总状花序或仅数朵簇生；花序轴、花梗和花萼均被柔毛；苞片与托叶相似；萼片卵状披针形；花瓣倒卵形，白色；雄蕊多数；雌蕊 15~20 枚，无毛。果近球形；核长约 2mm，有皱纹。花期 7~8月，果期 9~11 月。

　　分布于神农架新华（龙口），生于海拔 400~1700m 的山坡、山谷、灌丛中或林缘。少见。

　　根、叶清热散瘀，止血。

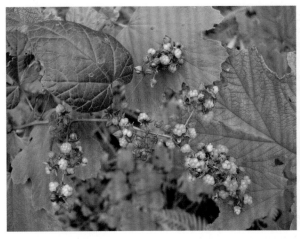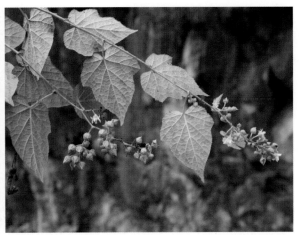

18b | **光滑高粱泡**（变种）**Rubus lambertianus** var. **glaber** Hemsley

　　本变种与高粱泡（原变种）的区别在于小枝、叶柄、叶片下表面脉上、花序和花萼均密被腺毛和柔毛，或混生刺毛。叶片两面均有柔毛。果熟时黄色或橙黄色。

　　分布于神农架木鱼、松柏、宋洛、新华，生于海拔 600~1800m 的山坡或沟边灌丛中。常见。

　　叶（黄水蘸叶）清热，除湿，解毒。

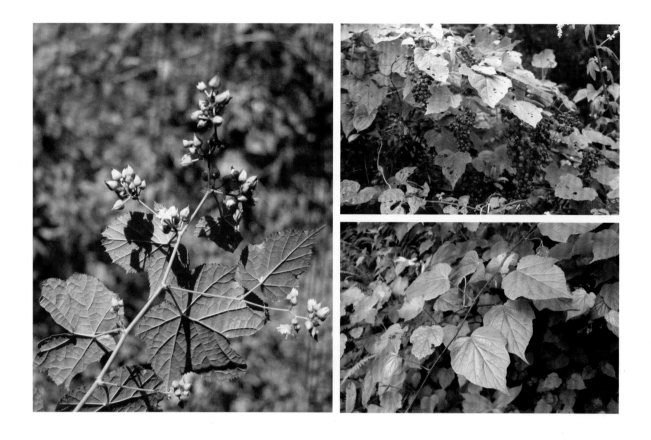

19 绵果悬钩子 **Rubus lasiostylus** Focke

■ 分变种检索表

1. 三出羽状复叶，稀具 5 枚小叶··················19a. 绵果悬钩子 **R. lasiostylus** var. **lasiostylus**

1. 羽状复叶具 5 枚小叶，并夹杂 3 枚小叶·········19b. 五叶绵果悬钩子 **R. lasiostylus** var. **dizygos**

19a 绵果悬钩子（原变种）**Rubus lasiostylus** var. **lasiostylus**

　　灌木。小叶 3（或 5）枚，叶卵形或椭圆形，长 3~10cm，下表面密被灰白色绒毛，沿叶脉疏生小皮刺；托叶卵状披针形或卵形，膜质，无毛，渐尖。花 2~6 朵组成顶生伞房状花序，有时 1~2 朵腋生；花梗长 2~4cm，无毛，有小皮刺；苞片卵形或卵状披针形，膜质，无毛；花萼紫红色，萼片宽卵形；花瓣近圆形，红色；花丝白色；花柱下部和子房上部密被长绒毛。果球形，密被长绒毛，具宿存花柱。花期 6 月，果期 8 月。

　　分布于神农架各地，生于海拔 1800~2700m 的山坡林下或灌丛中。常见。

　　根（刺泡根）祛风，除湿。果实（刺泡子）生津止渴。

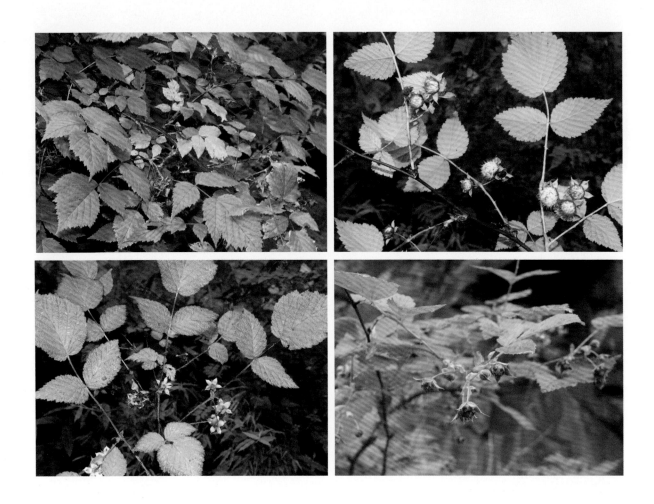

19b 五叶绵果悬钩子（变种）**Rubus lasiostylus** var. **dizygos** Focke

本变种与绵果悬钩子（原变种）的区别在于果实具柔毛，并非长绒毛。

分布于神农架各地，生于海拔 2500~2800m 的山坡林下或灌丛中。

根和果实入药。

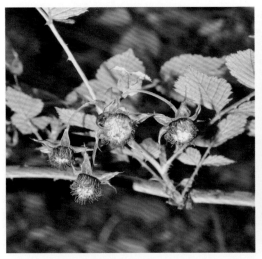
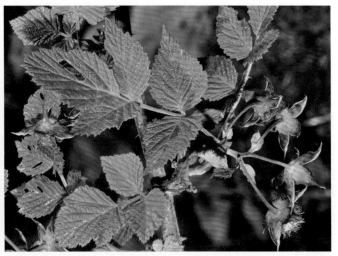

20 | 喜阴悬钩子 **Rubus mesogaeus** Focke

攀缘灌木。小叶 3（或 5）枚，顶生小叶宽菱状卵形或椭圆状卵形，常羽状分裂，侧生小叶斜椭圆形或斜卵形，长 4~9（~11）cm，下表面密被灰白色绒毛；叶柄长 3~7cm；托叶线形，被柔毛。伞房花序具花数朵至 20 余朵；苞片线形，被柔毛；花直径约 1cm；花萼密被柔毛，萼片披针形；花瓣倒卵形、近圆形或椭圆形，白色或浅粉红色；花柱无毛。果扁球形，直径 6~8mm，成熟时紫黑色，无毛。花期 4~5 月，果期 7~8 月。

分布于神农架各地，生于海拔 1300~2000m 的山坡林下或灌丛中。常见。

根（刺泡根）祛风，除湿。果实（刺泡子）生津止渴。

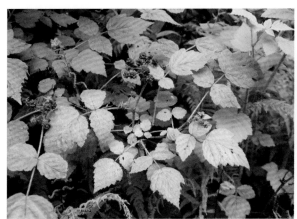 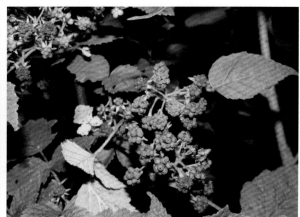

21 | 乌泡子 **Rubus parkeri** Hance

攀缘灌木。单叶，卵状披针形或卵状长圆形，长 7~16cm，下表面密被灰色绒毛，沿叶脉被长柔毛，侧脉 5~6 对，具细锯齿和浅裂片；托叶脱落，长达 1cm，常掌状条裂，裂片线形，被长柔毛。圆锥花序；苞片与托叶相似，有长柔毛和腺毛；萼片卵状披针形，长 0.5~1cm；花瓣白色，常无花瓣；雄蕊多数；雌蕊少数。果球形，无毛。花期 5~6 月，果期 7~8 月。

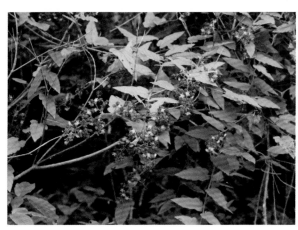 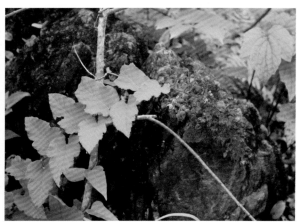

分布于神农架木鱼至兴山一带，生于海拔 400~600m 的小溪边灌丛。少见。

根（小乌泡根）行血调经。

---

22 茅莓 **Rubus parvifolius** Linnaeus

灌木，高 1~2m。小叶 3（或 5）枚，菱状圆卵形或倒卵形，长 2.5~6cm，下表面密被灰白色绒毛；托叶线形，被柔毛。伞房花序被柔毛和细刺；花梗被柔毛和稀疏小皮刺；苞片线形，被柔毛；花萼密被柔毛和疏密不等的针刺，萼片卵状披针形或披针形；花瓣卵圆形或长圆形，粉红色或紫红色；子房被柔毛。果卵圆形，成熟时红色，无毛或具稀疏柔毛；核有浅皱纹。花期 5~6 月，果期 7~8 月。

分布于神农架各地，生于海拔 400~1000m 的路旁、田边。少见。

根（茅莓根）清热解毒，祛风利湿，活血止血，利尿通淋。

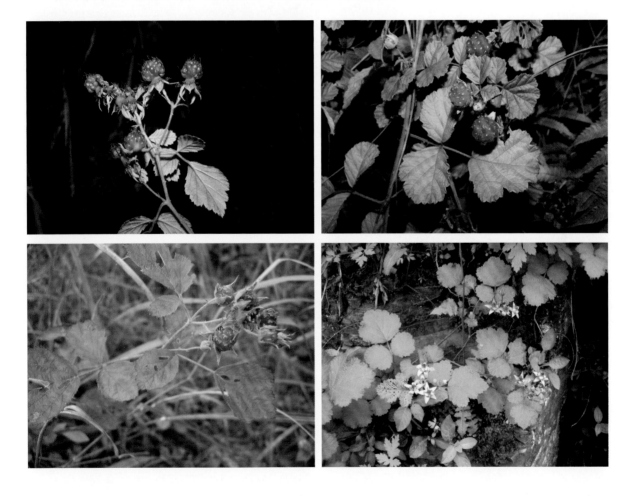

---

23 黄泡 **Rubus pectinellus** Maximowicz

草本或亚灌木，高 8~20cm。单叶，叶心状近圆形，长 2.5~4.5cm，两面疏生长柔毛，下表面沿叶脉有针刺；托叶离生，有长柔毛，长 6~9mm，二回羽状深裂，裂片线状披针形。花单生，稀 2~3

朵簇生；苞片和托叶相似；萼片不等大，卵形或卵状披针形；花瓣窄倒卵形，白色；雄蕊多数；雌蕊多数，子房顶端和花柱基部微具柔毛。果球形，小核近光滑或微皱。花期 5~7 月，果期 7~8 月。

分布于神农架大九湖、木鱼、宋洛，生于海拔 400~1900m 的山坡林下。少见。

根（小黄泡根）、叶（小黄泡叶）行水，解毒。

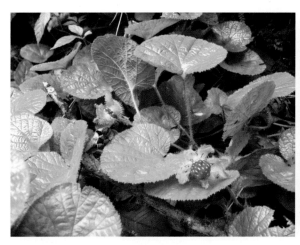
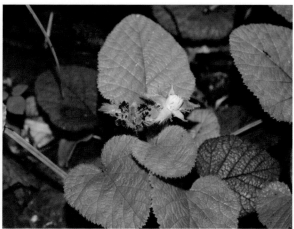

24 盾叶莓 *Rubus peltatus* Maximowicz

直立或攀缘灌木，高 1~2m。叶盾状着生，卵状圆形，长 7~17cm，基部心形，两面均有贴生柔毛，下表面毛较密，沿中脉有小皮刺，3~5 掌状分裂，裂片三角状卵形；托叶膜质，卵状披针形，长 1~1.5cm，无毛。单花顶生；苞片与托叶相似；萼片卵状披针形；花瓣近圆形，白色；雄蕊多数，花丝钻形或线形；雌蕊达 100 枚，被柔毛。果圆柱形或圆筒形，密被柔毛；核具皱纹。花期 4~5 月，果期 6~7 月。

分布于神农架各地，生于海拔 1500~2000m 的山坡阴湿地。少见。

果实消炎利尿，清热排石。

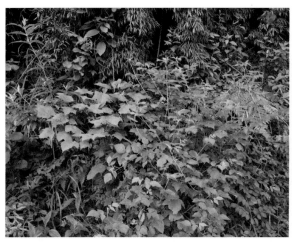
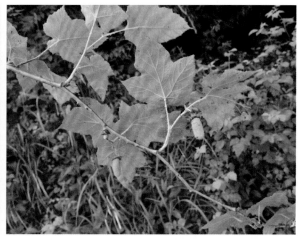

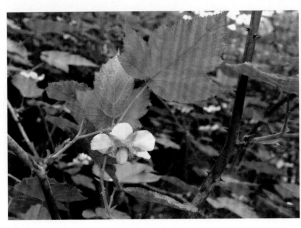
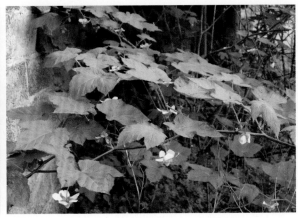

25　多腺悬钩子 *Rubus phoenicolasius* Maximowicz

灌木，高 1~3m。植株密被刺毛或腺毛。小叶 3（或 5）枚，卵形、宽卵形或菱形，稀椭圆形，长 4~8（10）cm，上表面或沿叶脉被伏柔毛，下表面密被灰白色绒毛，沿叶脉有刺毛、腺毛和稀疏小针刺；托叶线形，被柔毛和腺毛。短总状花序；苞片披针形，被柔毛和腺毛；萼片披针形；花瓣倒卵状匙形或近圆形，紫红色；雄蕊稍短于花柱。果半球形，无毛；核有皱纹与洼穴。花期 5~6 月，果期 7~8 月。

分布于神农架各地，生于海拔 800m 以下的山坡林下。少见。

根、叶解毒，补肾，活血止痛，祛风除湿。

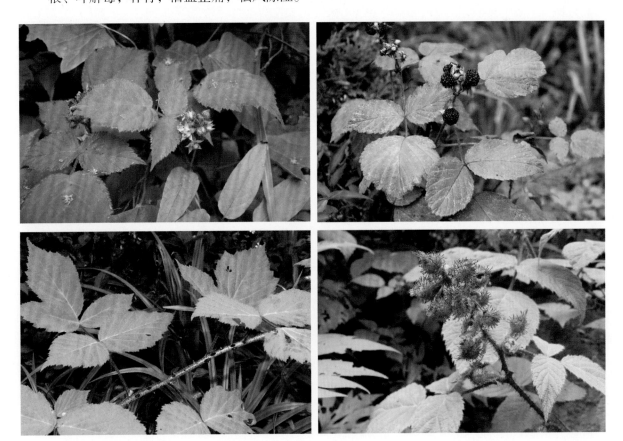

26 菰帽悬钩子 Rubus pileatus Focke

攀缘灌木，高 1~3m。小叶 5~7 枚，卵形、长圆状卵形或椭圆形，长 2.5~
6（~8）cm，两面沿叶脉有柔毛；托叶线形或线状披针形。伞房花序顶生，稀
单花腋生；苞片线形，无毛；萼片卵状披针形，先端长尾尖；花瓣倒卵形，
白色；雄蕊长 5~7mm；花柱下部和子房密被灰白色长绒毛。果卵圆形，具宿
存花柱，密被灰白色绒毛；核具皱纹。花期 6~7 月，果期 8~9 月。

分布于神农架高海拔地区，生于海拔 2500m 以上的山坡疏林地。少见。

果实（麦刺泡）解热，生津，止渴。

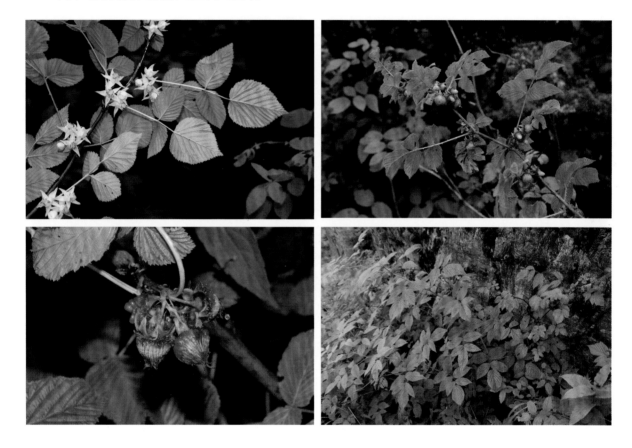

27 针刺悬钩子 Rubus pungens Cambessèdes

■ **分变种检索表**

1. 花萼外面具柔毛和腺毛···27a. 针刺悬钩子 R. pungens var. pungens

1. 花萼上无腺毛或仅有稀疏短腺毛································27b. 香莓 R. pungens var. oldhamii

27a　针刺悬钩子（原变种）Rubus pungens var. pungens

匍匐灌木，高可达3m。小叶（3或）5~7（或9）枚，卵形、三角状卵形或卵状披针形，长2~5cm，下表面有柔毛或脉上有柔毛；托叶有柔毛。花单生或2~4朵组成伞房花序；花萼具柔毛和腺毛，密被直立针刺，萼筒半球形，萼片披针形或三角状披针形；花瓣长圆形、倒卵形或近圆形，白色；雄蕊长短不等；雌蕊多数。果近球形，具柔毛或近无毛；核卵球形，有明显皱纹。花期4~5月，果期7~8月。

分布于神农架各地，生于海拔2300m以下的山坡灌丛中。常见。

根（倒扎龙）清热解毒，活血止痛。

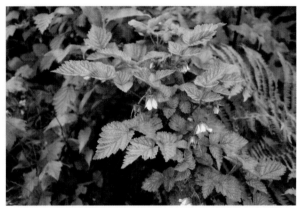
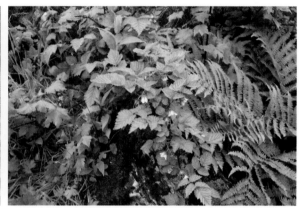

27b　香莓（变种）Rubus pungens var. oldhamii (Miquel) Maximowicz

本变种与针刺悬钩子（原变种）的区别为枝上针刺较稀少；花萼上具疏密不等的针刺或近无刺；花枝、叶柄、花梗和花萼上无腺毛，或仅于局部如花萼或花梗上有稀疏短腺毛。

分布于神农架高海拔地区，生于海拔2500~3000m的山坡冷杉林下。

根（倒扎龙）清热解毒，活血止痛。

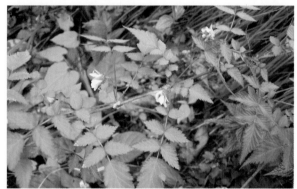
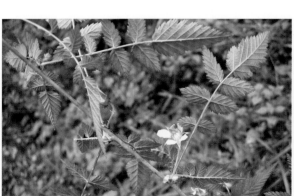
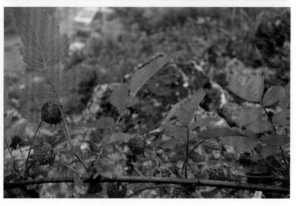

28 | 空心泡 **Rubus rosifolius** Smith

　　直立或攀缘灌木，高 2~3m，植株具腺点。小叶 5~7 枚，卵状披针形或披针形，长 3~5（或 7）cm，两面疏生柔毛，老时几乎无毛，有浅黄色发亮的腺点；托叶卵状披针形或披针形，具柔毛。花常 1~2 朵；花梗有柔毛；花萼外被柔毛和腺点，萼片披针形或卵状披针形；花瓣长圆形、长倒卵形或近圆形，白色；花丝较宽；雌蕊很多。果实卵球形或长圆状卵圆形，无毛；核有深窝孔。花期 3~5 月，果期 6~7 月。

　　分布于神农架下谷、新华，生于低海拔的山地杂木林内。常见。

　　根（倒触伞）清热解毒，活血止痛，止带，止汗，止咳，止痢。

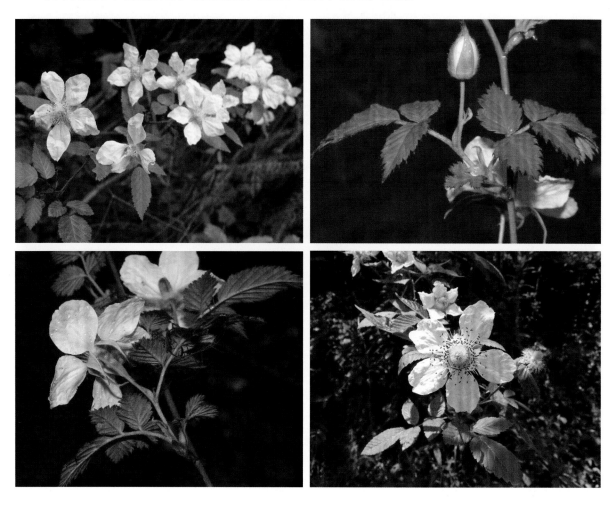

29 | 川莓 **Rubus setchuenensis** Bureau & Franchet

　　落叶灌木。单叶，近圆形或宽卵形，直径 7~15cm，基部心形，上表面无毛或沿叶脉稍具柔毛，下表面密被灰白色绒毛，基脉掌状五出，5~7 浅裂；托叶离生，卵形、卵状披针形，稀长倒卵形，长 0.7~1.1cm，顶端条裂，早落。窄圆锥花序或少花簇生；苞片与托叶相似；萼片卵状披针形；花瓣倒卵形或近圆形，紫红色；雄蕊较短；雌蕊无毛。果半球形，无毛；核较光滑。花期7~8月，果期9~10月。

分布于神农架各地，生于海拔1500~2500m的山坡或溪边灌丛中。少见。

全株止血止痢。根用于肝炎、感冒。叶研末加菜油调敷，用于烧烫伤。

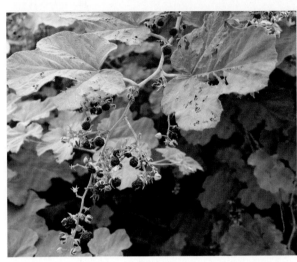
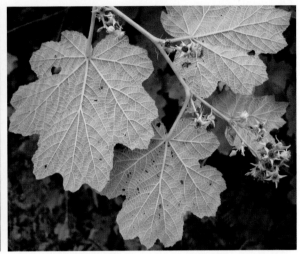

30　单茎悬钩子 Rubus simplex Focke

亚灌木。茎木质，疏生钩状小皮刺。小叶3枚，卵形或卵状披针形，长6~9.5cm，下表面沿叶脉有疏柔毛或具极疏小皮刺；托叶基部与叶柄连生，线状披针形。花2~4朵腋生或顶生，稀单生；花梗疏生柔毛和钩状小皮刺；花萼疏生钩状小皮刺和柔毛，萼片长三角形或卵圆形；花瓣倒卵圆形，白色；雄蕊多数；雌蕊多数。果球形，常无毛，小核果多数；核具皱纹。花期5~6月，果期8~9月。

分布于神农架各地，生于海拔1400~1800m的林下草丛中或沟边岩石上。常见。

根（单茎悬钩子根）散血止痛，通经。叶（大麦泡子叶）止血。

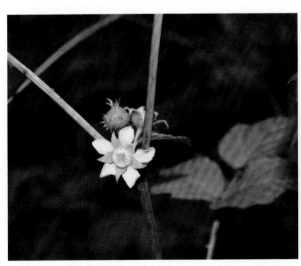
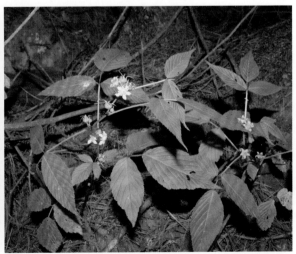

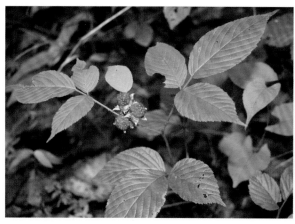
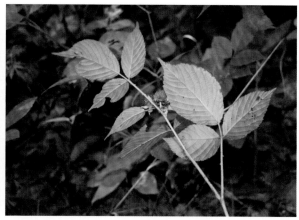

31 | 木莓 **Rubus swinhoei** Hance

　　落叶或半常绿灌木。单叶，宽卵形或长圆状披针形，长 5~11cm，下表面密被灰白色绒毛或近无毛，具不整齐粗锐锯齿；托叶卵状披针形，稍有柔毛，全缘或有齿，早落。花常 5~6 朵组成总状花序；花序轴、花梗和花萼均被紫褐色腺毛和稀疏针刺；苞片与托叶相似；萼片卵形或三角状卵形；花瓣白色，宽卵形或近圆形；雄蕊无毛；雌蕊多数。果球形，无毛；核具皱纹。花期 5~6 月，果期 7~8 月。

　　分布于神农架各地，生于海拔 300~1500m 的山坡疏林或林缘。常见。

　　根、叶凉血止血，活血调经，收敛解毒。

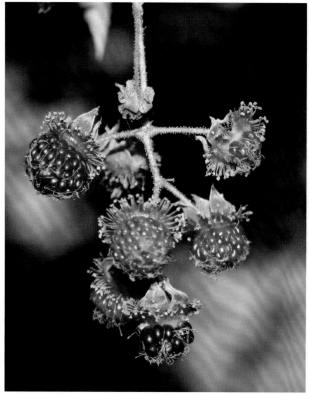
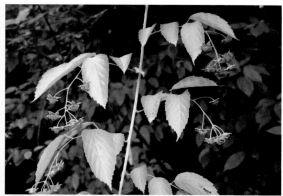
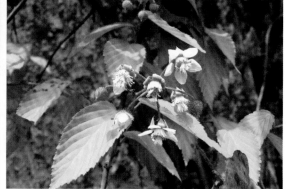

32 | 灰白毛莓 Rubus tephrodes Hance

攀缘灌木，高可达 3~4m，植株具长短不等的腺毛或刺毛。单叶，近圆形，长、宽均 5~8（~11）cm，下表面密被灰白色绒毛，侧脉 3~4 对，基部有掌状五出脉；托叶小，离生，脱落，深条裂或梳齿状深裂，有绒毛状柔毛。大型圆锥花序顶生；苞片与托叶相似；萼片卵形；花瓣白色，近圆形至长圆形；雄蕊多数；雌蕊 30~50 枚。果实球形，无毛，多个小核果；核有皱纹。花期 6~8 月，果期8~10 月。

分布于神农架各地，生于海拔 1500m 以下的山坡、路旁或灌丛中。少见。

根（乌龙摆尾）收敛，凉血，活血，止血。

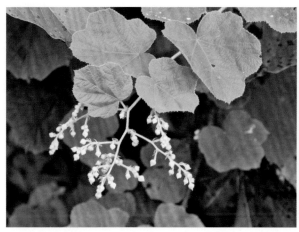 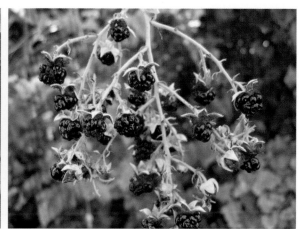

33 | 三花悬钩子 Rubus trianthus Focke

藤状灌木，高 0.5~2m。单叶，卵状披针形或长圆状披针形，长 4~9cm，先端渐尖，基部心形，稀近截形，两面无毛，3 裂或不裂；托叶披针形或线形，无毛。花常 3 朵，有时 3 朵以上组成短总状花序，常顶生；花梗长 1~2.5cm，无毛；苞片披针形或线形；花萼无毛，萼片三角形；花瓣长圆

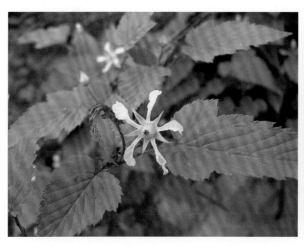 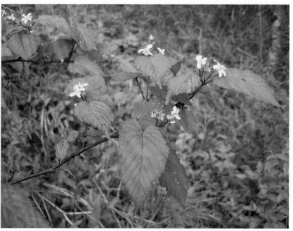

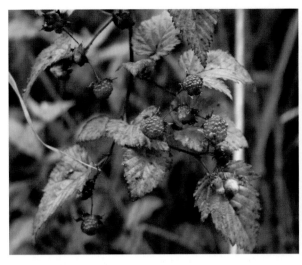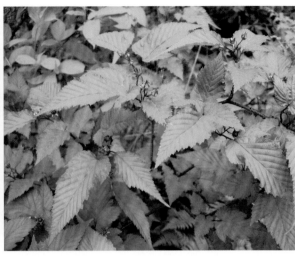

形或椭圆形，白色；雄蕊多数；雌蕊 10~50 枚。果近球形，无毛；核具皱纹。花期 4~5 月，果期 5~6 月。

分布于神农架各地，生于海拔 1500~2000m 的向阳山坡及林缘。少见。

根、叶凉血止血，活血调经，收敛解毒。

34 红毛悬钩子 *Rubus wallichianus* Wight & Arnott

攀缘灌木，高 1~2m，植株具红褐色刺毛。小叶 3 枚，椭圆形、卵形，稀倒卵形，长（3）4~9cm，下表面沿叶脉疏生柔毛、刺毛和皮刺；托叶线形，被柔毛和稀疏刺毛。花数朵在叶腋团聚成束，稀单生；苞片线形或线状披针形，被柔毛；花萼密被柔毛，萼片卵形；花瓣长倒卵形，白色；花丝稍宽扁；花柱基部和子房顶端具柔毛。果球形，成熟时金黄色或红黄色，无毛。花期 3~4 月，果期 5~6 月。

分布于神农架各地，生于海拔 400~1200m 的山坡或沟边林缘。常见。

根、叶祛风除湿，散瘀伤。

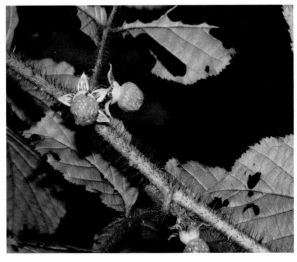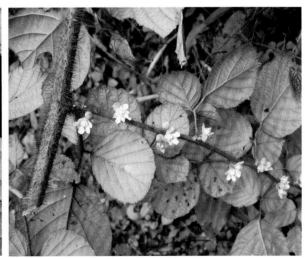

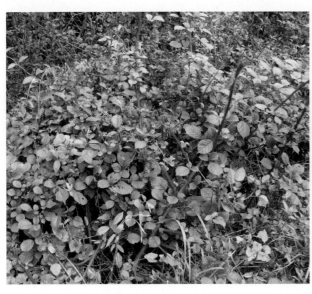
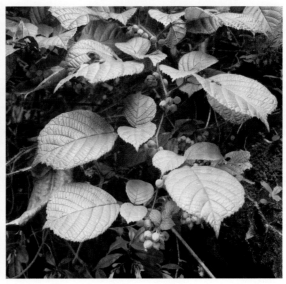

35 | 黄脉莓 **Rubus xanthoneurus** Focke

常绿灌木。枝具灰白色或黄灰色绒毛，老时脱落，疏生微弯小皮刺。单叶，长卵形至卵状披针形，先端渐尖，基部浅心形或截形，上表面沿叶脉有长柔毛，下表面密被灰白色或黄白色绒毛，边缘常浅裂，具不整齐粗锐锯齿。圆锥花序；萼片外被灰白色绒毛，顶端渐尖；花瓣白色。果实近球形，暗红色，无毛。花期 6~7 月，果期 8~9 月。

分布于神农架木鱼（九冲），生于海拔 500m 的溪边灌丛中。

果实含糖、苹果酸、柠檬酸及维生素 C 等，可解热，生津，止渴。

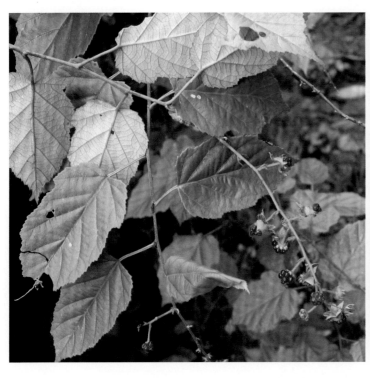
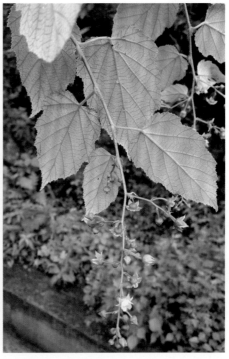

（二十七）地榆属 Sanguisorba Linnaeus

多年生草本。奇数羽状复叶。花两性，稀单性，密集成穗状或头状花序；萼筒喉部缢缩，有4（~7）枚萼片，覆瓦状排列，紫色、红色或白色，稀带绿色，花瓣状；花瓣无；雄蕊4枚，稀更多，花丝分离，稀下部连合，插生于花盘外面；花盘贴生于萼筒喉部；心皮1个，稀2个，包藏在萼筒内，花柱顶生，柱头画笔状，胚珠1枚，下垂。瘦果小，包藏宿存萼筒内。种子1枚。

30余种；我国7种；湖北2种；神农架2种，均可供药用。

■ 分种检索表

1. 穗状花序圆柱形、椭圆形或卵球形，紫红色 ································· 1. 地榆 S. officinalis
1. 头状花序圆球形，白色 ··· 2. 虫莲 S. filiformis

1 | 地榆 Sanguisorba officinalis Linnaeus

■ 分变种检索表

1. 基生叶小叶片卵形或长圆状卵形。
　2. 花序梗光滑或偶有 ································· 1a. 地榆 S. officinalis var. officinalis
　2. 花序梗密被卷曲柔毛和腺毛 ················· 1b. 腺地榆 S. officinalis var. glandulosa
1. 基生叶小叶带状长圆形至带状披针形 ········· 1c. 长叶地榆 S. officinalis var. longifolia

1a | 地榆（原变种）Sanguisorba officinalis var. officinalis

多年生草本，高可达1.2m。基生叶为羽状复叶，小叶4~6对，卵形或长圆状卵形，长1~7cm，先端圆钝，稀急尖，基部心形或浅心形；茎生叶较少，长圆形或长圆状披针形，基部微心形或圆形，先端急尖。穗状花序椭圆形、圆柱形或卵圆形，直立，长1~3（4）cm；萼片4枚，紫红色，椭圆形或宽卵形；雄蕊4枚，与萼片近等长或稍短；柱头盘形。瘦果包藏于宿存萼筒内，具4条棱。花、果期7~10月。

分布于神农架林区各地，生于海拔2300m以下的山坡草地、灌丛中或疏林下。常见。

根（地榆）凉血止血，解毒敛疮。

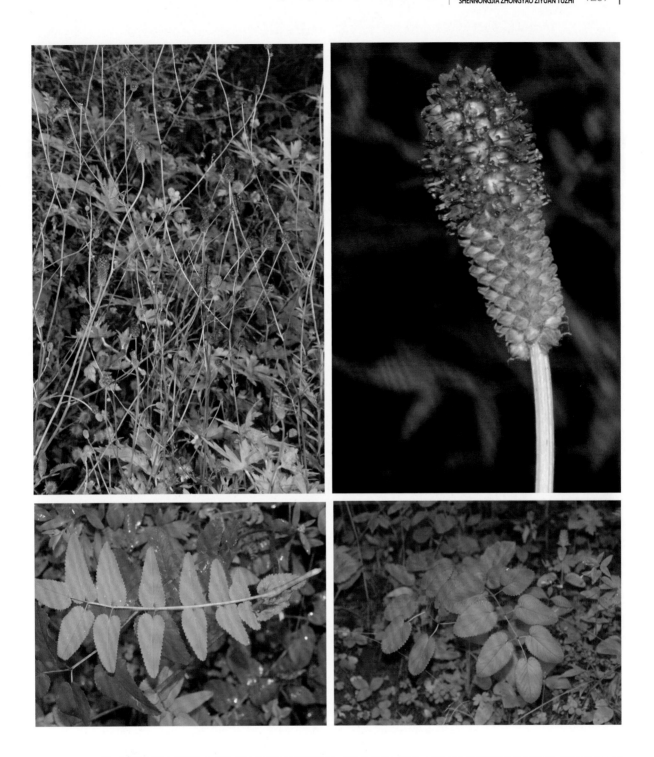

1b **腺地榆**（变种）**Sanguisorba officinalis** var. **glandulosa** (Komarov) Voroschilov

　　本变种与地榆（原变种）的区别为茎、叶柄及花序梗密被柔毛和腺毛，叶下表面散生短柔毛。花、果期7~9月。

　　分布于神农架林区大九湖（大界岭、坪堑），生于海拔2000m以下的山坡草地或疏林下。

　　根凉血止血，解毒敛疮。

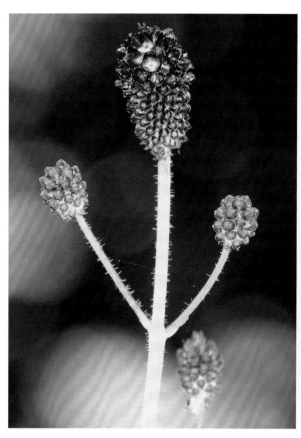
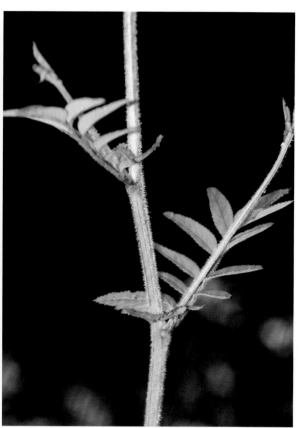

1c 长叶地榆（变种）Sanguisorba officinalis var. **longifolia** (Bertoloni) T. T. Yu & C. L. Li

本变种与地榆（原变种）的区别为基生叶小叶带状长圆形或带状披针形，基部微心形、圆形或宽楔形；茎生叶较多，与基生叶相似，更窄。花穗长圆柱形，长 2~6cm，直径 0.5~1cm；雄蕊与萼片近等长。花、果期 8~11 月。

分布于神农架林区各地，生于海拔 2500m 以下的山坡沼泽草地或疏林下。常见。

根（长叶地榆）凉血止血，解毒敛疮。

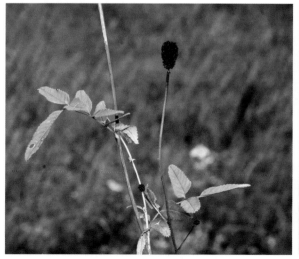
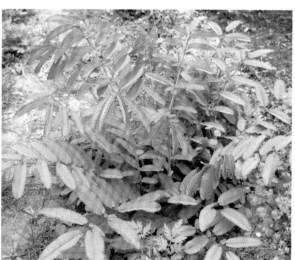

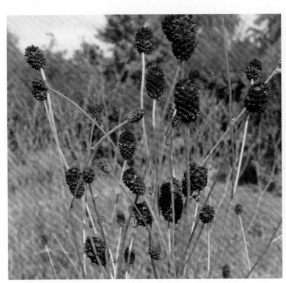
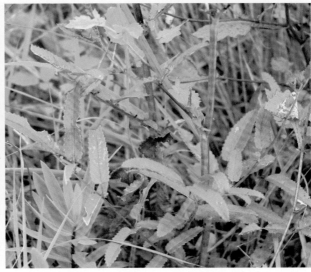

2 │ 虫莲 **Sanguisorba filiformis** (J. D. Hooker) Handel-Mazzetti

　　多年生草本。主根圆柱形，细长。基生叶为羽状复叶，有小叶 3~5 对，小叶片宽卵形或近圆形，顶端圆钝，基部圆形至微心形，边缘有圆钝锯齿，上表面暗绿色，下表面绿色，两面均无毛；茎生叶 1~3 枚，与基生叶相似，向上小叶对数渐少。花单性，雌雄同株；花序头状，几球形；萼片 4 枚，白色；雄蕊 7~8 枚，花丝丝状。果具 4 条棱。花、果期 6~9 月。

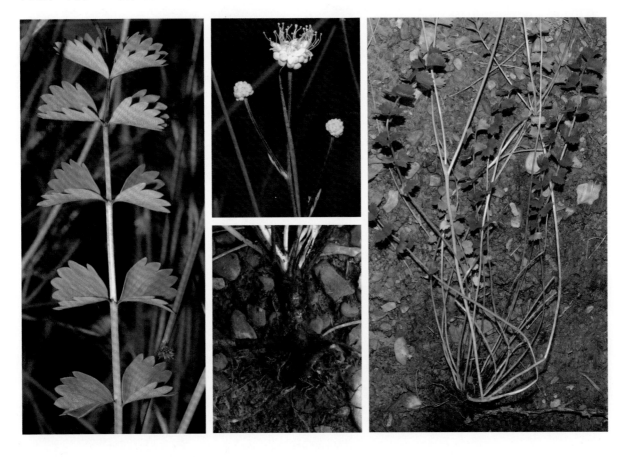

分布于神农架大九湖（大九湖湿地中），生于海拔 1400m 的湖边沼泽地。罕见。

根用于痛经等。

（二十八）珍珠梅属 Sorbaria (Seringe ex Candolle) A. Braun

落叶灌木。冬芽卵圆形，具数枚鳞片。羽状复叶，互生；小叶对生，有锯齿；具托叶。花两性，小型，组成顶生圆锥花序；被丝托钟状，萼片 5 枚，反折；花瓣 5 片，白色，呈覆瓦状排列；雄蕊 20~50 枚；心皮 5 个，基部合生，与萼片对生。蓇葖果沿腹缝线开裂。种子数枚。

约 9 种；我国 4 种；湖北 4 种；神农架 1 种，可供药用。

1 高丛珍珠梅 Sorbaria arborea C. K. Schneider

■ 分变种检索表

1. 小叶下表面和花序微被星状绒毛，叶轴被短柔毛或无毛·····························
·····························1a. 高丛珍珠梅 S. arborea var. arborea
1. 小叶、叶轴和花序均平滑无毛·····················1b. 光叶高丛珍珠梅 S. arborea var. glabrata

1a 高丛珍珠梅（原变种）Sorbaria arborea var. arborea

落叶灌木，高可达 6m。羽状复叶具小叶 13~17（~19）枚，小叶披针形至长圆状披针形，长 4~9cm，两面无毛或下表面微具星状绒毛。圆锥花序稀疏；花梗长 2~3mm，花梗和花序梗微被星状

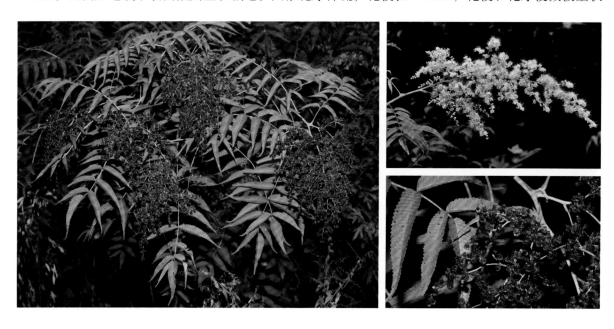

柔毛；苞片线状披针形至披针形；花直径6~7mm；萼片长圆形至卵形；花瓣白色，近圆形；雄蕊20~30枚，长于花瓣；花盘环状；心皮5个，花柱长不及雄蕊的1/2。蓇葖果圆柱形。花期6~7月，果期9~10月。

分布于神农架林区各地，生于海拔1200~2200m的山坡、林缘或溪边。常见。

茎皮（珍珠梅）活血祛痰，消肿止痛。

1b 光叶高丛珍珠梅（变种）**Sorbaria arborea** var. **glabrata** Rehder

本变种与高丛珍珠梅（原变种）的区别为叶片、叶轴和花序均平滑无毛。

分布于神农架红坪、木鱼、下谷等，生于海拔1800~2400m的山坡杂木林下。少见。

茎皮（光叶珍珠梅）活血祛痰，消肿止痛。

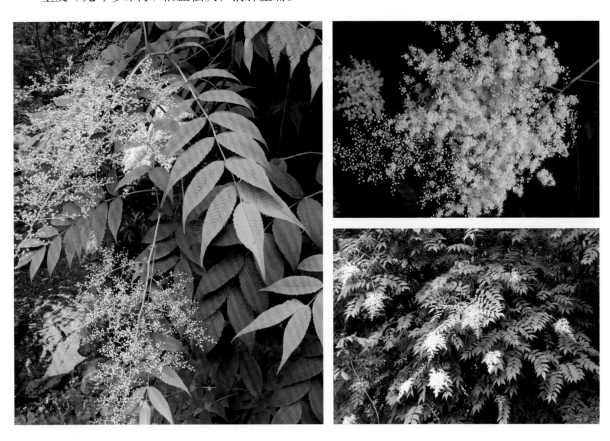

（二十九）花楸属 Sorbus Linnaeus

落叶乔木或灌木。单叶或奇数羽状复叶，互生，在芽中对折，稀席卷；托叶膜质或草质。花两性；复伞房花序，稀伞房花序或圆锥花序；花萼5裂，萼筒钟形，稀倒圆锥形或坛状，萼片边缘有时具腺体；花瓣具爪，稀无爪；雄蕊15~20枚，常不等长，2~3轮；心皮2~5个，子房半下位或下位，2~5室，每室2枚胚珠，花柱2~5个，分离或部分连合。梨果小。

约100种；我国约66种；湖北13种；神农架10种，可供药用的7种。

■ **分种检索表**

1. 单叶。
　　2. 果具宿存萼片···4. 江南花楸 **S. hemsleyi**
　　2. 果无宿存萼片。
　　　　3. 叶下表面无毛或微被毛。
　　　　　　4. 花序无毛。
　　　　　　　　5. 叶缘具尖锐重锯齿·····························1. 水榆花楸 **S. alnifolia**
　　　　　　　　5. 叶缘具圆钝锯齿·····························2. 美脉花楸 **S. caloneura**
　　　　　　4. 花序具白色绒毛·····························6. 毛序花楸 **S. keissleri**
　　　　3. 叶下表面密被灰白色绒毛·····························3. 石灰花楸 **S. folgneri**
1. 羽状复叶。
　　6. 托叶膜质，早落；果实白色·····························5. 湖北花楸 **S. hupehensis**
　　6. 托叶叶状，宿存；果实橘红色·····························7. 华西花楸 **S. wilsoniana**

1　水榆花楸 Sorbus alnifolia (Siebold & Zuccarini) K. Koch

　　乔木，高可达 20m。叶片卵形至椭圆卵形，长 5~10cm，边缘具不整齐的尖锐重锯齿，有时微浅裂，两面无毛或在下表面的中脉和侧脉上微具短柔毛，侧脉 6~10（~14）对，直达叶缘锯齿；叶柄长 1.5~3cm。复伞房花序；萼片三角形；花瓣卵形或近圆形，白色；雄蕊 20 枚；花柱 2 个。果实椭圆形或卵形，不具斑点或具极少数细小斑点，2 室，萼片脱落后果实先端残留圆斑。花期 5 月，果期 8~9 月。

　　分布于神农架大九湖、红坪、木鱼，生于海拔 1300~2300m 的山坡、山沟、山顶混交林或灌丛中。常见。

　　果实（水榆果）用于体虚劳倦。

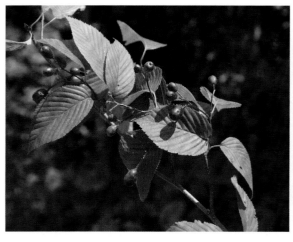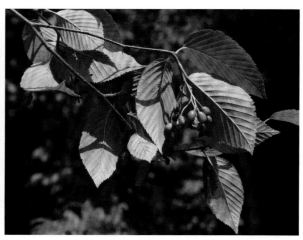

2 美脉花楸 Sorbus caloneura (Stapf) Rehder

乔木或灌木，高可达 10m。叶长椭圆形、卵状长椭圆形或倒卵状长椭圆形，长 7~12cm，具圆钝锯齿，上表面常无毛，下表面脉疏生柔毛，侧脉 10~12（~18）对，直达叶缘锯齿；叶柄长 1~2cm。复伞房花序；萼片三角卵形；花瓣宽卵形至倒卵形，白色；雄蕊 20 枚；花柱 4~5 个。果球形，稀倒卵圆形，被明显斑点，4~5 室，萼片脱落后残留圆穴。花期 4~5 月，果期 8~10 月。

分布于神农架木鱼、松柏、宋洛，生于海拔 1400~2300m 的山坡林中或山谷沟边。常见。

果实及根（美脉花楸）消积健胃，助消化，收敛止泻。

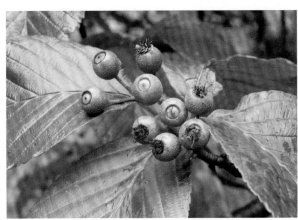 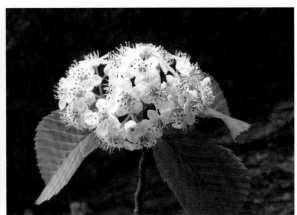

3 石灰花楸 Sorbus folgneri (C. K. Schneider) Rehder

乔木，高可达 10m。叶长卵形、椭圆形或长圆形，长 5~10（~12）cm，具细锯齿或具重锯齿和浅裂片，上表面无毛，下表面密被灰白色绒毛，侧脉 8~15 对；叶柄长 0.5~1.5cm。复伞房花序；萼片三角状卵形；花瓣卵形，白色；雄蕊 18~20 枚；花柱 2~3 个。果长圆形或倒卵状长圆形，近平滑或具极少数不明显小皮孔，2~3 室，萼片脱落后留有圆穴。花期 4~5 月，果期 7~8 月。

分布于神农架各地，生于海拔 600~2000m 的山脊林中。常见。

果实用于体虚劳倦。

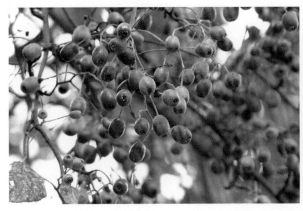 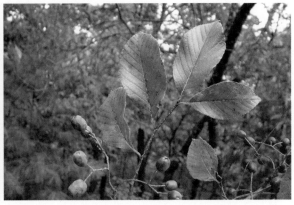

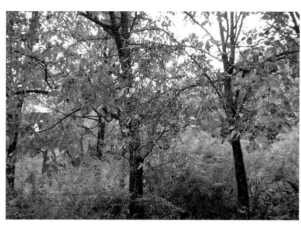
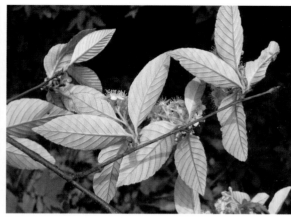

4 江南花楸 *Sorbus hemsleyi* (C. K. Schneider) Rehder

　　乔木或灌木，高可达 10m。叶卵形或长椭圆状倒卵形，长 5~11（~15）cm，具细锯齿，上表面无毛，下表面除中脉和侧脉外均具灰白色绒毛，侧脉 12~14 对；叶柄长 1~2cm。复伞房花序。萼片三角状卵形；花瓣宽卵形；雄蕊 20 枚，长短不齐，长者几乎与花瓣等长；花柱 2~3 个，基部合生，具灰白色绒毛，短于雄蕊。果近球形，具少数皮孔，萼片脱落后留有圆穴。花期 5~7 月，果期 8~9 月。

　　分布于神农架红坪，生于海拔 2400m 的山地林中。少见。

　　根、树皮、果实镇咳，祛痰，健胃利水。

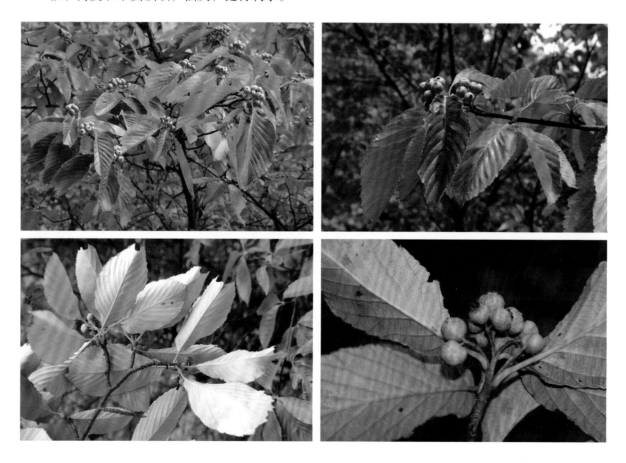

5 | 湖北花楸 Sorbus hupehensis C. K. Schneider

乔木，高可达 10m。奇数羽状复叶，连叶柄长 10~15cm；叶柄长 1.5~3.5cm；小叶 4~8 对，间隔 0.5~1.5cm，长圆状披针形或卵状披针形，长 3~5cm，中部以上有尖齿，下表面沿中脉有白色绒毛，后脱落，侧脉 7~16 对。复伞房花序；花直径 5~7mm；萼片三角形；花瓣卵形，白色；雄蕊 20 枚，长约为花瓣的 1/2；花柱 4~5 个，短于或几乎与雄蕊等长。果球形，萼片宿存。花期 5~7 月，果期 8~9 月。

分布于神农架各地，生于海拔 1300~2500m 的山坡林中或沟边。常见。

果实消食积，健胃。

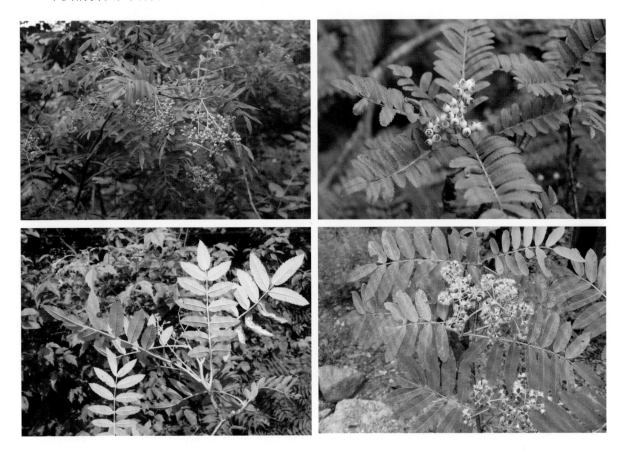

6 | 毛序花楸 Sorbus keissleri (C. K. Schneider) Rehder

乔木，高可达 15m。叶倒卵形或长圆状倒卵形，长 7~11.5cm，具圆钝细锯齿，两面均有绒毛，不久脱落，或下表面中脉疏被绒毛，侧脉 8~10 对，常在叶缘弯曲并分枝结成网状；叶柄长约 5mm。复伞房花序具皮孔；萼片三角状卵形；花瓣卵形或近圆形，白色；雄蕊 20 枚；花柱 2~3 个，中部以下合生。果卵圆形或稍扁橘形，直径 0.9~1（~1.2）cm，具少数小皮孔，2~3 室，顶端具圆穴。花期 5~6 月，果期 8~9 月。

分布于神农架大九湖、下谷（大石板），生于海拔 1000~2100m 的沟边或山坡林中。常见。

花、叶（毛序花楸）健胃，助消化。果实（野麻梨子）用于肢体疲乏无力。

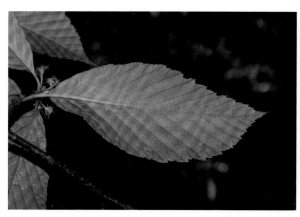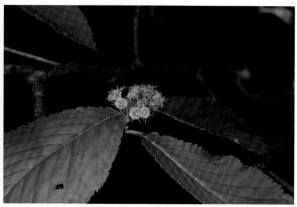

7 华西花楸 Sorbus wilsoniana C. K. Schneider

落叶乔木。奇数羽状复叶，小叶片 6~7 对，长椭圆形或长圆状披针形，先端急尖或渐尖，基部宽楔形或圆形，边缘具细锯齿，基部近于全缘，两面无毛或仅在下表面沿中脉附近有短柔毛；托叶发达，草质，半圆形，具锐锯齿。复伞房花序，总花梗和花梗均被短柔毛，花瓣白色。果实卵形，橘红色，先端有宿存闭合萼片。花期 5 月，果期 9 月。

分布于神农架大九湖（大界岭），生于海拔 1500~2000m 的山地林中。

据研究，花楸属植物的果实具有利肺润咳、生津补脾之功效。

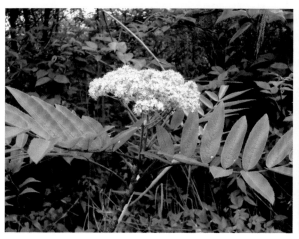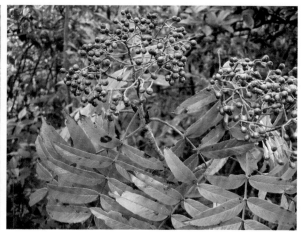

（三十）绣线菊属 Spiraea Linnaeus

落叶灌木。单叶，互生，具锯齿或缺刻，有时分裂，稀全缘；常具短柄；无托叶。花常两性，伞形、伞形总状、伞房或圆锥花序；花萼 5 裂，萼筒钟形或杯形，萼片宿存；花瓣 5 片；雄蕊 15~60 枚，着生于花盘和萼片之间；子房上位，花柱顶生或近顶生，柱头头状或盘状，心皮（3 或）5（~8）个，分离，每心皮具数枚胚珠，稀2~3枚。蓇葖果5个，常沿腹缝线开裂，具数枚细小种子。

约100种；我国70种；湖北32种；神农架19种，可供药用的7种。

■ **分种检索表**

1. 花序着生在当年生具叶的长枝顶端，长枝生于植株基部或老枝上，或生于去年生枝上。
　2. 复伞形花序顶生于多年生的直立新枝上。
　　3. 花序被短柔毛，花常粉红色⋯⋯⋯⋯⋯⋯⋯⋯6. 粉花绣线菊 S. japonica
　　3. 花序无毛，花白色⋯⋯⋯⋯⋯⋯⋯⋯⋯⋯3. 华北绣线菊 S. fritschiana
　2. 复伞形花序着生于侧生短枝和去年生枝上⋯⋯⋯⋯4. 翠蓝绣线菊 S. henryi
1. 花序生于去年生枝上的芽，着生在有叶或无叶的侧生短枝顶端。
　4. 叶下表面被毛。
　　5. 花序和蓇葖果具毛。
　　　6. 叶边缘自中部以上或先端具钝锯齿⋯⋯⋯⋯5. 疏毛绣线菊 S. hirsuta
　　　6. 叶边缘具缺刻状粗齿⋯⋯⋯⋯⋯⋯⋯⋯2. 中华绣线菊 S. chinensis
　　5. 花序无毛；蓇葖果被毛或沿腹缝线微具毛⋯⋯⋯7. 土庄绣线菊 S. pubescens
　4. 叶、花序和蓇葖果均无毛，稀沿腹缝线微被短柔毛⋯⋯⋯1. 绣球绣线菊 S. blumei

1　绣球绣线菊 Spiraea blumei G. Don

　　灌木。叶菱状卵形或倒卵形，长2~3.5cm，基部楔形，近中部以上具少数钝圆缺刻状锯齿或3~5浅裂，两面无毛，下表面浅蓝褐色，基部具不明显的3条脉或羽状脉。伞形花序有花序梗，无毛；花梗长0.6~1cm，无毛；苞片披针形，无毛；花萼无毛，萼片三角形或卵状三角形；花瓣宽倒卵形，白色；雄蕊18~20枚。蓇葖果无毛，宿存花柱位于背部顶端，宿存萼片直立。花期4~6月，果期8~10月。

　　分布于神农架木鱼、新华（姚沟湾），生于海拔500~2000m的阳坡灌丛中。少见。

　　根或根皮（麻叶绣球）调气止痛，散瘀，利湿。果实（麻叶绣球果）除胀止痛。

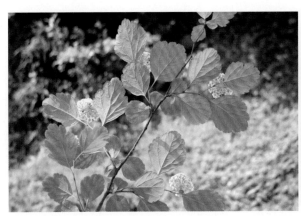
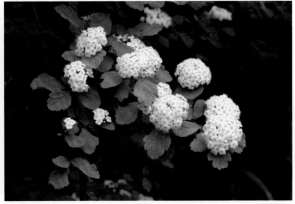

2 | 中华绣线菊 **Spiraea chinensis** Maximowicz

灌木，高可达 3m。叶菱状卵形或倒卵形，长 2.5~6cm，先端急尖或圆钝，基部宽楔形或圆形，具缺刻状粗齿或不明显的 3 裂，上表面暗绿色，被柔毛，下表面密被黄色绒毛；叶柄长 0.4~1cm，被绒毛。伞形花序具花 16~25 朵；花梗具绒毛；苞片线形，被短柔毛；萼片卵状披针形；花瓣近圆形，白色；雄蕊 22~25 枚。蓇葖果开展，被柔毛，宿存花柱顶生，宿存萼片直立，稀反折。花期 3~6 月，果期 6~10 月。

分布于神农架各地，生于海拔 400~1200m 的山坡灌丛中、山谷溪边。少见。

根消肿止痛。

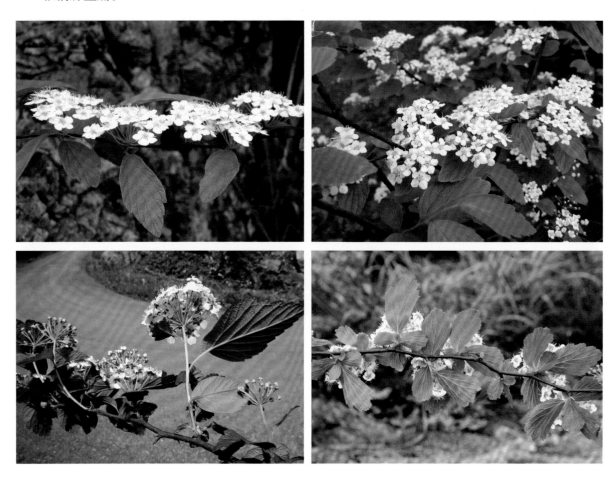

3 | 华北绣线菊 **Spiraea fritschiana** C. K. Schneider

灌木，高可达 2m。叶卵形、椭圆状卵形或椭圆状长圆形，长 3~8cm，先端急尖或渐尖，基部宽楔形，具不整齐重锯齿或单锯齿，上表面无毛，稀沿叶脉有疏柔毛，下表面被短柔毛。复伞房花序顶生于当年生直立新枝，多花，无毛；花梗长 4~7mm；苞片微被短柔毛；萼片三角形；花瓣卵形，白色；雄蕊 25~30 枚。蓇葖果几乎直立，无毛或沿腹缝线有柔毛，宿存花柱顶生，宿存萼片反折。

花期 5~6 月，果期 7~9 月。

分布于神农架红坪（燕天），生于海拔 2200~2500m 的山坡林缘。常见。

根、果实清热止咳。

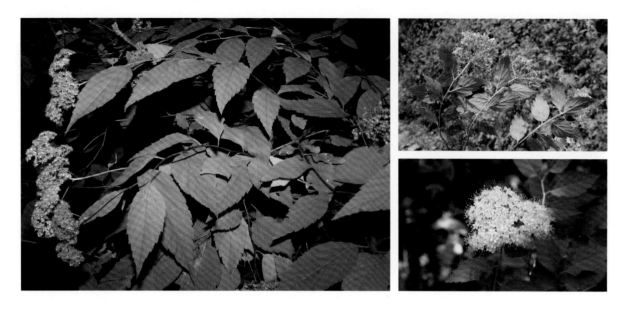

4　翠蓝绣线菊 **Spiraea henryi** Hemsley

灌木，高可达 3m。叶片椭圆形、椭圆状长圆形或倒卵状长圆形，长 2~7cm，先端急尖或稍钝圆，基部楔形，中部以上具少数粗齿，稀全缘，无毛或疏生柔毛，下表面密被长柔毛；叶柄长 2~5mm，有柔毛。复伞房花序密集于侧生短枝顶端，有长柔毛；萼片卵状三角形，近无毛；花瓣宽倒卵形或近圆形，白色；雄蕊 20 枚。蓇葖果开展，被细长柔毛，宿存花柱顶生，稍外倾斜开展，宿存萼片直立。花期 4~5 月，果期 7~8 月。

分布于神农架红坪、木鱼、松柏、新华等地，生于海拔 800~2500m 的山坡林中或沟边灌丛中。常见。

花（秃子花）、叶（秃子花叶）清热解毒，散瘀。

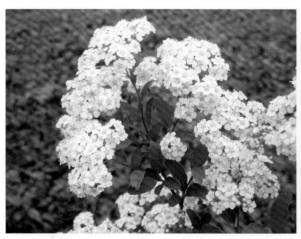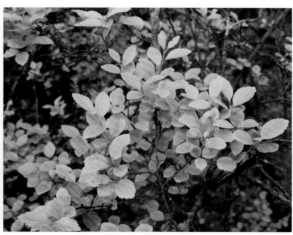

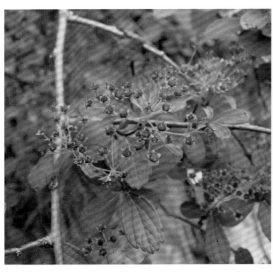
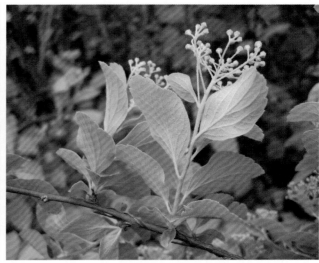

5 | 疏毛绣线菊 Spiraea hirsuta (Hemsley) C. K. Schneider

灌木，高 1~1.5m。叶片倒卵形、椭圆形，稀卵圆形，长 1.5~3.5cm，宽 1~2cm，先端圆钝，基部楔形，边缘自中部以上或先端具钝锯齿或稍锐锯齿，上表面具稀疏柔毛，下表面蓝绿色，具稀疏短柔毛，叶脉明显。伞形花序被短柔毛；花梗密集，长 1.2~2.2cm；萼片三角形或卵状三角形；花瓣宽倒卵形，稀近圆形，白色；雄蕊 18~20 枚。蓇葖果稍开展，具稀疏短柔毛，花柱顶生于背部，倾斜开展，常具直立萼片。花期 5 月，果期 7~8 月。

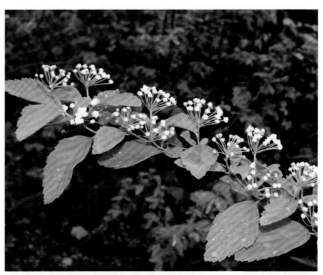
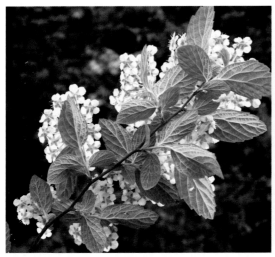
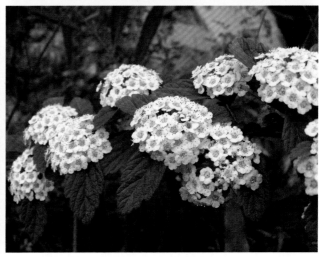

分布于神农架红坪、木鱼、新华、阳日等地，生于海拔 600~1600m 的沟边或林缘灌丛中。少见。

花（疏毛绣线菊花）、叶（疏毛绣线菊叶）活血散瘀，止痛。

6 | 粉花绣线菊 Spiraea japonica Linnaeus f.

■ 分变种检索表

1. 叶下表面有短柔毛。
  2. 叶先端短渐尖，具缺刻状锯齿··················6a. 粉花绣线菊 S. japonica var. japonica
  2. 叶先端渐尖，具尖锐重锯齿··················6b. 渐尖粉花绣线菊 S. japonica var. acuminate
1. 叶两面无毛。
  3. 花序被短柔毛··················6c. 光叶粉花绣线菊 S. japonica var. fortunei
  3. 花序无毛··················6d. 无毛粉花绣线菊 S. japonica var. glabra

6a | 粉花绣线菊（原变种）Spiraea japonica var. japonica

直立灌木，高可达 1.5m。叶卵形或卵状椭圆形，长 2~8cm，先端急尖或短渐尖，基部楔形，具缺刻状重锯齿或单锯齿，上表面无毛或沿叶脉微具短柔毛，下表面常沿叶脉有柔毛。复伞房花序生于当年生直立新枝顶端，密被短柔毛；萼片三角形；花瓣卵形或圆形，粉红色；雄蕊 25~30 枚。蓇葖果无毛或沿腹缝线有疏柔毛，宿存花柱顶生，稍倾斜开展，宿存萼片常直立。花期 6~7 月，果期 8~9 月。

分布于神农架各地，生于海拔 700~2500m 的山坡林下、沟边灌丛中。常见。

根止咳，明目，镇痛。叶清热止咳。果实止痢。

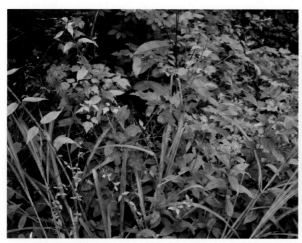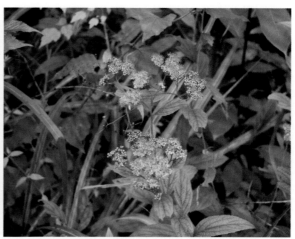

6b 渐尖粉花绣线菊（变种）Spiraea japonica var. acuminate Franchet

　　本变种与粉花绣线菊（原变种）的区别为叶片长卵形至披针形，先端渐尖，基部楔形，长 3.5~8cm，边缘具尖锐重锯齿，下表面沿叶脉有短柔毛。复伞房花序直径 10~14cm，有时达 18cm；花粉红色。

　　分布于神农架九湖、木鱼、下谷等地，生于海拔 800~2300m 的山坡林下、沟边灌丛中。常见。

　　全草（吹火筒）解毒生肌，通经，通便，利尿。

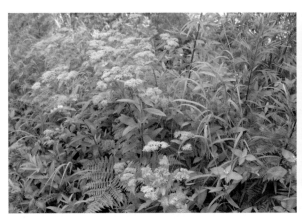
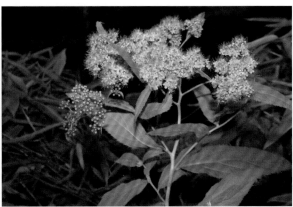

6c 光叶粉花绣线菊（变种）Spiraea japonica var. fortunei (Planchon) Rehder

　　本变种与粉花绣线菊（原变种）的区别为此变种较高大。叶片长圆状披针形，先端短渐尖，基部楔形，边缘具尖锐重锯齿，长 5~10cm，上表面有皱纹，两面无毛，下表面有白霜。复伞房花序，直径 4~8cm；花粉红色；花盘不发达。

　　分布于神农架各地，生于海拔 1500~2400m 的山坡或沟谷灌丛中。常见。

　　根（绣线菊根）清热解毒，止咳镇痛，利湿，

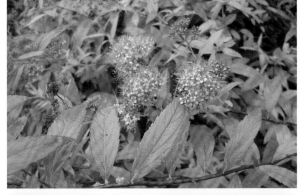
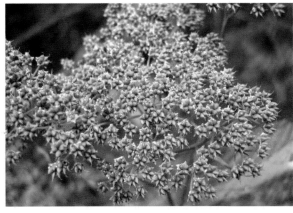
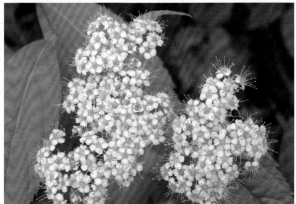

驱风。叶清热，利湿，驱风，止咳。果实（绣线菊子）止痢，清热，利湿，驱风，止咳。

6d　无毛粉花绣线菊（变种）Spiraea japonica var. glabra (Regel) Koidzumi

本变种与粉花绣线菊（原变种）的区别为叶片卵形、卵状长圆形或长椭圆形，先端急尖或短渐尖，基部楔形至圆形，长 3.5~9cm，边缘具尖锐重锯齿，两面无毛。复伞房花序无毛，直径可达 12cm；花粉红色。

分布于神农架红坪、木鱼、松柏，生于海拔 1000~2000m 的山坡杂林下。常见。

全草解毒生肌，通经通便，利尿。根（无毛绣线菊）清热解毒，止咳止痛。叶（人心药）止血。

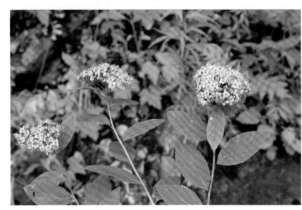 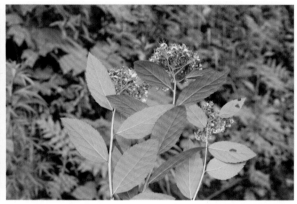

7　土庄绣线菊 Spiraea pubescens Turczaninow

灌木，高可达 2m。叶菱状卵形或椭圆形，长 2~4.5cm，先端急尖，基部宽楔形，中部以上具粗齿或缺刻状锯齿，有时 3 裂，两面被短柔毛；叶柄长 2~4mm，被短柔毛。伞形花序具花序梗，花梗长 0.7~1.2cm，无毛；苞片线形，被柔毛；萼片卵状三角形；花瓣卵形、宽倒卵形或近圆形，白色；雄蕊 25~30 枚。蓇葖果腹缝线微被短柔毛，宿存花柱顶生，宿存萼片直立。花期 5~6 月，果期 7~8 月。

分布于神农架红坪、松柏，生于海拔 1500~2000m 的山坡灌丛中。常见。

茎髓利水消肿。

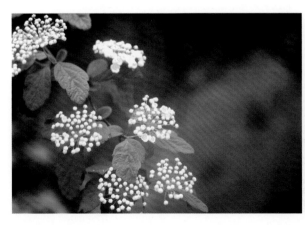 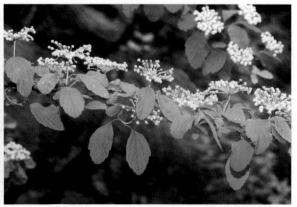

（三十一）野珠兰属 Stephanandra Siebold & Zuccarini

落叶灌木。冬芽小，常 2~3 个叠生，具 2~4 枚鳞片。单叶互生，有锯齿和分裂，具叶柄和托叶。顶生圆锥花序，稀伞房花序；花小，两性；被丝托钟状，萼片 5 枚；花瓣 5 片；雄蕊 10~20 枚，花丝短；雌蕊 1 枚，花柱顶生，倒生胚珠 2 枚。蓇葖果偏斜，近球形，成熟时自基部开裂，具 1~2 枚种子。种子球形，光亮；种皮坚脆。

5 种；我国 2 种；湖北 1 种；神农架 1 种，可供药用。

野珠兰 Stephanandra chinensis Hance

灌木，高可达 1.5m。叶卵形至长椭圆形，长 5~7cm，基部近心形或圆形，常浅裂，具锯齿，侧脉 7~10 对；叶柄长 6~8mm；托叶线状披针形或椭圆状披针形。圆锥花序疏散，长 5~8cm；花梗长 3~6mm；苞片披针形至线状披针形；萼片三角状卵形，长约 2mm；花瓣白色，倒卵形，稀长圆形；雄蕊 10 枚，较花瓣短约 1/2；雌蕊 1 枚，子房被柔毛，花柱顶生。蓇葖果近球形，直径约 2mm。种子 1 枚，卵圆形。花期 5 月，果期 7~8 月。

分布于神农架各地，生于海拔 1000~1500m 的阔叶林林缘或灌丛中。少见。

根用于咽喉痛。

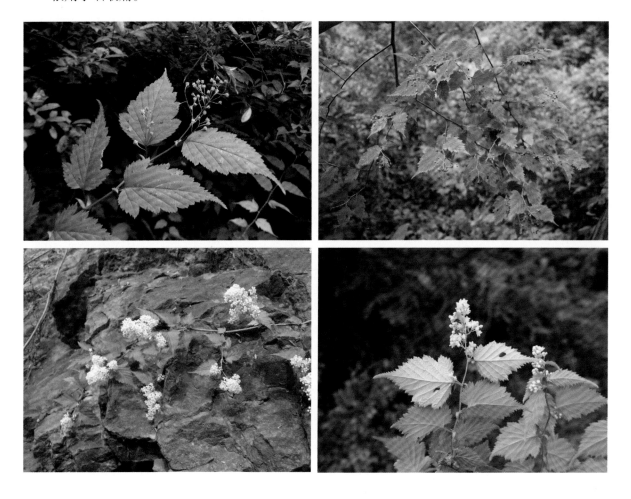

（三十二）红果树属 Stranvaesia Lindley

常绿乔木或灌木。单叶，互生，革质，全缘或具锯齿，有叶柄与托叶。顶生伞房花序；苞片早落；萼筒钟状，萼片5枚；花瓣5片，白色，基部有短爪；雄蕊20枚；花柱5个，大部分连合成束，仅顶端部分离生；子房半下位，基部与萼筒合生，上半部离生，5室，每室具胚珠2枚。梨果小，成熟后心皮与萼筒分离，沿心皮背部开裂，萼片宿存。

6种；我国5种；湖北2种；神农架2种，均可供药用。

■ 分种检索表

1. 叶全缘或呈波状·····································1. 红果树 S. davidiana

1. 叶具锯齿·····································2. 毛萼红果树 S. amphidoxa

1 红果树 Stranvaesia davidiana Decaisne

■ 分变种检索表

1. 叶全缘·····································1a. 红果树 S. davidiana var. davidiana

1. 叶边缘波皱起伏·····································1b. 波叶红果树 S. davidiana var. undulata

1a 红果树（原变种）Stranvaesia davidiana var. davidiana

灌木或小乔木。叶片长圆形、长圆状披针形或倒披针形，先端急尖或突尖，基部楔形至宽楔形，全缘，侧脉8~16对，不明显。复伞房花序，密生多花；苞片与小苞片均膜质，卵状披针形，早落；萼筒外面有稀疏柔毛，萼片三角卵形；花瓣近圆形，基部有短爪，白色；雄蕊20枚，花药紫红色。果实近球形，橘红色。花期5~6月，果期9~10月。

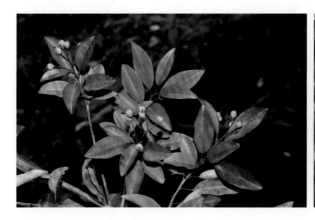
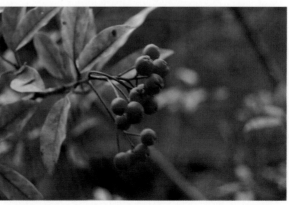

分布于神农架各地，生于海拔 700~2500m 的山坡阔叶林林缘。常见。

最新分类学研究表明，红果树属与石楠属不宜合并。红果树的果实可代石楠入药，具破积聚，逐风痹之效。

1b **波叶红果树**（变种）**Stranvaesia davidiana** var. **undulata** (Decaisne) Rehder & E. H. Wilson

本变种与红果树（原变种）的区别为叶片较小，长圆形至长圆状披针形，边缘波皱起伏；花序近无毛；果橘红色。

分布于神农架各地，生于海拔 1400~2500m 的山坡阔叶林林缘。常见。

果实可代石楠入药。

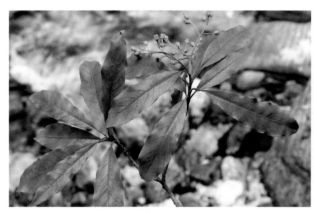 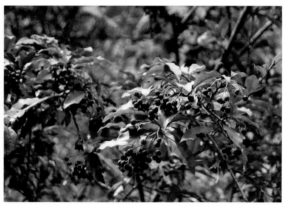

---

2 **毛萼红果树** **Stranvaesia amphidoxa** C. K. Schneider

常绿灌木或小乔木。叶片椭圆形，先端渐尖，基部楔形或宽楔形，边缘具带短芒的细锐锯齿。伞房花序顶生；花梗密被褐黄色绒毛，萼筒钟状，萼筒和萼片外面密被黄色绒毛；花瓣白色。果实卵形，红黄色，萼片宿存，外被柔毛。花期 5~6 月，果期 9~10 月。

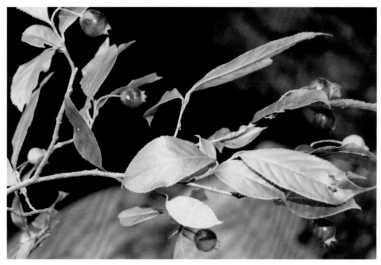 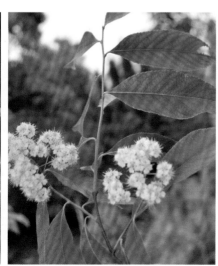

分布于神农架宋洛、新华，生于海拔700m的山坡林下。少见。

果实可代石楠入药。

（三十三）白鹃梅属 Exochorda Lindley

落叶灌木。单叶互生，边缘全缘，无明显托叶。总状花序顶生；花大型，两性；花瓣白色，具爪；雄蕊15~20枚；心皮5个，合生，花柱5个，分裂。蒴果倒圆锥形，无毛，具5条脊。

4种；我国3种；湖北1种；神农架1种，可供药用。

1 红柄白鹃梅 Exochorda giraldii Hesse

■ 分变种检索表

1. 叶柄红色 ···1a. 红柄白鹃梅 E. giraldii var. giraldii
1. 叶柄绿色 ···1b. 绿柄白鹃梅 E. giraldii var. wilsonii

1a 红柄白鹃梅（原变种）Exochorda giraldii var. giraldii

落叶灌木。叶片椭圆形、长椭圆形，稀长倒卵形，先端急尖，突尖或圆钝，基部楔形、宽楔形至圆形，稀偏斜，全缘，稀中部以上具钝锯齿。总状花序，具花6~10朵，无毛；苞片线状披针形；萼筒浅钟状，萼片近于半圆形；花瓣倒卵形或长圆状倒卵形，先端圆钝，基部有长爪，白色；雄蕊25~30枚。蒴果倒圆锥形，具5条脊，无毛。花期5月，果期7~8月。

分布于神农架宋洛、新华、阳日，生于海拔1500m的山顶林中。少见。

幼叶与花蕾对预防直肠癌、糖尿病、冠心病、胆结石、脑动脉硬化等有益处。

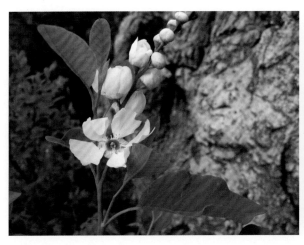
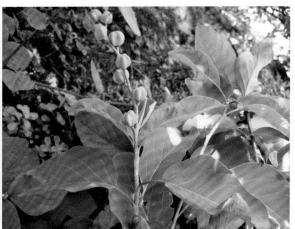

1b 　**绿柄白鹃梅**（变种）**Exochorda giraldii** var. **wilsonii** (Rehder) Rehder

　　本变种与红柄白鹃梅（原变种）的区别为叶片椭圆形至长圆形，有时具锯齿，叶柄绿色；雄蕊 20~25 枚；蓇葖果长。

　　分布于神农架新华，生于海拔 1700m 的山坡阔叶林林缘。罕见。

　　幼叶与花蕾对预防直肠癌、糖尿病、冠心病、胆结石、脑动脉硬化等有益处。

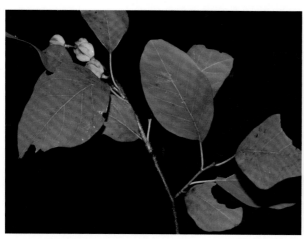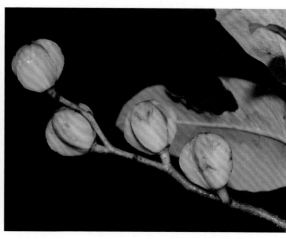

豆科 Fabaceae

　　乔木至草本，直立或攀缘。根部有能固氮的根瘤。叶常绿或落叶，一回或二回羽状复叶，互生，稀为掌状复叶或3枚小叶或单叶，罕可变为叶状柄；托叶有或无，有时叶状或变为棘刺。花两性，稀单性，辐射对称或两侧对称，通常排成各式花序；花被2轮，5数或5的倍数；萼片分离或连合成管；花瓣分离或连合成具花冠裂片的管，多数构成蝶形花冠；雄蕊通常10枚，有时5枚或多数分离或连合成管，单体或二体雄蕊；雌蕊通常由单心皮所组成，稀较多且离生，子房上位，1室，沿腹缝线具侧膜胎座，胚珠2至多枚，悬垂或上升，排成互生的2列，花柱和柱头单一，顶生。果为荚果，形状多种，成熟后沿缝线开裂或不裂，或断裂成含单枚种子的荚节。种子通常具革质或有时膜质的种皮，生于长短不等的珠柄上。

　　约650属，18000种；我国连引入栽培的167属，1673种；湖北65属，149种；神农架51属，111种，可供药用的47属，94种。

■ 分亚科检索表

1. 花辐射对称，雄蕊多数 ··含羞草亚科 Mimosaceae
1. 花两侧对称。
　　2. 花为假蝶形花冠，呈上升覆瓦状排列 ··································云实亚科 Caesalpiniaceae
　　2. 花为蝶形花冠，呈下降覆瓦状，旗瓣最大，在最外方 ··············蝶形花亚科 Papilionaceae

---

含羞草亚科 Mimosaceae

　　常绿或落叶的乔木或灌木，有时为藤本，很少为草本。叶互生，通常为二回羽状复叶，稀为一回羽状复叶或变为叶状柄鳞片或无，羽片通常对生，叶轴上常具腺体；叶柄具显著叶枕。花小，两性，有时单性，辐射对称，组成头状、穗状、总状花序，或再排成圆锥花序；花瓣5片，镊合状排列，分离或合生成管状；雄蕊5~10枚或多数，露于花被之外，十分显著，分离或连合成管。荚果，开裂或不开裂，直或旋卷。

　　56属，2800种；我国连引入栽培的17属，约66种；湖北3属，4种；神农架3属，4种，可供药用的1属，2种。

合欢属 Albizia Durazzini

　　落叶乔木或灌木，通常无刺。二回羽状复叶，互生，羽片1至多对，总叶柄及叶轴上具腺体；小叶对生，1至多对。花小，常二型，5基数，两性，稀杂性，组成头状、聚伞状、穗状花序，再排成腋生或顶生的圆锥花序；花萼钟状或漏斗状，具5齿或5浅裂；花瓣合生成漏斗状，上部具裂片5枚；雄蕊20~50枚，花丝突出于花冠之外，基部合生成管。荚果带状，扁平，不开裂或迟裂。

约 150 种；我国 17 种；湖北 2 种；神农架 2 种，均可供药用。

■ **分种检索表**

1. 叶大，中脉位于小叶 1/3 处···1. 山槐 A. kalkora

1. 叶小，中脉位于小叶边缘···2. 合欢 A. julibrissin

---

1 山槐 ^{夜火木、夜合树}
Albizia kalkora (Roxburgh) Prain

落叶乔木。枝条带黑色，被短柔毛，具显著皮孔。二回羽状复叶，羽片 2~4 对；小叶 5~14 对，长圆形或长圆状卵形，基部不对称，中脉位于小叶 1/3 处。头状花序 2~7 个生于叶腋或于枝顶排成圆锥花序；花幼时白色，后变黄色；花萼管状；花冠中部以下连合成管状，上部 5 裂；雄蕊基部连合成管状。荚果带状，嫩荚密被短柔毛，老时无毛。种子倒卵形。花期 5~6 月，果期 8~10 月。

分布于神农架各地，生于山坡疏林中或林缘。常见。

树皮（合欢皮）活血消肿，安神。

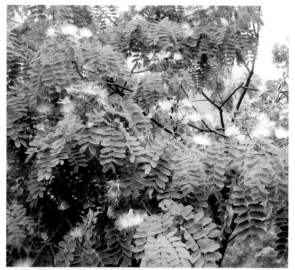

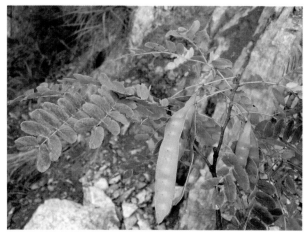

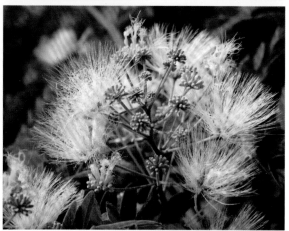

---

2 合欢 ^{夜火木、夜合树}
Albizia julibrissin Durazzini

落叶乔木。枝有棱角，被短柔毛，具显著皮孔。二回羽状复叶，羽片 4~12 对；小叶 10~30 对，线形至长圆形，向上偏斜，具缘毛，中脉紧靠上边缘。头状花序生于枝顶，排成圆锥花序；花萼管

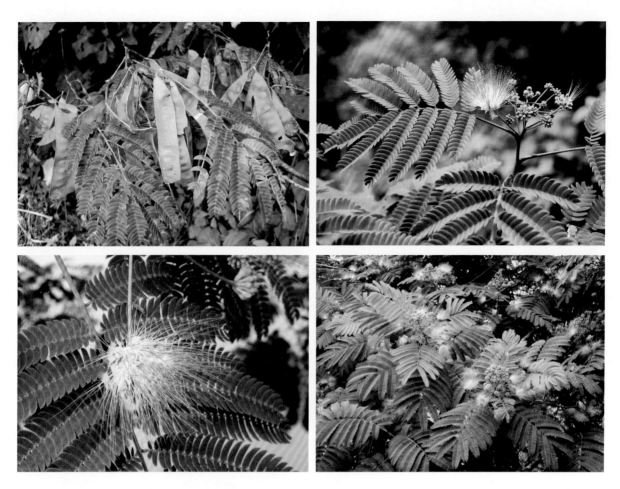

状；花丝红色。荚果带状，嫩荚被柔毛，老时无毛。花期 6~7 月，果期 8~10 月。

分布于神农架各地，生于山坡疏林中或林缘。常见。

树皮（合欢皮）活血消肿，安神。

云实亚科 Caesalpiniaceae

乔木或灌木，有时为藤本。叶互生，一回或二回羽状复叶，有时为单叶。花两性，多少两侧对称，少为辐射对称，组成总状花序、圆锥花序、穗状花序；苞片呈花萼状；花萼离生或下部合生，在花蕾时通常呈覆瓦状排列；花瓣 5 片，在花蕾时呈覆瓦状排列，上面的（近轴的）一片为其邻近侧生的两片所覆叠；雄蕊 10 枚或较少。荚果开裂或不裂，呈核果状或翅果状。

180 属，3000 种；我国连引入栽培的 21 属，113 种；湖北 7 属，14 种；神农架 6 属，13 种，可供药用的 6 属，10 种。

> **■ 分属检索表**
>
> 1. 叶通常为二回羽状复叶；花托盘状。
>
> 　2. 花杂性或单性异株；落叶乔木···1. **皂荚属 Gleditsia**
>
> 　2. 花两性；常绿或落叶藤状灌木。

3. 花不整齐，两侧对称，胚珠 2 至多枚 ························2. 云实属 Caesalpinia

3. 花近整齐，胚珠 1 枚 ····················3. 老虎刺属 Pterolobium

1. 叶为一回羽状复叶或仅具单叶。

4. 萼在花蕾时不分裂；单叶，全缘或 2 裂。

5. 荚果腹缝线处具狭翅；能育雄蕊 10 枚 ···············4. 紫荆属 Cercis

5. 荚果无翅；能育雄蕊通常 3 或 5 枚 ···············5. 羊蹄甲属 Bauhinia

4. 萼片在花蕾时离生达基部；叶为一回羽状复叶 ···············6. 番泻决明属 Senna

（一）皂荚属 Gleditsia Linnaeus

落叶乔木或灌木。干和枝具单生或分枝的粗刺。叶互生，一回或二回羽状复叶；托叶早落；小叶多数，近对生或互生，常具不规则的钝齿或细齿。花杂性或单性异株，组成侧生的总状或穗状花序，很少为圆锥花序；萼片 5~8 枚；花瓣 5~8 片；雄蕊 6~10 枚，伸出，花药呈"丁"字形着生；子房具 2 至多枚胚珠，柱头短。荚果扁平，大而不开裂或迟裂。种子 1 至多枚。

16 种；我国 6 种；湖北 4 种；神农架 1 种，可供药用。

皂荚 Gleditsia sinensis Lamarck

落叶乔木。主干和枝通常具分枝的粗刺。一回偶数羽状复叶；小叶 6~7 对，近对生，基部两侧稍不对称，边缘具细锯齿或全缘。花杂性或单性异株，组成腋生或偶顶生的穗状、总状花序；萼裂片 3~5 枚，近相等；花瓣 3~5 片，稍不等。荚果厚，劲直、弯曲或扭转，不裂或迟开裂。花期 5 月，果期 9 月。

分布于神农架低海拔地区，多生于村寨旁。少见。

果实祛痰，利尿。种子通便，用于癣。皂刺活血疗疮。

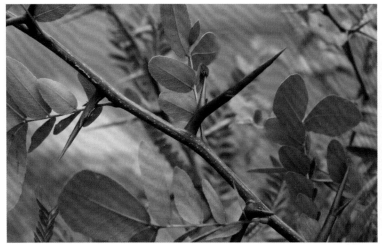
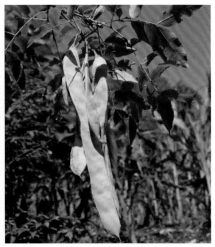

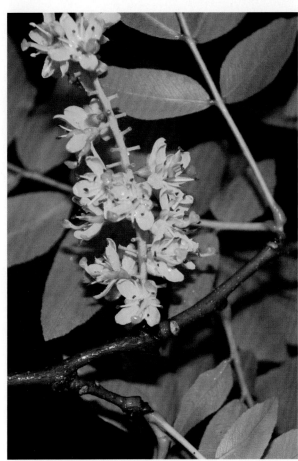
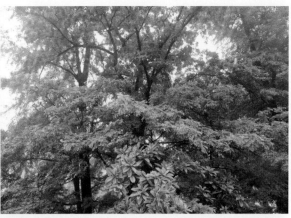
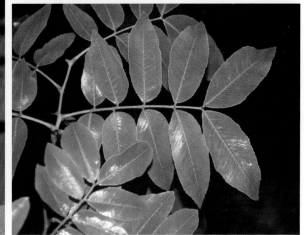

（二）云实属 Caesalpinia Linnaeus

乔木、灌木、藤本，常具刺。叶为二回羽状复叶，互生。花通常美丽，组成顶生或腋生的总状花序或圆锥花序；萼片5枚，覆瓦状排列；花瓣5片，黄色或橙黄色，稍不相等，常具瓣柄；雄蕊10枚，分离，2轮排列，花药背着；子房1室，具胚珠1~7枚。荚果扁平或肿胀，平滑或具刺。种子1至数枚，卵圆形或球形。

100种；我国17种；湖北3种；神农架2种，均可供药用。

■ **分种检索表**

1. 落叶灌木；荚果长圆形·····································1. **云实 C. decapetala**

1. 常绿藤本；荚果近圆形或半圆形·····························2. **鸡嘴勒 C. sinensis**

1	**云实**	牛王刺、黄牛刺
		Caesalpinia decapetala (Roth) Alston

落叶蔓生灌木。枝和叶轴具弯刺。二回羽状复叶，羽片6~16对；小叶12~24对，长椭圆形，先端圆。

总状花序顶生；萼片离生，覆瓦状排列，下方一片较大；花瓣 5 片，黄色；花丝下部密生白色长柔毛。荚果长圆形，扁平。种子卵圆形。

　　分布于神农架低海拔地区，生于山坡灌丛地。常见。

　　根、茎、果发表散寒，活血通经，解毒杀虫，用于筋骨疼痛、跌打损伤等。果皮、树皮含单宁，也可供药用，作收敛剂。

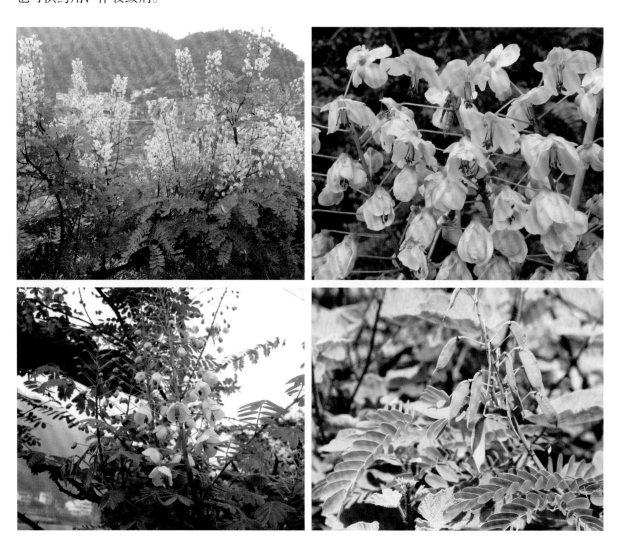

2 鸡嘴勒 Caesalpinia sinensis (Hemsley) J. E. Vidal

　　常绿藤本。主干和小枝具分散、粗大的倒钩刺。二回羽状复叶，羽片 2~3 对；小叶 2 对，革质，长圆形至卵形，长 6~9cm，宽 2.5~3.5cm，基部圆形，或多或少不等侧，下表面沿中脉被少量柔毛。圆锥花序腋生或顶生；花瓣 5 片，黄色；雄蕊 10 枚，花丝下部被锈色柔毛。荚果近圆形或半圆形，腹缝线具狭翅，先端具长约 3mm 的喙。花期 4~5 月，果期 7~8 月。

　　分布于神农架低海拔地区，生于山坡灌丛地。常见。

　　果皮、树皮含没食子酸类，可供药用，具抗菌、抗病毒、抗肿瘤的作用。

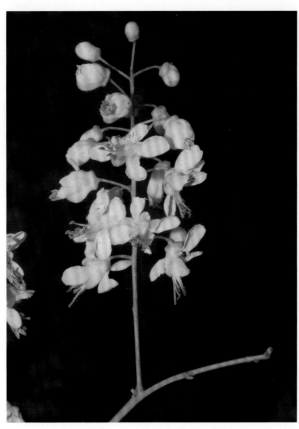
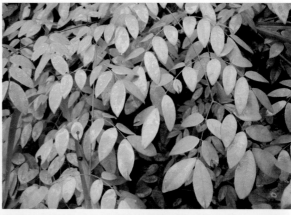
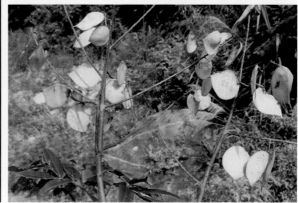

（三）老虎刺属 Pterolobium R. Brown ex Wight & Arnott

木质藤本。枝具散生、下弯的钩刺。二回偶数羽状复叶，羽片和小叶多数。花小，组成总状或圆锥花序；萼5裂，下面1枚萼片较大，舟形；花瓣5片，白色或变黄色，与萼片同为覆瓦状排列；雄蕊10枚，分离，花药1室；子房无柄，具胚珠1枚。荚果无柄，扁平，翅果状，下部种子着生处斜卵形或披针形，不开裂，顶部具一斜长圆形或镰状膜质的翅。种子悬生于室顶。

10种；我国2种；湖北1种；神农架1种，可供药用。

老虎刺 Pterolobium punctatum Hemsley

常绿蔓生灌木。枝和叶轴具下弯的钩刺。二回偶数羽状复叶，羽片10~13对；小叶14~16对，排列密集，长椭圆形。总状花序，再排成顶生的圆锥花序；花小，白色；萼片5枚，最下面的1枚较大；花瓣5片，略不等，覆瓦状排列，最上面的1片在最里面；雄蕊10枚，离生。荚果平扁，不开裂，具斜长圆形红色的膜质翅。花期6月，果期8月。

分布于神农架低海拔地区，生于溪边或山坡灌丛地。少见。

果皮、树皮含没食子酸类，可供药用，具抗菌、抗病毒、抗肿瘤的作用。

本种是一种具有潜在价值的药用植物，不可与夹竹桃科的假虎刺 *Carissa spinarum*、茜草科的虎刺 *Damnacanthus indicus*、大麻科的葎草 *Humulus scandens* 混淆。

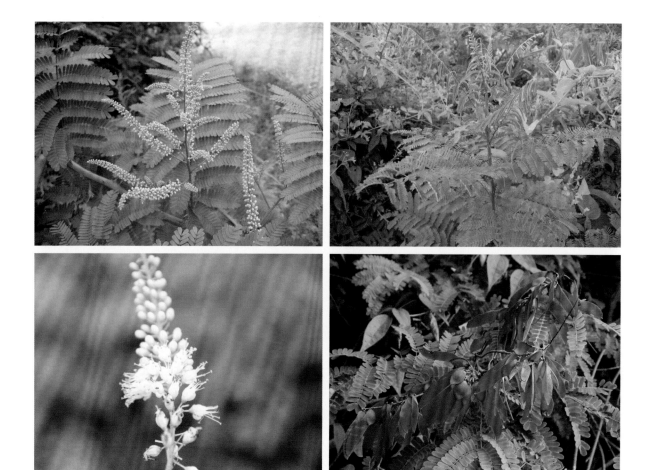

（四）紫荆属 Cercis Linnaeus

落叶灌木或乔木，无刺。单叶互生，全缘，具掌状叶脉，基部心形；叶柄先端膨大。总状花序单生或聚生成花束，生于老枝或主干上；花两侧对称，两性，紫红色或粉红色，具梗，通常先于叶开放；花萼短钟状，红色；花瓣5片，近蝶形，具柄，不等大；雄蕊10枚，分离。荚果扁狭长圆形，两端渐尖或钝，于腹缝线一侧常具狭翅，不开裂。

约8种；我国5种；湖北3种；神农架3种，均可供药用。

■ 分种检索表

1. 花序总状，具明显的总花梗。
  2. 总状花序较长，总轴长2~10cm；叶片下表面被短柔毛·····················1. 垂丝紫荆 C. racemosa
  2. 总状花序短，总轴长不超过2cm；叶片下表面无毛·····················2. 湖北紫荆 C. glabra
1. 花簇生，无总花梗··3. 紫荆 C. chinensis

1　垂丝紫荆 *Cercis racemosa* Oliver

　　落叶乔木。叶阔卵圆形，先端急尖，基部截形或浅心形，上表面无毛，下表面被短柔毛，尤以主脉上被毛较多，主脉 5 条，在下表面凸起；叶柄红色，无毛。总状花序单生，下垂；花瓣玫瑰红色，旗瓣具深红色斑点。荚果长圆形，稍弯拱；果梗细。种子 2~9 枚，扁平。花期 5 月，果期 10 月。

　　分布于神农架各地，生于海拔 1000m 以上的山坡林间。少见。

　　根、根皮（垂丝紫荆）活血行气，消肿止痛，祛瘀。

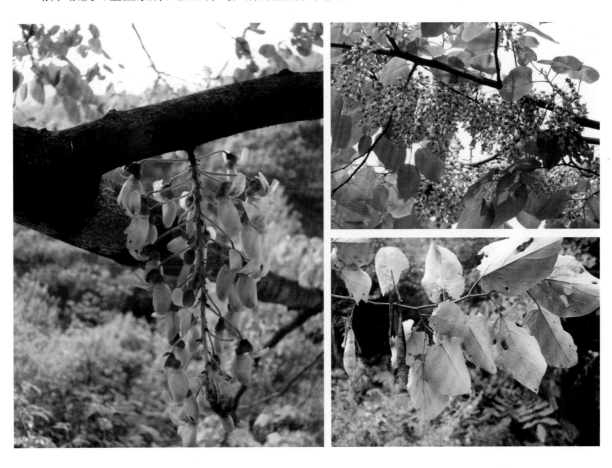

2　湖北紫荆 *Cercis glabra* Pampanini

　　落叶乔木。树皮和小枝灰黑色。叶较大，厚纸质或近革质，心形，先端钝或急尖，基部浅心形至深心形，幼叶常呈紫红色，老叶呈绿色，上表面光亮，下表面无毛，基脉 5~7 条。总状花序短，花淡紫红色或粉红色。荚果狭长圆形，紫红色。种子 1~8 枚，近圆形，扁。花期 3~4 月，果期 9~11 月。

　　分布于神农架各地，生于海拔 600m 以上的山地林中。常见。

　　根、根皮（垂丝紫荆）活血行气，消肿止痛，祛瘀。

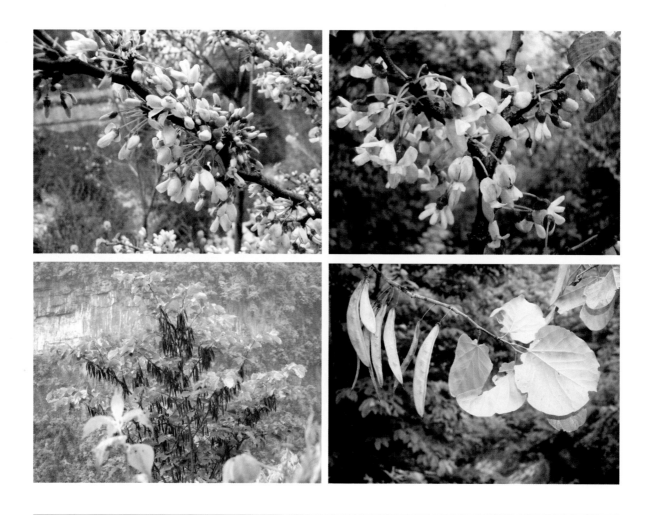

3 紫荆 炒米花
Cercis chinensis Bunge

　　落叶灌木,多分枝。树皮和小枝灰白色。叶纸质,近圆形,先端急尖,基部浅心形至深心形,两表面通常无毛,嫩叶绿色,叶缘膜质,透明;仅叶柄带紫色。花紫红色或粉红色,2~10朵成束,簇生于老枝和主干上,先于叶开放。荚果扁狭长形,基部长渐尖。种子2~6枚,黑褐色,光亮。花期3~4月,果期8~10月。

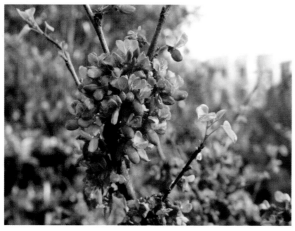
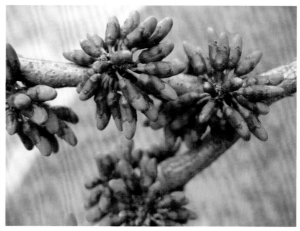

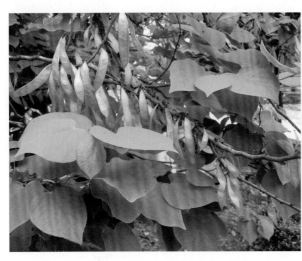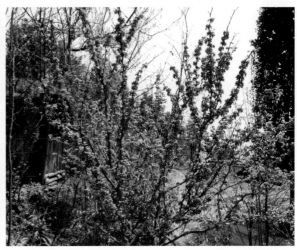

原产于我国东南部，神农架多有栽培。

树皮（紫荆皮）活血通经，消肿解毒。根皮破瘀活血，消痈解毒。木部（紫荆木）活血通淋。花（紫荆花）通小便。果（紫荆果）止咳止痛。

（五）羊蹄甲属 Bauhinia Linnaeus

常绿乔木、灌木或攀缘藤本。单叶，全缘，先端凹缺或 2 裂，基出脉 3 至多条，中脉常伸出于 2 裂片间，形成一小芒尖。花两性，组成总状、伞房状、圆锥状花序；花萼杯状、佛焰状，或于开花时分裂为 5 枚萼片；花瓣 5 片，略不等，常具瓣柄，白色至紫红色。荚果长圆形、带状、线形，通常扁平，开裂。

约 600 种；我国 40 种；湖北 2 种；神农架 2 种，可供药用的 2 种。

■ 分种检索表

1. 直立灌木；枝无卷须 ·· 1. 鞍叶羊蹄甲 B. brachycarpa
1. 藤本；茎枝上具卷须 ·· 2. 薄叶蹄甲 B. glauca subsp. tenuiflora

1 鞍叶羊蹄甲 Bauhinia brachycarpa Wallich ex Bentham

常绿灌本。叶纸质，卵形或心形，多变，先端锐渐尖、圆钝、微凹，或 2 裂，裂片长度不一，基部截形、微凹、心形，基出脉 5~7 条。总状花序狭长，腋生，或聚生成复总状花序；萼片披针形；花瓣白色，具瓣柄，瓣片匙形。荚果倒卵状长圆形、带状，扁平，果瓣革质。花期 6~10 月，果期 7~12 月。

分布于神农架新华至兴山一带，生于河谷灌丛中。常见。

枝叶、根清热润肺，敛阴安神，除湿，杀虫。

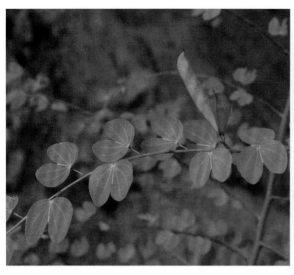
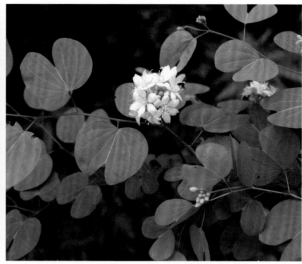

2 薄叶羊蹄甲（亚种）

Bauhinia glauca (Wallich ex Bentham) Bentham subsp. **tenuiflora** (Watt ex C. B. Clarke) K. Larsen & S. S. Larsen

常绿木质藤本，全株无毛。卷须略扁，旋卷。叶纸质，近圆形，2裂，裂达中部或更深裂，罅口狭窄，裂片卵形，内侧近平行，先端圆钝，基部圆心形至截平，基出脉9~11条。伞房花序式的总状花序顶生；萼片卵形，急尖，外被锈色茸毛；花瓣玫瑰红色，倒卵形，近相等，具长柄，边缘呈皱波状。荚果带状，薄，无毛，不开裂。花期4~6月，果期7~9月。

分布于神农架低海拔地区，生于山坡疏林中或林缘。常见。

根、叶补肾，提神，止血，镇咳。

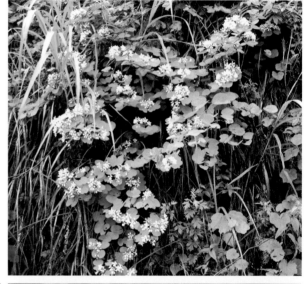

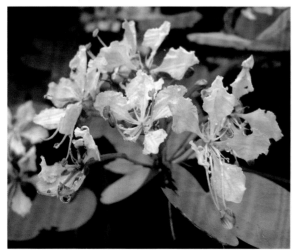
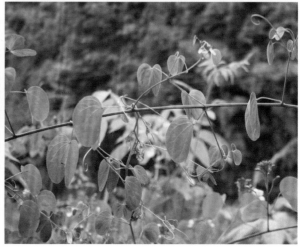

（六）番泻决明属 Senna Miller

亚灌木或草本。叶为一回偶数羽状复叶，叶柄和叶轴上常具腺体；小叶对生，无柄或具短柄。花近辐射对称，黄色，组成腋生的总状花序或顶生的圆锥花序，或有时 1 至数朵簇生于叶腋；萼筒很短，裂片 5 枚，呈覆瓦状排列；花瓣通常 5 片，近相等或下面 2 片较大；雄蕊 10 枚，常不相等，其中有些花药退化。荚果圆柱形或扁平，很少具棱或翅，2 瓣裂或不开裂。

约 260 种；我国 15 种；湖北 5 种；神农架 3 种，可供药用的 2 种。

■ 分种检索表

1. 羽状复叶，具 3 对小叶，小叶倒卵形或倒卵状长椭圆形 ······························1. **决明 S. tora**
1. 羽状复叶，具 20 对以上小叶，小叶近线状镰形 ······························2. **豆茶决明 S. nomame**

1　决明 Senna tora (Linnaeus) Roxburgh

一年生亚灌木状草本。一回羽状复叶，叶轴上每对小叶间具 1 枚棒状的腺体；小叶 3 对，膜质，倒卵形或倒卵状长椭圆形，顶端圆钝而具小尖头，基部渐狭，偏斜。花腋生，通常 2 朵聚生；花梗丝状；萼片稍不等大；花瓣黄色，下面 2 枚略大。荚果纤细，线形。种子约 25 枚，菱形，光亮。花、果期 8~11 月。

神农架有栽培。

种子清热明目，润肠通便。

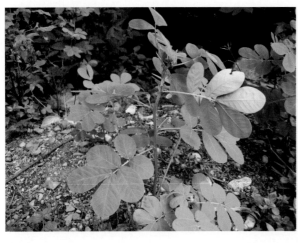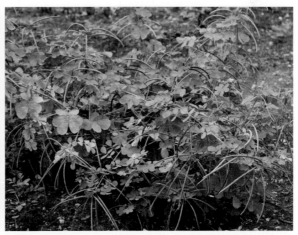

2　豆茶决明 Senna nomame (Makino) T. C. Chen

多年生草本。一回羽状复叶，在叶柄的上端、羽片最后 1 对小叶的下方具 1 枚圆盘状腺体；小叶 20~50 对，线状镰形，两侧不对称，中脉靠近叶的上缘；托叶线形，宿存。花序腋生，单生或数朵聚生不等；总花梗顶端有 2 枚小苞片；花瓣黄色，不等大，具短柄；雄蕊 10 枚，5 枚长 5 枚短。荚果镰形，扁平。种子 10~16 枚。花、果期通常 7~8 月。

分布于神农架新华至兴山一带，生于山坡空旷地或草丛中。少见。

种子清肝明目，和脾利水。

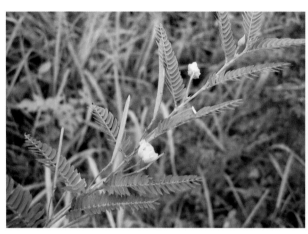 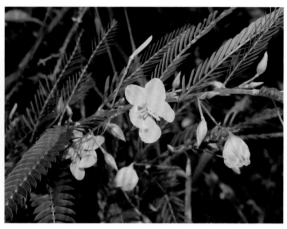

蝶形花亚科 Papilionaceae

常绿或落叶乔木、灌木，或多年生草本，有时具刺。叶互生，稀对生，通常为羽状或掌状复叶，稀为单叶或退化为鳞叶；托叶常存，有时变为刺状。花两性，单生或排成各式花序；花萼钟形或筒形，裂片 5 枚；花瓣 5 片，不等大，两侧对称，呈下降的覆瓦状排列，构成蝶形花冠，稀花瓣退化仅存旗瓣或具二型花；雄蕊 10 枚或有时部分退化，连合成单体或二体雄蕊管。荚果呈各种形状，开裂或不裂，有时具翅，有时横向具关节而断裂成节荚，偶呈核果状。种子 1 至多数，种脐常较显著。

480 属，12000 种；我国包括引进栽培的 131 属，1380 多种；湖北包括引进栽培的 55 属，131 种；神农架包括引进栽培的 41 属，93 种，可供药用的 39 属，81 种。

■ 分属检索表

1. 花丝全部分离，或在近基部部分连合，花药同型。
　2. 荚果扁平，有时沿缝线具翅‥‥‥‥‥‥‥‥‥‥‥‥‥‥‥‥‥‥‥‥‥1. 香槐属 Cladrastis
　2. 荚果圆柱形，串珠状‥‥‥‥‥‥‥‥‥‥‥‥‥‥‥‥‥‥‥‥‥‥‥‥2. 槐属 Sophora
1. 花丝全部或大部分连合成雄蕊管，雄蕊单体或二体，花药同型、近同型或异型。
　3. 植株具刺。
　　4. 刺为枝刺；灌木‥‥‥‥‥‥‥‥‥‥‥‥‥‥‥‥‥‥‥‥30. 锦鸡儿属 Caragana
　　4. 刺为托叶刺；乔木‥‥‥‥‥‥‥‥‥‥‥‥‥‥‥‥‥‥‥‥‥7. 刺槐属 Robinia
　3. 植株无刺。
　　5. 乔木或具无叶钩状枝的藤本‥‥‥‥‥‥‥‥‥‥‥‥‥‥‥‥‥3. 黄檀属 Dalbergia
　　5. 灌木、木质藤本、草质藤本或直立、倾卧的草本。

6. 灌木……………………………………………………40. 山豆根属 Euchresta

6. 木质藤本、草质藤本或直立、倾卧的草本。

　　7. 木质藤本。

　　　　8. 落叶藤本。

　　　　　9. 羽状复叶具 3 对以上的小叶…………………6. 紫藤属 Wisteria

　　　　　9. 三出羽状复叶具 3 对以上的小叶……………19. 葛属 Pueraria

　　　　8. 常绿藤本。

　　　　　10. 总状花序生于老茎上…………………………15. 黧豆属 Mucuna

　　　　　10. 圆锥花序顶生或腋生。

　　　　　　11. 荚果极度肿胀；种子少数…………………4. 崖豆藤属 Millettia

　　　　　　11. 荚果扁平或稍肿胀；种子多数……………5. 鸡血藤属 Callerya

　　7. 草质藤本，或直立、倾卧的草本。

　　　12. 花药二型，即背着与基着交互，有时长短交互排列。

　　　　13. 荚果横向分节并断裂………………………………28. 合萌属 Aeschynomene

　　　　13. 荚果不横向分成节，如分节时也不断裂…………38. 猪屎豆属 Crotalaria

　　　12. 花药同型或近同型，即不分背着或基着，也不分长短交互而生。

　　　　14. 花丝顶端全部或部分膨大下延。

　　　　　15. 全部或部分瓣柄与雄蕊管连生…………………37. 车轴草属 Trifolium

　　　　　15. 瓣柄不与雄蕊管连生。

　　　　　　16. 托叶退化成腺点…………………………………32. 百脉根属 Lotus

　　　　　　16. 托叶与叶柄连生…………………………………36. 苜蓿属 Medicago

　　　　14. 花丝丝状，上部不膨大。

　　　　　17. 荚果横向缢缩或深裂成节荚，每节具种子 1 枚。

　　　　　　18. 荚果背缝线缢缩，不形成缺口。

　　　　　　　19. 荚果圆柱状，土生…………………………29. 落花生属 Arachis

　　　　　　　19. 荚果扁平，枝头着生。

　　　　　　　　20. 叶柄两侧具狭翅…………………………9. 小槐花属 Ohwia

　　　　　　　　20. 叶柄两侧无翅……………………………10. 山蚂蝗属 Desmodium

　　　　　　18. 荚果背缝线深凹入，形成缺口……………11. 长柄山蚂蝗属 Hylodesmum

　　　　　17. 荚果不横向断裂成节荚，具种子 1 至多枚。

　　　　　　21. 掌状复叶、单叶或三出复叶。

　　　　　　　22. 叶下表面无腺点或透明斑点。

　　　　　　　　23. 小叶边缘通常具锯齿，侧脉直达叶缘…………35. 草木犀属 Melilotus

　　　　　　　　23. 小叶全缘，侧脉不达叶缘。

　　　　　　　　　24. 小叶侧脉近叶缘处弧状弯曲；托叶细小，锥形，脱落。

　　　　　　　　　　25. 苞片内具花 1 朵；花梗具关节………12. 杭子梢属 Campylotropis

25. 苞片内具花2朵；花梗不具关节…………13. 胡枝子属 **Lespedeza**

24. 小叶侧脉直；托叶大，膜质，宿存………14. 鸡眼草属 **Kummerowia**

22. 叶下表面具腺点或透明斑点。

26. 小叶和花萼通常具黄色腺点。

27. 胚珠3枚及至多枚…………………………26. 野扁豆属 **Dunbaria**

27. 胚珠1~2枚……………………………………27. 鹿藿属 **Rhynchosia**

26. 小叶和花萼无腺点。

28. 花柱常膨大、变扁或旋卷，常具髯毛；种脐通常具海绵状残留物。

29. 花柱扁平…………………………………23. 扁豆属 **Lablab**

29. 花柱圆柱形。

30. 龙骨瓣先端具螺旋卷曲的长喙…………25. 菜豆属 **Phaseolus**

30. 龙骨瓣先端钝圆或具喙，但不旋转…………24. 豇豆属 **Vigna**

28. 花柱通常圆柱形，无髯毛；种脐通常无海绵状残留物。

31. 花通常适应鸟媒，花瓣不等长…………16. 土圞儿属 **Apios**

31. 花通常适应蜂媒，若适应鸟媒则花瓣近等长。

32. 花序通常具结节。

33. 植株具块根……………………………18. 豆薯属 **Pachyrhizus**

33. 植株无块根……………………………17. 刀豆属 **Canavalia**

32. 花序不具结节或几无结节。

34. 翼瓣和龙骨瓣的瓣柄短于瓣片…………20. 大豆属 **Glycine**

34. 翼瓣和龙骨瓣的瓣柄比瓣片长。

35. 花萼先端截形，花黄色…………21. 山黑豆属 **Dumasia**

35. 花萼裂片三角形，花淡紫色…22. 两型豆属 **Amphicarpaea**

21. 羽状复叶。

36. 荚果一般肿胀，1室或假2室…………………31. 黄耆属 **Astragalus**

36. 荚果扁平，2室。

37. 植物体被"丁"字形毛………………………8. 木蓝属 **Indigofera**

37. 植株无毛或仅具单细胞毛。

38. 托叶大于小叶…………………………………34. 豌豆属 **Pisum**

38. 托叶小于小叶。

39. 花柱圆柱形……………………………………33. 野豌豆属 **Vicia**

39. 花柱扁……………………………………39. 山黧豆属 **Lathyrus**

（一）香槐属 Cladrastis Rafinesque

落叶乔木。芽叠生，无芽鳞，包裹于膨大的叶柄内。奇数羽状复叶；小叶互生或近对生，具或不具小托叶。圆锥花序或近总状花序，顶生，常下垂；花萼钟形，5齿，近等大；花冠白色，旗瓣圆形，翼瓣斜长椭圆形，具两耳，龙骨瓣稍内弯，长椭圆形、半箭形；雄蕊10枚，花丝分离。荚果扁平，两侧无翅或具翅。

7种；我国5种；湖北3种；神农架2种，可供药用的1种。

香槐 Cladrastis wilsonii Takeda

落叶乔木。树皮灰色至灰褐色，平滑，具皮孔。奇数羽状复叶；小叶4~5对，纸质，互生，卵形或长圆状卵形，顶生小叶较大，先端急尖，基部宽楔形，下表面苍白色，叶脉在两表面均隆起，中脉稍偏向一侧。圆锥花序顶生或腋生，花萼钟形，花冠白色。荚果长圆形，扁平，先端圆形，两侧无翅，稍增厚。花期5~7月，果期8~9月。

分布于神农架木鱼，生于山坡沟谷阔叶林中。少见。

根、果实祛风止痛。

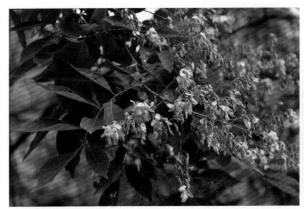 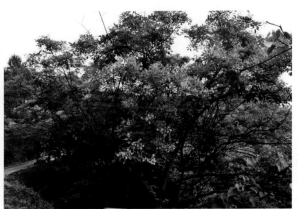

（二）槐属 Sophora Linnaeus

落叶乔木、灌木，或多年生草本。奇数羽状复叶；小叶多数，全缘。总状或圆锥状花序，顶生；花白色；花萼钟状或杯状，萼齿5枚，等大；雄蕊30枚，分离或基部有不同程度的连合。荚果圆柱形或稍扁，串珠状；果皮肉质或革质，不裂或开裂。

约70种；我国21种；湖北6种；神农架3种，均可供药用。

■ 分种检索表

1. 木本。
  2. 小枝无刺···1. 槐 S. japonica
  2. 小枝具刺··2. 白刺槐 S. davidii
1. 多年生草本或半灌木··3. 苦参 S. flavescens

1 槐 中国槐、槐花树
Sophora japonica Linnaeus

　　落叶大乔木。当年生枝绿色，无毛，具明显的白色皮孔。一回羽状复叶；叶柄基部膨大，包裹着芽；小叶 4~7 对，对生或近对生，纸质，卵状披针形或卵状长圆形，先端渐尖，具小尖头，基部宽楔形至近圆形，稍偏料，叶下表面灰白色。圆锥花序顶生；花萼浅钟状，萼齿近等大；花冠白色或淡黄色。荚果串珠状，具肉质果皮，成熟后不开裂。花期 7~8 月，果期 8~10 月。

　　分布于神农架各地，生于沟谷两岸或村寨旁。少见。

　　叶、枝、根、果清肝泻火，凉血解毒，燥湿杀虫。

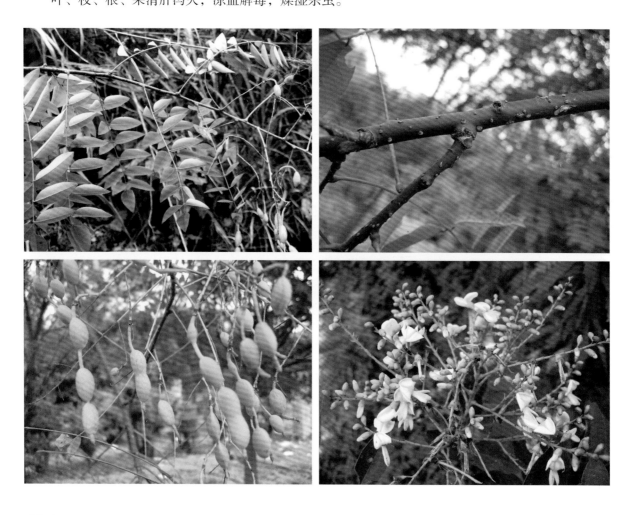

2 白刺槐 **Sophora davidii** (Franchet) Skeels

　　灌木或小乔木。不育枝末端明显变成刺，有时分叉。羽状复叶；小叶 5~9 对，形态多变，一般为椭圆状卵形或倒卵状长圆形，先端圆或微缺，常具芒尖，基部钝圆形；托叶钻状，部分变成刺，宿存。总状花序着生于小枝顶端；花冠白色或淡黄色，有时旗瓣稍带红紫色；子房密被黄褐色柔毛，花柱弯曲，无毛。荚果呈非典型的串珠状。花期 3~8 月，果期 6~10 月。

分布于神农架新华至兴山一带，生于低海拔的山谷灌丛中。常见。

根、叶、花、果实、种子清热解毒，利湿消肿，凉血止血。

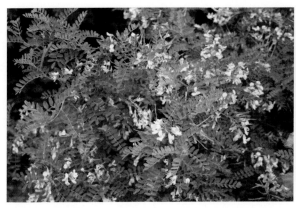 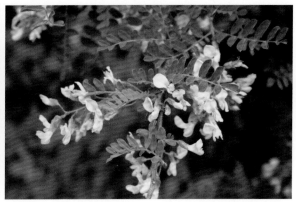

3 | 苦参 *Sophora flavescens* Aiton

多年生草本或亚灌木。一回羽状复叶；小叶 6~12 对，互生或近对生，纸质，形状多变，椭圆形至披针状线形，先端钝或急尖，基部宽楔形；托叶披针状线形。总状花序顶生；花萼钟状，明显歪斜，具波状齿；花冠比花萼长，白色或淡黄白色。荚果长圆柱状，种子间稍缢缩，呈不明显串珠状，成熟后开裂为 4 瓣。种子深红褐色或紫褐色。花期 6~8 月，果期 7~10 月。

分布于神农架新华，生于山坡林缘或灌丛中。少见。

根（苦参）清热燥湿，杀虫，利尿。

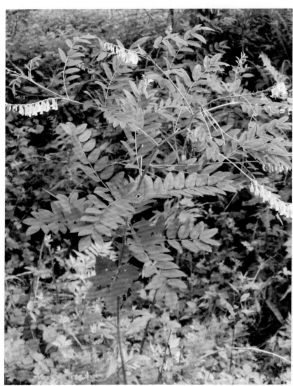 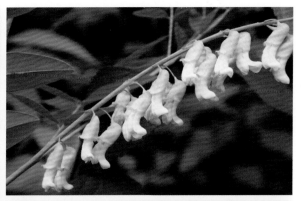 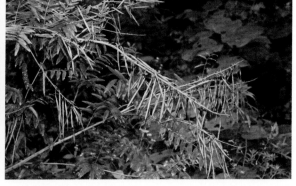

（三）黄檀属 Dalbergia Linnaeus

落叶乔木或木质藤本，稀常绿。奇数羽状复叶，小叶互生。花小，通常多数，组成顶生或腋生的圆锥花序，分枝有时呈二歧聚伞状；花萼钟状，裂齿5枚，下方1枚最长，稀近等长；花瓣白色、淡绿色；雄蕊10或9枚，通常合生为上侧边缘开口的鞘（单体雄蕊），或鞘的下侧开裂而组成二体雄蕊（5+5或9+1）。荚果不开裂，长圆形，呈带状、翅果状。

140种；我国28种；湖北6种；神农架4种，均可供药用。

■ 分种检索表

1. 乔木·······························1. 黄檀 D. hupeana
1. 藤本。
　2. 小叶小，长2cm以下，通常10对以上·······2. 象鼻藤 D. mimosoides
　2. 小叶较大，长2cm以上，少数，通常为1~7对。
　　3. 小叶椭圆形·······················4. 大金刚藤 D. dyeriana
　　3. 小叶长椭圆形·····················3. 藤黄檀 D. hancei

| 1 | 黄檀 | 檀木树
Dalbergia hupeana Hance |

落叶乔木。树皮暗灰色，呈薄片状脱落。幼枝淡绿色，无毛。羽状复叶；小叶3~5对，椭圆形，先端钝或稍凹入，基部圆形或阔楔形，两表面无毛。圆锥花序顶生，花密集；花萼钟状，萼齿5枚；花冠白色。荚果长圆形或阔舌状，顶端急尖，基部渐狭成果颈，种子着生部分具网纹。种子1~2枚，稀3枚。花期5~7月，果期8~10月。

分布于神农架低海拔地区，生于山坡林中。常见。

根皮（檀根）杀虫疗疮。

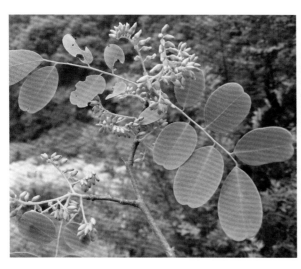
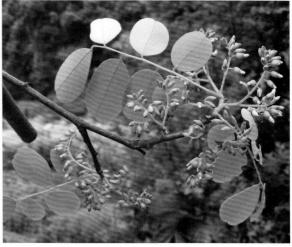

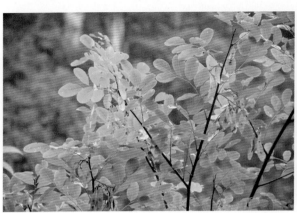 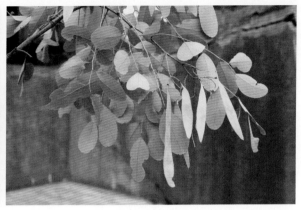

2 象鼻藤 ^{杠香藤}
Dalbergia mimosoides Franchet

落叶藤本。部分枝条先端卷曲，老枝具粗枝刺，幼枝密被褐色短毛。一回羽状复叶；小叶 10~17 对，线状长圆形，排列紧密，先端截形或凹缺，基部圆形或阔楔形。圆锥花序腋生，分枝聚伞花序状；花小，稍密集，花冠白色或淡黄色。荚果无毛，长圆形至带状，扁平，顶端急尖，种子着生部分有网纹。种子 1（~2）枚。花期 5~6 月，果期 9~10 月。

分布于神农架各地，生于多石的山坡灌丛中或林缘。常见。

叶（麦刺藤叶）消炎解毒。

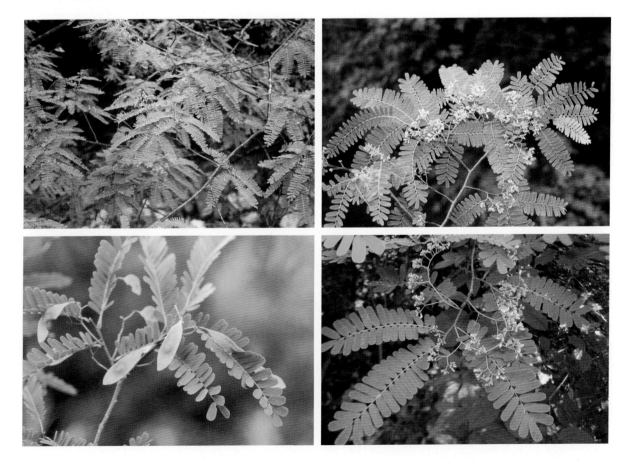

3 **藤黄檀** ^{杠香藤}
Dalbergia hancei Bentham

落叶藤本。部分枝条先端卷曲，老枝具粗枝刺，幼枝无毛。一回羽状复叶；小叶 2~4 对，长圆形，排列较松，先端圆或钝，有时凹缺，基部圆楔形。总状花序集生成短圆锥花序，腋生；花冠白色。荚果无毛，长圆形至带状，扁平，顶端圆钝或急尖，种子着生部分有网纹。种子 1（~2）枚。花期 4~5 月，果期 9~10 月。

分布于神农架下谷、新华，生于低海拔的沟谷林缘。常见。

根、茎行气，止痛，破积。

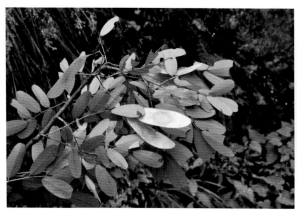 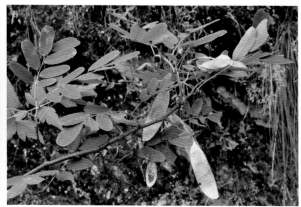

4 **大金刚藤** ^{杠香藤}
Dalbergia dyeriana Prain

落叶藤本。部分枝条先端卷曲，老枝具粗枝刺，幼枝无毛。一回羽状复叶；小叶 4~7 对，倒卵状长圆形，排列较松，先端圆或钝，有时凹缺，基部圆楔形。圆锥花序腋生，花冠黄白色。荚果无毛，长圆形至带状，扁平，顶端圆钝或急尖，种子着生部分有网纹。种子 1（~2）枚。花期 5~6 月，果期 9~10 月。

分布于神农架下谷、新华，生于多石的山坡灌丛中或林缘。常见。

根、茎行气，止痛，破积。

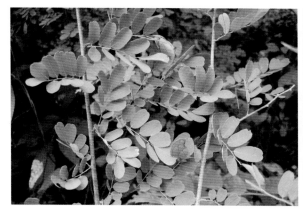 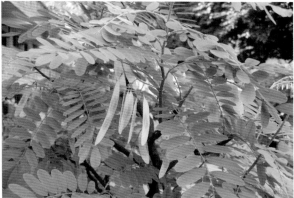

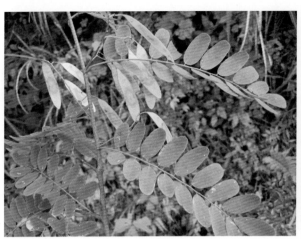 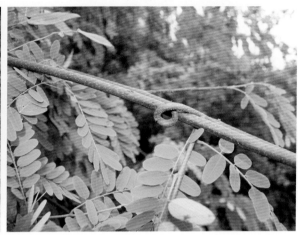

（四）崖豆藤属 Millettia Wight & Arnott

常绿乔木或攀缘灌木。奇数羽状复叶；小叶 2 至多对，通常对生，全缘。圆锥花序大，顶生或腋生；花单生于分枝上或簇生于缩短的分枝上；小苞片 2 枚，贴萼生或着生于花梗中上部；花萼阔钟状，萼齿 5 枚，上方 1 枚较小，或为 4 枚；二体雄蕊（9+1）。荚果扁平或肿胀，线形或圆柱形，具单枚种子时呈卵形或球形。种子 1 至少数，凸镜形、球形或肾形。

约 100 种；我国 18 种；湖北 1 种；神农架 1 种，可供药用。

厚果崖豆藤 老板栗
Millettia pachycarpa Bentham

常绿大藤本。一回羽状复叶；小叶 6~8 对，草质，长椭圆形，先端锐尖，基部楔形或圆钝，中脉在下表面隆起，密被灰褐色绒毛。总状圆锥花序，2~6 条花枝生于新枝下部；花萼杯状；花冠淡紫色；雄蕊单体。荚果褐黄色，肿胀，长圆形，具单枚种子时卵形，秃净，密布浅黄色疣状斑点。种子栗褐色，肾形或挤压成棋子形。花期 4~6 月，果期 6~11 月。

分布于神农架下谷，生于山坡常绿阔叶林林缘或多石坡地。少见。

根杀虫，攻毒，止痛。

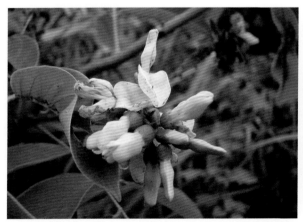 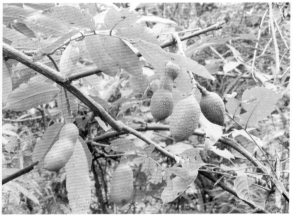

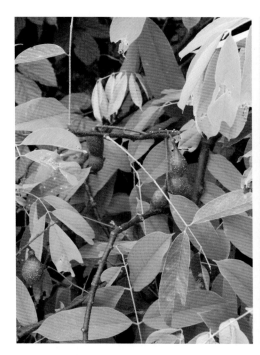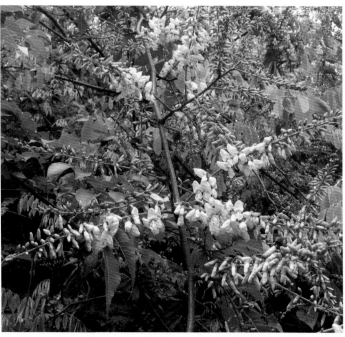

（五）鸡血藤属 Callerya Endlicher

　　常绿藤本。奇数羽状复叶，互生；小叶 2 至多对，通常对生，全缘。圆锥花序大，顶生或腋生；花萼阔钟状，萼齿 5 枚，上方 1 枚萼齿较小；花冠紫色、粉红色、白色，旗瓣内面常具色纹。荚果扁平或肿胀，线形或圆柱形，具单枚种子时呈卵圆形或球形，开裂。种子凸镜形至肾形。

　　约 30 种；我国 18 种；湖北 3 种；神农架 4 种，可供药用的 2 种。

■ 分种检索表

1. 花瓣无毛；叶轴有小托叶 ···1. 网络鸡血藤 C. reticulata
1. 旗瓣外面密被绢毛 ···2. 香花鸡血藤 C. dielsiana

1	网络鸡血藤 ^{绵藤}

网络鸡血藤 绵藤
Callerya reticulata (Bentham) Schot

　　常绿藤本。小枝圆形，具细棱，老枝褐色。一回羽状复叶，叶轴上面具狭沟；小叶 3~4 对，硬纸质，卵状椭圆形或长圆形，先端钝，渐尖，基部圆形，侧脉 6~7 对，网脉在两表面均明显隆起。圆锥花序顶生，常下垂；花密集；花冠红紫色，旗瓣无毛；二体雄蕊，对着旗瓣的 1 枚雄蕊离生。荚果带形，狭长，扁平，瓣裂，果瓣近木质。种子 3~6 枚。花期 6 月，果期 9 月。

　　分布于神农架各地，生于山地灌丛、沟谷。常见。

　　根、茎（鸡血藤）行气，祛风，活血通筋。

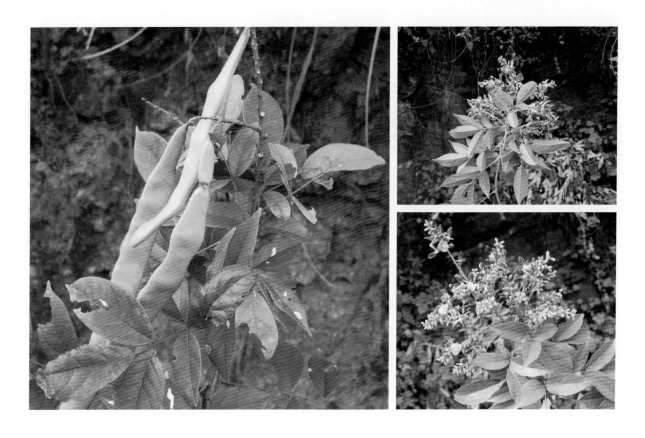

2 | **香花鸡血藤** ^{绵藤花}

香花鸡血藤 绵藤花
Callerya dielsiana (Harms) P. K. Lôc ex Z. Wei & Pedley

常绿藤本。小枝圆形，具细棱，老枝褐色。一回羽状复叶，叶轴上面具狭沟；小叶2对，硬纸质，长圆形，先端急尖至渐尖，基部钝圆，侧脉6~9对，网脉在两表面均明显隆起。圆锥花序顶生，常下垂，花密集；花冠红紫色；旗瓣被绢毛；二体雄蕊，对着旗瓣的1枚雄蕊离生。荚果圆柱形，密被柔毛，狭长，瓣裂，果瓣近木质。种子3~5枚。花期6月，果期9月。

分布于神农架各地，生于山地灌丛、沟谷。常见。

根（岩鸡血藤）行气，活血。

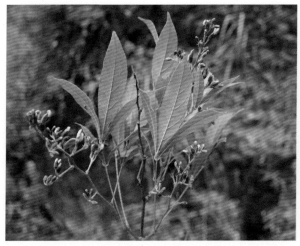
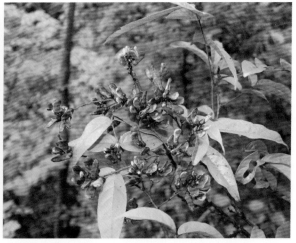

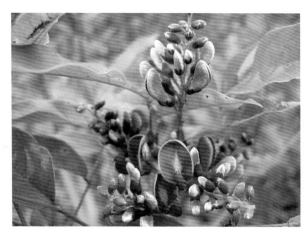
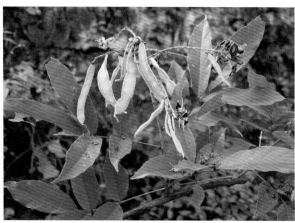

（六）紫藤属 Wisteria Nuttall

落叶藤本。奇数羽状复叶互生；托叶线形，早落；小叶多数，对生，具小托叶。总状花序顶生，下垂；花萼宽钟形，萼齿 5 枚，略呈 2 唇形，上方 2 萼齿大部分合生，最下方 1 萼齿较长，钻形；花冠紫色、堇青色、白色，旗瓣圆形，基部具 2 个胼胝体，花开后反折，翼瓣长圆状镰形，具耳；二体雄蕊（9+1），胚珠多数。荚果线状倒披针形，伸长，基部具颈，种子间缢缩，迟裂；瓣片革质。种子大，肾形，无种阜。

10 种；我国 7 种；湖北 2 种；神农架 1 种，可供药用。

紫藤 Wisteria sinensis (Sims) Sweet

落叶藤本。茎左旋，较粗壮。奇数羽状复叶；小叶 3~6 对，纸质，卵状椭圆形至卵状披针形，基部 1 对最小，先端渐尖至尾尖，基部钝圆或楔形。总状花序生于去年生的短枝；花下垂，芳香；花萼杯状；花瓣紫色。荚果倒披针形，密被绒毛。种子 1~3 枚。花期 4 月，果期 8 月。

分布于神农架下谷，生于山坡疏林中。少见。

叶、种子、根舒筋活络。

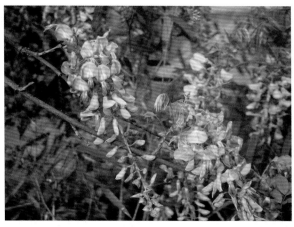
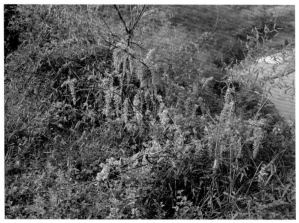

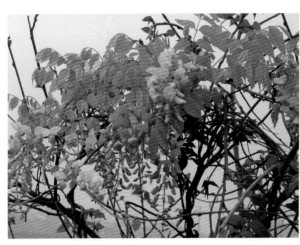 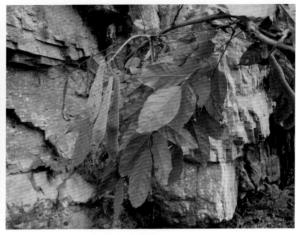

（七）刺槐属 Robinia Linnaeus

落叶乔木。无顶芽，腋芽为柄下芽。奇数羽状复叶；托叶刺状；小叶全缘，具柄及小托叶。总状花序腋生，下垂；苞片早落；花冠白色、粉红、玫瑰红色，花瓣具瓣柄，旗瓣反折，翼瓣弯曲，龙骨瓣内弯；二体雄蕊，对着旗瓣的 1 枚雄蕊分离，花药同型，2 室纵裂；子房具柄，花柱顶端具毛，柱头顶生，胚珠多数。荚果扁平，沿腹缝线具窄翅。种子长圆形或偏斜肾形，无种阜。

约 20 种；我国栽培 2 种；湖北栽培 1 种；神农架栽培 1 种，可供药用。

刺槐 _{洋槐}
Robinia pseudoacacia Linnaeus

落叶乔木。树皮灰褐色，纵裂。小枝具托叶刺。一回羽状复叶；小叶 2~12 对，常对生，椭圆形或卵形，先端圆，具小尖头，基部圆形至阔楔形，下表面灰绿色。总状花序腋生，下垂；花芳香；花萼斜钟状；花冠白色、粉色、玫瑰红色；二体雄蕊，对着旗瓣的 1 枚雄蕊分离。荚果褐色，线状椭圆形，扁平，先端上弯，沿腹缝线具狭翅。种子 2~15 枚。花期 4~6 月，果期 8~9 月。

原产于美国东部，神农架广泛栽培。

茎皮、根、叶、花凉血止血。

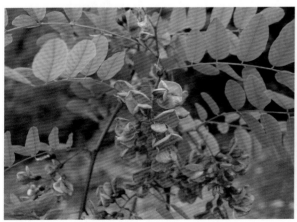 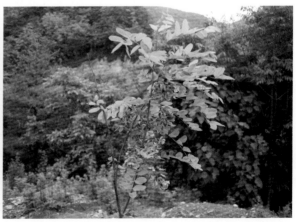

（八）木蓝属 Indigofera Linnaeus

落叶或常绿灌木，全株多少被平贴"丁"字形毛。奇数羽状复叶，偶为掌状复叶至单叶；小叶通常对生，全缘。总状花序腋生，少数呈头状、穗状或圆锥状花序；花萼钟状或斜杯状；花冠紫红色或淡红色；二体雄蕊。荚果线形或圆柱形。

700 种；我国 81 种；湖北 8 种；神农架 3 种，均可供药用。

■ 分种检索表

1. 花深紫色。
　2. 花序长于叶·····································2. 河北木蓝 I. bungeana
　2. 花序短于叶·····································1. 多花木蓝 I. amblyantha
1. 花白色或淡白紫色·····························3. 宜昌木蓝 I. decora var. ichangensis

---

1 多花木蓝 马胡梢
Indigofera amblyantha Craib

落叶灌木。幼枝绿色，具沟纹，被平贴棕色的"丁"字形毛。羽状复叶，叶轴圆柱形；小叶5~11 对，对生，椭圆形或倒卵状椭圆形，先端钝，具小尖头，基部宽楔形或近圆形，叶干后通常变黑色或具黑色斑点。总状花序，花密集；花冠红色或紫红色。荚果圆柱形，顶端圆钝；内果皮具紫色斑点，被疏毛。花期 6~9 月，果期 9~10 月。

分布于神农架各地，生于山坡疏林中。常见。

根（土豆根）清热解毒。叶止血。

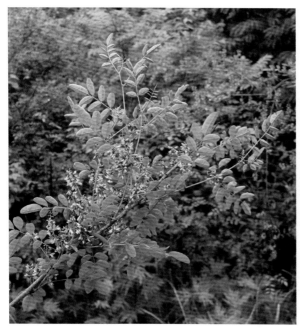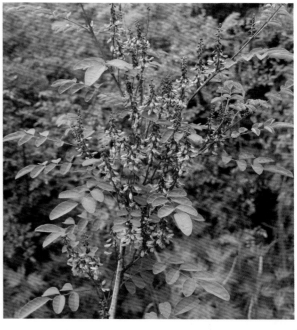

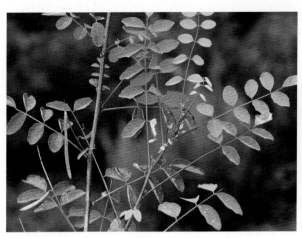
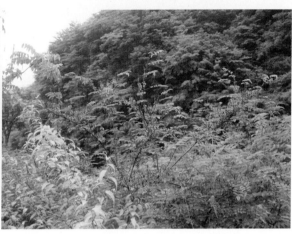

2 | 河北木蓝 野绿豆芙树
Indigofera bungeana Walpers

　　落叶灌木。茎多分枝，细长。幼枝灰褐色，明显具棱，被"丁"字形毛。一回羽状复叶；小叶3~5对，对生，椭圆形至倒卵状椭圆形，先端圆或微凹，具小尖头，基部阔楔形或近圆形，两表面被白色"丁"字形毛。总状花序，花开后较复叶长，花密集；花冠淡红色或紫红色。荚果线状圆柱形，顶端渐尖，幼时密生短"丁"字形毛。种子间有横膈。花期5~8月，果期9~10月。

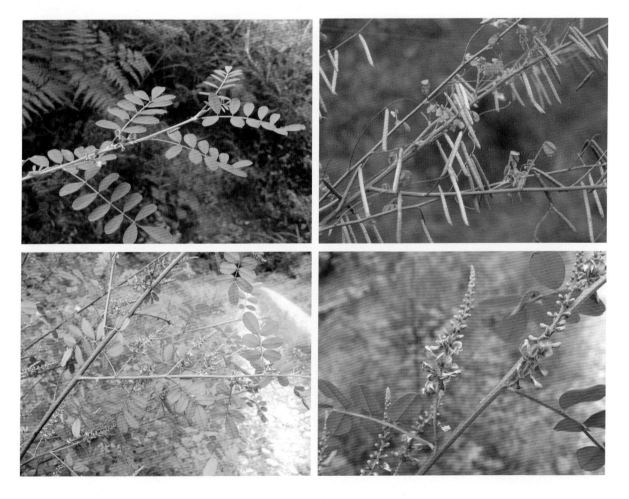

分布于神农架各地，生于山坡疏林中。常见。

全株（一味药）用于瘰疬、痔疮、食积、感冒咳嗽。根（一味药根）清热解毒，消肿。叶（一味药叶）用于外伤出血。

3 宜昌木蓝（变种） **Indigofera decora** Lindley var. **ichangensis** (Craib) Y. Y. Fang & C. Z. Zheng

落叶灌木。茎圆柱形，无毛或近无毛。一回羽状复叶，叶轴无毛或疏被"丁"字形毛；小叶3~7对，对生或近对生，稀互生或下部互生，叶形变异大，通常为卵状披针形，先端渐尖或急尖，具小尖头，基部楔形或阔楔形。总状花序直立；花冠淡紫色或粉红色，稀白色。荚果棕褐色，圆柱形，近无毛；内果皮具紫色斑点。种子7~8枚。花期4~6月，果期6~10月。

分布于神农架木鱼、新华，生于山坡疏林中的土坎上。少见。

根止咳，止血，敛汗。

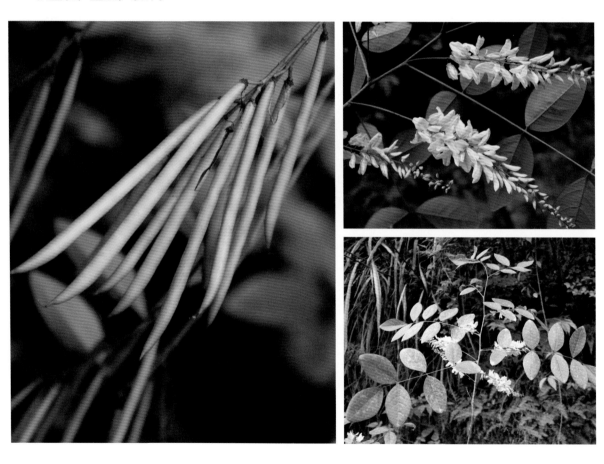

（九）小槐花属 **Ohwia** H. Ohashi

直立灌木或亚灌木，多分枝。叶具3枚小叶，叶柄两侧具狭翅。总状花序较长，具小苞片；花瓣纸质，有明显脉纹；二体雄蕊。荚节长圆形，长为宽的3~4倍。

2种；我国2种；湖北1种；神农架1种，可供药用。

小槐花 Ohwia caudata (Thunberg) H. Ohashi

常绿灌木。羽状三出复叶，具小叶 3 枚，小叶近革质，披针形或长圆形，先端渐尖、急尖或短渐尖，基部楔形，全缘，侧脉不达叶缘，小托叶丝状；叶柄两侧具极窄的翅；托叶披针状线形，宿存。总状花序顶生或腋生，苞片钻形，花冠绿白色或黄白色。荚果线形，扁平，被伸展的钩状毛，具荚节 4~8 个。花期 7~9 月，果期 9~11 月。

分布于神农架低海拔地区，生于山谷阴湿地、林缘。少见。

全株清热，利湿，消积，散瘀。

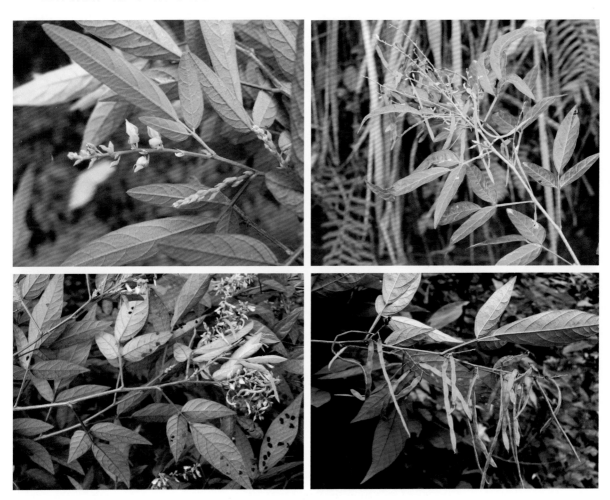

（十）山蚂蝗属 Desmodium Desvaux

多年生草本、亚灌木、灌木。叶为羽状三出复叶或退化为单小叶，具托叶和小托叶；托叶通常干膜质，具条纹，小托叶钻形或丝状；小叶全缘或浅波状。花通常较小，组成腋生或顶生的总状或圆锥花序，稀为单生或成对生于叶腋；花萼钟状，4~5 裂；花冠多色；二体雄蕊（9+1）或少有单体；子房通常无柄，具胚珠数枚。荚果扁平，不开裂，荚节数个，具钩毛。

约 280 种；我国 32 种；湖北 5 种；神农架 2 种，均可供药用。

■ **分种检索表**

1. 小叶全缘···1. 假地豆 D. heterocarpon

1. 小叶中部以上边缘波状·······································2. 长波叶山蚂蝗 D. sequax

---

1 | **假地豆** **Desmodium heterocarpon** (Linnaeus) Candolle

落叶小灌木或亚灌木。茎直立或平卧，被糙伏毛。叶为羽状三出复叶；托叶宿存，狭三角形；小叶纸质，椭圆形或宽倒卵形，先端圆或钝，微凹，具短尖，基部钝，下表面被白色短柔毛，小托叶丝状，小叶柄密被糙伏毛。总状花序顶生或腋生，花冠紫红色、紫色或白色。荚果密集，狭长圆形，腹、背缝线被钩状毛，具荚节 4~7 个。花期 7~10 月，果期 10~11 月。

分布于神农架新华、阳日，生于山坡林缘。少见。

全株消肿解毒，清热利水。

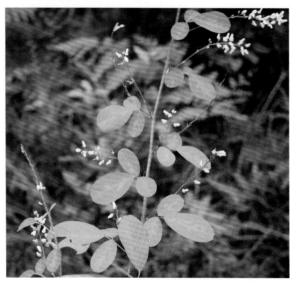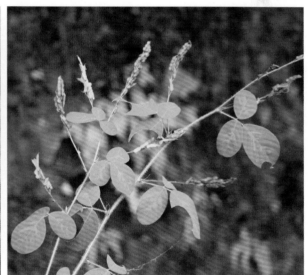

---

2 | **长波叶山蚂蝗** 粘草籽
Desmodium sequax Wallich

落叶灌木。幼枝和叶柄被锈色柔毛。叶为羽状三出复叶；托叶线形；小叶纸质，卵状椭圆形或圆菱形，先端急尖，基部楔形至钝，边缘自中部以上呈波状。总状花序顶生或腋生，顶生者通常分枝，排成圆锥花序；花冠紫色。荚果腹、背缝线扭缩成念珠状，具荚节 6~10 个；荚节近方形，密被开展褐色的小钩状毛。花期 7~9 月，果期 9~10 月。

分布于神农架松柏、新华，生于溪边林缘。常见。

根、果实、全株润肺止咳，驱虫，止血。

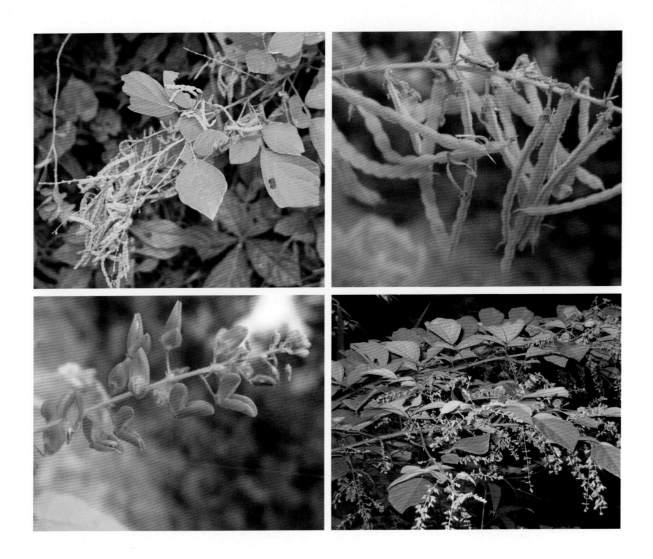

（十一）长柄山蚂蝗属 Hylodesmum H. Ohashi & R. R. Mill

多年生草本或亚灌木。根茎多少木质。叶为羽状复叶；小叶 3~7 枚，全缘或浅波状；有托叶和小托叶。总状花序，少为稀疏的圆锥花序，顶生或腋生，或有时从能育枝的基部单独长出，每节通常着生花 2~3 朵；花梗通常具钩状毛和短柔毛；子房有柄。荚果具细长或稍短的果颈，具荚节 2~5 个，背缝线于荚节间凹入几乎达腹缝线，形成一深缺口，荚节通常为斜三角形。

14 种；我国 10 种；湖北 5 种；神农架 4 种，可供药用的 3 种。

■ 分种检索表

1. 小叶 7 枚，偶有 3~5 枚···1. 羽叶长柄山蚂蝗 H. oldhamii
1. 小叶全为 3 枚。
  2. 翼瓣、龙骨瓣有明显的瓣柄；托叶三角状披针形··················2. 细长柄山蚂蝗 H. leptopus
  2. 龙骨瓣无瓣柄；托叶线状披针形·····························3. 长柄山蚂蝗 H. podocarpum

1 羽叶长柄山蚂蝗 Hylodesmum oldhamii (Oliver) H. Ohashi & R. R. Mill

多年生草本。根茎木质，较粗壮。叶为羽状复叶；小叶 7 枚，偶为 3~5 枚，纸质，披针形、长圆形或卵状椭圆形，先端渐尖，基部楔形或钝。总状花序顶生或腋生，花序轴被黄色短柔毛；花疏散；苞片狭三角形；花冠紫红色。荚果扁平，自背缝线深凹入至腹缝线，通常具荚节 2 个，稀 1~3 个；荚节斜三角形。花期 8~9 月，果期 9~10 月。

分布于神农架各地，生于山坡林下。常见。

根、全草（羽叶山蚂蝗）祛风，活血，利尿。

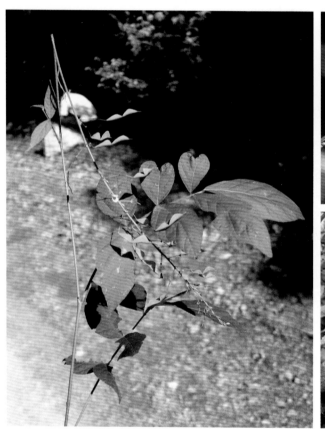
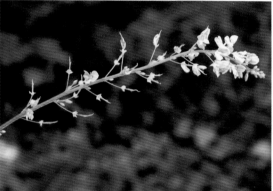
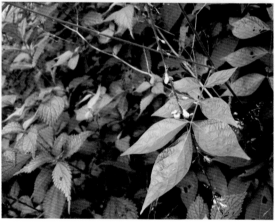

2 细长柄山蚂蝗 Hylodesmum leptopus (A. Gray ex Bentham) H. Ohashi & R. R. Mill

常绿亚灌木。叶为羽状三出复叶；托叶披针形；小叶纸质，卵形至卵状披针形，先端长渐尖，基部楔形或圆形，侧生小叶基部极偏斜。花序顶生，总状花序或具少数分枝的圆锥花序，有时从茎基部抽出；花冠粉红色。荚果扁平，稍弯曲，背缝线于荚节间深凹入而接近腹缝线，具荚节 2~3 个；荚节斜三角形，被小钩状毛。花、果期 8~9 月。

分布于神农架各地，生于山谷密林下或溪边。常见。

全株祛风，活血，利尿。

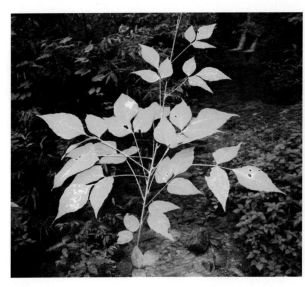 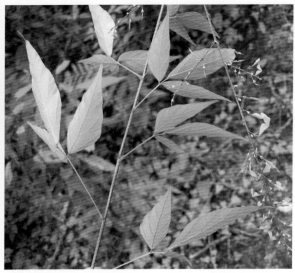

3 长柄山蚂蝗 **Hylodesmum podocarpum** (Candolle) H. Ohashi & R. R. Mill

■ 分亚种检索表

1. 顶生小叶非狭披针形, 长为宽的 1~3 倍。

  2. 顶生小叶宽倒卵形, 最宽处在叶片中上部·······················
·····················**3a.** 长柄山蚂蝗 **H. podocarpum** subsp. **podocarpum**

  2. 顶生小叶宽卵形、卵形或菱形, 最宽处在叶片中部或中下部。

    3. 顶生小叶最宽处在叶片下部·········**3b.** 宽卵叶长柄山蚂蝗 **H. podocarpum** subsp. **fallax**

    3. 顶生小叶最宽处在叶片中部·········**3c.** 尖叶长柄山蚂蝗 **H. podocarpum** subsp.**oxyphyllum**

1. 顶生小叶狭披针形, 长比宽长 4~6 倍·······························
·····················**3d.** 四川长柄山蚂蝗 **H. podocarpum** subsp. **szechuenense**

3a 长柄山蚂蝗（原亚种）**Hylodesmum podocarpum** subsp. **podocarpum**

    多年生草本。茎被短柔毛。叶为羽状三出复叶; 小叶纸质, 顶生小叶宽倒卵形, 先端凸尖, 基部楔形或宽楔形, 侧生小叶斜卵形, 偏斜。总状花序或圆锥花序, 顶生兼具腋生; 总花梗被柔毛和钩状毛; 花冠紫红色。荚果具荚节 2 个, 背缝线弯曲, 节间深凹入, 达腹缝线; 荚节略呈宽半倒卵形。花、果期 8~9 月。

    分布于神农架各地, 生于山坡疏林或草丛中。常见。

    根（圆菱叶山蚂蝗根）、叶（圆菱叶山蚂蝗叶）散寒, 止血, 消肿。

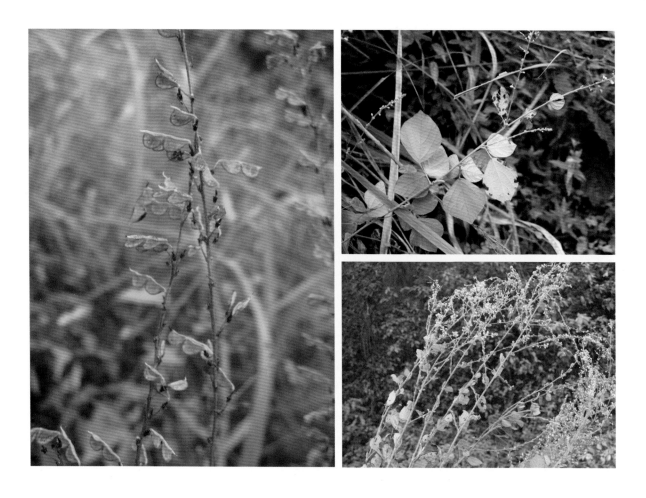

3b　宽卵叶长柄山蚂蝗（亚种）　*Hylodesmum podocarpum* subsp. *fallax* (Schindler) H. Ohashi & R. R. Mill

　　多年生草本。本亚种与长柄山蚂蝗（原亚种）的区别在于顶生小叶宽卵形或卵形，先端渐尖或急尖，基部阔楔形或圆。

　　分布于神农架各地，生于山坡林下。常见。

　　全草（宽卵叶山蚂蝗）驱蛔虫。

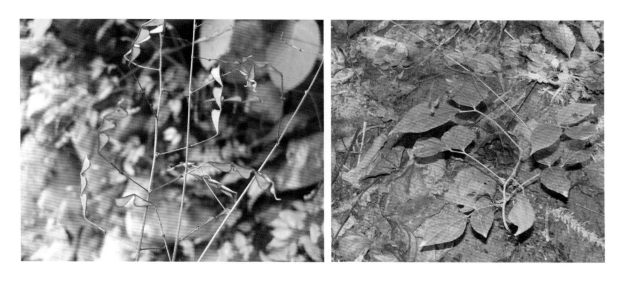

3c | **尖叶长柄山蚂蝗**（亚种） **Hylodesmum podocarpum** subsp. **oxyphyllum** (Candolle) H. Ohashi & R. R. Mill

多年生草本。本亚种与长柄山蚂蝗（原亚种）的区别在于顶生小叶菱形，基部楔形。

分布于神农架各地，生于山坡路旁、沟旁、林缘或阔叶林中。常见。

全草（山蚂蝗）祛风湿，散瘀，消肿。

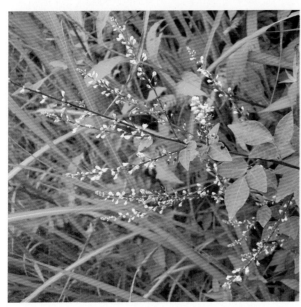 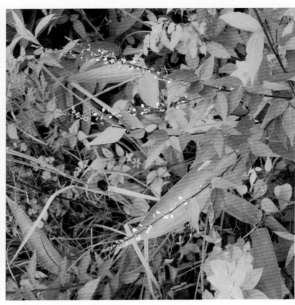

3d | **四川长柄山蚂蝗**（亚种） **Hylodesmum podocarpum** subsp. **szechuenense** (Craib) H. Ohashi & R. R. Mill

多年生草本。本亚种与长柄山蚂蝗（原亚种）的区别在于顶生小叶狭披针形，较窄。

分布于神农架红坪，生于溪沟旁灌丛中。少见。

全草（红土子）消疮。根皮（红土子皮）清热解毒。

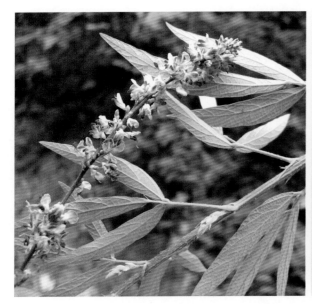 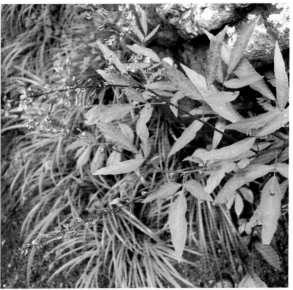

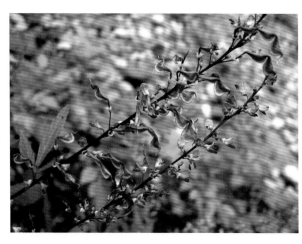
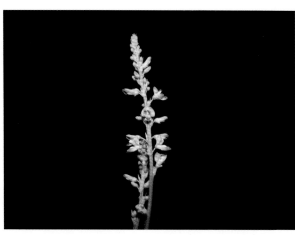

（十二）杭子梢属 Campylotropis Bunge

落叶灌木。小枝具棱并被毛。羽状复叶具 3 枚小叶；托叶 2 枚，通常为狭三角形至钻形，宿存或有时脱落，在小叶柄基部常具脱落性的小托叶 2 枚。花序通常为总状花序，单一腋生或有时数个腋生并顶生，常于顶部排成圆锥花序；苞片宿存或早落，在每枚苞片腋内生 1 朵花；花梗具关节，花易从花梗顶部关节处脱落；小苞片 2 枚，生于花梗顶端，通常早落；龙骨瓣上部向内弯成直角。荚果压扁，不开裂。种子 1 枚。

37 种；我国 32 种；湖北 1 种；神农架 1 种，可供药用。

---

1 | 杭子梢 Campylotropis macrocarpa (Bunge) Rehder

■ **分变种检索表**

1. 果无毛 ·······························1a. 杭子梢 C. macrocarpa var. macrocarpa
1. 果具长柔毛和缘毛 ·······················1b. 太白山杭子梢 C. macrocarpa var. hupehensis

---

1a | 杭子梢（原变种）Campylotropis macrocarpa var. macrocarpa

落叶灌木。嫩枝被密柔毛，老枝无毛。羽状复叶具 3 枚小叶；小叶椭圆形或宽椭圆形，有时过渡为长圆形，先端圆形、钝或微凹，具小凸尖，基部圆形，稀近楔形，叶下表面通常疏生柔毛。总状花序单一腋生并顶生，花冠紫红色或近粉红色。荚果长圆形、近长圆形或椭圆形，先端具短喙尖，无毛，具网脉，边缘生纤毛。花、果期 6~10 月。

分布于神农架各地，生于山坡灌丛中。常见。

根（杭子梢）舒筋活血，祛风胜湿。

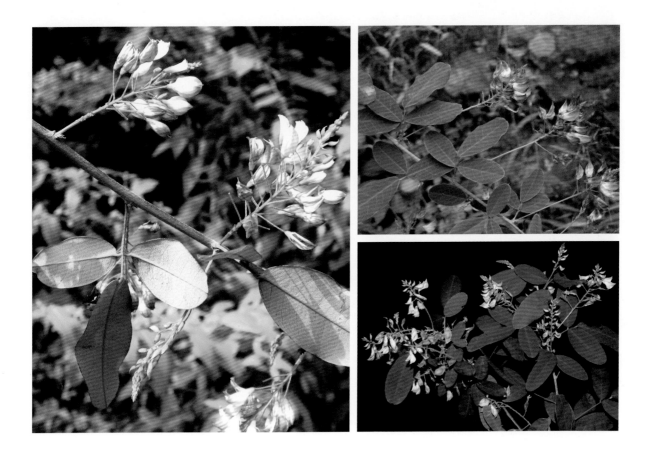

1b　太白山杭子梢（变种）　Campylotropis macrocarpa var. hupehensis (Pampanini) Iokawa & H. Ohashi

落叶灌木。本变种与杭子梢（原变种）的区别在于子房及果实被短柔毛或长柔毛，边缘密生纤毛。分布于神农架各地，生于山顶灌木林中。少见。

根舒筋活血，祛风胜湿。

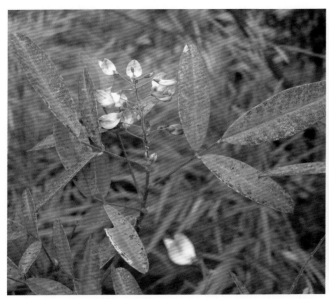
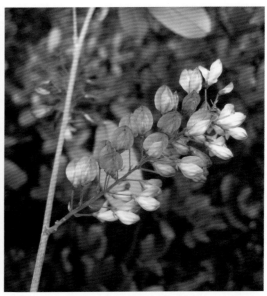

（十三）胡枝子属 **Lespedeza** Michaux

多年生草本、半灌木或灌木。羽状复叶，具 3 枚小叶；托叶小，钻形或线形，宿存或早落，无小托叶；小叶全缘，先端具小刺尖，网状脉。花 2 至多数，组成腋生的总状花序；苞片小，宿存，小苞片 2 枚，着生于花基部；花常二型，一种有花冠，结实或不结实，另一种为闭锁花，花冠退化，不伸出花萼，结实；雄蕊 10 枚，二体（9+1）。荚果卵形、倒卵形或椭圆形，稀稍呈球形，双凸镜状，常有网纹。种子 1 枚，不开裂。

约 60 种；我国 25 种；湖北 11 种；神农架 9 种，可供药用的 8 种。

■ 分种检索表

1. 无闭锁花。
  2. 小叶先端急尖至长渐尖或稍尖，稀稍钝。
    3. 花淡黄绿色··1. 绿叶胡枝子 **L. buergeri**
    3. 花红紫色································2. 美丽胡枝子 **L. thunbergii** subsp. **formosa**
  2. 小叶先端通常钝圆或微凹·······························3. 大叶胡枝子 **L. davidii**
1. 有闭锁花。
  4. 茎平卧···5. 铁马鞭 **L. pilosa**
  4. 茎直立。
    5. 总花梗纤细。
      6. 花黄白色，总花梗毛发状····························6. 细梗胡枝子 **L. virgata**
      6. 花紫色，总花梗稍粗而不呈毛发状···············4. 多花胡枝子 **L. floribunda**
    5. 总花梗粗壮。
      7. 花萼裂片狭披针形，花萼为花冠长的 1/2 以上··········7. 绒毛胡枝子 **L. tomentosa**
      7. 花萼裂片披针形或三角形，花萼长不及花冠之半。
        8. 小叶倒卵状长圆形···································8. 中华胡枝子 **L. chinensis**
        8. 小叶楔形或线状楔形································9. 截叶铁扫帚 **L. cuneata**

1 绿叶胡枝子
野黄豆刷
Lespedeza buergeri Miquel

落叶灌木。羽状复叶，具 3 枚小叶；小叶卵状椭圆形，先端急尖，上表面鲜绿色，光滑无毛，下表面灰绿色，密被贴生的毛。总状花序腋生；花冠淡黄绿色，瓣片先端稍带紫色。荚果长圆状卵形，表面具网纹和长柔毛。花期 6~7 月，果期 8~9 月。

分布于神农架各地，生于山坡林缘。常见。

根（血人参）解表，化痰，利湿，活血。茎皮（绿叶胡枝子皮）祛风除湿，消肿止痛。叶（绿叶胡枝子叶）用于痈疽发背。

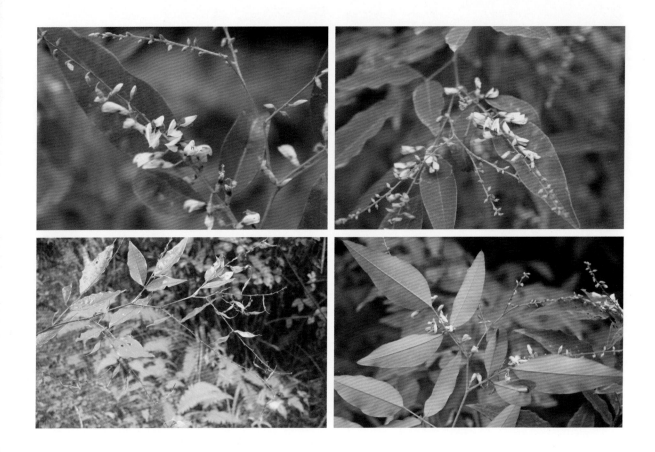

2 | 美丽胡枝子 ^{野黄豆刷}
Lespedeza thunbergii subsp. **formosa** (Vogel) H. Ohashi

　　落叶灌木。枝被疏柔毛。羽状复叶，具小叶 3 枚，小叶椭圆形或卵形，稀倒卵形，两端稍尖或稍钝，上表面绿色，稍被短柔毛，下表面淡绿色，贴生短柔毛；托叶披针形。总状花序单一，腋生，比叶长，或组成顶生的圆锥花序；花冠红紫色，龙骨瓣比旗瓣稍长，在花盛开时明显长于旗瓣。荚果倒卵形或倒卵状长圆形，表面具网纹且被疏柔毛。花期 7~9 月，果期 9~10 月。

　　分布于神农架各地，生于山坡灌丛中。常见。

　　茎叶（美丽胡枝子）利小便。花（美丽胡枝子花）清热凉血。根（美丽胡枝子根）清肺热，祛风湿，散瘀血。

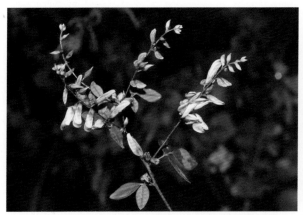
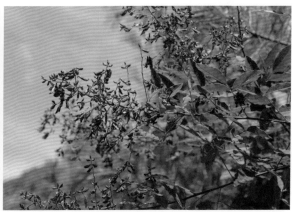

3 大叶胡枝子 **Lespedeza davidii** Franchet

　　落叶灌木。枝条较粗壮，稍曲折，具明显的条棱，密被长柔毛。羽状复叶，具小叶3枚，托叶2枚，卵状披针形；小叶宽卵圆形或宽倒卵形，先端圆或微凹，基部圆形或宽楔形，两表面密被灰白色绢毛。总状花序腋生或于枝顶形成圆锥花序；花红紫色。荚果卵形，稍歪斜，先端具短尖，基部圆，表面具网纹和稍密的绢毛。花期7~9月，果期9~10月。

　　分布于神农架各地，生于山坡、路旁或灌丛中。少见。

　　全株宣开毛窍，通经活络。

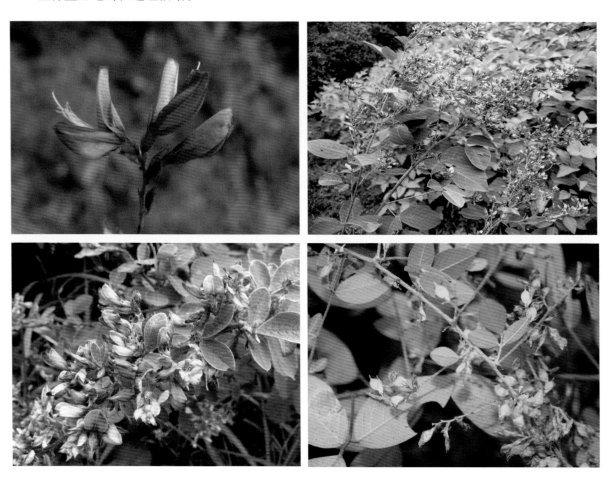

4 多花胡枝子 马胡梢 **Lespedeza floribunda** Bunge

　　落叶小灌木。茎常近基部分枝。枝具条棱。羽状复叶，具3枚小叶，小叶倒卵形、宽倒卵形或长圆形。总状花序腋生，花多数；小苞片卵形；花冠紫色、紫红色或蓝紫色，旗瓣椭圆形。荚果宽卵形。花期6~9月，果期9~10月。

　　分布于神农架各地，生于山坡、林缘、路旁、灌丛或杂木林间。少见。

　　全株（铁鞭草）消积，散瘀。

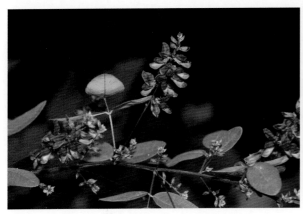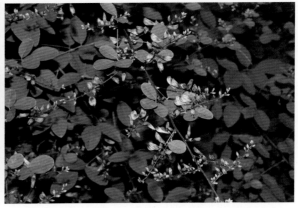

5　铁马鞭 Lespedeza pilosa (Thunberg) Siebold & Zuccarini

　　多年生草本，全株密被长柔毛。茎平卧，细长。羽状复叶，具 3 枚小叶，小叶宽倒卵形，先端圆形、近截形或微凹，具小刺尖，基部圆形或近截形，两表面密被长毛，顶生小叶较大；托叶钻形。总状花序腋生，比叶短；总花梗极短；花冠黄白色或白色。荚果广卵形，凸镜状，两面密被长毛，先端具尖喙。花期 7~9 月，果期 9~10 月。

　　分布于神农架各地，生于荒山坡及草地。常见。

　　全草（铁马鞭草）用于淋巴结核、肺结核。

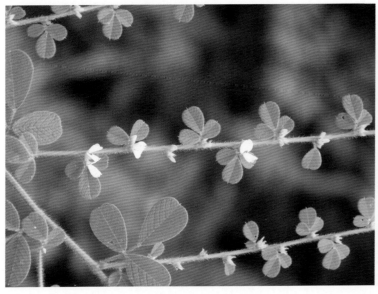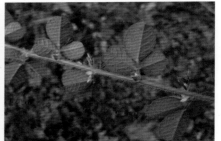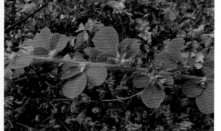

6　细梗胡枝子 Lespedeza virgata (Thunberg) Candolle

　　落叶小灌木。枝细，带紫色，被白色伏毛。羽状复叶，具 3 枚小叶，小叶椭圆形，稀近圆形，先端钝圆，有时微凹，具小刺尖，基部圆形，上表面无毛，下表面密被伏毛；托叶线形。总状花序腋生，通常具 3 朵稀疏的花；总花梗纤细，毛发状，显著超出叶。荚果近圆形，通常不超出萼。花期 7~9 月，果期 9~10 月。

分布于神农架低海拔地区，生于山坡草地中。少见。

全株（细梗胡枝子）用于慢性肾炎、疟疾、关节炎。

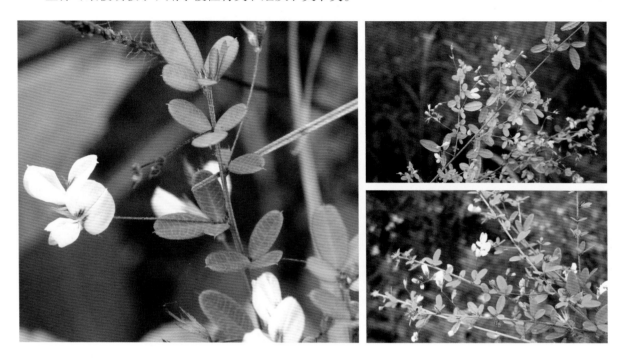

7 绒毛胡枝子 *Lespedeza tomentosa* (Thunberg) Siebold ex Maximowicz

落叶灌木，全株密被黄褐色绒毛。羽状复叶，具 3 枚小叶，小叶质厚，椭圆形或卵状长圆形，先端钝或微心形，边缘稍反卷，上表面被短伏毛，下表面密被黄褐色绒毛或柔毛；托叶线形。总状花序顶生或于茎上部腋生，总花梗粗壮，花冠黄色或黄白色。荚果倒卵形，先端具短尖，表面密被毛。花期 9 月，果期 10 月。

分布于神农架松柏（黄连架），生于山坡草地及灌丛间。少见。

根健脾补虚。

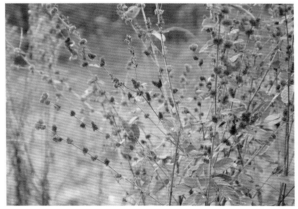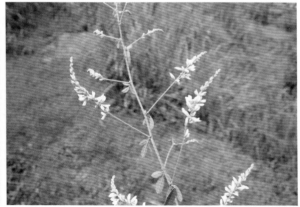

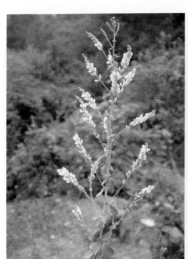
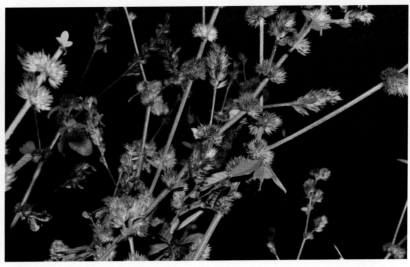

8 中华胡枝子 Lespedeza chinensis G. Don

落叶小灌木，全株被白色伏毛。羽状复叶具 3 枚小叶，小叶倒卵状长圆形或倒卵形，先端截形、近截形、微凹或钝头，具小刺尖，边缘稍反卷，上表面无毛或疏生短毛，下表面密被白色伏毛；托叶钻状。总状花序腋生，不超出叶，少花；总花梗极短；花冠白色或黄色。荚果卵圆形，先端具喙，基部稍偏斜，表面有网纹，密被白色伏毛。花期 8~9 月，果期 10~11 月。

分布于神农架各地，生于山坡灌丛中、林缘、路边。少见。

根、全株（细叶马料梢）清热止痢，祛风，截疟。

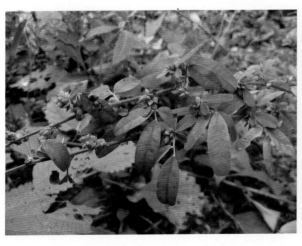
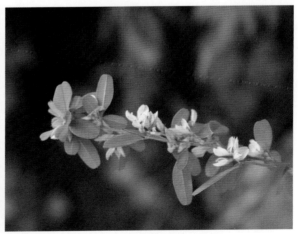

9 截叶铁扫帚 Lespedeza cuneata (Dumont de Courset) G. Don

落叶小灌木。茎被毛，上部分枝。羽状复叶，叶密集，具 3 枚小叶，小叶楔形或线状楔形，先端截形至近截形，具小刺尖，基部楔形，上表面近无毛，下表面密被伏毛。总状花序腋生，具花 2~4 朵；

总花梗极短；花冠淡黄色或白色，旗瓣基部有紫斑，有时龙骨瓣先端带紫色。荚果宽卵形或近球形，被伏毛。花期7~8月，果期9~10月。

分布于神农架各地，生于山坡路旁、荒地。常见。

全株（夜关门）清热利湿，消食除胀。

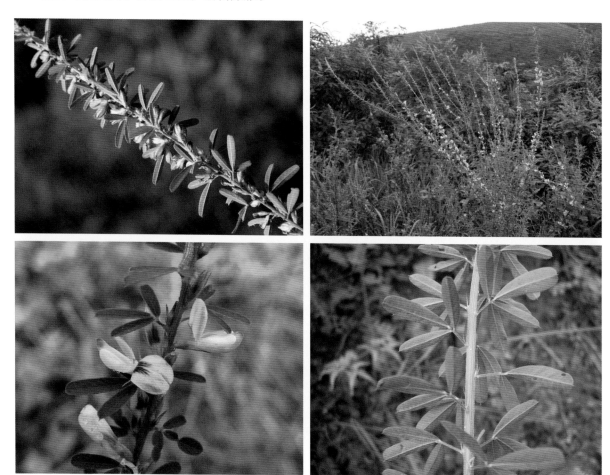

（十四）鸡眼草属 Kummerowia Schindler

一年生草本。叶为羽状三出复叶；托叶膜质，大而宿存，通常比叶柄长。通常具花1~2朵，簇生于叶腋，稀3朵或更多；小苞片4枚生于花萼下方，其中有1枚较小；花小，正常花的花冠和雄蕊管在果时脱落，闭锁花或不发达的花的花冠、雄蕊管和花柱在成果时与花托分离连在荚果上，至后期才脱落；二体雄蕊（9+1）；子房具1枚胚珠。荚果扁平，具1节，不开裂。种子1枚。

2种；我国2种；湖北2种；神农架2种，均可供药用。

■ 分种检索表

1. 小叶长圆形或倒卵形，先端通常圆形·······························1. 鸡眼草 **K. striata**

1. 小叶常为倒卵形，先端微凹·······························2. 长萼鸡眼草 **K. stipulacea**

1	鸡眼草	公母草

Kummerowia striata (Thunberg) Schindler

一年生草本。茎披散或平卧，多分枝，茎枝上被倒生的白色细毛。叶为羽状三出复叶；托叶大，膜质，卵状长圆形，比叶柄长；小叶纸质，倒卵形、长倒卵形或长圆形，小，先端圆形，稀微缺，基部近圆形或宽楔形，全缘，两表面沿小脉及边缘具白色粗毛。花小，花冠粉红色或紫色。荚果圆形或倒卵形，被小柔毛。花期7~9月，果期8~10月。

分布于神农架各地，生于路旁、田边、溪岸草地中。常见。

全草（鸡眼草）清热解毒，止痢。

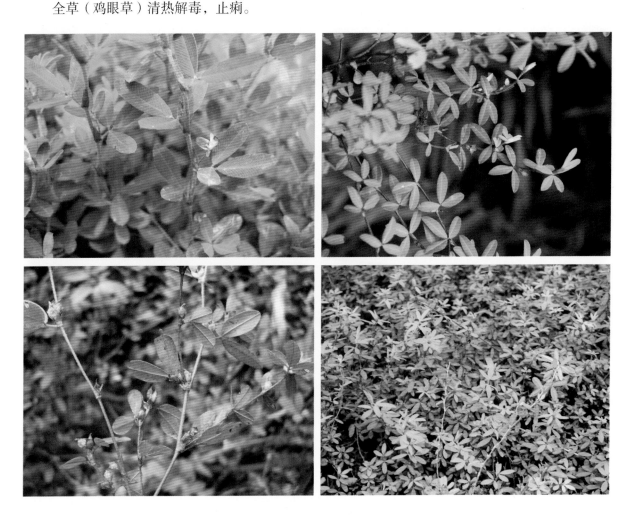

2	长萼鸡眼草	**Kummerowia stipulacea** (Maximowicz) Makino

一年生草本。本种外形极似鸡眼草，与鸡眼草的区别仅为小叶常为倒卵形，先端微凹；花梗被毛；荚果为萼长的1.5~3倍。花期7~9月，果期8~10月。

分布于神农架各地，生于路旁、山坡林缘。常见。

全草（长萼鸡眼草）清热解毒，健脾利湿。

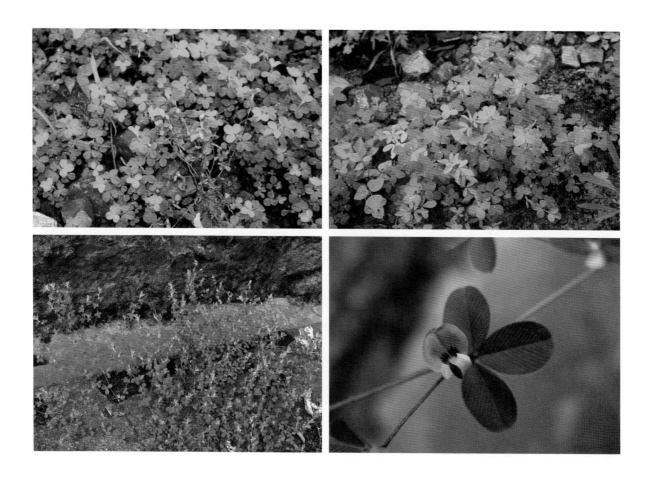

（十五）黧豆属 Mucuna Adanson

　　草质或木质藤本。羽状复叶；托叶通常脱落；小叶 3 枚，侧生小叶两侧不对称，具小托叶。花序为总状花序或为紧缩的圆锥花序和伞房状总状花序，腋生或生于老茎上；花萼钟状，5 裂，因上方 2 齿不同程度合生而呈二唇形；花冠伸出萼外；二体雄蕊（9+1）；花柱丝状，内弯。荚果膨胀或略扁，边缘常具翅，外表面通常被褐黄色刺毛、刚毛或螫毛。种子肾形、圆形或椭圆形，无种阜。

　　约 100 种；我国 18 种；湖北 2 种；神农架 1 种，可供药用。

常春油麻藤 老鸦藤
Mucuna sempervirens Hemsley

　　常绿木质藤本。羽状复叶，具 3 枚小叶，小叶纸质或革质，顶生小叶椭圆形、卵状椭圆形，先端渐尖，基部稍楔形，侧生小叶极偏斜，小叶柄膨大。总状花序生于老茎上，无香气或有臭味；花萼密被暗褐色伏贴短毛；花冠深紫色，干后黑色。荚果木质，带形，长 30~60cm，被伏贴红褐色短毛。花期 4~5 月，果期 8~10 月。

　　分布于神农架木鱼、下谷，生于多石的山坡灌丛中。常见。

　　藤茎、种子行血补血，通筋活络。

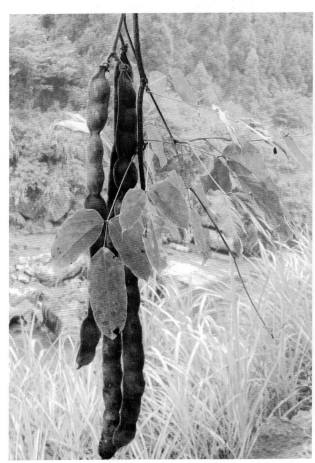
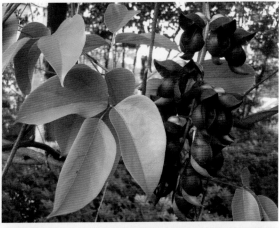
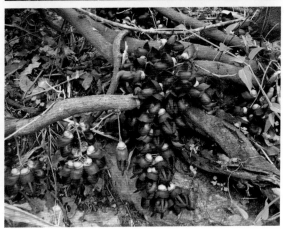

（十六）土圞儿属　Apios Fabricius

缠绕草本，具块根。羽状复叶。总状花序腋生或圆锥花序顶生；总花梗具节；花生于肿胀的节上；苞片和小苞片小，早落；花萼钟形，萼齿比萼管短，上方 2 枚萼齿合生，最下方的 1 枚线形，其余 2 枚很短；旗瓣反折，卵形或圆形，翼瓣斜倒卵形，比旗瓣短，龙骨瓣最长，内弯，内卷或螺旋状卷曲；二体雄蕊，花药 1 室；子房近无柄，胚珠多数，花柱丝状，上部反折，常加厚，无毛，柱头顶生。荚果线形，近镰刀形，扁平，2 瓣裂。

8 种；我国约 6 种；湖北 1 种；神农架 1 种，可供药用。

土圞儿　土子子
Apios fortunei Maximowicz

多年生缠绕草本，具球状或卵状块根。奇数羽状复叶；小叶 3~7 枚，卵形或菱状卵形，先端急尖，具短尖头，基部宽楔形或圆形。总状花序腋生，较长；花带黄绿色或淡绿色；龙骨瓣最长，卷成半圆形；花柱卷曲。荚果倒披针状带形。花期 6~8 月，果期 9~10 月。

分布于神农架阳日，生于山坡灌丛中。常见。

块根清热解毒，理气散结。

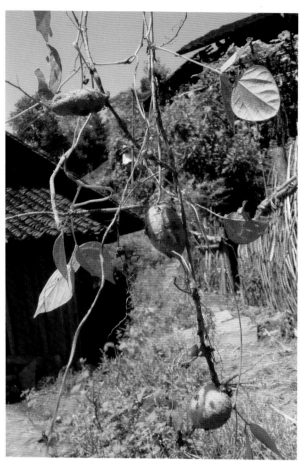
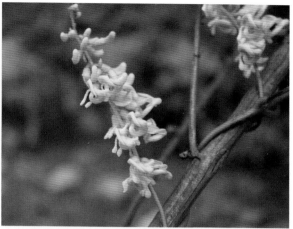
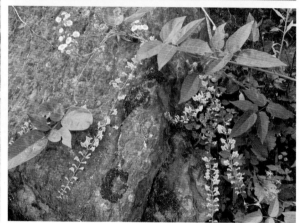

（十七）刀豆属 Canavalia Adanson

一年生或多年生草本。茎缠绕、平卧或近直立。羽状复叶，具 3 枚小叶。总状花序腋生；花单生或 2~6 朵簇生于花序轴肉质隆起的节上；花萼钟状或管状，顶部二唇形，上唇大，截平或具 2 裂齿，下唇小，全缘或具 3 裂齿；花冠伸出于萼外，旗瓣大，近圆形；单体雄蕊。荚果大，带形或长椭圆形，扁平或略膨胀。种子椭圆形或长圆形，种脐线形。

50 种；我国 5 种；湖北栽培 1 种；神农架栽培 1 种，可供药用。

刀豆 Canavalia gladiata (Jacquin) Candolle

一年生缠绕草本。羽状复叶，具 3 枚小叶；小叶卵形，先端渐尖或具急尖的尖头，基部宽楔形，两表面薄被微柔毛或近无毛，侧生小叶偏斜。总状花序具长总花梗，有数朵花生于总轴中部以上；花梗极短，生于花序轴隆起的节上；花冠白色或粉红，翼瓣和龙骨瓣均弯曲。荚果带状刀形，厚。种子椭圆形，种皮红色或褐色。花期 7~9 月，果期 10 月。

原产于美洲热带地区、西印度群岛，神农架有栽培。

嫩荚、种子温中下气，止呕逆，益肾。

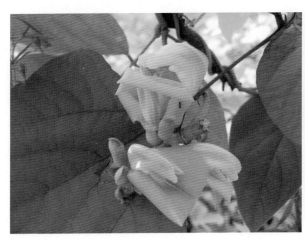
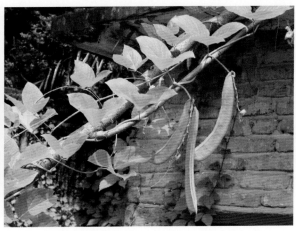

（十八）豆薯属 Pachyrhizus Richard ex Candolle

多年生缠绕或直立草本。具肉质块根。羽状复叶，具3枚小叶，具托叶及小托叶。花排成腋生的总状花序，常簇生于肿胀的节上；花序梗长；苞片及小苞片刚毛状，有脱落性；花萼二唇形，上唇微缺，下唇3齿裂；花冠伸出萼外，旗瓣宽倒卵形，基部有2枚内折的耳，翼瓣长圆形，镰状，龙骨瓣钝而内弯，与翼瓣等长。荚果带形，在种子间有下压的缢痕。种子卵形或扁圆形，种脐小。

5种；我国栽培1种；湖北栽培1种；神农架栽培1种，可供药用。

豆薯 凉薯
Pachyrhizus erosus (Linnaeus) Urban

一年生草质藤本。根块状，纺锤形或扁球形，肉质。羽状复叶，具3枚小叶；小叶菱形至卵形，中部以上不规则浅裂，裂片小，急尖，侧生小叶的两侧极不等。总状花序，直立；花冠浅紫色或淡红色，旗瓣近基部处有一黄绿色斑块及2枚脐状附属物。荚果带形，扁平，被细长糙伏毛。种子8~10枚。花期7~8月，果期11月。

原产于美洲热带地区，神农架各地均有种植。

块根生津止渴，解酒毒，降血压。

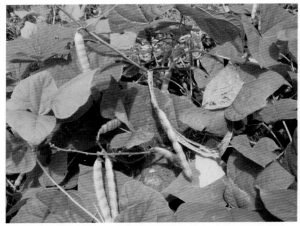
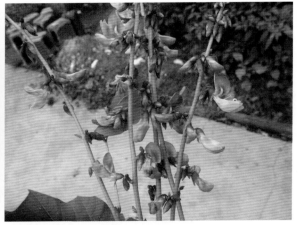

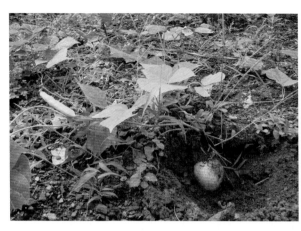 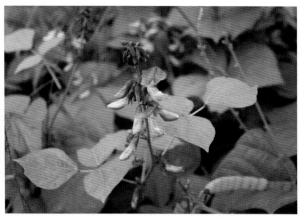

（十九）葛属 **Pueraria** Candolle

缠绕藤本。茎基部木质。羽状复叶，具 3 枚小叶；托叶基部或盾状着生，有小托叶；小叶大，卵形或菱形，全裂或具波状 3 枚裂片。总状花序或圆锥花序腋生，具延长的总花梗，或数个总状花序簇生于枝顶，花序轴上通常具稍凸起的节；苞片小或狭，极早落，小苞片小而近宿存或微小而早落；花通常数朵簇生于花序轴的每一节上；花萼钟状，上部 2 枚裂齿部分或完全合生；花冠伸出于萼外。荚果线形，稍扁或圆柱形，2 瓣裂，果瓣薄革质。种子扁，近圆形或长圆形。

20 种；我国 10 种；湖北 2 种；神农架 1 种，可供药用。

葛 葛根、葛藤、黄葛
Pueraria montana (Loureiro) Merrill

落叶藤本，全体被黄色长硬毛，具粗大的块根。羽状复叶，具 3 枚小叶；托叶背着，卵状长圆形，小托叶线状披针形；小叶 3 裂或全缘，顶生小叶宽卵形或斜卵形，先端长渐尖，侧生小叶斜卵形，稍小。总状花序，直立；苞片线状披针形，比小苞片长；花冠紫色。荚果长椭圆形，被褐色长硬毛。花期 9~10 月，果期 11~12 月。

分布于神农架各地，生于山坡，常见。

根（葛根）清热排毒，解痉镇痛，升阳解肌，透疹止泻，润肠通便。

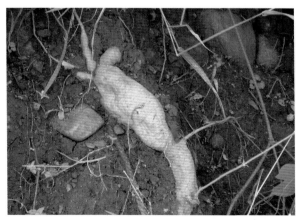 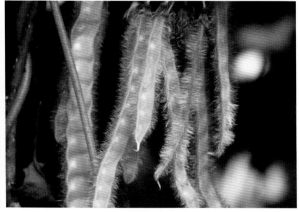

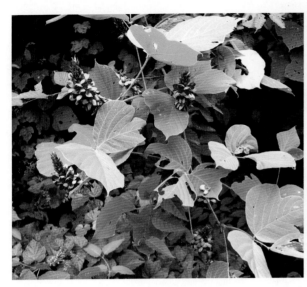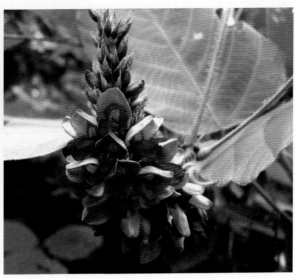

（二十）大豆属 Glycine Willdenow

一年生或多年生草本。根通常具根瘤。羽状复叶，通常具3枚小叶，具托叶和小托叶。总状花序腋生，在植株下部的常单生或簇生；花萼膜质，钟状；花冠微伸出萼外，通常紫色、淡紫色或白色，无毛，各瓣均具长瓣柄；雄蕊单体或二体。荚果线形或长椭圆形，具果颈，果瓣于开裂后扭曲。种子1~5枚。

9种；我国6种；湖北2种；神农架2种，均可供药用。

■ 分种检索表

1. 茎直立或仅先端缠绕；栽培植物⋯⋯⋯⋯⋯⋯⋯⋯⋯⋯⋯⋯⋯⋯⋯⋯⋯⋯1. 大豆 G. max
1. 茎缠绕；野生植物⋯⋯⋯⋯⋯⋯⋯⋯⋯⋯⋯⋯⋯⋯⋯⋯⋯⋯⋯⋯⋯⋯2. 野大豆 G. soja

1 | 大豆 ^{黄豆}
Glycine max (Linnaeus) Merril

一年生草本，全体密被褐色长硬毛。茎直立，或上部近缠绕状。叶通常具3枚小叶；小叶纸质，顶生小叶宽卵形至椭圆状披针形，先端渐尖或近圆形，稀有钝形，具小尖头，基部宽楔形或圆形，侧生小叶较小，斜卵形。短总状花序，少花；花紫色、淡紫色或白色。荚果肥大，长圆形，黄绿色，密被褐黄色长毛。种子2~5枚，椭圆形或近球形；种皮光滑，淡绿色、黄色、褐色和黑色等。花期6~7月，果期7~9月。

原产于我国，神农架广泛栽培。

黑色种子（黑大豆）活血，利水，祛风，解毒。叶（黑大豆叶）、花（黑大豆花）明目退翳。黑色种皮（黑大豆衣）养血疏风。黄色种子（黄大豆）健脾宽中，润燥行水。

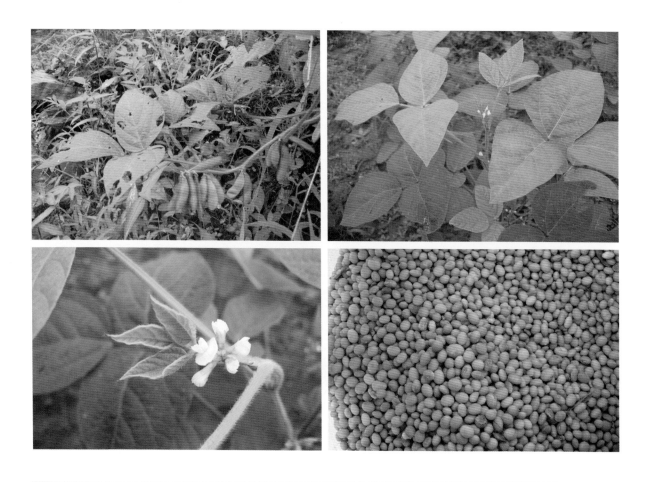

2 野大豆 Glycine soja Siebold & Zuccarini

　　一年生缠绕草本，全体疏被褐色长硬毛。茎枝纤细。叶具3枚小叶，顶生小叶卵圆形或卵状披针形，先端锐尖至钝圆，基部近圆形，侧生小叶斜卵状披针形。总状花序通常短，花小；花冠淡红紫色或白色。荚果长圆形，密被长硬毛，具种子2~3枚。种子椭圆形，稍扁，褐色至黑色。花期7~8月，果期8~10月。

　　分布于神农架各地，生于田边、园边、沟旁、河岸、草地、灌丛中。常见。

　　全草止汗。种子用于头晕、目昏、肾虚腰痛、筋骨疼痛、小儿消化不良。

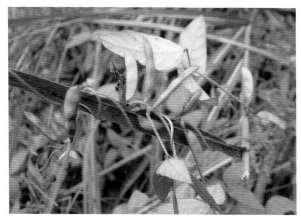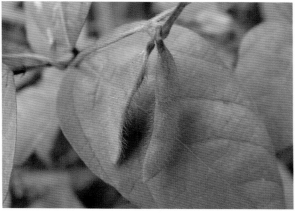

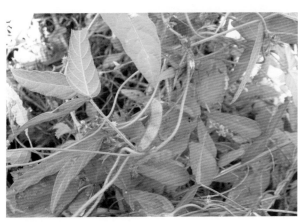
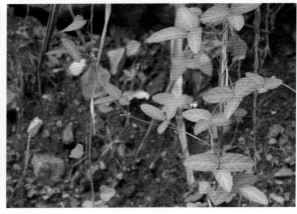

（二十一）山黑豆属 Dumasia Candolle

缠绕草本或攀缘状亚灌木。叶具羽状 3 枚小叶，具托叶和小托叶。总状花序腋生；花中等大小；苞片和小苞片小；花萼圆筒状，管口斜截形，无萼齿或萼齿不明显；花冠突出萼外，旗瓣常倒卵形；雄蕊二体（9+1），花药 1 室；子房线形，具短柄，有胚珠数枚，花柱长，上部扁平，弯曲，柱头顶生，头状。荚果线形，扁平或近念珠状，基部有圆筒状膜质的宿存花萼。种子多为黑色或蓝色。

10 种；我国 9 种；湖北 2 种；神农架 1 种，可供药用。

柔毛山黑豆 Dumasia villosa Candolle

多年生缠绕状草质藤本。茎密被基部分枝的褐色长硬毛。叶具羽状 3 枚小叶，小叶膜质，近卵

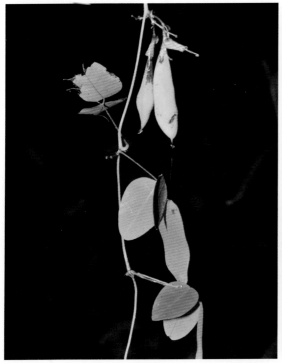
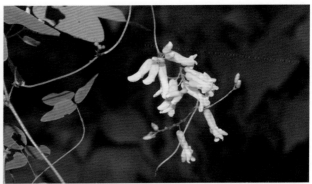
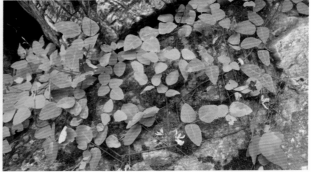

形或宽卵形，先端钝，具细凸尖，基部近截形，叶缘微波状，上表面无毛，下表面无毛或偶被短粗伏毛；叶柄被褐色长硬毛。总状花序腋生，下垂；花冠黄色。荚果倒披针形，扁平，无毛，先端具长喙，基部具果颈。种子 4~7 枚。花、果期 6~8 月。

分布于神农架木鱼、松柏、阳日，生于山坡、山谷水旁的湿润地。常见。

种子（山黑豆）消肿排脓。根（山黑豆根）、全株（山黑豆草）清热解毒，通经脉。

（二十二）两型豆属 Amphicarpaea Elliot ex Nuttall

缠绕草本。羽状复叶，具小叶 3 枚，具小托叶；托叶具线纹，宿存。花常二型，有开花受精与闭花受精 2 种，后者无花瓣，其荚果于地下成熟，3~7 朵组成腋生的短总状花序，或在植株下部的单生于叶腋；苞片具线纹，宿存；萼管长，裂齿不相等；花冠远伸出于萼外；花瓣等长；雄蕊 10 枚，二体（9+1），花药同型；子房有胚珠多枚。荚果扁平，线形或镰刀状，在植株下部的常呈椭圆状，肿胀。

约 10 种；我国 3 种；湖北 1 种；神农架 1 种，可供药用。

两型豆 Amphicarpaea edgeworthii Bentham

一年生缠绕草本。羽状复叶，具 3 枚小叶；托叶和小托叶常有脉纹。花两性，常二型；一为闭锁花式，无花瓣，生于茎下部，于地下结实；二为正常花，生于茎上部，通常 3~7 朵排成腋生的短总状花序。荚果线状长圆形，扁平，微弯，在地下结的果通常圆形或椭圆形，不开裂，具 1 枚种子。花、果期 8~11 月。

分布于神农架各地，生于山坡林缘、灌丛地带。常见。

种子（三籽两型豆）补肝肾，止虚汗。

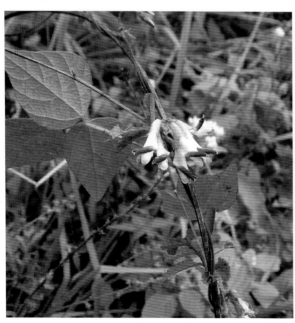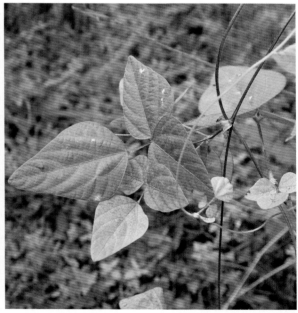

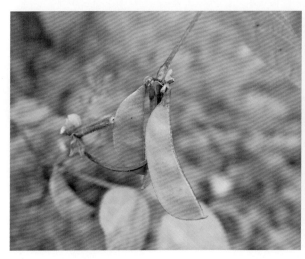 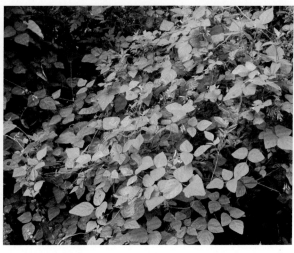

（二十三）扁豆属 Lablab Adanson

一年生缠绕藤本，全株几乎无毛。羽状复叶具 3 枚小叶，具托叶和小托叶；小叶宽三角状卵形，侧生小叶两边不等大，偏斜，先端急尖或渐尖，基部近截平。总状花序直立，花序轴粗壮；花冠白色或紫色。荚果长圆状镰形，扁平，顶端具弯曲的尖喙，基部渐狭。种子 3~5 枚，扁平，长椭圆形，在白花品种中为白色，在紫花品种中为紫黑色。

单属种，神农架有分布，可供药用。

扁豆 峨眉豆
Lablab purpureus (Linnaeus) Sweet

本种特征同扁豆属。花、果期 7~12 月。

原产于非洲，最近在湖南发现野生种群，神农架亦有栽培。

种子健脾，和中，益气，化湿，消暑。

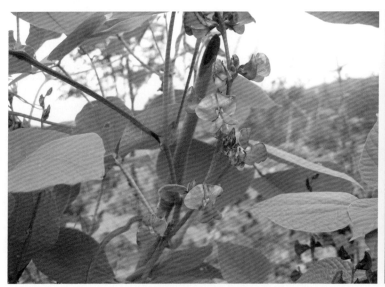 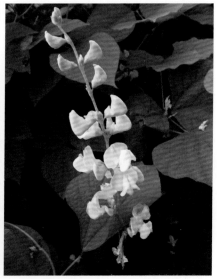

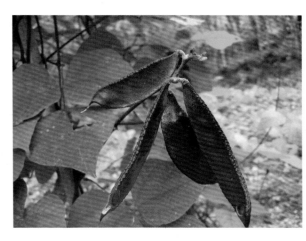 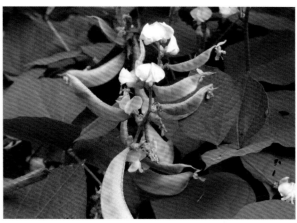

（二十四）豇豆属 Vigna Savi

　　一年生或多年生缠绕或直立草本。羽状复叶，具 3 枚小叶；托叶盾状着生或基着。总状花序或 1 至多花簇生于叶腋或顶生，花序轴上花梗着生处常增厚并有腺体；花冠小或中等大，白色、黄色、蓝色或紫色。荚果线形或线状长圆形，圆柱形或扁平。种子通常肾形或近四方形。

　　约 100 种；我国 14 种；湖北 7 种；神农架 6 种，均可供药用。

■ 分种检索表

```
1. 托叶基部着生··················································································1. 野豇豆 V. vexillata
1. 托叶盾状着生。
  2. 荚果被毛·····················································································2. 绿豆 V. radiata
  2. 荚果无毛。
    3. 托叶小，长 4~6mm··································································3. 贼小豆 V. minima
    3. 托叶较大，长 1~1.7cm。
      4. 托叶箭头形，长 1.7cm································································4. 赤豆 V. angularis
      4. 托叶披针形至卵状披针形，长 1~1.5cm。
        5. 茎被毛·················································································5. 赤小豆 V. umbellata
        5. 茎无毛··············································································6. 豇豆 V. unguiculata
```

1 野豇豆 Vigna vexillata (Linnaeus) A. Richard

　　多年生缠绕草本。根纺锤形，肉质，味甜。羽状复叶，具 3 枚小叶；托叶卵形至卵状披针形，基着，基部心形或耳状；小叶膜质，形状变化较大，卵形至披针形，先端急尖或渐尖，基部圆形或楔形，有时具 3 枚裂片。花序腋生，2~4 朵生于花序轴顶部；花瓣粉红色。荚果直立，线状圆柱形，被刚毛。种子 10~18 枚，浅黄色至黑色，圆形或长圆状肾形。花、果期 7~9 月。

分布于神农架低海拔地区，生于溪边或山坡灌丛中、林缘。常见。

根（野豇豆）补中益气，镇静安神。

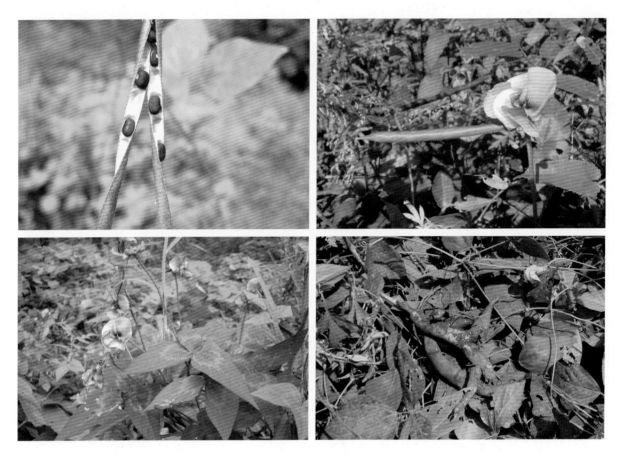

2 绿豆 **Vigna radiata** (Linnaeus) R. Wilczek

一年生草本。茎被褐色长硬毛。羽状复叶，具3枚小叶；托叶盾状着生，卵形；小叶卵形，先端渐尖，基部阔楔形。总状花序腋生，有4至数朵花；花瓣黄色。荚果线状圆柱形，被淡褐色、散生的长硬毛。种子8~14枚，淡绿色或黄褐色，短圆柱形。花期初夏，果期7~8月。

原产于印度、缅甸，神农架广泛栽培。

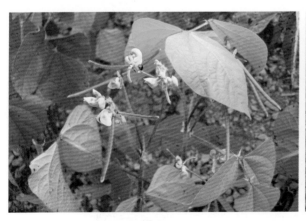
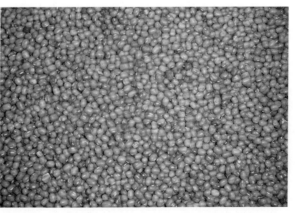

种子（绿豆）清热解毒，利水，消暑。叶（绿豆叶）止吐，疗癣。种皮（绿豆皮）解酒毒，明目退翳。芽（绿豆芽）解酒毒，利三焦。花（绿豆花）解酒毒。

3　贼小豆 Vigna minima (Roxburgh) Ohwi & H. Ohashi

　　一年生缠绕草本。茎纤细，无毛或被疏毛。羽状复叶，具3枚小叶；托叶披针形，盾状着生；小叶的形状和大小变化大，卵形至线形，先端急尖或钝，基部圆形或宽楔形。总状花序柔弱，通常具花3~4朵；花瓣黄色，旗瓣极外弯。荚果圆柱形，无毛，开裂后旋卷。种子4~8枚，长圆形，深灰色。花、果期8~10月。

　　分布于神农架低海拔地区，生于山坡或溪边灌丛中。少见。

　　种子清热解毒，利水，消暑。

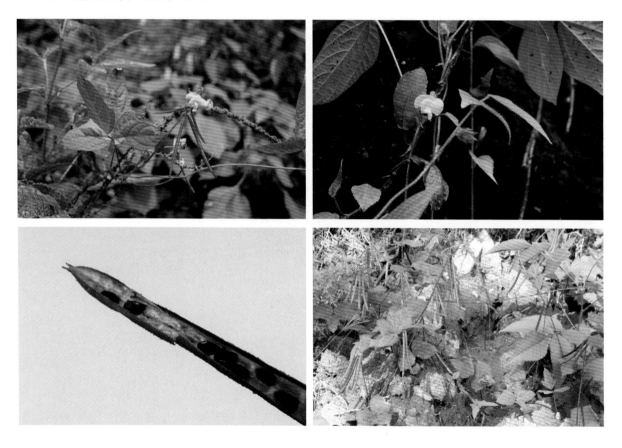

4　赤豆 红豆 Vigna angularis (Willdenow) Ohwi & H. Ohashi

　　一年生草本。茎直立，上部缠绕。植株被疏长毛。羽状复叶，具3枚小叶；小托叶盾状着生，箭头形；小叶卵形至菱状卵形，先端宽三角形或近圆形，侧生的偏斜，全缘或3浅裂。花黄色，5~6朵生于短的总花梗顶端；花梗极短。荚果圆柱状，无毛。种子暗红色或其他颜色，长圆形。花期夏季，果期9~10月。

原产地不详，神农架多有栽培。

种子清热解毒，利尿。

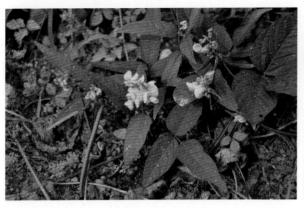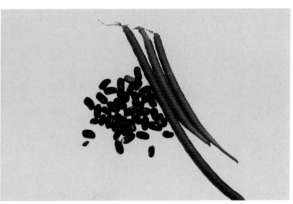

| 5 | 赤小豆 **Vigna umbellata** (Thunberg) Ohwi & H. Ohashi |

一年生草本。茎纤细，缠绕，幼时被黄色长柔毛，老时无毛。羽状复叶，具 3 枚小叶；托叶盾状着生，披针形或卵状披针形；小叶纸质，卵形或披针形，先端急尖，基部宽楔形或钝，全缘或微 3 裂。总状花序腋生，短，具花 2~3 朵；花黄色。荚果线状圆柱形，下垂，无毛。种子 6~10 枚，长椭圆形，通常暗红色，有时为褐色、黑色或草黄色。花期 5~8 月。

原产于亚洲热带地区，神农架也有栽培。

种子（赤小豆）行血补血，健脾祛湿，利水消肿。

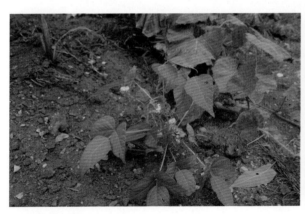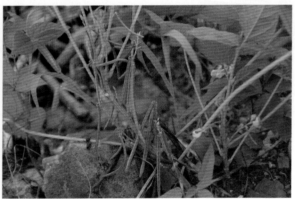

| 6 | 豇豆 ^{豆角} **Vigna unguiculata** (Linnaeus) Walpers |

豇豆 豆角
Vigna unguiculata (Linnaeus) Walpers

■ **分亚种检索表**

1. 荚果长 20~30cm，下垂··············6a. 豇豆 V. unguiculata subsp. **unguiculata**

1. 荚果长 7.5~13cm，直立或开展··············6b. 眉豆 V. unguiculata subsp. **cylindrica**

6a 豇豆（原亚种）Vigna unguiculata subsp. unguiculata

　　一年生草本。茎缠绕，有时近直立，顶端缠绕状，近无毛。羽状复叶具 3 枚小叶，小叶卵状菱形，先端急尖，无毛；托叶披针形，着生处下延成一短距。总状花序腋生，具长梗，花 2~6 朵聚生于花序的顶端；花梗间常有肉质密腺；花冠黄白色而略带青紫。荚果下垂，直立或斜展，线形，稍肉质而膨胀，有种子多枚。种子长椭圆形或圆柱形，黄白色或暗红色。花期 5~8 月。

　　原产于印度、缅甸，神农架有广泛栽培。

　　种子（豇豆）健脾补肾。根（豇豆根）健脾益气，消食。叶（豇豆叶）通淋。荚壳（豇豆壳）镇痛，消肿。

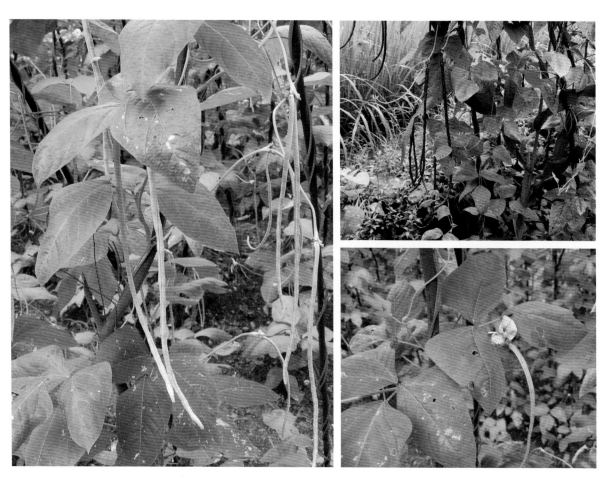

6b 眉豆（亚种）^{饭豆}Vigna unguiculata subsp. cylindrica (Linnaeus) Verdcourt

眉豆（亚种）^{饭豆}

　　一年生缠绕草本。本亚种与豇豆（原亚种）的区别为眉豆果长仅 13cm，直立或开展，嫩时不为肉质，亦不膨胀；种子长 8~12mm。

　　原产地不详，神农架有栽培。

　　种子健脾补肾。根健脾益气，消食。叶通淋。

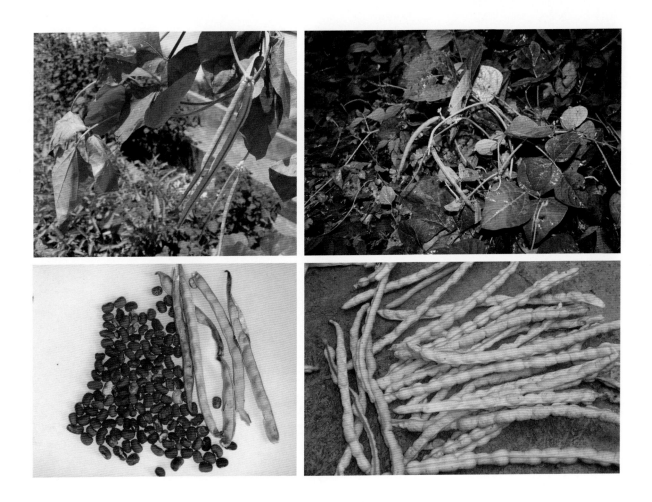

（二十五）菜豆属 **Phaseolus** Linnaeus

　　缠绕或直立草本。羽状复叶具 3 枚小叶；托叶基着，宿存。总状花序腋生，花梗着生处肿胀，花生于花序的中上部；花萼 5 裂，二唇形；旗瓣圆形，反折，翼瓣阔，倒卵形，顶端兜状，龙骨瓣狭长，顶端喙状，并形成一个 1~5 圈的螺旋；子房长圆形或线形，具 2 至多枚胚珠，通常与龙骨瓣同作 360° 以上的旋卷。荚果线形或长圆形，2 瓣裂。种子 2 至多枚，长圆形或肾形；种脐短小，居中。

　　约 50 种；我国 3 种；湖北 3 种；神农架栽培 2 种，可供药用的 1 种。

菜豆 _{豆角}
Phaseolus vulgaris Linnaeus

　　一年生缠绕草本。羽状复叶，具 3 枚小叶；托叶披针形，基着；小叶宽卵形或卵状菱形，侧生的偏斜，先端长渐尖，具细尖，基部圆形或宽楔形。总状花序比叶短，数朵生于花序顶部；花冠白色或红色，龙骨瓣先端旋卷。荚果带形，稍弯曲，通常无毛，顶具喙。种子 3~6 枚，长椭圆形或肾形，白色或褐色；种脐白色。花、果期春、夏二季。

　　原产于南美洲，神农架有广泛种植。

　　种子（白饭豆）滋阴，解热，利尿，消肿。

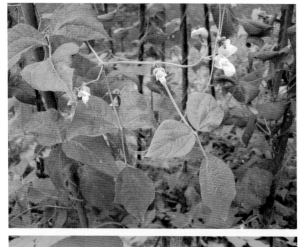
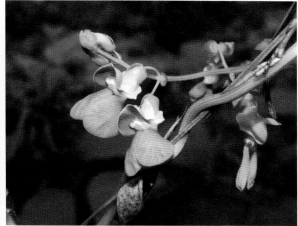
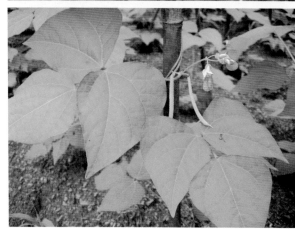
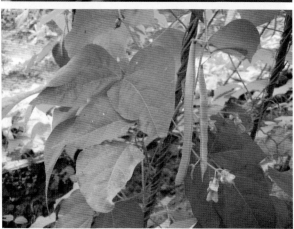

（二十六）野扁豆属 Dunbaria Wight & Arnott

草质或木质藤本。叶具羽状 3 枚小叶，下表面具明显的油腺斑点；托叶常缺。花单生于叶腋内或数朵排成总状花序；萼齿 5 枚，长而狭，上面 2 枚合生；花冠通常黄色，多少伸出萼外，花瓣具柄，旗瓣和翼瓣基部具耳；雄蕊 10 枚，二体（9+1），花药同型；子房无柄，具胚珠多枚。荚果线形，扁平，开裂后果瓣扭曲。

约 20 种；我国 8 种；湖北 2 种；神农架 1 种，可供药用。

野扁豆 Dunbaria villosa (Thunberg) Makino

多年生缠绕草本。茎细弱，被短柔毛。叶具羽状 3 枚小叶，小叶薄纸质，顶生小叶较大，菱形或近三角形，侧生小叶较小，偏斜，先端渐尖或急尖，尖头钝，基部圆形、宽楔形或近截平，两表面微被短柔毛；托叶细小。总状花序或复总状花序腋生，具花 2~7 朵；花冠黄色。荚果带状长圆形，扁平，稍弯，被短柔毛，先端具喙，果无果颈或具极短果颈。花、果期 9~10 月。

分布于神农架下谷，生于山坡灌丛、草地。少见。

种子、叶消肿止痛。

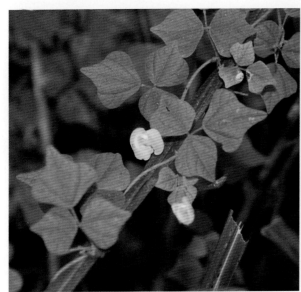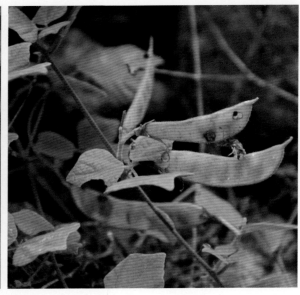

（二十七）鹿藿属 Rhynchosia Loureiro

一年至多年生缠绕藤本。叶具羽状 3 枚小叶，小叶下表面通常具腺点；托叶常早落。花组成腋生的总状花序或复总状花序，稀单生于叶腋；花萼钟状，5 裂，上面 2 裂齿多少合生，下面 1 裂齿较长；花冠内藏或突出；花柱常于中部以上弯曲。荚果长圆形、倒卵状椭圆形，扁平或膨胀，先端常具小喙。种子 2 枚，稀 1 枚，通常近圆形或肾形。

约 200 种；我国 13 种；湖北 2 种；神农架 2 种，均可供药用。

■ 分种检索表

1. 顶生小叶先端钝，稀为短急尖·······························1. 鹿藿 R. volubilis
1. 顶生小叶先端渐尖、长渐尖或急尾状渐尖·······················2. 菱叶鹿藿 R. dielsii

---

1 鹿藿 Rhynchosia volubilis Loureiro

一年生缠绕草质藤本，全株被灰色至淡黄色柔毛。叶为羽状或有时近指状 3 枚小叶，小叶纸质，顶生小叶菱形或倒卵状菱形，先端钝至急尖，具小凸尖，基部圆形或阔楔形，两表面被灰色或淡黄色柔毛，下表面尤密，并被黄褐色腺点。总状花序，花冠黄色。荚果长圆形，红紫色，极扁平，先端具小喙。种子通常 2 枚，椭圆形或近肾形，黑色，光亮。花期 5~8 月，果期 9~12 月。

分布于神农架各地，生于山坡草丛中。常见。

根祛风和血，镇咳祛痰。叶用于疗疮。

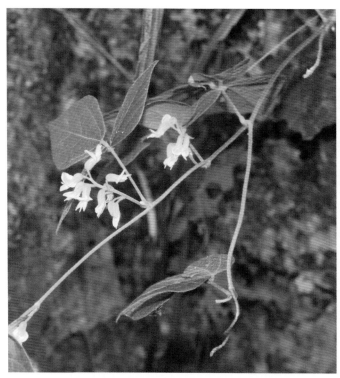
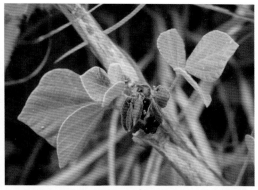
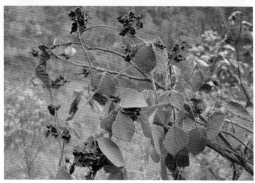

2 | 菱叶鹿藿 Rhynchosia dielsii Harms

　　多年生缠绕草本。茎密被黄褐色长柔毛。叶具指状3枚小叶，顶生小叶卵形至菱状卵形，先端渐尖或尾状渐尖，基部圆形，两表面密被短柔毛，下表面具松脂状腺点，侧生小叶稍小，斜卵形。总状花序腋生；花疏生，黄色。荚果长圆形或倒卵形，扁平，成熟时红紫色，被短柔毛。种子2枚，近圆形。花期6~7月，果期8~11月。

　　分布于神农架各地，生于山坡、路旁灌丛中。常见。

　　茎叶（山黄豆藤）、根（山黄豆根）祛风，解热。

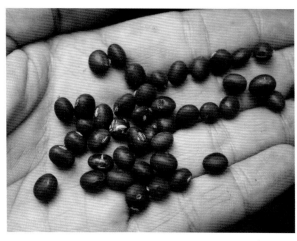
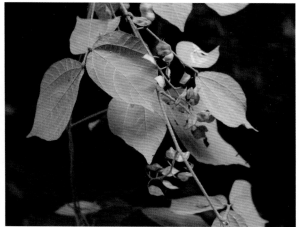

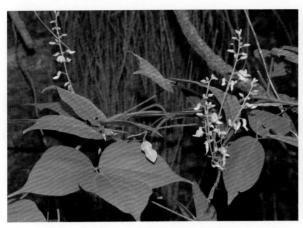
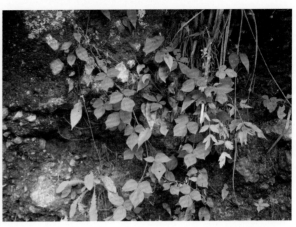

（二十八）合萌属 Aeschynomene Linnaeus

草本或灌木。奇数羽状复叶；小叶多数，小，线形。花小，数朵排成总状花序；萼二唇形；花冠黄色；雄蕊二体，10枚雄蕊，分为2束，每束5枚。花药1室；子房具柄，具胚珠2至多枚；荚果线形，具柄，扁平，有具1枚种子的荚节2至数个；荚节平滑或具小疣点，不开裂或很少沿背缝线开裂。

150种；我国2种；湖北1种；神农架1种，可供药用。

合萌 Aeschynomene indica Linnaeus

一年生草本或亚灌木状。羽状复叶，小叶20~30对，小叶近无柄，线状长圆形，上表面密布腺点，下表面稍带白粉，先端钝圆或微凹，具细刺尖头，基部歪斜；托叶膜质，卵形至披针形，基部下延成耳状。总状花序比叶短，腋生；花瓣淡黄色，具紫色的纵脉纹。荚果线状长圆形，背缝线多少呈波状，不开裂，成熟时逐节脱落。花期7~8月，果期8~10月。

分布于神农架低海拔地区，生于田边或林缘。少见。

全草利尿解毒。

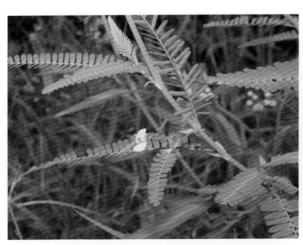
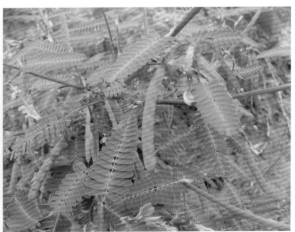

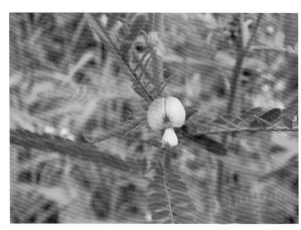
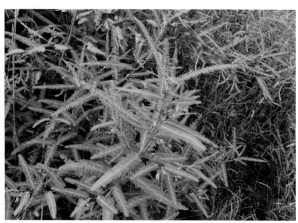

（二十九）落花生属 Arachis Linnaeus

低矮草本。茎常匍匐。偶数羽状复叶，具小叶 2~3 对，无小托叶；托叶与叶柄部分合生。花单生或数朵聚生于叶腋内；最初无柄，但有一极长类似花柄的萼管；花冠蝶形，黄色；花瓣和雄蕊生于萼管顶部；花丝合生成一管，花药二型；子房具胚珠 2~3 枚。荚果长圆状圆柱形，稍呈念珠状，有网脉，不开裂，于地下成熟。

22 种；我国栽培 2 种；湖北引种栽培 1 种；神农架引种栽培 1 种，可供药用。

落花生 Arachis hypogaea Linnaeus

一年生草本。羽状复叶，小叶 2 对，小叶纸质，卵状长圆形至倒卵形，先端钝圆，有时微凹，基部近圆形，边缘具睫毛；叶柄基部抱茎。花单生；花冠黄色；花萼膜质，萼管细，随花的发育而伸长；胚珠受精后子房柄逐渐延长，下弯成一坚强的柄，将尚未膨大的子房插入土下，并于地下发育成熟。荚果长椭圆形，具凸起的网脉，不开裂。种子 1~4 枚。花、果期 6~8 月。

原产于南美洲，神农架有广泛种植。

种子（花生米）润肺和胃。茎叶（花生茎叶）跌打损伤。种子提取的脂肪油（花生油）滑肠下积。

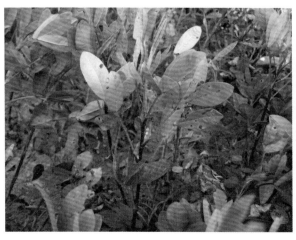
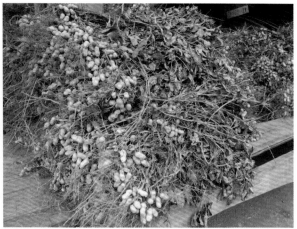

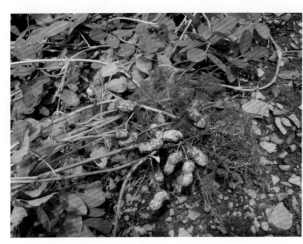
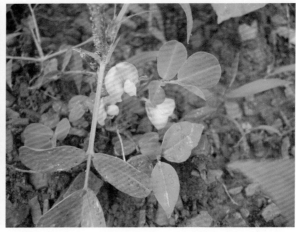

（三十）锦鸡儿属 Caragana Fabricius

落叶灌木，具刺或无刺。偶数羽状复叶，总轴顶常具一刺或刺毛。花单生，稀为 2~3 朵组成的小伞形花序，着生于老枝的节上或腋生于幼枝的基部；萼背部稍偏斜，裂齿近相等或上面 2 枚较小；花冠黄色，稀白色带红色，旗瓣卵形或近圆形，直展，边微卷，基部渐狭为长柄，翼瓣斜长圆形，龙骨瓣直，先端钝；雄蕊二体，10 枚，其中 9 枚连合，1 枚分离；子房近无柄。荚果线形，成熟时圆柱状，2 瓣裂。种子横长圆形或近球形，无种阜。

100 种；我国 66 种；湖北 1 种；神农架 1 种，可供药用。

锦鸡儿 ^{阳雀花} Caragana sinica (Buc'hoz) Rehder

锦鸡儿 阳雀花 **Caragana sinica** (Buc'hoz) Rehder

落叶灌木。小枝具棱。托叶三角形，硬化成针刺；叶轴脱落或硬化成针刺；羽状复叶，有时假掌状，小叶 2 对，上部 1 对常较下部的大，倒卵形或长圆状倒卵形，先端圆形或微缺，基部楔形或宽楔形。花单生，花梗中部具关节；花冠黄色，常带红色。荚果圆筒状。花期 4~5 月，果期 7 月。

分布于神农架木鱼、松柏，多为栽培。常见。

花（金雀花）滋阴，活血。根、根皮（金雀根）清热解毒，祛风，舒筋活络，除湿利尿，化痰止咳。

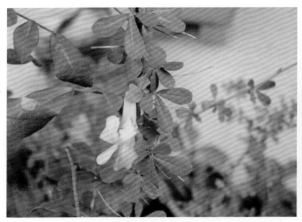
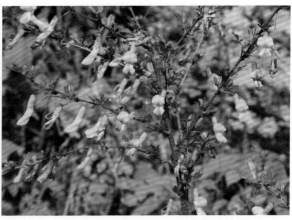

（三十一）黄耆属 Astragalus Linnaeus

多年生草本，稀为半灌木。羽状复叶；托叶与叶柄离生或贴生，无小托叶。花序为总状花序或密集呈穗状、头状与伞形花序式；花萼管状或钟状，或在花期前后呈肿胀的囊状，具5齿，包被或不包被荚果；雄蕊二体。荚果形状多样，线形至球形，一般肿胀，果瓣膜质、革质或软骨质。

2000 多种；我国 278 种；湖北 5 种；神农架 5 种，可供药用的 4 种。

分种检索表

1. 落叶灌木··4. 秦岭黄耆 A. henryi
1. 草本。
  2. 荚果不肿胀。
    3. 花紫色··1. 紫云英 A. sinicus
    3. 花淡黄色或白色···2. 武陵黄耆 A. wulingensis
  2. 荚果肿胀···3. 蒙古黄耆 A. mongholicus

| 1 | 紫云英 ^{草籽}
Astragalus sinicus Linnaeus |

二年生草本。茎匍匐。奇数羽状复叶，小叶 7~13 枚，倒卵形或椭圆形，先端钝圆或微凹，基部宽楔形。总状花序呈伞形；总花梗较叶长，花梗短；花萼钟状，萼齿披针形，长约为萼筒的 1/2；花冠紫红色或橙黄色。荚果线状长圆形，稍弯曲，具喙，黑色。花期 2~6 月，果期 3~7 月。

分布于神农架各地，生于山坡、溪边、潮湿处，或栽培。常见。

全草（红花草）清热解毒。种子（红花草子）明目活血。

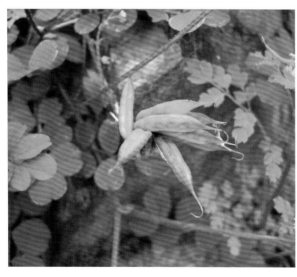 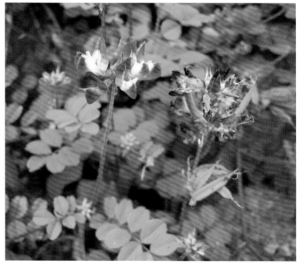

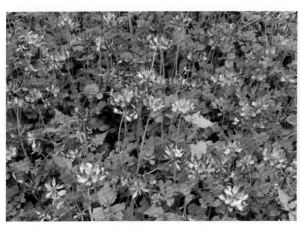
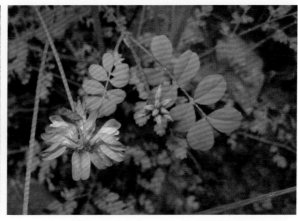

2 | 武陵黄耆 **Astragalus wulingensis** Jia X. Li & X. L. Yu

多年生草本。小叶 4 对，稀 3 或 5 对，长 10~17cm。总状花序短于叶，小花在总状花序顶端簇生且下垂；花萼管状，裂片线形；花冠白色或在先端略显黄色，翼瓣长 10~13mm，龙骨瓣长 7~15mm，瓣柄与瓣片的等长；柱头光滑。荚果长 3~4cm，短喙长约 1cm；果柄向上。花期 4~5 月，果期 6~7 月。

分布于神农架红坪、九湖，生于海拔 2200~3100m 的山坡草地或沟边。少见。

全草清热解毒。

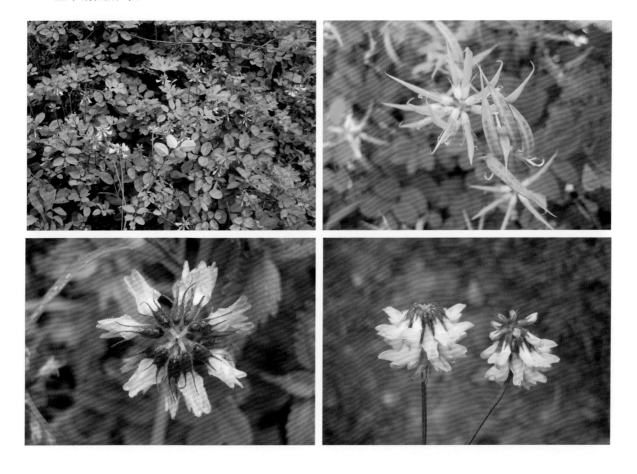

3 蒙古黄耆 Astragalus mongholicus Bunge

多年生草本。主根肥厚，木质，常分枝，灰白色。茎直立。羽状复叶具 13~27 枚小叶，小叶椭圆形至长圆状卵形，先端钝圆或微凹，基部圆形。总状花序，总花梗与叶近等长或较长，花冠黄色或淡黄色。荚果薄膜质，稍膨胀，半椭圆形，顶端具刺尖。花期 6~8 月，果期 7~9 月。

分布于神农架新华，生于荒地中，为栽培种逸生。少见。

根补气升阳，益卫固表，利水消肿，托疮生肌。

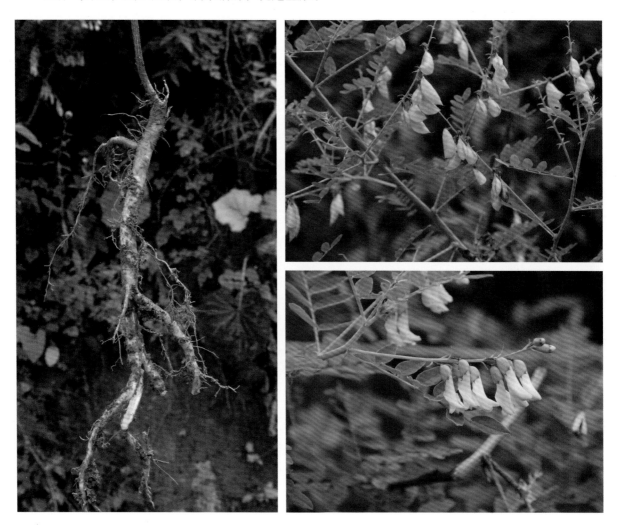

4 秦岭黄耆 Astragalus henryi Oliver

落叶灌木。托叶离生。花黄色或紫红色，排成疏松的总状花序；总花梗长；子房披针形，无毛，具长柄。荚果椭圆形，果瓣膜质，1 室，无毛。种子 1~2 枚。花期 6~7 月，果期 10 月。

分布于神农架红坪、木鱼（老君山），生于高山灌丛中。少见。

根补气，排脓，敛疮。

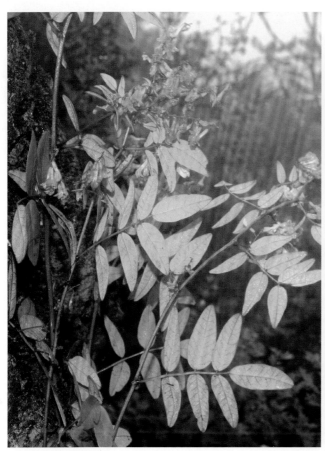
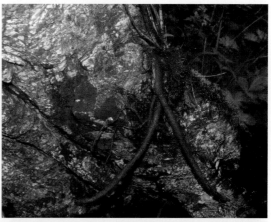
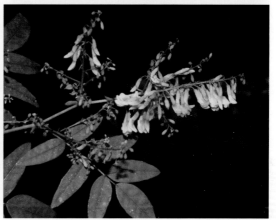

（三十二）百脉根属 Lotus Linnaeus

一年生或多年生草本。羽状复叶，通常具 5 枚小叶，小叶全缘，下方 2 枚常和上方 3 枚形状不同，基部的 1 对呈托叶状，但决不贴生于叶柄；托叶退化成黑色腺点。花序具花 1 至多数，多少呈伞形，基部具 1~3 枚叶状苞片，也有单生于叶腋，无小苞片；萼钟形，萼齿 5 枚，等长或下方 1 齿稍长，稀呈二唇形；龙骨瓣具喙；二体雄蕊，10 枚，其中 9 枚连合，1 枚分离。荚果开裂，圆柱形至长圆形。种子通常多数，圆球形或凸镜形；种皮光滑或偶粗糙。

100 种；我国 5 种；湖北 1 种；神农架 1 种，可供药用。

百脉根 Lotus corniculatus Linnaeus

多年生草本。具主根。茎丛生，平卧或上升。羽状复叶；小叶 5 枚，顶端 3 枚，基部 2 枚呈托叶状，纸质，斜卵形至倒披针状卵形，中脉不清晰。伞形花序；花冠黄色或金黄色，干后常变蓝色。荚果直，线状圆柱形。花期 4~5 月，果期 7~10 月。

分布于神农架各地，生于山坡草地中。少见。

根（百脉根）下气，止渴，去热，除虚劳。全草、花（地羊鹊花）清热，止咳，平喘，消痞满。

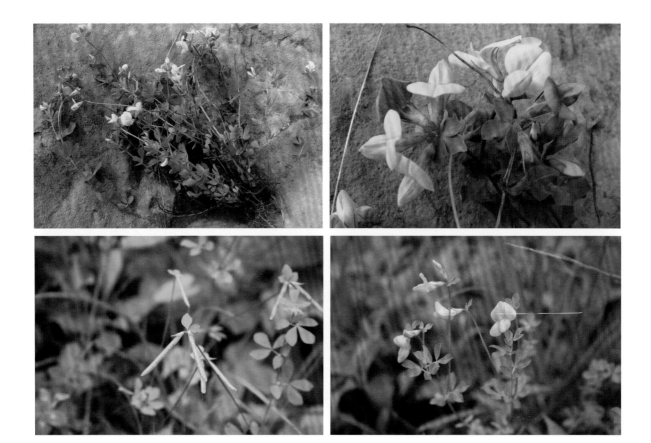

（三十三）野豌豆属 Vicia Linnaeus

一年生、二年生或多年生草本。茎细长，具棱，但不呈翅状，多分枝，攀缘、蔓生或匍匐。偶数羽状复叶，叶轴先端具卷须；托叶通常半箭头形，无小托叶；小叶 2~12 对。花序腋生，呈总状或复总状；花多数，密集着生于长花序轴上部；花萼近钟状；花冠淡蓝色、蓝紫色或紫红色。荚果扁，两端渐尖。种子 2~7 枚，球形或扁圆柱形。

160 种；我国 40 种；湖北 11 种；神农架 10 种，均可供药用。

■ 分种检索表

1. 总花梗长。

  2. 花多，通常 5 朵以上。

    3. 卷须发达。

      4. 小叶线形或披针状线形 ··1. 广布野豌豆 V. cracca

      4. 小叶椭圆形、卵形或披针形。

        5. 托叶大，长 8mm 以上。

          6. 小叶先端圆或渐尖 ································8. 大叶野豌豆 V. pseudo-orobus

          6. 小叶先端圆而微凹 ································6. 山野豌豆 V. amoena

        5. 托叶小，长不及 8mm。

　　　　7. 花冠较大，长 10~15mm·····················7. 华野豌豆 V. chinensis
　　　　7. 花冠较小，长约 6mm······················9. 大野豌豆 V. sinogigantea
　　3. 叶轴顶端无卷须·································10. 歪头菜 V. unijuga
　2. 花少，通常具花 1~4 朵。
　　　8. 花淡蓝色或紫白色；荚果无毛··················2. 四籽野豌豆 V. tetrasperma
　　　8. 花白色、淡蓝青色或紫白色；荚果被棕褐色长硬毛··········3. 小巢菜 V. hirsuta
1. 总花梗短或近无梗。
　9. 直立植株；荚果肥厚·····························4. 蚕豆 V. faba
　9. 茎缠绕；荚果不肥厚····························5. 救荒野豌豆 V. sativa

1 | 广布野豌豆 Vicia cracca Linnaeus

　　多年生草本。茎攀缘或蔓生，具棱，被柔毛。偶数羽状复叶，叶轴顶端卷须有 2~3 条分枝；小叶 5~12 对，互生，线形或披针状线形，先端锐尖或圆形，具短尖头，基部近圆形或近楔形，叶脉稀疏，呈三出脉状，不甚清晰。总状花序与叶轴近等长，花多数，花冠紫色或蓝紫色。荚果长圆形。种子 3~6 枚，扁圆球形；种皮黑褐色。花、果期 5~9 月。

　　分布于神农架各地，生于路边草地。常见。

　　全草（广布野豌豆）祛风湿，活血。

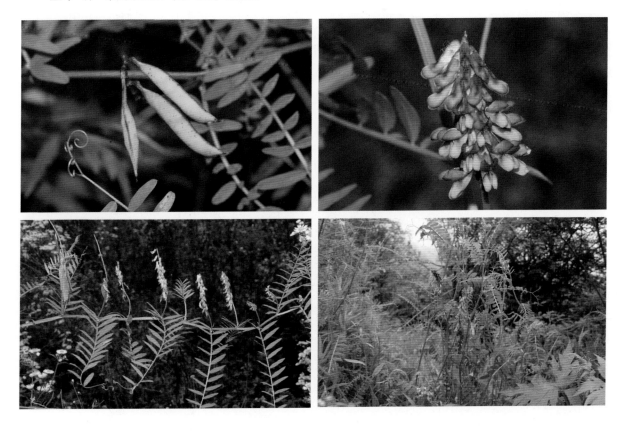

2 四籽野豌豆 Vicia tetrasperma (Linnaeus) Schreber

一年生缠绕草本。茎纤细，柔软，攀缘或蔓生。偶数羽状复叶，顶端为卷须；小叶 2~6 对，长圆形或线形，先端圆，具短尖头，基部楔形。总状花序，具花 1~2 朵，着生于花序轴先端，花甚小；花冠淡蓝色或紫白色。荚果长圆形，表皮棕黄色。种子 4 枚，扁圆形；种皮褐色。花期 3~4 月，果期 5~6 月。

分布于神农架低海拔地区，生于海拔 850~2000m 的山坡草地或沟边。少见。

全草（四籽野豌豆）活血平胃，利五脏，明耳目。

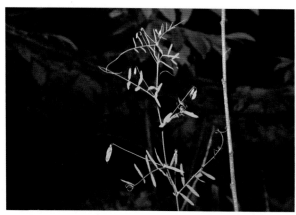
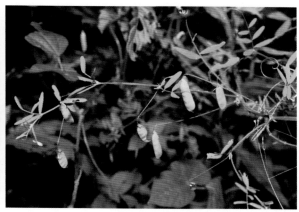

3 小巢菜 Vicia hirsuta (Linnaeus) Gray

一年生草本。茎细柔，攀缘或蔓生。偶数羽状复叶，末端卷须分枝；托叶线形，基部有 2~3 枚裂齿；小叶 4~8 对，线形或狭长圆形，先端平截，具短尖头，基部渐狭，无毛。总状花序明显短于叶；花冠白色、淡蓝青色或紫白色，稀粉红色。荚果长圆菱形，表皮密被棕褐色长硬毛。种子 2 枚，扁圆形。花、果期 2~7 月。

分布于神农架低海拔地区，生于山坡草地或沟边。常见。

全草活血，平胃，明目，消炎。

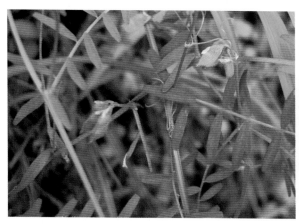
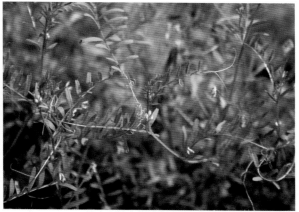

4 | 蚕豆 Vicia faba Linnaeus

一年生草本。茎粗壮，直立，具四棱，中空，无毛。叶轴顶端卷须短缩为短尖头；小叶通常 1~3 对，互生，椭圆形，先端圆钝，具短尖头，基部楔形。总状花序腋生；花梗近无；花冠白色，具紫色脉纹及黑色斑晕。荚果肥厚，外表皮被绒毛，成熟后表皮变为黑色。种子 2~4 枚，长方圆形，中间内凹；种皮革质，青绿色。花期 4~5 月，果期 5~6 月。

原产于欧洲地中海沿岸、亚洲西南部至北非，神农架有栽培。

种子（蚕豆）健脾利湿。茎（蚕豆茎）止血，止泻。花（蚕豆花）凉血，止血。叶（蚕豆叶）止血。果皮（蚕豆荚壳）止血。

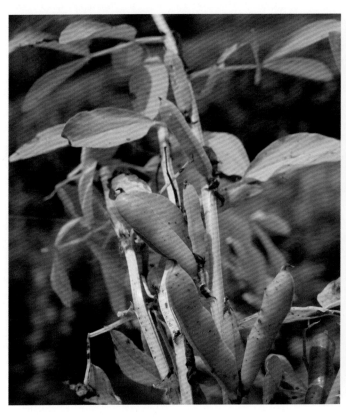
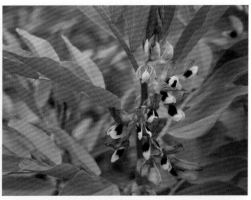
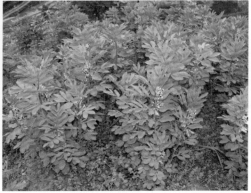

5 | 救荒野豌豆 _{野豌豆} Vicia sativa Linnaeus

救荒野豌豆
Vicia sativa Linnaeus

■ **分亚种检索表**

1. 小叶长椭圆形或心形······································5a. 救荒野豌豆 V. sativa subsp. sativa

1. 小叶线形或线状长圆形······························5b. 窄叶野豌豆 V. sativa subsp. nigra

5a 救荒野豌豆（原亚种）Vicia sativa subsp. sativa

一年生或二年生草本。茎斜升或攀缘。偶数羽状复叶，叶轴顶端卷须有 2~3 条分枝；托叶戟形，通常 2~4 枚裂齿；小叶 2~7 对，长椭圆形或近心形，先端圆或平截有凹，具短尖头，基部楔形，侧脉不甚明显。具花 1~2 朵，腋生，近无梗；花冠紫红色或红色。荚果线状长圆形，成熟时背腹开裂，果瓣扭曲。种子 4~8 枚，圆球形，棕色或黑褐色。花期 4~7 月，果期 7~9 月。

原产于欧洲南部、亚洲西部，神农架有逸生，生于荒地、麦田中。常见。

全草（大巢菜）清热利湿，活血祛瘀。

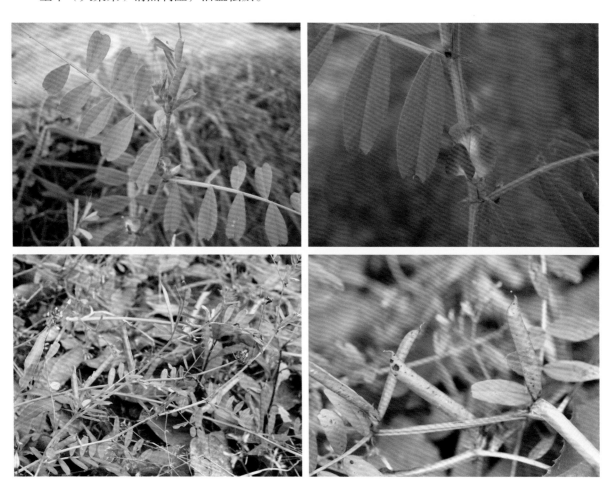

5b 窄叶野豌豆（亚种）Vicia sativa subsp. nigra Ehrhart

一年生或二年生草本。本亚种与救荒野豌豆（原亚种）的区别为本亚种小叶线形或线状长圆形，先端平截或微凹，具短尖头，基部近楔形，叶脉不甚明显，两表面被浅黄色疏柔毛。花期 3~6 月，果期 5~9 月。

分布于神农架大九湖、新华，生于山坡沟边。少见。

全草、种子（窄叶野豌豆）清热解毒，消肿排脓。

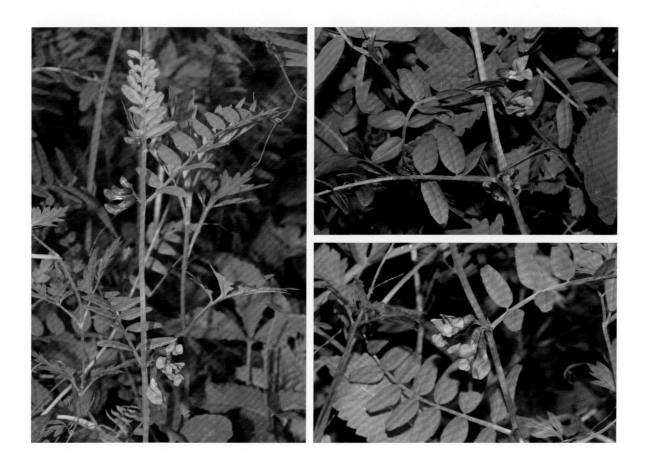

6 | 山野豌豆 **Vicia amoena** Fischer ex Seringe

多年生草本。茎具棱，多分枝，细软，斜升或攀缘。偶数羽状复叶，几无柄，顶端卷须具 2~3 条分枝；小叶 4~7 对，椭圆形至卵披针形，先端圆，微凹，基部近圆形，下表面粉白色。总状花序通常长于叶，具花 10~20（~30）朵，密集着生于花序轴上部；花冠红紫色、蓝紫色或蓝色，花期颜色多变。荚果长圆形，两端渐尖，无毛。花期 4~6 月，果期 7~10 月。

分布于神农架各地，生于山坡沟边。少见。

全草（山野豌豆）祛风湿，活血，舒筋，止痛。

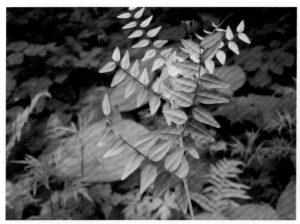
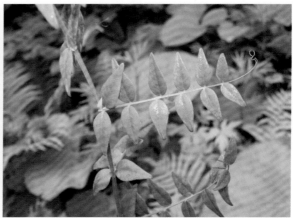

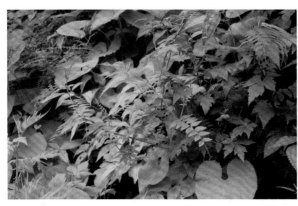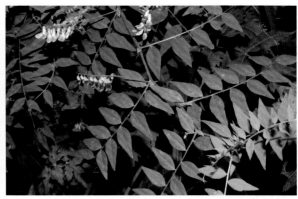

| 7 | 华野豌豆 **Vicia chinensis** Franchet |

多年生缠绕草本。茎具棱，疏被长柔毛或近无毛。偶数羽状复叶，长叶轴顶端卷须具2~3条分枝；托叶小，半戟形，2裂；小叶4~6对，卵状披针形，先端钝或微凹，具短尖头。总状花序长于叶或与叶近等长，花冠蓝紫色至紫红色或具紫色脉纹。荚果纺锤形，表皮黄色或棕黄色。种子2~3枚，卵球形或近圆球形，略扁，表皮黄色，具棕色脉纹。花、果期6~8月。

分布于神农架木鱼、宋洛等地，生于山坡沟边。少见。

全草祛风湿，活血，舒筋，止痛。

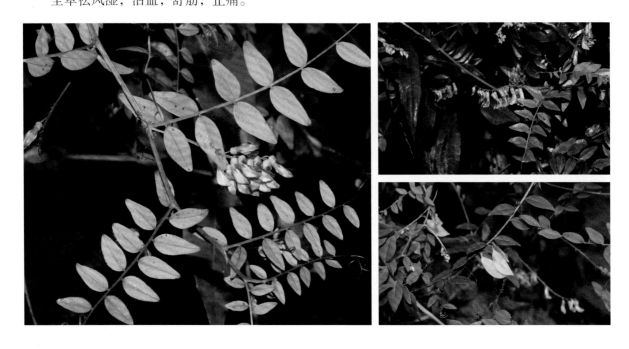

| 8 | 大叶野豌豆 **Vicia pseudo-orobus** Fischer & C. A. Meyer |

多年生攀缘草本。茎具棱，稍被细柔毛或近无毛。偶数羽状复叶，叶轴末端具分歧或单一的卷须；小叶卵形或椭圆形，先端钝，有时稍锐尖或渐尖。总状花序腋生，有时花轴稍分枝，组成复总

状花序；花冠紫色或蓝紫色。荚果长圆形，扁平或稍扁，先端斜楔形，无毛，具1~4（6）枚种子。花期7~9月，果期8~10月。

分布于神农架红坪，生于山坡沟边。少见。

嫩茎叶清热解毒。

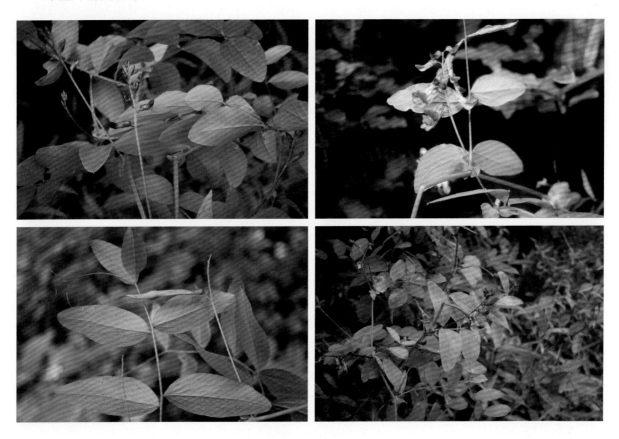

9 | **大野豌豆** Vicia sinogigantea B. J. Bao & Turland

多年生草本。根茎粗壮，基部近木质化。茎具棱，被白柔毛。偶数羽状复叶，顶端卷须有2~3条分枝或单一；小叶3~6对，近互生，椭圆形或卵圆形，先端钝，具短尖头。总状花序长于叶，具花6~16朵；花冠白色、粉红色、紫色或雪青色。荚果长圆形或菱形，两端急尖，表皮棕色。种子

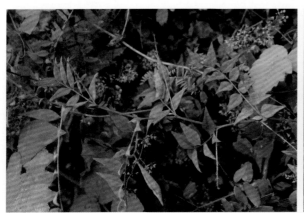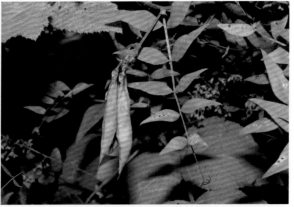

2~3 枚，肾形，表皮红褐色。花期 6~7 月，果期 8~10 月。

分布于神农架低海拔地区，生于山坡林缘。少见。

根（大野豌豆）消肿排脓。

10 歪头菜 Vicia unijuga A. Braun

多年生草本。根茎粗壮，近木质。通常数茎丛生，具棱。叶轴末端为细刺尖头，偶见卷须；小叶 1 对，卵状披针形或近菱形，先端渐尖，边缘具小齿状。总状花序单一，稀有分枝，呈圆锥状复总状花序，花序明显长于叶；花 8~20 朵，于花序轴上部向一面密集；花萼紫色；花冠蓝紫色、紫红色或淡蓝色。荚果扁，长圆形，两端渐尖，先端具喙。花期 6~7 月，果期 8~9 月。

分布于神农架松柏，生于山坡林缘。少见。

根（三铃子根）、嫩叶（三铃子叶）补虚。

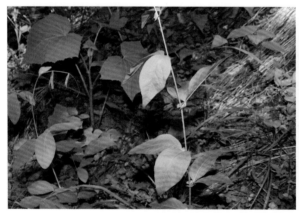 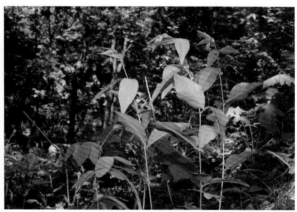

（三十四）豌豆属 Pisum Linnaeus

一年生或多年生草本。偶数羽状复叶，小叶 1~3 对，叶轴顶端具分枝的卷须；托叶大，叶状。花单生或数朵排成总状花序，生于叶腋内；萼钟状，偏斜，或基部偏凸，5 裂，裂片近相等或上部 2 枚较阔；花冠白色、紫色或红色，伸出萼外，旗瓣大，龙骨瓣短于翼瓣；雄蕊，二体，10 枚，其中 9 枚连合，1 枚分离；子房具胚珠多枚，花柱内弯，沿内侧面有纵列髯毛。荚果长圆形，肿胀。具球形的种子数枚。

6 种；我国栽培 1 种；湖北栽培 1 种；神农架栽培 1 种，可供药用。

豌豆 菜豌豆、豆角
Pisum sativum Linnaeus

一年生攀缘草本，全体光滑无毛，被粉霜。羽状复叶，具小叶 4~6 枚，小叶卵圆形；托叶比小叶大，叶状，心形，边缘具细牙齿。花单生于叶腋或数朵排列为总状花序；花萼钟状，5 深裂，裂片披针形；

花冠颜色多样，随品种而异，但多为白色和紫色；雄蕊二体，10枚，其中9枚连合，1枚分离。荚果肿胀，长椭圆形，顶端斜急尖。种子2~10枚，圆形，青绿色，具皱纹或无，干后变为黄色。花期3~4月，果期4~5月。

原产于高加索南部至伊朗，神农架有广泛栽培。

种子（豌豆）和中下气，利小便，解疮毒。叶（豌豆叶）清凉解暑。

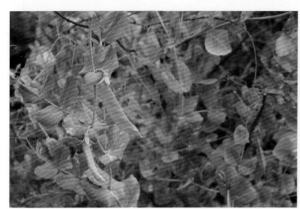 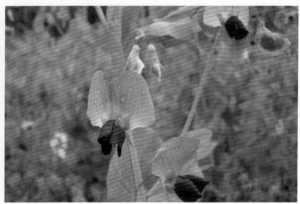

（三十五）草木樨属 Melilotus (Linnaeus) Miller

一年生或多年生草本。羽状复叶具3枚小叶；小叶小，边缘具小齿，叶脉直伸入齿端，无小托叶；托叶与叶柄合生。花小，组成腋生，纤弱的总状花序；萼齿短，近相等；花冠黄色或白色，旗瓣长圆形或倒卵形，无耳。荚果劲直，近球形或卵形，与宿存萼等长，具种子1至数枚，不开裂或迟开裂。

20余种；我国4种；湖北2种；神农架2种，均可供药用。

> **■ 分种检索表**
>
> 1. 花黄色··1. 草木樨 **M. officinalis**
> 1. 花白色··2. 白花草木樨 **M. albus**

1 草木樨 Melilotus officinalis (Linnaeus) Lamarck

一年生草本。茎直立。羽状三出复叶；托叶镰状线形，中央有1条脉纹；小叶倒卵形至线形，先端钝圆或截形，基部阔楔形，边缘具不整齐疏浅齿，侧脉8~12对直达齿尖。总状花序，初时稠密，花开后渐疏松；花序轴在花期显著伸展；花冠黄色。荚果卵形，先端具宿存花柱，表面具网纹，棕黑色。种子1~2枚，卵形，黄褐色，平滑。花期5~9月，果期6~10月。

分布于神农架各地，生于山坡路旁。常见。

全草（辟汗草）清热解毒，健脾化湿，利尿杀虫。根（臭苜蓿根）清热解毒。

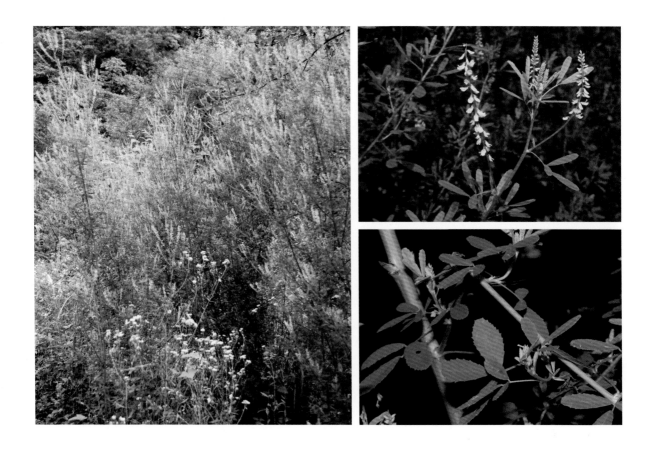

2 | 白花草木犀 Melilotus albus Medikus

　　一年生草本。茎直立，圆柱形，中空。羽状三出复叶；托叶尖刺状锥形，全缘；小叶长圆形或倒披针状长圆形，先端钝圆，基部楔形，边缘疏生浅锯齿，上表面无毛，下表面被细柔毛。总状花序长9~20cm，腋生，具花40~100朵，排列疏松；花冠白色。荚果椭圆形至长圆形，成熟后变黑褐色。种子1~2枚，卵形，棕色，表面具细瘤点。花期5~7月，果期7~9月。

　　分布于神农架木鱼（彩旗），生于山坡路旁。少见。

　　全草（辟汗草）清热解毒，化湿，杀虫。根（臭苜蓿根）清热解毒。

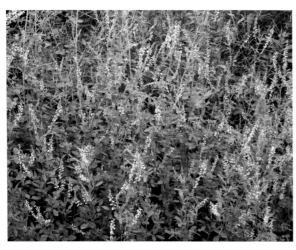
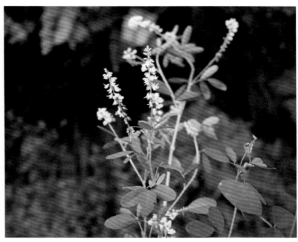

（三十六）苜蓿属 Medicago Linnaeus

一年生或多年生草本。羽状复叶；托叶部分与叶柄合生；小叶 3 枚，边缘通常具锯齿，侧脉直伸至齿尖。总状花序腋生，有时呈头状或单生；花小；花冠黄色、紫色等。荚果螺旋形转曲或挺直，背缝常具棱或刺。种子 1 至多数，小。

70 余种；我国 13 种；湖北 4 种；神农架 3 种，均可供药用。

■ 分种检索表

1. 荚果不呈螺旋转曲，多年生……………………………………………1. 天蓝苜蓿 M. lupulina
1. 荚果呈螺旋转曲，一年生至多年生。
  2. 荚果边缘无刺突……………………………………………………2. 紫苜蓿 M. sativa
  2. 荚果边缘具棘刺或瘤突……………………………………………3. 南苜蓿 M. polymorpha

1 | 天蓝苜蓿 Medicago lupulina Linnaeus

多年生草本，全体被柔毛和腺毛。茎平卧或上升，多分枝。羽状三出复叶；小叶倒卵形或倒心形，先端多少截平或微凹，具细尖，基部楔形，边缘在上半部具不明显尖齿，两表面均被毛，顶生小叶较大。花序小，头状；总花梗细，挺直，比叶长；花冠黄色。荚果肾形，表面具同心弧脉纹。花期 7~9 月，果期 8~10 月。

分布于神农架各地，生于河岸、路边、田野、林缘。常见。

全草（老蜗生）清热利湿，舒筋活络，止咳。

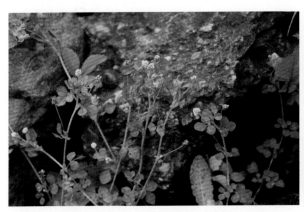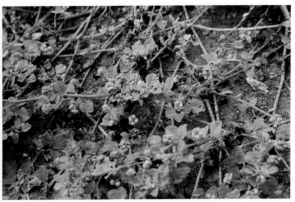

2 | 紫苜蓿 Medicago sativa Linnaeus

多年生草本。根粗壮，根须发达。茎直立，四棱形。羽状三出复叶；托叶大，卵状披针形，先端锐尖，基部全缘或具 1~2 齿裂，脉纹清晰；小叶长卵形、倒长卵形至线状卵形，等大或顶生小叶稍大，先端钝圆，中脉伸出为长齿尖，基部狭窄，楔形，边缘 1/3 以上具锯齿。花序总状或头状；花瓣多色，淡黄色至紫色。荚果螺旋状旋卷。花期 5~7 月，果期 6~8 月。

分布于神农架各地，逸生或栽培。少见。

全草健胃，清热利尿。

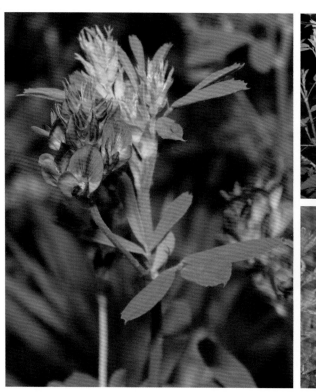
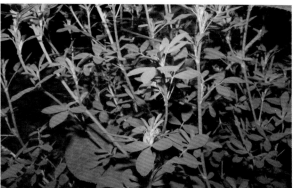
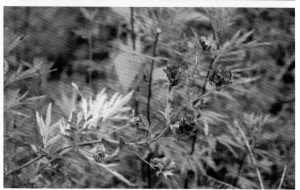

3 南苜蓿 Medicago polymorpha Linnaeus

一年生或二年生草本。茎平卧或直立。羽状三出复叶；托叶大，脉纹明显；小叶倒卵形或三角状倒卵形，几等大，先端钝，近截平或凹缺，具细尖，基部阔楔形，边缘在 1/3 以上具浅锯齿。花序头状伞形，花冠黄色。荚果盘形，旋转，边缘具棘刺或瘤突。花期 3~5 月，果期 5~6 月。

分布于神农架各地，生于河岸、路边、田野、林缘。少见。

全草（老蜗生）清热利湿，舒筋活络，止咳。

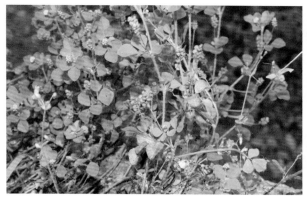
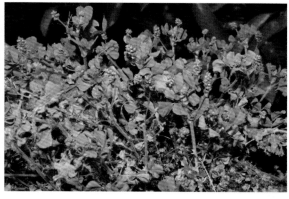

（三十七）车轴草属 Trifolium Linnaeus

多年生草本，偶具横生的根茎。茎直立、匍匐或上升。掌状复叶，通常 3 枚小叶；托叶显著，通常全缘，部分合生于叶柄上。花具梗或近无梗，集合成头状或短总状花序；萼筒形或钟形；花冠无毛，宿存，旗瓣离生或基部和翼瓣、龙骨瓣连合；雄蕊 10 枚，二体，上方 1 枚离生，全部或 5 枚花丝的顶端膨大。荚果不开裂，包藏于宿存花萼或花冠中。种子通常 1~2 枚，稀 4~8 枚。

250 种；我国引种 13 种；湖北引种 3 种；神农架引种 3 种，可供药用的 2 种。

分种检索表

1. 花较大，无苞片，无花梗，花紫红色·····································1. 红车轴草 **T. pratense**
1. 花较小，具苞片，有花梗，花白色·····································2. 白车轴草 **T. repens**

1 红车轴草 Trifolium pratense Linnaeus

多年生草本，生长期 2~9 年。主根发达。茎粗壮，具纵棱，直立或平卧上升。掌状三出复叶；托叶膜质，具脉纹，基部抱茎；小叶卵状椭圆形，先端钝，有时微凹，基部阔楔形，叶表面常具 "V" 字形白斑，侧脉伸出形成不明显的钝齿。花序球状或卵状，顶生，无总花梗或具短总花梗，包于顶生叶的焰苞状托叶内；花冠紫红色。荚果卵形。花、果期 5~9 月。

原产于欧洲中部，神农架多有种植。

花序、带花枝叶（红车轴草）镇痉，止咳平喘。

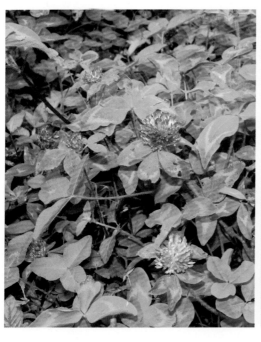
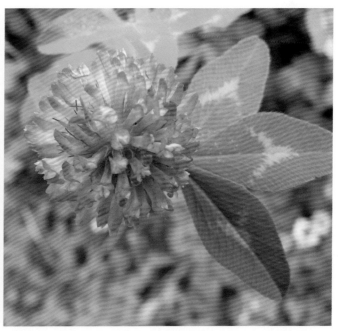

2 ｜ 白车轴草 *Trifolium repens* Linnaeus

　　多年生草本，生长期达 5 年，全体无毛。茎匍匐蔓生，上部稍上升。节上生根。掌状三出复叶；托叶卵状披针形，膜质，基部抱茎，呈鞘状；小叶倒卵形至近圆形，先端凹头至钝圆。花序球形，顶生；花密集；无总苞；花萼钟形，具脉纹 10 条，萼齿 5 枚，披针形，稍不等长，短于萼筒；花冠白色。荚果长圆形。种子通常 3 枚。

　　原产于欧洲中部，神农架多有种植。

　　全草清热凉血，安神镇痛，祛痰止咳。

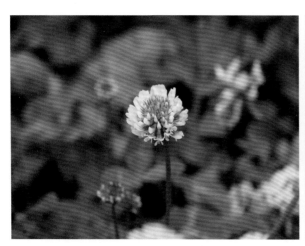 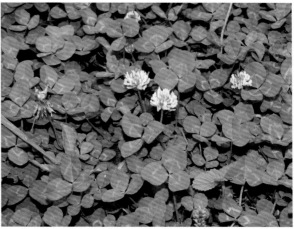

（三十八）猪屎豆属 *Crotalaria* Linnaeus

　　草本、亚灌木或灌木。单叶或三出复叶。总状花序顶生或腋生；花萼二唇形或近钟形；花冠黄色或深紫蓝色，旗瓣通常为圆形或长圆形，翼瓣长圆形或长椭圆形，龙骨瓣中部以上通常弯曲，具喙；雄蕊连合成单体，花药二型，一为长圆形，以底部附着花丝，一为卵球形，以背部附着花丝。荚果长圆形、圆柱形或卵状球形，膨胀。

　　约 550 种；我国 40 种；湖北 5 种；神农架 1 种，可供药用。

响铃豆 *Crotalaria albida* Heyne ex Roth

　　灌木状草本，全体被白色柔毛。叶倒卵状披针形或倒披针形，先端钝圆，具小凸尖，基部楔形，上表面光滑，下表面生疏柔毛；托叶细小。总状花序顶生或腋生；小苞片着生于花萼基部；花萼深裂，上面 2 枚萼齿椭圆形，下面 3 枚萼齿披针形，均被短柔毛；花冠黄色，稍长于萼。荚果圆柱形，膨胀，光滑。种子 6~12 枚。

　　分布于神农架新华至兴山一带，生于路旁荒地、山谷草地。少见。

　　全草清热解毒，消肿止痛。

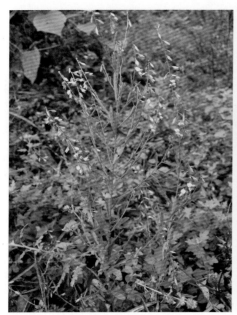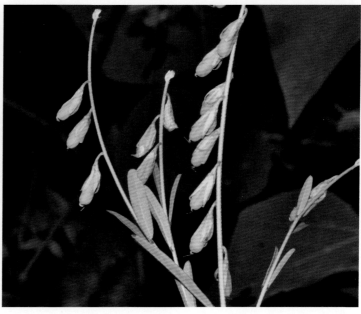

（三十九）山黧豆属 Lathyrus Linnaeus

一年生或多年生草本，具根茎或块根。茎直立、上升或攀缘，具翅或无翅。偶数羽状复叶，具1至数枚小叶，稀无小叶而叶轴增宽叶化或托叶叶状，叶轴末端具卷须或针刺；小叶椭圆形、卵形、卵状长圆形、披针形或线形，具羽状脉或平行脉；托叶通常半箭形，稀箭形，偶为叶状。总状花序腋生，具1至多花；花紫色、粉红色、黄色或白色，有时具香味；萼钟状，萼齿不等长或稀近相等；雄蕊二体，10枚，其中9枚连合，1枚分离，雄蕊管顶端通常截形，稀偏斜；花柱先端通常扁平，线形或增宽成匙形，近轴一面被刷毛。荚果通常压扁，开裂。种子2至多数。

约160种；我国18种；湖北4种；神农架4种，可供药用的2种。

分种检索表

1. 小叶4~8枚，卵形或椭圆形··2. 大山黧豆 L. davidii
1. 小叶2枚，披针形···1. 牧地山黧豆 L. pratensis

1 牧地山黧豆 Lathyrus pratensis Linnaeus

多年生草本。叶具1对小叶；托叶箭形，基部两侧不对称，叶轴末端具卷须，单一或分枝；小叶椭圆形、披针形或线状披针形，先端渐尖，具平行脉。总状花序腋生，具花5~12朵，长于叶数倍；花黄色。荚果线形，黑色，具网纹。种子近圆形，黄色或棕色。花期6~8月，果期8~10月。

分布于神农架红坪、大九湖，生于山坡潮湿地。少见。

全草（牧地香豌豆）清热解毒，利湿。

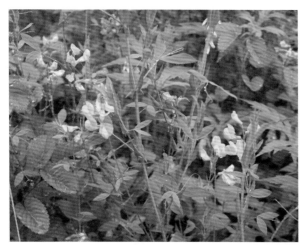 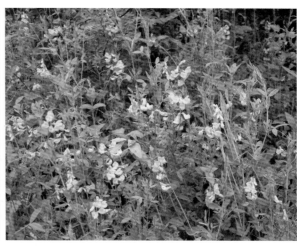

2 大山黧豆 **Lathyrus davidii** Hance

多年生草本，具块根。茎粗壮，圆柱状，具纵沟。托叶大，半箭形，全缘或下部稍有锯齿；叶轴末端具分枝的卷须；小叶（2）3~4（~5）对，通常为卵形，具细尖，下表面苍白色，具羽状脉。总状花序腋生，约与叶等长，具花10余朵；花深黄色。荚果线形，具长网纹。种子紫褐色，宽长圆形。花期5~7月，果期8~9月。

分布于神农架松柏、新华、宋洛，生于山坡潮湿地。常见。

种子（大山黧豆）镇痛。

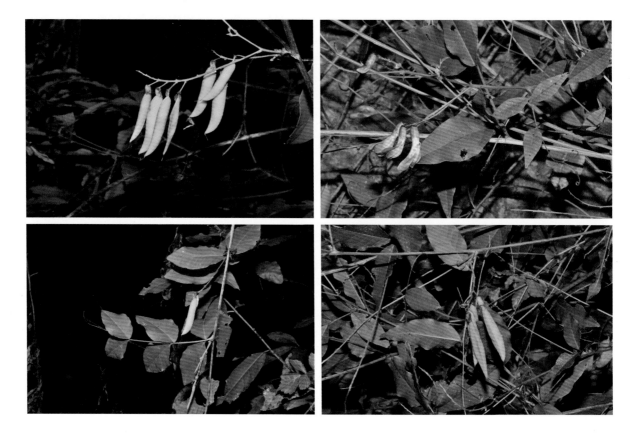

（四十）山豆根属 Euchresta Bennett

灌木。叶互生，小叶 3~7 枚，全缘，下面通常被柔毛或茸毛，侧脉常不明显。总状花序；花萼膜质，钟状或管状，基部略呈囊状，边缘通常 5 裂，萼齿短；花冠伸出萼外，通常白色，翼瓣和龙骨瓣有瓣柄；二体雄蕊（9+1），花药背着；子房有长柄，胚珠 1~2 枚，花柱 1 个，线形。荚果核果状，肿胀，不裂，椭圆形，果壳薄，通常亮黑色，具果颈。种子 1 枚。

4 种；我国 4 种；湖北 1 种；神农架 1 种，可供药用。

管萼山豆根 Euchresta tubulosa Dunn

常绿灌木。根肉质，枝皮绿色。羽状复叶互生，具小叶 3~7 枚，多为 5 枚。小叶纸质，椭圆形或卵状椭圆形，先端短渐尖至钝，基部楔形至圆形，下面被黄褐色短柔毛，顶生小叶和侧生小叶近等大，长 8~10.5cm，宽 3.5~4.5cm，侧脉 5~6 对，不明显。总状花序顶生，花萼管状，长 9mm，上半部扩展成杯状，花瓣白色。荚果椭圆形，亮黑色，具长 1.4cm 的果颈。花期 5~6（7）月，果期7~9 月。

分布于下谷（石柱河），生于海拔 460m 的山坡密林下。罕见。

全株药用，习用其根。根（鄂豆根、山豆根、豆根）清热解毒，消肿止痛。

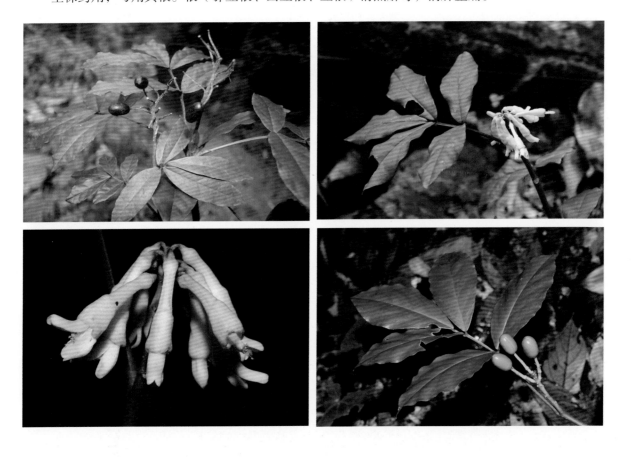

酢浆草科 Oxalidaceae

多为草本。叶互生，掌状复叶或羽状复叶；小叶倒心形。花序常为聚伞花序或总状花序，花两性，辐射对称；花萼5基数，分离或基部合生；花瓣分离，有时基部合生；雄蕊10枚，排成内外2轮，外轮与花瓣对生，花丝基部合生；子房上位，5室，中轴胎座，柱头头状。蒴果少数为肉质浆果。

7属，1000余种；我国3属，约13种；湖北1属，4种；神农架1属，4种，均可供药用。

酢浆草属 Oxalis Linnaeus

草本，少数为灌木。复叶具3枚小叶，互生或基生，被柔毛。伞形花序；花白色、黄色、粉红色；萼片5枚；花瓣5片，有时基部合生；雄蕊基部合生，长短间隔排列；子房5室，每室具多枚胚珠，花柱5个，常分离。蒴果胞背开裂。

约800种；我国5种；湖北4种；神农架4种，均可供药用。

分种检索表

1. 花白色或紫红色。
   2. 花通常白色。
      3. 苞片2枚，花通常白色，少见粉红色 ·························· 1. 白花酢浆草 O. acetosella
      3. 苞片1枚，花通常白色，少见淡黄色 ·························· 2. 山酢浆草 O. griffithii
   2. 花紫红色 ··· 3. 红花酢浆草 O. corymbosa
1. 花黄色 ··· 4. 酢浆草 O. corniculata

---

1 白花酢浆草 三叶铜钱草
Oxalis acetosella Linnaeus

草本。茎呈短缩状，被稀疏毛。叶基生，复叶，小叶3枚，倒心形，先端凹陷，近基部具关节；托叶阔卵形，与叶柄基部合生。花白色或带紫色脉纹；花梗被柔毛；苞片2枚；萼片5枚，宿存；花瓣白色，少见粉红色；子房5室，柱头头状。蒴果。花期7~8月，果期8~9月。

分布于神农架各地，生于海拔2500m以上的山坡林下。常见。

全草活血化瘀，清热，利尿，解毒。

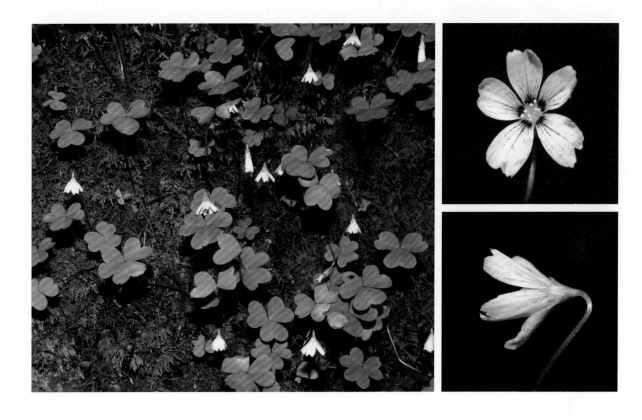

2　山酢浆草 三块瓦
Oxalis griffithii Edgeworth & J. D. Hooker

　　草本。复叶，基生，小叶 3 枚，倒三角形，顶端凹缺，两表面均被柔毛；叶柄密被长柔毛。花单生，白色或淡黄色；苞片 1 枚，被毛；萼片 5 裂；花瓣倒卵形；雄蕊 10 枚，5 短 5 长，花丝基部合生；子房 5 室，花柱 5 个。蒴果。花期 5~9 月，果期 1~10 月。

　　分布于神农架各地，生于海拔 800~1500m 的林下阴湿处。常见。

　　全草（麦吊七）清热解毒，利尿，舒筋活血。

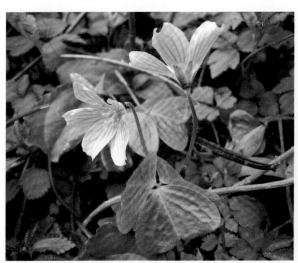

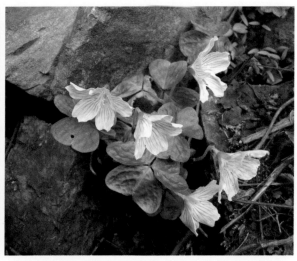

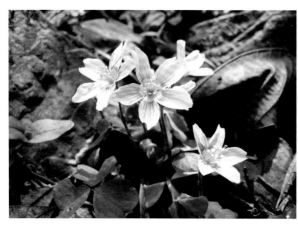 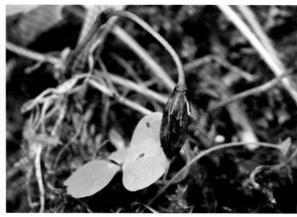

3 红花酢浆草 铜锤草、南天七
Oxalis corymbosa Candolle

草本。数个小鳞茎聚生，鳞片褐色。叶基生，掌状复叶；小叶 3 枚，扁圆状倒心形，通常两表面具棕红色瘤状的小腺体；托叶长圆形，与叶柄基部合生。花序近伞形，基生；萼片 5 枚，先端具 2 个暗红色长圆形的小腺体；花瓣 5 片，淡紫色至紫红；雄蕊 10 枚，5 长 5 短，花丝上部被白色柔毛，下部合生成筒状；子房 5 室，柱头头状。蒴果被毛。花期 5 月，果期 6~7 月。

原产于南美热带地区，现神农架木鱼、松柏、新华有分布。少见。

全草（铜锤草）用于五劳七伤。鳞茎（百合还阳）止血除劳。

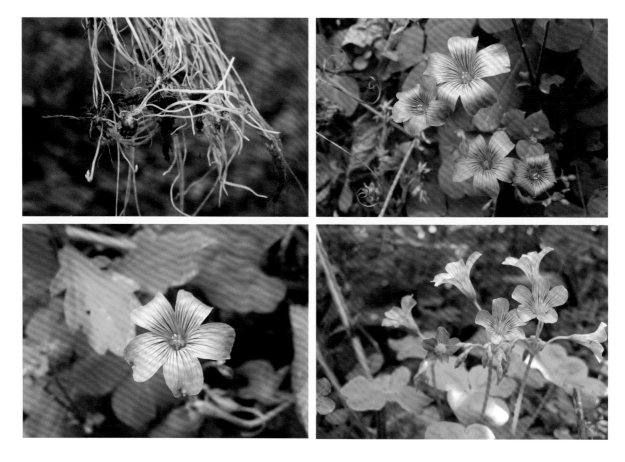

4 | 酢浆草 ^{酸味草} **Oxalis corniculata** Linnaeus

草本。根茎细长，被柔毛。叶基生或茎上互生，小叶 3 枚，宽倒心形，叶下表面疏生平伏毛，脉上毛较密，边缘具贴伏缘毛；托叶明显。伞形花序腋生，先端具小苞片 2 枚；花黄色；萼片被柔毛；花瓣黄色；雄蕊 10 枚，5 长 5 短，花丝基部合生成筒状；子房 5 室，柱头头状。蒴果。种子具沟槽。花期 5~8 月，果期 6~9 月。

分布于神农架各地，生于海拔 500~1800m 的路边或田地旁。常见。

全草（酢浆草）解热利湿，利尿消肿，解毒，散瘀止痛。

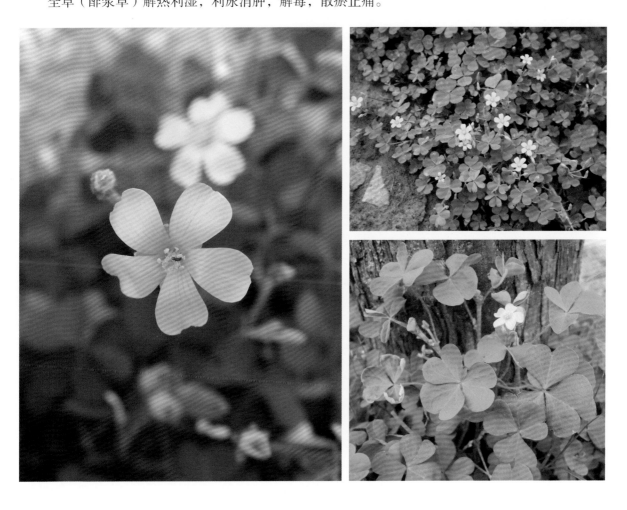

牻牛儿苗科 Geraniaceae

多为草本。叶互生或对生，分裂或为复叶，具托叶。聚伞花序腋生或顶生，花两性，辐射对称或两侧对称；花萼4~5枚，宿存；花瓣5片或稀为4片；雄蕊10~15枚，2轮，外轮与花瓣对生，花丝基部合生或分离；蜜腺通常5枚；子房上位，3~5室，每室具倒生胚珠1~2枚，花柱与心皮同数，上部分离。蒴果室间开裂，开裂的果瓣常由基部向上反卷或呈螺旋状卷曲。

11属，约750种；我国4属，约67种；湖北3属，15种；神农架2属，10种，可供药用的2属，8种。

分属检索表

1. 花对称，萼无距，具腺体；雄蕊10枚，全部具药·····················1. 老鹳草属 Geranium
1. 花为明显不对称，具萼距，距着生于花柄，无腺体·····················2. 天竺葵属 Pelargonium

（一）老鹳草属 Geranium Linnaeus

草本，稀为亚灌木或灌木，通常被倒向毛。茎具明显的节。叶对生或互生，具托叶，叶掌状分裂，稀二回羽状。花序聚伞状或单生；每总花梗通常具花2朵，具腺毛或无腺毛；花整齐，花萼和花瓣均5枚，腺体5个；每室具胚珠2枚。蒴果具长喙，果瓣5个，每果瓣具种子1枚，果瓣在喙顶部合生，成熟时沿主轴从基部向上端反卷开裂。

约400种；我国55种；湖北10种；神农架7种，可供药用的5种。

分种检索表

1. 花小，直径3~6mm，稀近10mm。
  2. 茎生叶3裂·····················2. 老鹳草 G. wifordii
  2. 叶片5裂或茎上部叶3裂·····················1. 鼠掌老鹳草 G. sibiricum
1. 具花2~4朵，总梗伸长；基生叶多数。
  3. 花瓣向后反折·····················4. 毛蕊老鹳草 G. platyanthum
  3. 花瓣辐状，不向后反折。
    4. 叶片5裂至叶片的1/2~2/3·····················3. 灰岩紫地榆 G. franchetii
    4. 叶片5~7裂至叶片的2/3或基部·····················5. 湖北老鹳草 G. rosthornii

1 鼠掌老鹳草 Geranium sibiricum Linnaeus

草本。茎具棱槽，被倒向疏柔毛。叶对生，托叶披针形，基部抱茎；下部叶肾状五角形，掌状 5 深裂，两表面被疏伏毛，下表面沿脉被毛较密；上部叶片 3~5 裂。总花梗被倒向柔毛或伏毛，具花 1~2 朵；苞片钻伏；萼片背面沿脉被疏柔毛；花淡紫色或白色，花瓣先端微凹，基部具短爪。蒴果被疏柔毛。花期 6~7 月，果期 8~9 月。

分布于神农架各地，生于海拔 500~1600m 的山坡林下或沟边草丛中。常见。

全草祛风湿，活血通经，清热止泻。

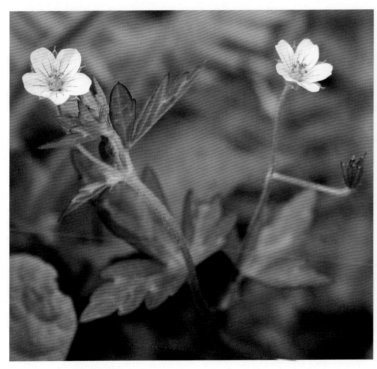
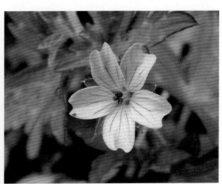
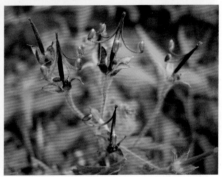

2 老鹳草 Geranium wilfordii Maximowicz

草本。茎具棱槽，假二叉状分枝，被倒向短柔毛。基生叶和茎下部叶具长柄，被倒向短柔毛；基生叶圆肾形，5 深裂，裂达叶片 2/3 处，下部全缘；茎生叶 3 深裂，裂至叶片 3/5 处，上表面被短伏毛，下表面沿脉被短糙毛，具托叶。花序腋生或顶生；总花梗被倒向短柔毛或腺毛；苞片钻形；萼片长卵形，背面沿脉和边缘被短柔毛，有时混生开展的腺毛；花瓣白色或淡红色，内面基部被疏柔毛；雄蕊花丝淡棕色，被缘毛；雌蕊被短糙状毛，花柱分枝紫红色。蒴果被短柔毛和长糙毛。花期 6~8 月，果期 8~9 月。

分布于神农架各地，生于海拔 500~2600m 的山坡林下草丛中。常见。

全草祛风湿，活血通经，清热止泻。

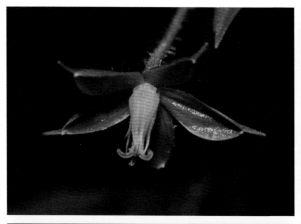 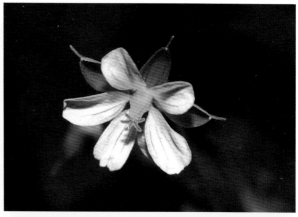

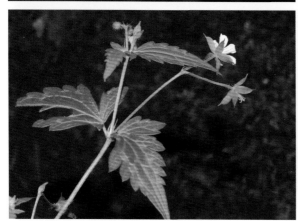 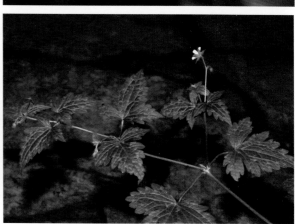

3 灰岩紫地榆 Geranium franchetii R. Knuth

　　草本。茎单一，具棱角或沟槽，上部被倒生短柔毛，从基部或上部假二叉状分枝。茎生叶对生；托叶三角形；茎下部叶具长柄，被倒向疏短柔毛或下部几乎无毛，近叶片处被毛较密；叶片五角形或五角状肾圆形，基部深心形，掌状5深裂，达叶片的2/3处，裂片宽菱形或倒卵状菱形，上表面被疏伏毛，下表面一般仅被疏短柔毛。总花梗腋生和顶生，长于叶，被倒向短柔毛，具花2朵；苞片狭披针形；萼外面沿脉被糙柔毛；花瓣紫红色，被缘毛；雄蕊与萼片近等长，花药棕褐色；子房密被白色长柔毛。蒴果被柔毛。花期6~8月，果期9~10月。

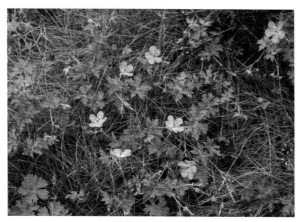 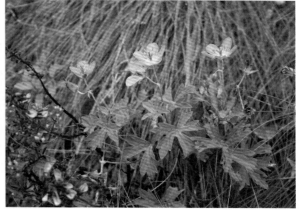

分布于神农架木鱼，生于海拔 2700m 的山坡草丛中。少见。

根茎活血散瘀，强筋健骨。

4 ┃ 毛蕊老鹳草 Geranium platyanthum Duthie

草本。茎单一，假二叉状分枝或不分枝，被开展的长糙毛和腺毛。叶密被糙毛；叶片五角状肾圆形，掌状 5 裂，裂达叶片中部或稍过之，裂片菱状卵形或楔状倒卵形，上表面被疏糙伏毛，下表面主要沿脉被糙毛；托叶三角状披针形，外被疏糙毛。伞状聚伞花序，顶生或腋生，被开展的糙毛和腺毛；总花梗具花 2~4 朵；苞片钻状；萼片外被糙毛和开展腺毛；花瓣淡紫红色，具深紫色脉纹，基部具短爪和白色糙毛；花丝淡紫色，下部扩展和边缘被糙毛，花药紫红色；雌蕊被糙毛，花柱上部紫红色。蒴果被开展的短糙毛和腺毛。花期 6~7 月，果期 8~9 月。

分布于神农架松柏等地，生于海拔 1600m 的湿润林缘或灌丛中。少见。

全草祛风通络，强筋健骨。

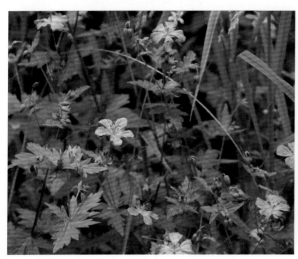 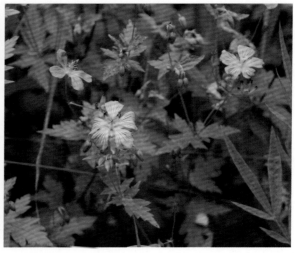

5 ┃ 湖北老鹳草 Geranium rosthornii R. Knuth

草本。茎假二叉状分枝，被疏散倒向短柔毛。叶对生，被短柔毛；叶片五角状圆形，掌状 5 深裂，裂片菱形，上部羽状深裂，小裂片条形，先端急尖，下部小裂片常具 2~3 枚齿，上表面被短伏毛，下表面仅沿脉被短柔毛；托叶三角形，被星散柔毛。花序腋生或顶生，被短柔毛；总花梗具花 2 朵；苞片狭披针形；萼片卵形或椭圆状卵形，外被短柔毛；花瓣紫红色，下部边缘具长糙毛；雄蕊稍长于萼片，花丝和花药棕色；雌蕊密被短柔毛，花柱深紫色。蒴果被短柔毛。花期 6~7 月，果期 8~9 月。

分布于神农架各地，生于海拔 2000~3000m 的林下草丛中。常见。

根茎活血通经，祛风湿。

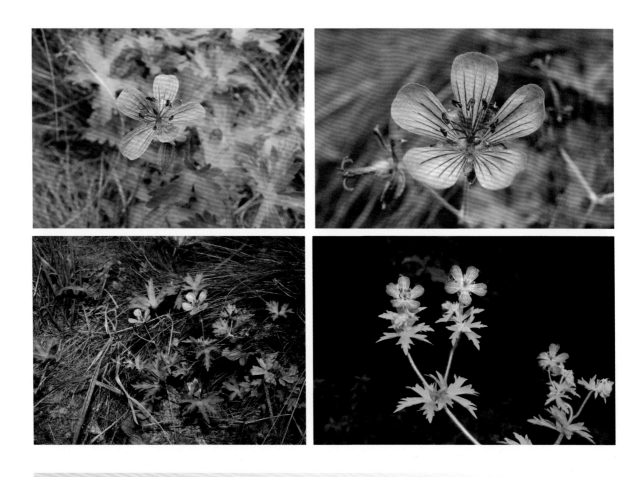

（二）天竺葵属 **Pelargonium** L. Heritier.

草本、亚灌木或灌木，具浓裂香气。茎略呈肉质。叶对生或互生；叶片圆形、肾圆形或扇形，边缘波状；具托叶。伞形花序或聚伞花序；具苞片；花两侧对称；萼片 5 枚，基部合生，近轴 1 枚延伸成长距，并与花梗合生；花瓣 5 片，上方 2 片较大而同形，下方 3 片同形；雄蕊 10 枚，花丝基部常合生，其中 1~3 枚花药发育不全；子房上位，5 个心皮，5 室。蒴果具喙，5 裂，成熟时果瓣由基部向上卷曲，附于喙的顶端。

约 250 种；我国引入栽培约 5 种；湖北 3 种；神农架 1 种，可供药用。

天竺葵 **Pelargonium hortorum** Bailey

草本。茎基部木质化，上部肉质，具明显的节，密被短柔毛，具浓烈的鱼腥味。叶互生；托叶宽三角形或卵形，被柔毛和腺毛；叶柄被细柔毛和腺毛；叶片圆形或肾形，边缘波状浅裂，两表面被透明短柔毛，上表面有暗红色马蹄形环纹。伞形花序腋生，被短柔毛；总苞片宽卵形；萼片狭披针形，外面密被腺毛和长柔毛；花瓣红色、橙红色、粉红色或白色，先端圆形，基部具短爪，下面 3 片通常较大；子房密被短柔毛。蒴果被柔毛。花期 5~7 月，果期 6~9 月。

原产于非洲南部，神农架各地均有栽培。

花（石腊红）清热消炎。

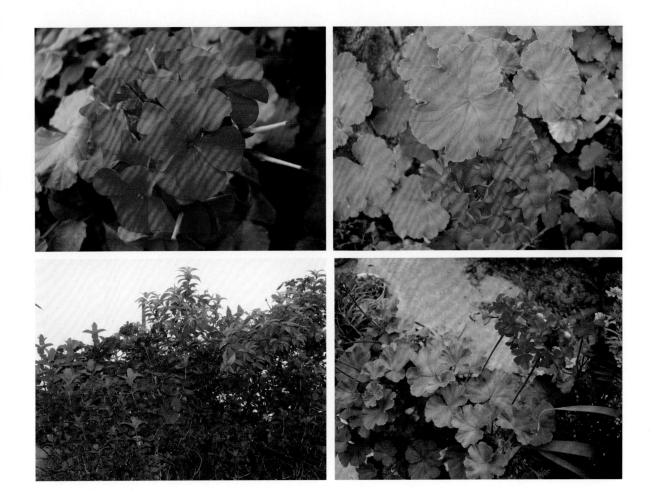

旱金莲科 Tropaeolaceae

肉质草本，多浆汁。叶互生，盾状，全缘或分裂。花两性，不整齐，有一长距；花萼5枚，二唇形，其中一枚延长成一长距；花瓣5片或少于5片，异形；雄蕊8枚，2轮，分离，长短不等；子房上位，3室，中轴胎座，每室具倒生胚珠1枚，柱头3裂。果为3个合生心皮，成熟时分裂为3个具1枚种子的瘦果。

1属，80种；我国引入栽培1种；湖北1种；神农架1种，可供药用。

旱金莲属 **Tropaeolum** Linnaeus

本属特征同旱金莲科。

80种；我国引入栽培1种；湖北1种；神农架1种，可供药用。

旱金莲 **Tropaeolum majus** Linnaeus

肉质蔓生草本，无毛或被疏毛。叶互生。单花腋生，花黄色、紫色、橘红色或杂色；花托杯状；萼片5枚，基部合生，边缘膜质，其中1枚延长成一长距；花瓣5片，上部2片通常全缘，着生于距的开口处，下部3片基部狭窄呈爪，近爪处边缘具睫毛；雄蕊8枚；子房3室，柱头3裂。果成熟时分裂成3个具1枚种子的瘦果。花期6~10月，果期7~11月。

原产于南美洲秘鲁、巴西等地，神农架各地均有栽培。

全草清热解毒；用于眼结膜炎，痈疖肿毒。

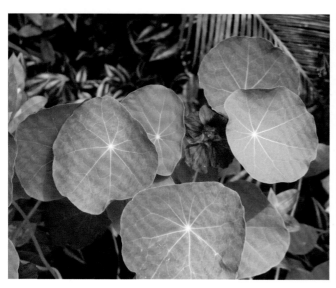
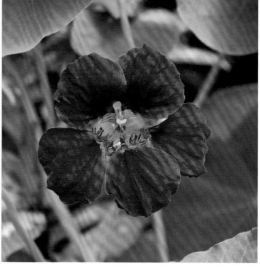

亚麻科 Linaceae

　　多为草本。叶多互生，单叶，全缘。花两性，辐射对称，有各式花序；萼片 5 枚；花瓣 5 片；雄蕊 5 枚，与花瓣互生，花药 2 室；雌蕊单一，子房上位，心皮 5 个，多 5 室，中轴胎座，每室具胚珠 2 枚，花柱与子房同数，分离，柱头头状。果为蒴果或核果。

　　14 属，250 种；我国 4 属，14 种；湖北 2 属，3 种；神农架 1 属，1 种，可供药用。

亚麻属 Linum Linnaeus

　　草本。叶狭窄，全缘。花色多种；花序各式；萼片 5 枚；花瓣 5 片；雄蕊 5 枚；腺体 5 枚或无；子房 5 室，每室有假隔膜而再分成 2 室，每室具胚珠 2 枚，花柱 5 个，分离。蒴果 5 裂。种子扁平。

　　180 种；我国 9 种；湖北 3 种；神农架 1 种，可供药用。

亚麻 Linum usitatissimum Linnaeus

　　一年生草本。叶互生，无柄，条形或条状披针形，顶端锐尖，全缘，三出脉。花单生于枝顶和上部叶腋，淡红色或淡紫色；花瓣 5 片。蒴果球形，顶 5 瓣裂。种子 10 枚，扁平，短圆形。

　　分布于神农架大九湖、红坪、宋洛、阳日，生于海拔 500~1800m 的山坡、路边草丛或栽培。少见。种子（亚麻仁）润肠通便，养血祛风。

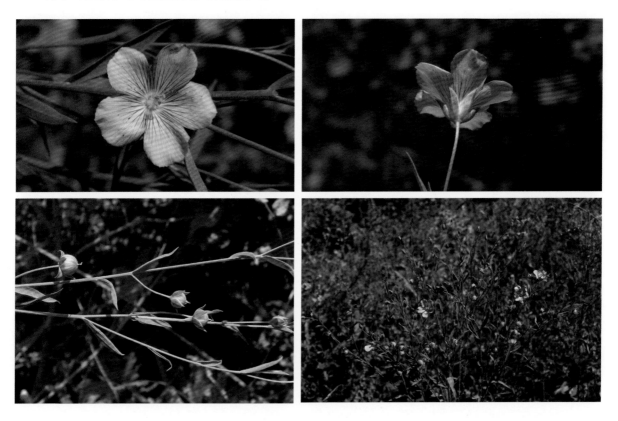

蒺藜科 Zygophyllaceae

草本、半灌木或灌木。托叶常宿存；单叶或复叶，小叶肉质。花单生或 2 朵并生于叶腋，有时为总状花序或聚伞花序；花两性，萼片 5 枚，有时 4 枚；花瓣 4~5 片；雄蕊与花瓣同数，或比花瓣多 1~3 倍，常长短相间，外轮与花瓣对生，花丝下部常具鳞片；子房上位，常 3~5 室。果为具 2~10 个分果的闭果，或为室间开裂的蒴果；果皮革质或脆壳质。

26 属，284 种；我国 3 属，22 种；湖北 1 属，1 种；神农架 1 属，1 种，可供药用。

蒺藜属 Tribulus Linnaeus

草本。偶数羽状复叶。花单生于叶腋；萼片 5 枚；花瓣 5 片，覆瓦状排列，开展；花盘环状，10 裂；雄蕊 10 枚，外轮 5 枚，较长，与花瓣对生，内轮 5 枚，较短，基部有腺体；子房由 5 个心皮组成，5 室，每室具胚珠 3~5 枚。果由 5 个不开裂的果瓣组成，具锐刺。

15 种；我国 2 种；湖北 1 种；神农架 1 种，可供药用。

蒺藜 Tribulus terrester Linnaeus

草本。复叶；小叶 3~8 对，对生，矩圆形或斜短圆形，基部稍偏斜，被柔毛。花柄短于叶；萼宿存；花瓣黄色；雄蕊基部有鳞片状腺体，生于花盘基部；子房具棱 5 条，柱头 5 裂。分果瓣硬，长 4~6mm，中部的边缘具锐刺 2 枚，下部常具小锐刺 2 枚，其余部位常具小瘤体。花期 5~8 月，果期 6~9 月。

分布于神农架松柏，生于荒地或路边。少见。

花（蒺藜花）祛风和血。果（刺蒺藜）平肝解郁，祛风，明目。茎叶（蒺藜苗）祛风除湿，止痒消痈。

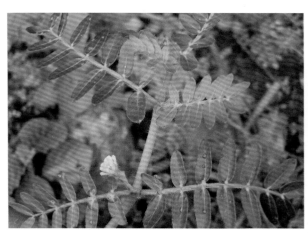 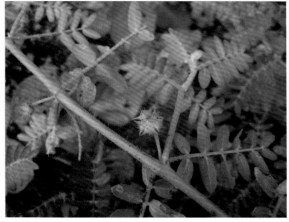

芸香科 Rutaceae

乔木、灌木或草本，稀攀缘性灌木。叶通常有油点，有或无刺，无托叶，叶互生或对生，单叶或复叶。花两性或单性，稀杂性同株；聚伞花序、总状花序或穗状花序，稀单花或叶上生花；萼片4或5枚，离生或部分合生；花瓣4或5片，或少无花瓣与萼片之分；雄蕊常4或5枚；雌蕊通常由4或5个或更多心皮组成，心皮离生或合生，子房上位，稀半下位，中轴胎座，稀侧膜胎座，每心皮具胚珠2枚，稀1枚或较多。果为蓇葖果、蒴果、翅果、核果、浆果。

约155属，1600种；我国28属，151种；湖北14属，44种；神农架10属，29种，均可供药用。

■ 分属检索表

1. 羽状复叶，对生。
　2. 腋芽裸露；蓇葖果··1. 四数花属 Tetradium
　2. 腋芽隐藏于叶柄的基部；核果浆果状··········2. 黄檗属 Phellodendron
1. 单叶，单身复叶、羽状复叶或三出复叶，互生。
　3. 多年生草本植物。
　　4. 二至三回三出复叶；心皮4~5个··········3. 石椒草属 Boenninghausenia
　　4. 三出复叶；心皮2个··························4. 裸芸香属 Psilopeganum
　3. 乔木、灌木或木质藤本植物。
　　5. 蓇葖果或核果。
　　　6. 植物体多具刺；叶多为复叶。
　　　　7. 三出复叶；浆果核果状··················5. 飞龙掌血属 Toddalia
　　　　7. 羽状复叶；蓇葖果··························6. 花椒属 Zanthoxylum
　　　6. 植物体不具刺；叶为单叶。
　　　　8. 雄花序总状，着生于新枝基部，雌花单生·······7. 臭常山属 Orixa
　　　　8. 聚伞状圆锥花序顶生··················8. 茵芋属 Skimmia
　　5. 浆果或柑果。
　　　9. 奇数羽状复叶；浆果··················9. 黄皮属 Clausena
　　　9. 单身复叶或三出复叶；柑果··········10. 柑橘属 Citrus

（一）四数花属 Tetradium Loureiro

常绿或落叶灌木或乔木，无刺。叶及小叶均对生，常具油点。聚伞状圆锥花序；花单性，雌雄异株；萼片及花瓣均4或5枚；雄花的雄蕊4或5枚，退化雌蕊短棒状；雌蕊由4或5个离生心皮组成，每心皮具胚珠2枚。蓇葖果，每分果瓣具种子1或2枚；外果皮有油点；内果皮干后薄壳质或木质。种子蓝黑色，有光泽。

约 9 种；我国 7 种；湖北 3 种；神农架 3 种，均可供药用。

■ **分种检索表**

1. 果先端有喙，每果瓣有 2 枚种子·······················1. 臭檀吴萸 **T. daniellii**
1. 果先端无喙，每果瓣有 1 枚种子。
　2. 乔木；小叶腺点无或不明显·······················2. 棟叶吴萸 **T. glabrifolium**
　2. 灌木；小叶有粗大腺点·······························3. 吴茱萸 **T. ruticarpum**

---

1 ｜ **臭檀吴萸** Tetradium daniellii (Bennett) T. G. Hartley

　　落叶乔木。小叶 5~11 枚，纸质，阔卵形或卵状椭圆形，长 6~15cm，宽 3~7cm，顶部长渐尖，基部阔楔形，有时一侧略偏斜，叶缘具细钝裂齿，叶上表面中脉被疏短毛，叶下表面中脉两侧被长柔毛或仅脉腋被丛毛。伞房状聚伞花序，萼片及花瓣均 5 枚，雄花的退化雌蕊圆锥状，雌花的退化雄蕊鳞片状。分果瓣紫红色，顶端具芒尖，每分果瓣具种子 2 枚。花期 6~8 月，果期 9~11 月。

　　分布于神农架各地，生于海拔 800~2500m 的山坡林中。常见。

　　果实散寒止痛。

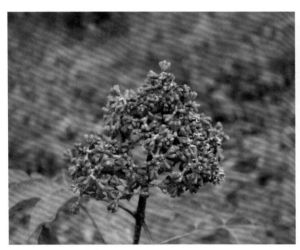 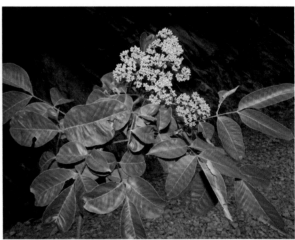

---

2 ｜ **棟叶吴萸** Tetradium glabrifolium (Champion ex Bentham) T. G. Hartley

　　落叶乔木。叶具小叶 5~9（或 11）枚，小叶斜卵形至斜披针形，长 8~16cm，宽 3~7cm，基部通常一侧圆，另一侧楔形，叶上表面无毛，叶下表面沿中脉两侧被卷曲长毛，腺点不明显或无。花序顶生，多花；萼片 5 枚；花瓣 5 片；雄蕊 5 枚，雄花退化雌蕊顶部 5 深裂，雌花的退化雄蕊甚短；

子房近圆球形，成熟心皮 5~4 个，稀 3 个。每分果瓣具种子 1 枚。种子褐黑色，有光泽。花期 6~8 月，果期 8~10 月。

　　分布于神农架木鱼、阳日，生于海拔 1500m 的山坡林中。少见。

　　果实用于麻疹后咳嗽。

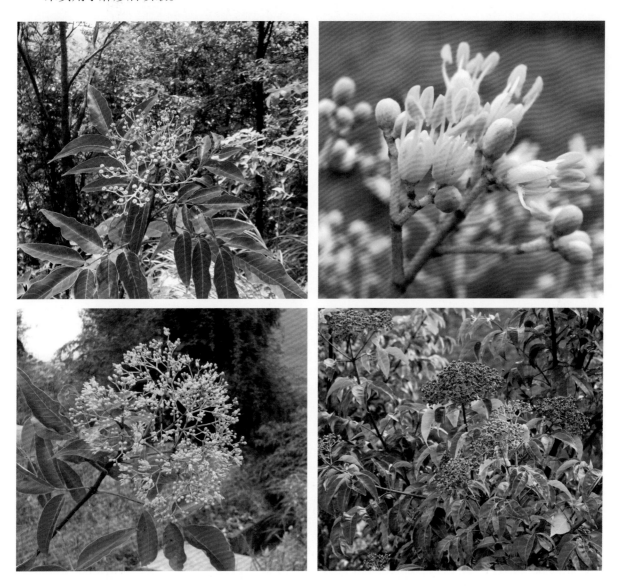

3　吴茱萸 **Tetradium ruticarpum** (A. Jussieu) T. G. Hartley

　　灌木。嫩枝暗紫红色。叶具小叶 5~11 枚，小叶卵形至椭披针形，长 6~18cm，宽 3~7cm，两侧对称或一侧的基部稍偏斜，叶缘全缘或浅波浪状，两表面及叶轴被长柔毛，油点大且多。花序顶生，萼片及花瓣均（~4）5 枚；雄花的退化雌蕊 4~5 深裂，雄蕊伸出花瓣之外；雌花的退化雄蕊鳞片状。果暗紫红色，具大油点，每分果瓣具种子 1 枚。种子近圆球形。花期 4~6 月，果期 8~11 月。

　　分布于神农架各地，生于海拔 500~700m 的山坡林缘。常见。

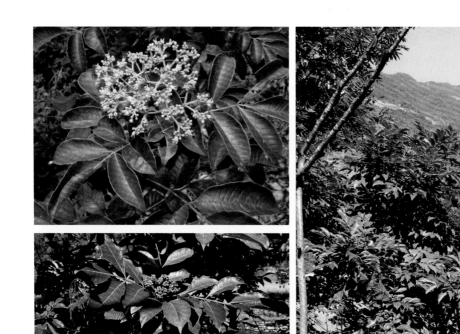

　　不孕果实散寒止痛，降逆止呃，助阳止泻。《中国药典》（2015 年版）和地方标准记载为成熟或未成熟的果实入药，经我们实地观察，是不孕的成熟果实入药，这种果实不产生种子，故栽培的吴茱萸无法用种子繁殖，多用嫁接或分株繁殖。

（二）黄檗属 Phellodendron Ruprecht

　　落叶乔木。树皮具发达的木栓层，内面黄色，味苦。无顶芽，侧芽为叶柄基部包盖。叶对生，奇数羽状复叶，叶缘常具锯齿。花单性，雌雄异株，圆锥状聚伞花序顶生；萼片、花瓣、雄蕊及心皮均为 5 数，萼片基部合生；花瓣覆瓦状排列；子房 5 室，每室具胚珠 2 枚，花柱短，柱头头状。核果蓝黑色，近圆球形，具小核 4~10 个。

　　4 种；我国 2 种；湖北 2 种；神农架 1 种，可供药用。

川黄檗 Phellodendron chinense C. K. Schneider

■ 分变种检索表

1. 叶轴被锈色柔毛···1a. 川黄檗 P. chinense var. chinense

1. 叶轴无毛或被稀短柔毛··1b. 秃叶黄檗 P. chinense var. glabriusculum

1a 川黄檗（原变种）Phellodendron chinense var. chinense

乔木。树皮木栓层发达，内面黄色。叶轴及叶柄粗壮，通常密被褐锈色或棕色柔毛；小叶 7~15 枚，纸质，长圆状披针形或卵状椭圆形，长 8~15cm，宽 3.5~6cm，顶部渐尖，基部阔楔形，两侧通常略不对称，叶缘全缘或浅波浪状，叶下表面密被长柔毛。花序顶生，花密集，花序轴粗壮，密被短柔毛。果密集成团，直径 1~1.5cm，蓝黑色，具种子 5~10 枚。花期 5~6 月，果期 9~11 月。

分布于神农架木鱼、红坪等地，生于海拔 1400~2200m 的山坡林中。常见。

树皮清热燥湿，泻火除蒸，解毒疗疮。

本种属于国家二级重点保护野生植物。

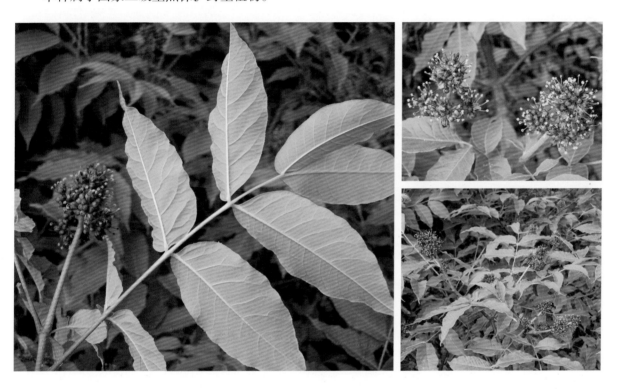

1b 秃叶黄檗（变种）Phellodendron chinense var. glabriusculum C. K. Schneider

本变种与川黄檗（原变种）甚相似，其区别点仅在于毛被。本变种的叶轴、叶柄及小叶柄无毛或被疏毛，小叶叶上表面仅中脉被短毛，有时嫩叶叶上表面被疏短毛，叶下表面沿中脉两侧被疏柔毛，有时几乎无毛，但具棕色甚细小的鳞片状体。果序上的果通常较疏散。花期 5~6 月，果期 9~11 月。

神农架各地均有栽培。

树皮清热燥湿，泻火解毒。

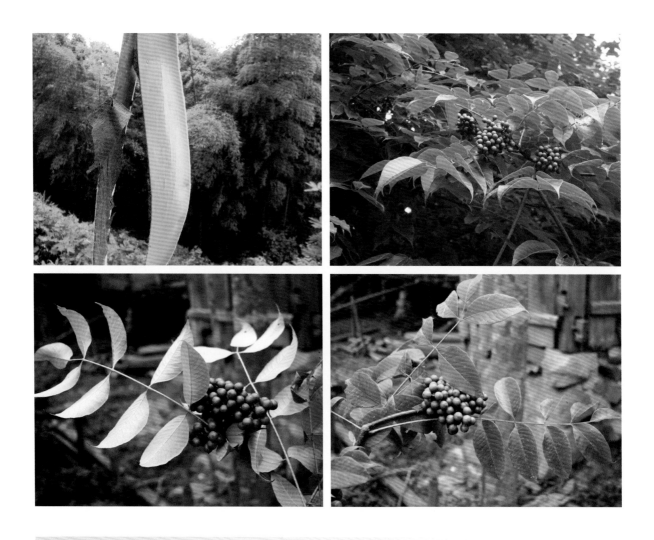

（三）石椒草属 Boenninghausenia Reichenbach ex Meisner

草本，具刺激性气味。叶互生，二至三回三出复叶，全缘，各部具油点。聚伞状圆锥花序顶生，花枝基部有小叶片；花多，两性；萼片及花瓣均4枚，花瓣覆瓦状排列；雄蕊8枚，着生于花盘基部四周，花丝分离；雌蕊由4个心皮组成，花柱4个，每心皮具胚珠6~8枚。蓇葖果内果皮与外果皮分离，每分果瓣有种子数枚。种子肾脏形。

1种，神农架有分布，可供药用。

臭节草 <small>松风草</small>
Boenninghausenia albiflora (Hooker) Reichenbach ex Meisner

本种特征同石椒草属。

分布于神农架红坪、木鱼、宋洛、新华，生于海拔700~1500m的山谷沟边草丛。常见。

全草散瘀消结。

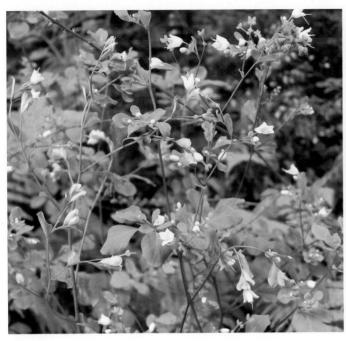
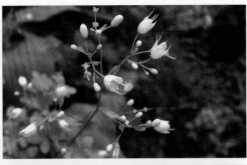
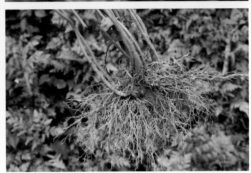

（四）裸芸香属 Psilopeganum Hemsley

多年生宿根草本。叶互生，三出复叶，密生透明油点。花两性，单花腋生，花梗细长；萼片4枚；花瓣4或5片，黄色；雄蕊8或10枚，花丝分离，花药纵裂；雌蕊由2个心皮组成，心皮近顶部离生，每心皮具胚珠4枚。成熟的蓇葖果顶端小孔开裂，每分果瓣具种子3~4枚。种子肾形，细小，有甚小的瘤状突体。

1种，我国特有，神农架有分布，可供药用。

裸芸香 Psilopeganum sinense Hemsley

本种特征同裸芸香属。花、果期5~8月。

分布于神农架新华至兴山一带，生于海拔200~600m的碱性土山坡林下。少见。

全草解表，健脾，行水，消积止呕。

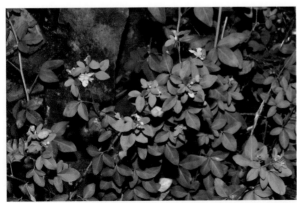
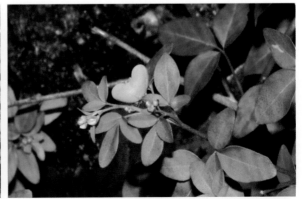

（五）飞龙掌血属 Toddalia A. Jussieu

木质攀缘藤本。枝干多钩刺。叶互生，指状三出复叶，密生透明油点。花单性，近于平顶的伞房状聚伞花序或圆锥花序；萼片及花瓣均5枚或有时4枚，萼片基部合生，花瓣镊合状排列。雄花的雄蕊5或4枚，退化雌蕊短棒状。雌花的退化雄蕊短小；子房由4或5个心皮组成，心皮合生，5或4室，每室具胚珠2枚。核果近圆球形。种子4~8枚。

1种，神农架有分布，可供药用。

飞龙掌血
八百棒
Toddalia asiatica (Linnaeus) Lamarck

本种特征同飞龙掌血属。本种实则包含了多个形态类型，故《中国植物志》记载其花期几乎全年，在五岭以南各地，多于春季开花，沿长江两岸各地，多于夏季开花。果期多在秋、冬二季。至于这些类型排何种分类地位，有待深入研究。

分布于神农架各地，生于海拔1000m以下的山坡林缘或灌丛地。常见。

全株活血散瘀，祛风除湿，消肿止痛。

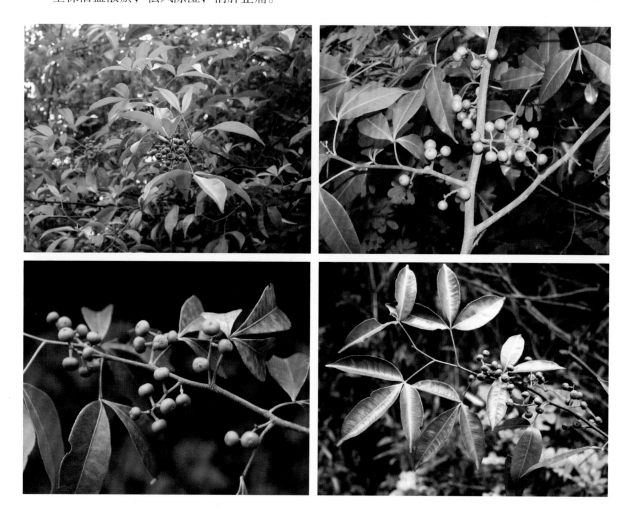

（六）花椒属 Zanthoxylum Linnaeus

乔木、灌木或木质藤本。茎枝常有皮刺。叶互生，奇数羽状复叶，稀单叶或具3枚小叶，全缘或通常叶缘具小裂齿，齿缝处常有较大的油点。圆锥花序或伞房状聚伞花序，花单性，花被片4~8枚；雄花的雄蕊4~10枚，具退化雌蕊；雌花无退化雄蕊，雌蕊由2~5个离生心皮组成，每心皮具胚珠2枚。蓇葖果外果皮具油点，每分果瓣具种子1枚。种子外种皮褐黑色，有光泽。

200多种；我国41种；湖北17种；神农架12种，均可供药用。

■ 分种检索表

1. 花被片2轮，5~9枚不规则排列，或1轮，雄花雄蕊8枚。
　2. 蓇葖果具柄。
　　3. 小叶叶片宽0.7~1.3cm ·····························1. 梗花椒 Z. stipitatum
　　3. 小叶叶片通常宽1.5cm以上。
　　　4. 小叶常1~3枚，稀5或11枚 ·················2. 异叶花椒 Z. dimorphophyllum
　　　4. 小叶常5~15枚，稀更多 ·························3. 野花椒 Z. simulans
　2. 蓇葖果无柄。
　　5. 叶轴通常显著具翅 ·····························4. 竹叶花椒 Z. armatum
　　5. 叶轴不具翅或仅有极狭窄的叶质边缘。
　　　6. 叶下表面基部中脉两侧被丛毛或小叶两表面均被柔毛，边缘不为波状·················
　　　　·····································5. 花椒 Z. bungeanum
　　　6. 叶下表面无毛，叶上表面被松散的微柔毛，边缘为波状···6. 浪叶花椒 Z. undulatifolium
1. 花被片2轮，花萼和花瓣片同数。
　7. 乔木；花瓣片5枚
　　8. 叶轴具翅；能育小枝无刺，小枝髓部小 ·············7. 小花花椒 Z. micranthum
　　8. 叶轴无翅；能育小枝具刺，小枝髓部大 ·············8. 大叶臭花椒 Z. myriacanthum
　7. 木质藤本、灌木，稀乔木；花瓣片4枚。
　　9. 伞房状聚伞花序顶生，花梗至少长1cm ·············9. 狭叶花椒 Z. stenophyllum
　　9. 花序腋生或顶生，花梗很少到1cm。
　　　10. 蓇葖果表面具刺或刺毛 ·····················10. 刺壳花椒 Z. echinocarpum
　　　10. 蓇葖果表面不具刺或刺毛。
　　　　11. 小叶15~25枚 ·························11. 花椒簕 Z. scandens
　　　　11. 小叶5~9枚，稀3枚 ·····················12. 蚬壳花椒 Z. dissitum

1 | 梗花椒 Zanthoxylum stipitatum C. C. Huang

　　灌木或小乔木。茎具三角形刺。叶具小叶 11~17 枚，小叶对生，披针形或卵形，长 1~3cm，宽很少超过 1cm，散生油点，叶缘具细裂齿。花序顶生，花被片 6~8 枚；雄花的雄蕊 5~8 枚，药隔顶端有 1 个油点；雌花有 3~4 枚心皮。果轴、果梗、分果瓣均紫红色，果梗长 5~8（10）mm，分果瓣长干后的油点稍凸起，基部狭窄且延长为 1~3mm 的短柄状体。花期 4~5 月，果期 7~8 月。

　　分布于神农架各地，生于海拔 1200m 以下的山坡林缘。常见。

　　树皮、根皮（麻口皮子药）祛风散寒，解毒镇痛；用于风湿筋骨痛、跌打损伤、牙痛、毒蛇咬伤。

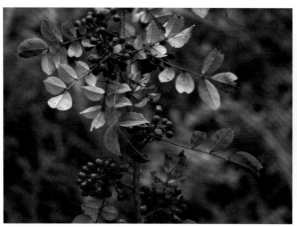 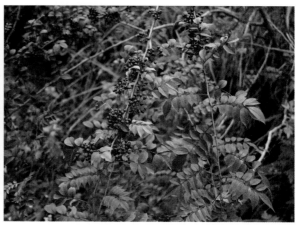

2 | 异叶花椒 Zanthoxylum dimorphophyllum Hemsley

　　常绿乔木。枝很少具刺。单叶或三出复叶，稀羽状复叶；小叶椭圆形，长 4~9cm，宽 2~3.5cm，顶部常有浅凹缺，叶缘具明显的钝裂齿，或有针状小刺，油点多，网状叶脉明显。花序顶生；花被片 6~8 枚，稀 5 枚。雄花的雄蕊常 6 枚，退化雌蕊垫状。雌花的退化雄蕊 5 或 4 枚，心皮 2~3 个。分果瓣紫红色，基部有甚短的狭柄，顶侧具短芒尖。种子直径 5~7mm。花期 4~6 月，果期 9~11 月。

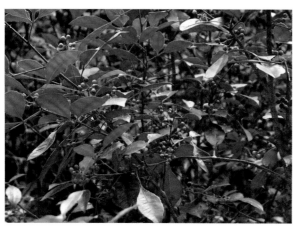 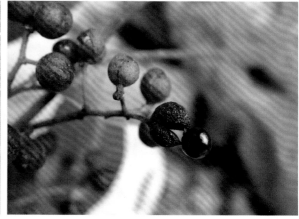

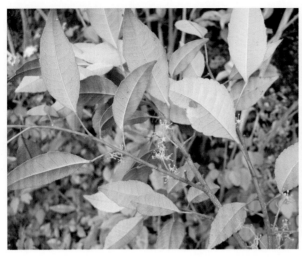
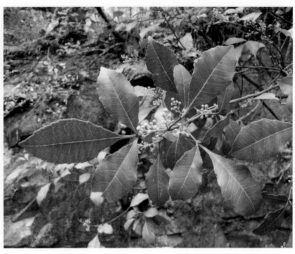

分布于神农架木鱼、宋洛、新华、阳日，生于海拔 800~1200m 的山坡向阳的灌丛中。常见。

枝叶用于脚气病，目翳。果实温中散寒，杀虫，燥湿。

本种存有变种刺异叶花椒 *Zanthoxylum dimorphophyllum* var. *spinifolium*，经考证，异叶花椒仅幼时叶缘钝裂齿具针状小刺，这一特征并不稳定，结果枝上的叶片针状刺全部消失。故刺异叶花椒与异叶花椒归并为 1 种。

3　野花椒 *Zanthoxylum simulans* Hance

灌木或小乔木。枝干散生锐刺。小叶 5~15 枚，叶轴有狭窄的叶质边缘，小叶对生，卵状椭圆形或披针形，长 2.5~7cm，宽 1.5~4cm，两侧略不对称，顶部急尖，常有凹口，油点多，叶缘具钝裂齿。花序顶生，花被片 5~8 枚；雄花的雄蕊 5~10 枚，具退化雌蕊；雌花具心皮 2~3 个。果红褐色，分果瓣基部变狭窄且略延长 1~2mm，呈柄状，油点多。花期 3~5 月，果期 7~9 月。

分布于神农架新华至兴山一带，生于海拔 400~500m 的山坡。常见。

根祛风湿，止痛。叶祛风散寒，健胃，驱虫，除湿止泻，活血通经。果皮温中止痛，驱虫，健胃。种子利尿消肿。

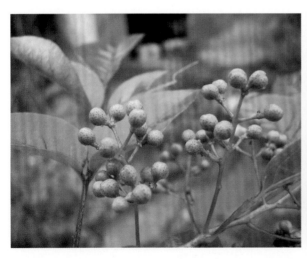
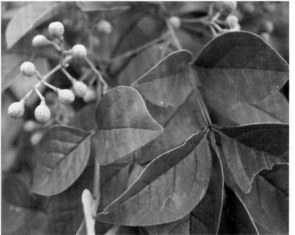

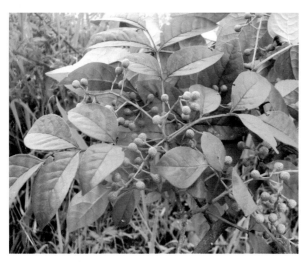 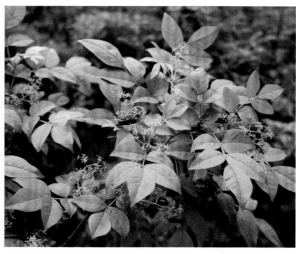

4 竹叶花椒 **Zanthoxylum armatum** Candolle

小乔木。茎枝多锐刺。小叶 3~9 枚，稀 11 枚，翼叶明显，小叶对生，披针形，长 3~12cm，宽 1~3cm，先端尖，基部宽楔形，下表面中脉上常具小刺，中脉两侧被丛状柔毛。花序近腋生或同时生于侧枝之顶，花被片 6~8 枚；雄花的雄蕊 5~6 枚，不育雌蕊顶端 2~3 浅裂；雌花具心皮 2~3 个，不育雄蕊短线状。果紫红色，分果瓣直径 4~5mm。种子褐黑色。花期 4~5 月，果期 8~10 月。

分布于神农架各地，生于海拔 500~1400m 的山坡沟谷灌丛中。常见。

果实散寒止痛，驱蛔。根、根皮祛风散寒，活血止痛。

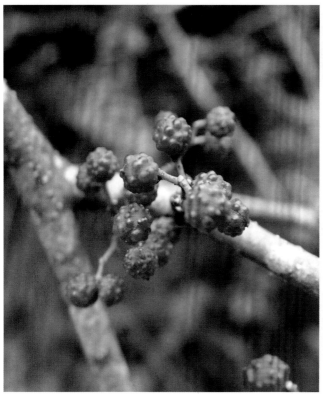 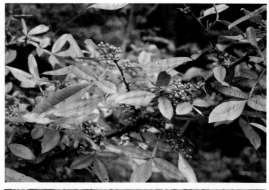 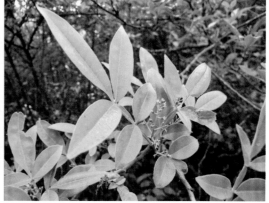

5 | 花椒 **Zanthoxylum bungeanum** Maximowicz

落叶小乔木。茎干上的刺常早落,小枝上的刺长三角形。小叶 5~13 枚,叶轴常有甚狭窄的翼叶,小叶对生,无柄,卵形或椭圆形,长 2~7cm,宽 1~3.5cm,叶缘具细裂齿,齿缝有油点。花序顶生或生于侧枝之顶,花被片 6~8 枚;雄花的雄蕊 5(8)枚,退化雌蕊顶端浅裂;雌花很少有发育雄蕊,具心皮 2~4 个。果紫红色。种子长 3.5~4.5mm。花期 4~5 月,果期 8~9 月或 10 月。

分布于神农架各地,生于海拔 1500~2500m 的山坡向阳林缘。常见。

果实温中止痛,杀虫止痒。种子行水消肿。

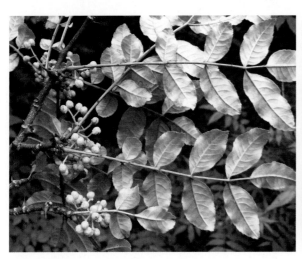 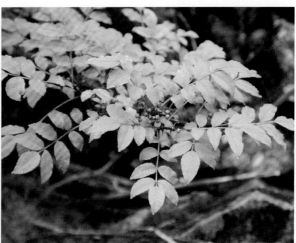

6 | 浪叶花椒 **Zanthoxylum undulatifolium** Hemsley

落叶小乔木。当年生新枝及叶轴被褐锈色微柔毛。叶具小叶 3~7 枚,小叶卵形或卵状披针形,长 3~8cm,宽 1.5~3.5cm,顶部短渐尖,基部宽楔形,叶缘波浪状,具钝或圆裂齿,齿缝处有 1 个油点,叶下表面无毛,叶上表面被松散的微柔毛。伞房状聚伞花序顶生,花被片 5~8 枚。果梗及分果瓣红

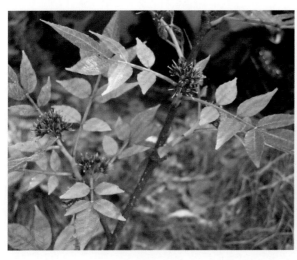 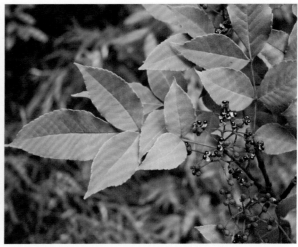

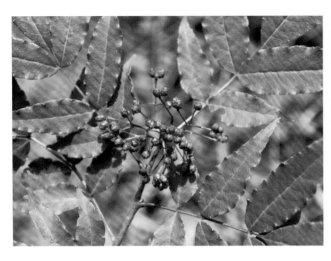
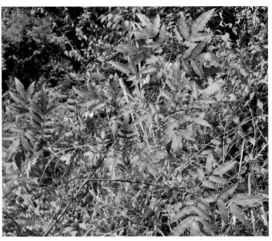

褐色，果梗长 7~14mm，分果瓣直径约 5mm，油点大，凹陷。种子直径约 4mm。花期 4~5 月，果期 8~10 月。

分布于神农架红坪、木鱼等地，生于海拔 1100~1300m 的林下或灌丛中。常见。

根皮祛风湿，止痹痛。

7 小花花椒 *Zanthoxylum micranthum* Hemsley

落叶乔木。茎具疏短锐刺，当年生的枝髓部甚小。叶轴腹面常有狭窄的叶质边缘；小叶 9~17 枚，披针形，长 5~8cm，宽 1~3cm，顶部渐狭长尖，基部宽楔形，两表面无毛，油点多，对光透视清晰可见，叶缘具钝或圆裂齿。花序顶生，多花；萼片及花瓣均 5 枚，花瓣淡黄白色。雄花的雄蕊 5 枚，退化雌蕊极短。雌花的心皮 3 个，稀 4 个。分果瓣淡紫红色。花期 7~8 月，果期 10~11 月。

分布于神农架木鱼、宋洛、新华等地，生于海拔 400~1000m 的山坡林中。少见。

根止血。

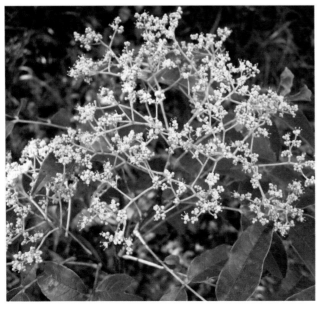
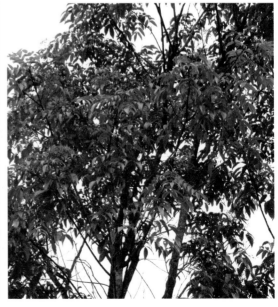

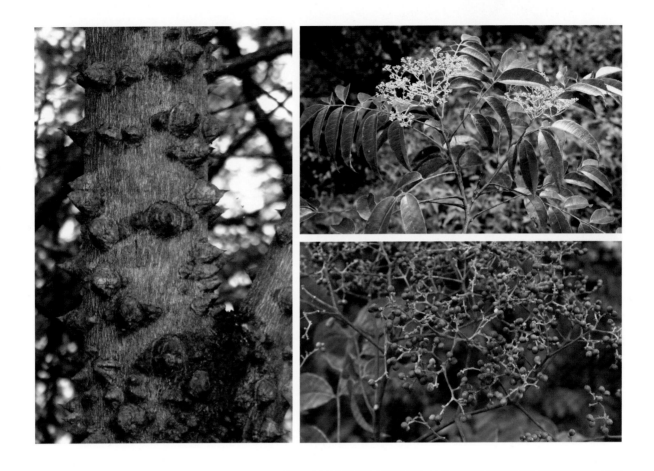

8 | 大叶臭花椒 **Zanthoxylum myriacanthum** Wallich ex J. D. Hooker

　　落叶乔木。茎干有鼓钉状刺。花序轴及小枝顶部具劲直锐刺。嫩枝的髓部大。小叶 7~17 枚，宽卵形或卵状椭圆形，长 10~20cm，宽 4~10cm，基部宽楔形，油点多且大，叶缘具浅而明显的圆裂齿。花序顶生，多花；萼片及花瓣均 5 枚，花瓣白色。雄花的雄蕊 5 枚，退化雌蕊 3 浅裂。雌花的退化雄蕊极短，心皮常 3 个。分果瓣红褐色。花期 6~8 月，果期 9~11 月。

　　分布于神农架木鱼，生于海拔 1400m 的山坡林中。少见。

　　根皮、树皮、嫩叶祛风除湿，活血散瘀，消肿止痛。

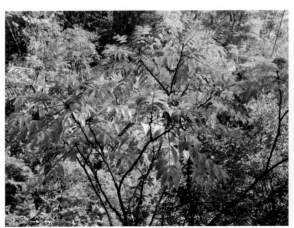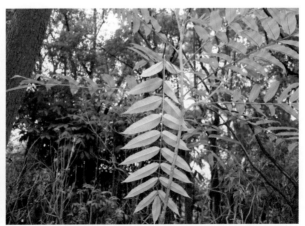

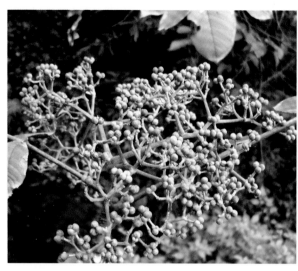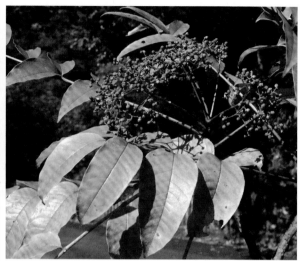

9 狭叶花椒 *Zanthoxylum stenophyllum* Hemsley

小乔木或灌木。小枝多刺。小叶 9~23 枚，互生，披针形或卵形，长 0.4~11cm，宽 1~4cm，顶部渐尖，基部楔形至近于圆形，叶缘具锯齿状裂齿，小叶下表面中脉上常具锐刺。伞房状聚伞花序顶生，萼片及花瓣均 4 枚；雄花的雄蕊 4 枚，具退化雌蕊；雌花无退化雄蕊，花柱甚短。果梗长 1~3cm；分果瓣淡紫红色或鲜红色，顶端的芒尖长达 2.5mm。种子直径约 4mm。花期 5~6 月，果期 8~9 月。

分布于神农架红坪、木鱼、松柏、宋洛，生于海拔 1300~1600m 的山坡杂木林中。常见。

根皮理气止痛。

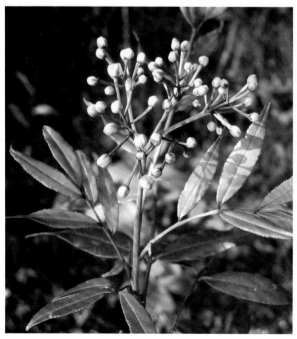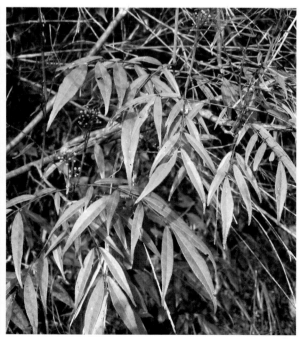

10 | 刺壳花椒 *Zanthoxylum echinocarpum* Hemsley

　　攀缘藤本。嫩枝的髓部大。枝、叶具刺。嫩枝、叶轴、小叶柄及小叶上表面中脉均密被短柔毛。叶有小叶 5~11 枚，小叶卵形、卵状椭圆形或长椭圆形，长 7~13cm，宽 2.5~5cm，基部圆，全缘。花序腋生或顶生，萼片及花瓣片均 4 枚；雄花的雄蕊 4 枚；雌花常具心皮 4 个，花后不久长出芒刺。分果瓣密生长短不等且有分枝的刺，刺长可达 1cm。花期 4~5 月，果期 10~12 月。

　　分布于神农架各地，生于海拔 400~1300m 的山坡杂木林中。常见。

　　根祛风除湿，行气活血。

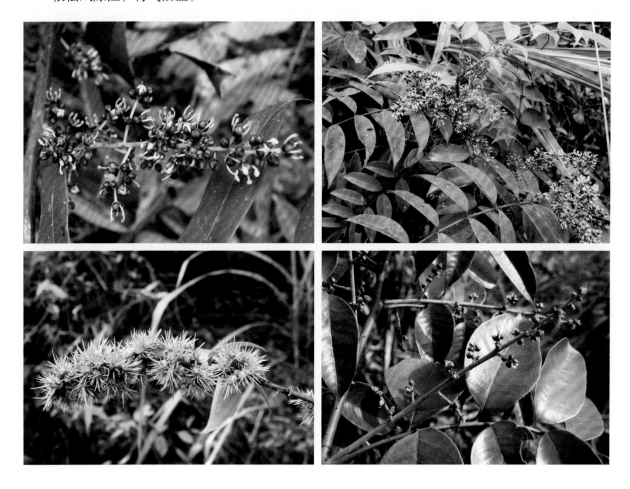

11 | 花椒簕 *Zanthoxylum scandens* Blume

　　幼龄植株灌木状，成树攀缘状。枝干具沟刺，叶轴上刺较多。叶具小叶 15~25 枚，小叶卵形或卵状椭圆形，长 4~10cm，宽 1.5~4cm，顶部渐尖，顶端钝且微凹，基部宽楔形，全缘或上半段具细裂齿。花序腋生或顶生，萼片及花瓣均 4 枚；雄花的雄蕊 4 枚，具退化雌蕊；雌花具心皮 3~4 个，退化雄蕊鳞片状。分果瓣紫红色，顶端具短芒尖。种子近圆球形。花期 3~5 月，果期 7~8 月。

分布于神农架各地，生于海拔 500~1600m 的山坡杂木林中。常见。

根、果实活血散瘀，镇痛，消肿解毒，祛风行气。

在神农架官门山，有 1 种藤本状的花椒，沿石壁攀缘上升，其外部形态与花椒簕相近，但植株沿石壁攀缘这一性状和叶形态有一定的差别。由于未采到花果的标本，其分类地位尚不能确定。

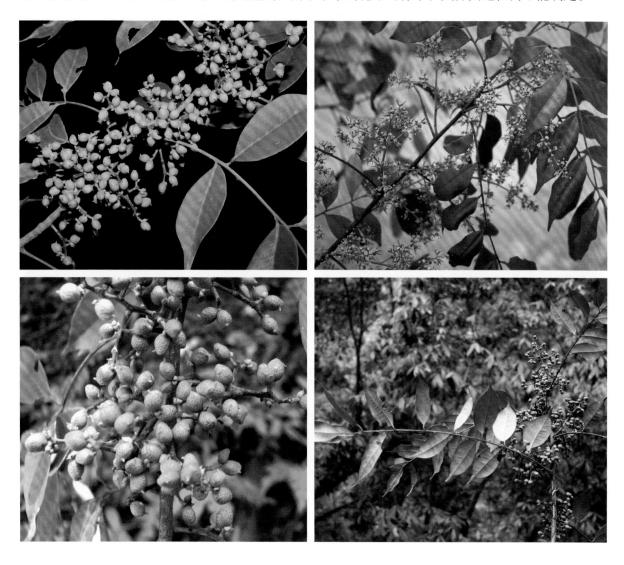

12 蚬壳花椒 三百棒
Zanthoxylum dissitum Hemsley

攀缘藤本。老茎的皮灰白色。枝干上的刺多劲直，叶轴及小叶中脉也具刺。小叶 5~9 枚，稀 3 枚，小叶形状多样，长达 20cm，宽 1~8cm 或更宽，全缘或叶边缘具裂齿，两侧对称，顶部渐尖至长尾状，厚纸质或近革质。花序腋生，花序轴被短细毛；萼片及花瓣均 4 枚，雄花的花梗长 1~3mm，雄蕊 4 枚，具退化雌蕊。雌花无退化雄蕊。果密集于果序上，果梗短，外果皮比内果皮宽大。

分布于神农架木鱼、松柏、宋洛、新华、阳日，生于海拔 800~1400m 的山坡灌丛中。常见。

果实、种子调经止痛。根活血祛瘀，止痛。茎叶祛风散寒，杀虫，止痛。

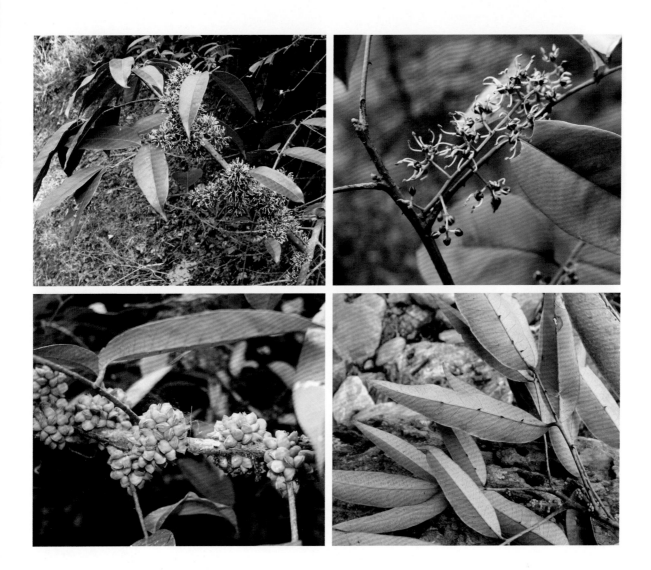

（七）臭常山属 Orixa Thunberg

　　落叶灌木或小乔木，具顶芽。单叶互生，有油点。花单性，雌雄异株，着生于二年生的枝上。雄花呈下垂的总状花序；花细小，淡黄绿色；萼片与花瓣片均4枚，萼片甚小，花瓣覆瓦状排列；雄蕊4枚，花丝分离。雌花单生；花梗短；雌蕊由4个心皮组成，心皮彼此贴合，花柱甚短，每心皮具胚珠1枚。蓇葖果具4个分果瓣。种子近圆球形，1枚，褐黑色。

　　1种，神农架有分布，可供药用。

臭常山 Orixa japonica Thunberg

　　本种特征同臭常山属。花期4~5月，果期9~11月。

　　分布于神农架新华，生于海拔800~1500m的山坡灌丛中。常见。

　　根、茎清热利湿，调气镇咳，镇痛，催吐。

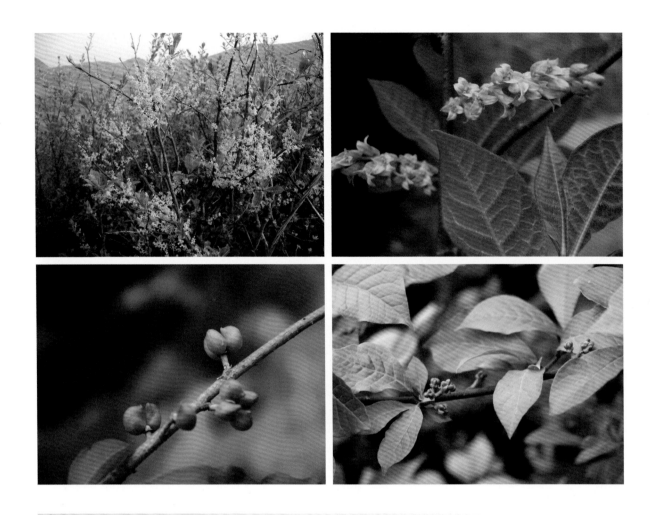

（八）茵芋属 Skimmia Thunberg

常绿灌木或小乔木。单叶，互生，全缘，常聚生于枝的上部，密生透明油点。花单性或杂性，聚伞状圆锥花序顶生；花被片 5 或 4 枚；雄蕊 5 或 4 枚，花丝分离；雌花的退化雄蕊比子房短；雄花的退化雌蕊棒状或垫状；杂性花的雄蕊具早熟性；子房 2~5 室，每室具胚珠 1 枚。浆果状核果，红色或蓝黑色。种子 2~5 枚，细小，扁卵形。

5~6 种；我国 5 种；湖北 2 种；神农架 2 种，可供药用的 1 种。

茵芋 Skimmia reevesiana (Fortune) Fortune

灌木。小枝常中空。叶有柑橘叶的香气，革质，集生于枝上部，叶片卵形至披针形，顶部短尖或钝，基部阔楔形，长 5~12cm，宽 1.5~4cm；叶柄长 5~10mm。花序轴及花梗均被短细毛，花芳香，圆锥花序顶生；花芳香，密集；萼片及花瓣片常 5 枚，花瓣黄白色；雄蕊与花瓣同数。果圆形、椭圆形或倒卵形，红色。种子 2~4 枚，扁卵形。花期 3~5 月，果期 9~11 月。

分布于神农架宋洛、红坪、木鱼，生于海拔 1600~2100m 的山坡杂木林中。常见。

茎叶祛风湿，除痹痛。

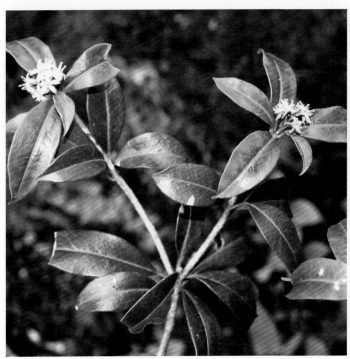
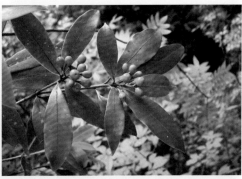
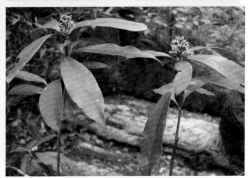

（九）黄皮属 Clausena N. L. Burman

无刺灌木或乔木，各部常具油点，小枝及花序轴常兼被丛状短毛。奇数羽状复叶，小叶两侧不对称。圆锥花序；花两性；花萼 4 或 5 裂；花瓣 4 或 5 片；雄蕊 8 或 10 枚；子房 4 或 5 室，每室具胚珠 2 枚，稀 1 枚，中轴胎座，花柱短而增粗，稀较子房长，柱头与花柱等宽或稍增大。浆果。

15~30 种；我国约 10 种；湖北 1 种；神农架 1 种，可供药用。

毛齿叶黄皮（变种）Clausena dunniana var. robusta (Tanaka) C. C. Huang

落叶小乔木，各部具油点。小叶 5~15 枚，卵形至披针形，长 4~10cm，宽 2~5cm，顶部渐尖，常钝头，基部不对称，叶缘具圆或钝的裂齿，两表面均被长柔毛，叶下表面被毛较密，结果时仅在叶面中脉被毛或至少在叶缘处仍有疏毛；小叶柄长 4~8mm。花序顶生或生于近顶部叶腋；花萼裂片及花瓣均 4 数，稀 5 数；雄蕊 8 枚，稀 10 枚；子房近圆球形。浆果近圆球形，熟时蓝黑色。花期 6~7 月，果期 10~11 月。

分布于神农架新华至兴山一带，生于海拔 400m 的河谷林缘。少见。

根用于感冒、胃痛、水肿、疟疾。叶用于麻疹、湿疹、骨折、扭挫伤、关节痛。

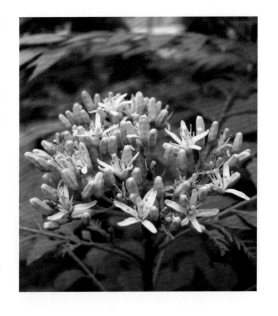

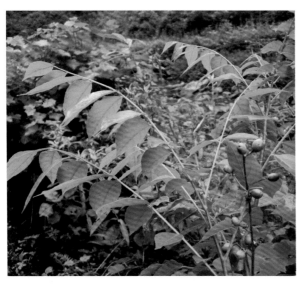 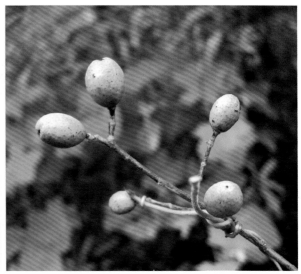

（十）柑橘属 Citrus Linnaeus

小乔木具刺。单身复叶，稀三出复叶，翼叶通常明显，稀单叶，叶缘具细钝裂齿，稀全缘，密生透明油点。花两性，单花腋生或数花簇生，或为少花的总状花序；花萼杯状，3~5 浅裂；花瓣 5 片；雄蕊 20~25 枚；子房 7~15 室或更多，每室具胚珠 4~8 枚或更多；花盘明显，被密腺。柑果球形或扁球形；外果皮具油细胞；内果皮由 8~15 个心皮发育而成，多汁。

20~25 种；我国 12 种；湖北 8 种；神农架 7 种，均可供药用。

■ 分种检索表

1. 落叶植物；三出复叶，稀 4~5 枚小叶·······································1. 枳 **C. trifoliata**

1. 常绿植物；单身复叶，稀单叶。

  2. 子房 3~6 室，每室具胚珠 1~2 枚······································2. 金柑 **C. japonica**

  2. 子房 6~15 室，每室具胚株多枚。

    3. 叶柄的翅与叶片近等大···3. 宜昌橙 **C. cavaleriei**

    3. 叶柄的翅远较叶片小或无翅。

      4. 子叶乳白色。

        5. 成熟果实的直径 10~25cm····································4. 柚 **C. maxima**

        5. 成熟果实的直径常不超过 10cm。

          6. 总状花序，有时单花腋生；果皮不易剥离·················5. 酸橙 **C.×aurantium**

          6. 单花腋生；果皮颇易剥离····························7. 香橙 **C.×junos**

      4. 子叶绿色···6. 柑橘 **C. reticulata**

1 | 枳 狗桔子
Citrus trifoliata Linnaeus

　　小乔木。枝绿色，嫩枝扁，具长达 4cm 的刺。叶柄具狭长的翼叶；三出复叶，稀 4~5 枚小叶，小叶等长或中间的一片较大，长 2~5cm，宽 1~3cm，叶缘具细钝裂齿或全缘。花单生或成对腋生，常先于叶开放；花直径 3.5~8cm；萼片长 5~7mm；花瓣白色；雄蕊通常 20 枚。果近圆球形或梨形，直径 3.5~6cm；果皮平滑，具油细胞；瓤囊 6~8 瓣。种子 20~50 枚。花期 5~6 月，果期 10~11 月。

　　原产于我国华北黄河流域，神农架各地均有栽培。

　　幼果破气，散瘀，化痰，消积。熟果实破气，行痰，消积。

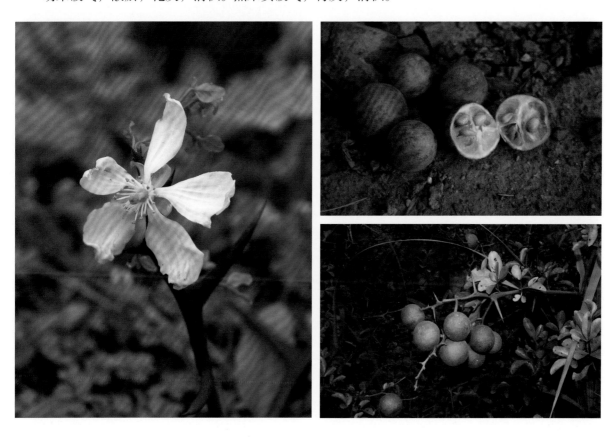

2 | 金柑 **Citrus japonica** Thunberg

　　小乔木具刺。小叶卵状椭圆形或长圆状披针形，长 4~8cm，宽 1.5~3.5cm，顶端钝或短尖，基部宽楔形；叶柄长 6~10mm，翼叶由狭窄渐至较宽。花单生或 2~3 朵簇生；花萼和花瓣 5（4）枚；雄蕊 15~25 枚，花丝不同程度合生成数束；子房圆球形，3~6 室，花柱约与子房等长。果圆球形，直径 1.5~2.5cm；果皮橙黄色至橙红色，味甜；果肉酸或略甜。种子 2~5 枚，卵形。花期 4~5 月，果期 11 月至翌年 2 月。

　　原产于广东和海南，神农架各地均有栽培。

　　果实理气，解郁，化痰，醒酒。叶疏肝解郁，理气散结。根健脾理气。

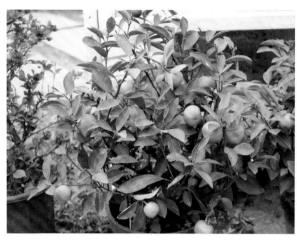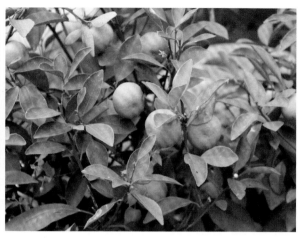

3 宜昌橙 Citrus cavaleriei H. Léveillé ex Cavalerie

　　小乔木或灌木。枝干多具锐刺，刺长 1~2.5cm。叶卵状披针形，长 2~8cm，宽 0.7~4.5cm，顶部渐狭尖，全缘或具细小的钝裂齿；翼叶与叶身近相等。花常单生于叶腋；萼 5 浅裂；花瓣淡紫红色或白色；雄蕊 20~30 枚，花丝常合生成多束；柱头约与子房等宽。果扁圆形或圆球形，直径 4~6cm，淡黄色；油细胞大而明显具突起；果心实，瓤囊 7~10 瓣。花期 5~6 月，果期 10~11 月。

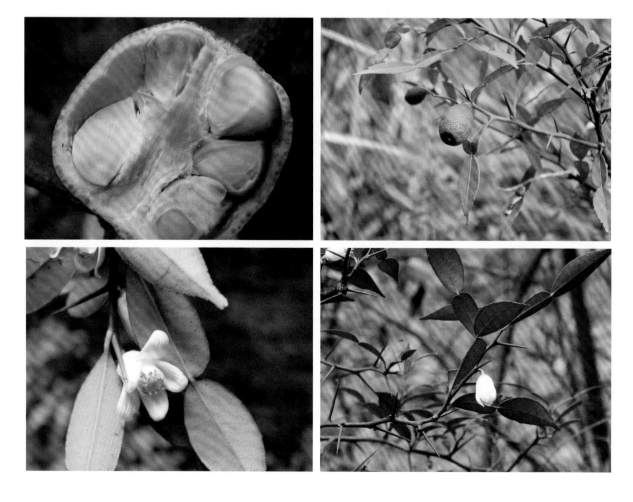

分布于神农架新华、下谷，生于海拔 600m 的山坡林缘。少见。

果实化痰止咳，生津健胃。根行气止痛，平喘。

4　柚 **Citrus maxima** (Burman) Merrill

乔木，各部被柔毛。嫩枝扁，且有棱。叶阔卵形或椭圆形，连翼叶长 9~16cm，宽 4~8cm，顶端钝或圆，基部圆；翼叶长 2~4cm，宽 0.5~3cm。总状花序，稀单生；花萼不规则，3~5 浅裂；花瓣长 1.5~2cm；雄蕊 25~35 枚。果圆球形、扁圆形、梨形，直径通常 10cm 以上，淡黄色或黄绿色；果皮甚厚，海绵质，油细胞大；果心实但松软，瓤囊 10~15 或多至 19 瓣。花期 4~5 月，果期 9~12 月。

原产于我国，神农架各地均有栽培。

外层果皮（化橘红）散寒，燥湿，利水，消痰。根用于肺痨。叶解毒消肿。种子除疝止痛。

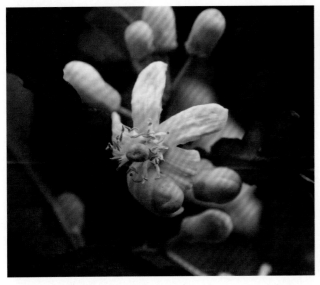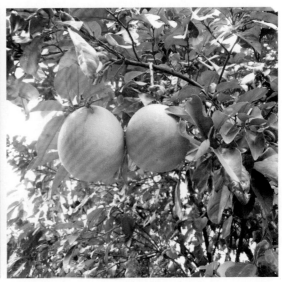

5　酸橙 **Citrus×aurantium** Linnaeus

小乔木具刺。枝叶密茂。翼叶倒卵形，基部狭尖，长 1~3cm，宽 0.6~1.5cm。总状花序具花少数，稀花单生；花萼 5 或 4 浅裂；花直径 2~3.5cm；雄蕊 20~25 枚，通常基部合生成多束。果圆球形或扁圆形；果皮稍厚至甚厚，难剥离，橙黄色至朱红色，油细胞大小不均匀，凹凸不平；果心实或半充实，瓤囊 10~13 瓣，果肉味酸，有时味苦或兼有特异气味。种子多且大。花期 4~5 月，果期 9~12 月。

分布于神农架红坪、新华，生于海拔 600m 的河谷林中。常见。

近成熟果实去瓤（枳壳）理气宽中，行滞消肿。幼果（枳实）破气消积，化痰散痞。

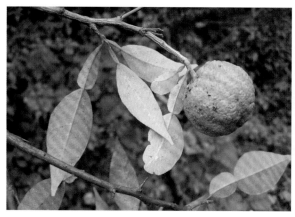
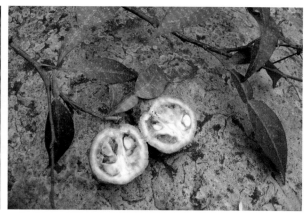

6 | 柑橘 **Citrus reticulata** Blanco

小乔木。分枝多，刺较少。单身复叶，翼叶通常狭窄，叶片披针形、椭圆形或阔卵形，大小变异较大，顶端常有凹口，通常叶缘至少上半部具钝或圆裂齿，稀全缘。花单生或 2~3 朵簇生；花萼不规则，3~5 浅裂；花瓣通常长在 1.5cm 以内；雄蕊 20~25 枚。果常扁圆形至近圆球形；瓢囊 7~14 瓣，稀较多，果肉酸或甜。花期 4~5 月，果期 10~12 月。

原产于我国，神农架各地均有栽培。

成熟果皮（陈皮）理气健脾，燥湿化痰。幼果疏肝理气，消积化滞。成熟果皮的外层散寒燥湿，利气消痰。种子（橘核）理气散结，止痛。叶（橘叶）疏肝行气，消肿。中果皮及内果皮之间的纤维群（橘络）通络化痰。

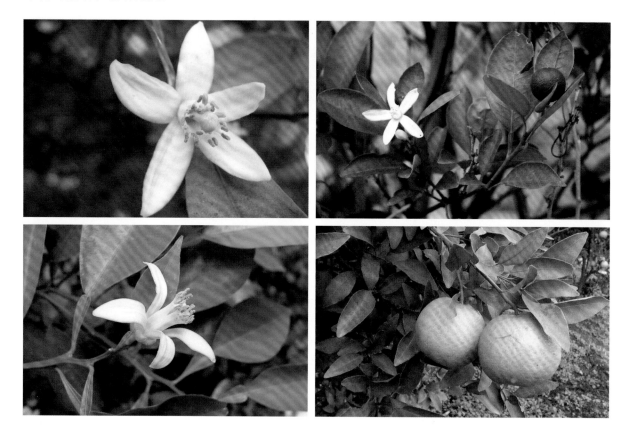

7 | 香橙 Citrus×junos Siebold ex Tanaka

　　小乔木，具刺。叶厚纸质；翼叶倒卵状椭圆形，长 1~2.5cm，宽 0.4~1.5cm，顶部圆或钝，向基部渐狭楔尖；叶片卵形或披针形，大的长达 8cm，宽 4cm，顶部渐狭尖，常钝头，且有凹口，基部圆或钝，叶缘上平段具细裂齿。花单生于叶腋；花萼杯状，5~4 裂；花瓣白色；雄蕊 20~25 枚。果扁圆形或近似梨形，直径 4~8cm；瓤囊 9~11 瓣，果肉味甚酸，常有苦味或异味。花期 4~5 月，果期 10~11 月。

　　栽培于神农架新华（大岭）。

　　果实用于止呕恶，宽胸膈，消瘿，解酒，解毒。果实化痰，利膈，消食，止呕。

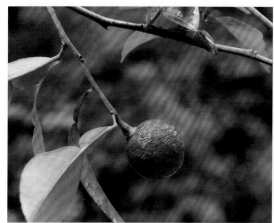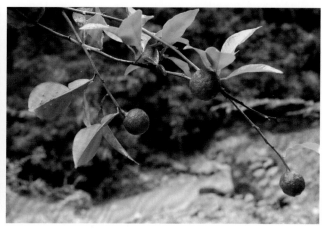

苦木科 Simaroubaceae

落叶或常绿乔木或灌木。树皮通常具苦味。叶互生，稀对生，羽状复叶，稀单叶。总状花序、圆锥花序或聚伞花序腋生；花小，辐射对称，单性、杂性或两性；萼片 3~5 枚；花瓣 3~5 片，分离；雄蕊与花瓣同数，或为花瓣的 2 倍，花丝分离，花药 2 室，纵裂；子房通常 2~5 室，或者心皮分离，花柱 2~5 裂，分离或多少结合，柱头头状，每室具胚珠 1~2 枚，中轴胎座。果为翅果、核果或蒴果。

约 20 属，95 种；我国 3 属，10 种；湖北 2 属，3 种；神农架 2 属，3 种，均可供药用。

■ **分属检索表**

1. 小叶基部粗锯齿背面具大腺体；果为翅果 ···1. 臭椿属 Ailanthus

1. 小叶基部锯齿无腺体；果为核果 ···2. 苦木属 Picrasma

（一）臭椿属 Ailanthus Desfontaines

落叶或常绿乔木或小乔木。小枝被柔毛，具髓。羽状复叶，叶互生；小叶 13~41 枚，近基部两侧各具大锯齿 1~2 枚，锯齿尖端的背面具腺体。花杂性，或单性异株；圆锥花序生于枝顶的叶腋；萼片 5 枚；花瓣 5 片；花盘 10 裂；雄蕊 10 枚，在雌花中不发育或退化；2~5 个心皮分离或仅基部稍结合，每室具胚珠 1 枚，花柱 2~5 裂，雄花中退化。翅果。种子 1 枚，生于翅的中央。

约 10 种；我国 6 种；湖北 3 种；神农架 2 种，均可供药用。

■ **分种检索表**

1. 小叶下表面被短毛；幼嫩枝条被软刺 ···································1. 刺臭椿 A. vilmoriniana

1. 小叶下表面无毛；幼嫩枝条不具刺 ·······································2. 臭椿 A. altissima

1 刺臭椿 Ailanthus vilmoriniana Dode

乔木。幼嫩枝条被软刺。叶为奇数羽状复叶，长 50~90cm，有小叶 8~17 对；小叶对生或近对生，披针状长椭圆形，长 9~20cm，宽 3~5cm，先端渐尖，基部阔楔形或稍带圆形，每侧基部具粗锯齿 2~4 枚，锯齿背面有 1 个腺体，叶上表面除叶脉被较密柔毛外，其余无毛或被微柔毛，叶下表面被短柔毛；叶柄通常紫红色，有时具刺。圆锥花序长约 30cm。翅果长约 5cm。花期 4~5 月，果期 8~10 月。

分布于神农架松柏、新华、宋洛，生于海拔 1100~1300m 的山坡林中。少见。

根皮止血止带。树脂缓急止痛，润肤防裂；用于头痛、皮肤皲裂。

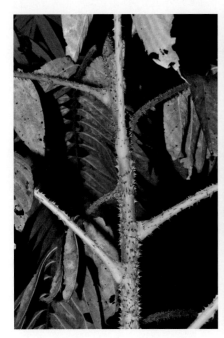
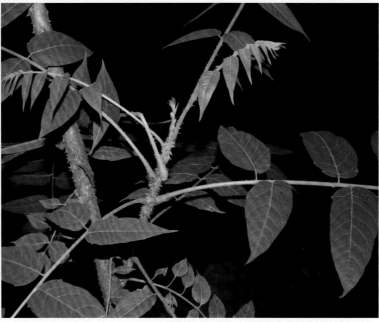

2 | 臭椿 Ailanthus altissima (Miller) Swingle

■ 分变种检索表

1. 翅果长 3~4.5cm ·······················2a. 臭椿 A. altissima var. altissima

1. 翅果长 5~7cm ·······················2b. 大果臭椿 A. altissima var. sutchuenensis

2a | 臭椿（原变种）Ailanthus altissima var. altissima

　　落叶乔木。枝幼时被柔毛，后脱落。叶为奇数羽状复叶，长 40~60cm，具小叶 13~27 枚；小叶纸质，卵状披针形，长 7~13cm，宽 2.5~4cm，先端长渐尖，基部偏斜，两侧各具粗锯齿 1 或 2 枚，齿背具腺体 1 枚，叶揉碎后具臭味。圆锥花序长 10~30cm；花淡绿色；花萼片 5 枚；花瓣 5 片；雄蕊 10 枚；心皮 5 个，柱头 5 裂。翅果长椭圆形，长 3~4.5cm，宽 1~1.2cm。花期 4~5 月，果期 8~10 月。

　　分布于神农架各地，生于海拔 500~1300m 的山坡林中。少见。

　　根皮、干皮清热燥湿，收涩止带，止泻止血。果实活血祛风，清热利湿。

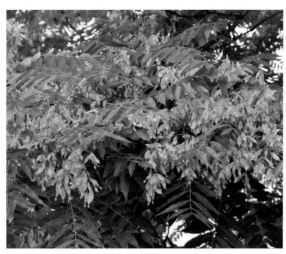 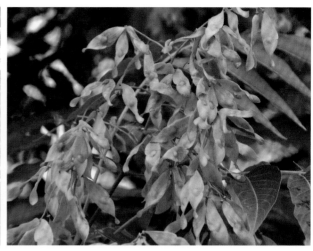

2b 大果臭椿（变种）Ailanthus altissima var. sutchuenensis (Dode) Rehder & E. H. Wilson

本变种与臭椿（原变种）的区别在于本变种树皮密布白色皮孔；翅果长 5~7cm，宽 1.4~1.8cm。花期 4~5 月，果期 8~10 月。

分布于神农架新华（龙口），生于海拔 800m 的山坡林中。少见。

根皮、干皮清热燥湿，收涩止带，止泻，止血。果实活血祛风，清热利湿。

神农架所产的臭椿属植物 2 种，含 1 变种，按现代分类标准来衡量，可能皆为同一种（臭椿）。

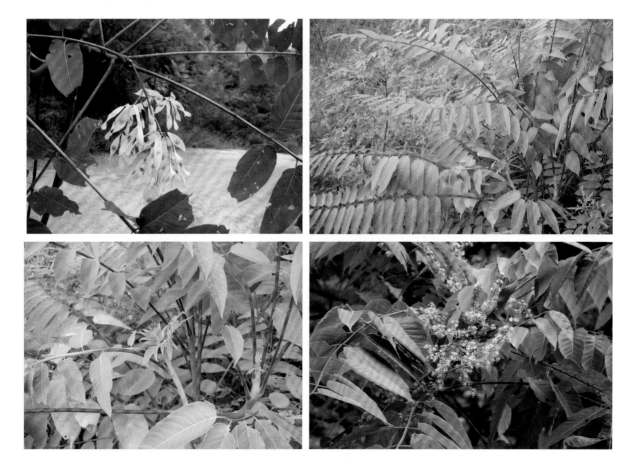

（二）苦木属 Picrasma Blume

乔木，全株具苦味。枝条具髓部。奇数羽状复叶。聚伞花序腋生；花单性或杂性；萼片4~5枚，宿存；花瓣4~5片于芽中镊合状排列；雄蕊4~5枚，着生于花盘的基部；心皮2~5个，分离，花柱基部合生，上部分离，柱头分离，每心皮具胚珠1枚，基生。果为核果。

约9种；我国2种；湖北1种；神农架1种，可供药用。

苦树 Picrasma quassioides (D. Don) Bennett

落叶乔木，全株具苦味。奇数羽状复叶，互生，长15~30cm；小叶9~15枚，卵状披针形，边缘具粗锯齿，先端渐尖，基部楔形，不对称；托叶早落。花雌雄异株，聚伞花序腋生；萼片4~5枚；花瓣与萼片同数。雄花中雄蕊长为花瓣的2倍，与萼片对生。雌花中雄蕊短于花瓣；花盘4~5裂；心皮2~5个，分离，每心皮具胚珠1枚。核果。花期4~5月，果期6~9月。

分布于神农架各地，生于400~1000m的山地林中。常见。

根、茎清热燥湿，解毒，杀虫。

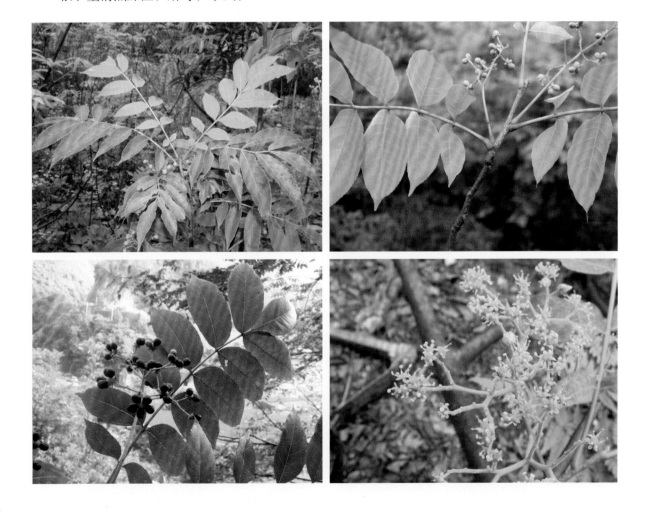

楝科 Meliaceae

乔木或灌木，稀为亚灌木。叶互生，稀对生，羽状复叶，稀 3 枚小叶或单叶。花两性或杂性异株，辐射对称，通常组成圆锥花序，间为总状花序或穗状花序，常 5 基数；萼小，常浅杯状或短管状，4~5 裂；花瓣 4~5 片；雄蕊 4~10 枚，花丝合生成一短于花瓣的管或分离，花药无柄，直立；花盘生于雄蕊管的内面或缺；子房上位，（1~）2~5 室，每室具胚珠 1~2 枚或更多，花柱单生或缺。果为蒴果、浆果或核果。种子常有假种皮。

约 50 属，650 种；我国 17 属，40 种；湖北 3 属，4 种；神农架 2 属，3 种，均可供药用。

■ **分属检索表**

1. 核果；种子圆形，不具翅···1. 楝属 **Melia**
1. 蒴果；种子具翅··2. 香椿属 **Toona**

（一）楝属 Melia Linnaeus

落叶乔木或灌木。小枝具叶痕和皮孔。叶互生，一至三回羽状复叶；小叶具锯齿或全缘。圆锥花序腋生；花两性；花萼 5~6 深裂，覆瓦状排列；花瓣白色或紫色，5~6 片，分离；雄蕊管圆筒形，管顶具 10~12 枚齿裂，花药 10~12 个，着生于雄蕊管上部的裂齿间；花盘环状；子房近球形，3~6 室，每室具叠生的胚珠 2 枚，花柱细长，柱头头状，3~6 裂。果为核果。

约 3 种；我国 1 种；湖北 1 种；神农架栽培 1 种，可供药用。

楝 **Melia azedarach** Linnaeus

落叶乔木。树皮纵裂。小枝有叶痕。叶为二至三回奇数羽状复叶，长 20~40cm；小叶对生，卵形至披针形，长 3~7cm，宽 2~3cm，先端短渐尖，基部楔形或宽楔形，多少偏斜，边缘具钝锯齿。

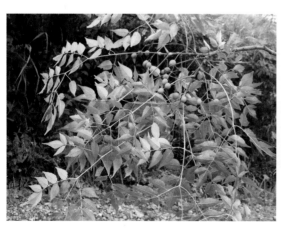
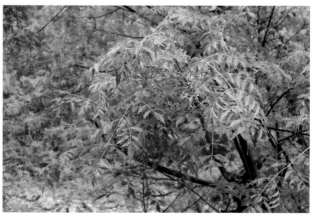

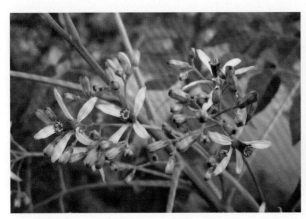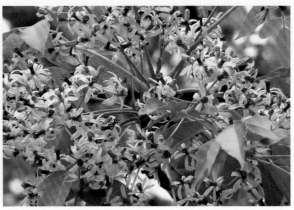

圆锥花序约与叶等长；花芳香；花萼 5 深裂；花瓣淡紫色；雄蕊 10 枚；子房近球形，5~6 室，每室具胚珠 2 枚。核果球形至椭圆形，长 1~2cm，宽 8~15mm。花期 4~5 月，果期 10~12 月。

原产于我国，神农架各地均有栽培。

树皮、根皮驱虫，疗癣。果实舒肝行气，止痛，驱虫。

（二）香椿属 Toona (Endlicher) M. Roemer

乔木。树皮鳞块状脱落。芽有鳞片。羽状复叶，互生；小叶全缘，很少具稀疏的小锯齿。大圆锥花序顶生或腋生；花小，两性；花萼短，管状，5 裂；花瓣片 5 片；雄蕊 5 枚，分离，与花瓣互生，着生于肉质花盘上，退化雄蕊 5 枚或不存在；子房 5 室，每室具 2 列胚珠，共 8~12 枚，花柱单生，线形。果为蒴果。

约 5 种；我国 4 种；湖北 2 种；神农架 2 种，均可供药用。

■ 分种检索表

1. 雄蕊 5 枚，子房与花盘被毛⋯⋯⋯⋯⋯⋯⋯⋯⋯⋯⋯⋯⋯⋯⋯⋯⋯⋯⋯1. 红椿 **T. ciliata**
1. 雄蕊 10 枚，子房及花盘无毛⋯⋯⋯⋯⋯⋯⋯⋯⋯⋯⋯⋯⋯⋯⋯⋯⋯⋯2. 香椿 **T. sinensis**

1 红椿 Toona ciliata M. Roemer

大乔木。叶为羽状复叶，长 25~40cm，通常具小叶 7~8 对；小叶对生或近对生，纸质，长圆状卵形或披针形，长 8~15cm，宽 2.5~6cm，先端尾状，基部一侧圆形，一侧楔形。圆锥花序顶生；花长约 5mm，具短花梗；花萼 5 裂；花瓣 5 片，白色；雄蕊 5 枚，与花瓣等长；子房密被长硬毛，每室具胚珠 8~10 枚。蒴果长椭圆形，木质。种子两端具膜质翅，扁平。花期 4~6 月，果期 10~12 月。

分布于神农架下谷（石柱河），生于海拔 450m 的河谷中。少见。

根皮除热燥湿，涩肠，止血，杀虫。

本种为国家二级重点保护野生植物。

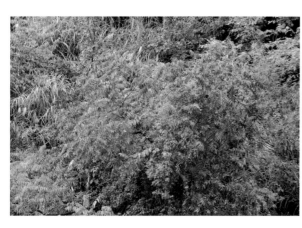
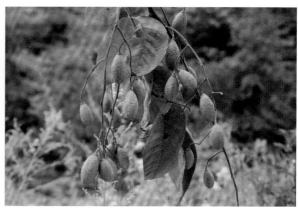

2 | 香椿 **Toona sinensis** (A. Jussieu) M. Roemer

乔木。树皮片状脱落。偶数羽状复叶，长 30~50cm；小叶 16~20 枚，对生或互生，纸质，卵状披针形，长 9~15cm，宽 2.5~4cm，先端尾尖，基部一侧圆形，另一侧楔形，边缘常具小锯齿。圆锥花序，具多花；花萼 5 枚；花瓣 5 片，白色；雄蕊 10 枚，5 枚能育，5 枚退化；花盘无毛；子房 5 室，每室具胚珠 8 枚。蒴果狭椭圆形。种子上端有膜质的长翅，下端无翅。花期 6~8 月，果期 10~12 月。

分布于神农架各地，生于海拔 400~1400m 的山坡、路旁。常见。

树皮、根皮除热，燥热，杀虫。果实收敛止血，祛湿止痛。

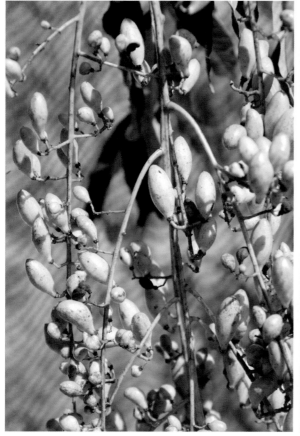
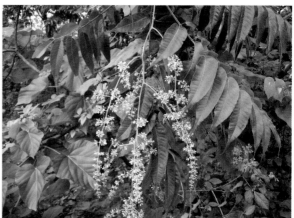
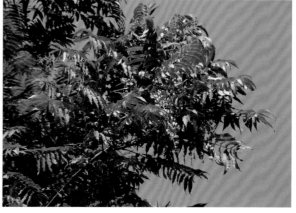

远志科 Polygalaceae

草本或木本。单叶多互生。花两性，两侧对称，白色、黄色或紫红色，排成总状、圆锥状或穗状花序；基部具苞片或小苞片；花萼5枚，内面2枚大且花瓣状；花瓣5片，稀全部发育，通常仅3片；雄蕊8（4~7）枚，花丝合生成鞘或管，或分离，花药顶孔开裂；子房上位，2室，每室具倒生胚珠1枚，柱头头状。蒴果、翅果、坚果或核果。

约10属，700种；我国5属，51种；湖北1属，6种；神农架1属，6种，可供药用的1属，4种。

远志属 Polygala Linnaeus

草本或木本。单叶互生，或被柔毛。总状花序顶生、腋生；花两性，左右对称，具苞片1~3枚；萼片5枚，不等大，宿存或脱落；花瓣3片，侧瓣与龙骨瓣常于中部以下合生；雄蕊8枚，花丝连合成鞘，并与花瓣贴生，花药孔裂。果为蒴果两侧压扁，具翅或无。种子黑色，被短柔毛或无毛。

约600种；我国42种；湖北5种；神农架5种，可供药用的4种。

■ 分种检索表

1. 木本。
　2. 落叶灌木；叶膜质至薄纸质·······································1. 荷包山桂花 P. arillata
　2. 常绿灌木；叶革质···2. 长毛籽远志 P. wattersii
1. 草本。
　3. 总状花序顶生；叶具明显的柄·······································3. 小扁豆 P. tatarinowii
　3. 总状花序与叶对生或腋外生；茎上部叶无柄·····················4. 瓜子金 P. japonica

---

1 荷包山桂花 Polygala arillata Buchanan-Hamilton ex D. Don

落叶灌木。小枝密被短柔毛，具纵棱。芽密被黄褐色毡毛。单叶互生，两表面均疏被短柔毛；叶柄被短柔毛。总状花序与叶对生，密被短柔毛；萼片5枚，具缘毛；花瓣3片，黄色；雄蕊8枚，花丝基部连合成鞘，并与花瓣贴生，花药孔裂；子房具狭翅及缘毛，基部具肉质花盘。浆果状蒴果。花期5~10月，果期6~11月。

分布于神农架红坪、木鱼、松柏、下谷，生于海拔900~1800m的山坡灌丛中。少见。

根祛风湿，补虚消肿，调经止血。

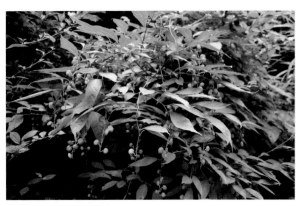
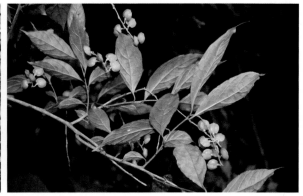

2 | 长毛籽远志 Polygala wattersii Hance

常绿灌木。叶密集地排于小枝顶部，叶互生。总状花序 2~5 个成簇生于小枝近顶端，被白色腺毛状短细毛；雄蕊 8 枚，花丝 3/4 以下连合成鞘，并与花瓣贴生，花药孔裂；花柱顶部增厚并弯曲，先端 2 浅裂。蒴果倒卵形或楔形，具短尖头，边缘具由下而上逐渐加宽的狭翅。种子棕黑色，被长达 7mm 的棕色或白色长毛。花期 4~6 月，果期 5~7 月。

分布于神农架各地，生于海拔 600~1500m 的山沟树林中或灌丛中。常见。

根（山桂花根）、树皮（山桂花皮）舒筋活血，祛风湿。叶（山桂花叶）活血解毒。

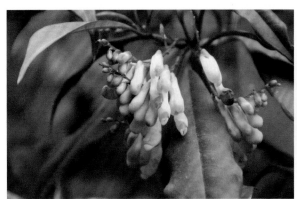
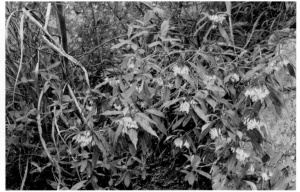

3 | 小扁豆 Polygala tatarinowii Regel

草本。茎具纵棱。单叶互生，叶柄稍具翅。总状花序顶生；花密；花具小苞片 2 枚，苞片早落；萼片 5 枚，外面 3 枚小，内面 2 枚花瓣状；花瓣 3 片，红色至紫红色；雄蕊 8 枚，花丝 3/4 以下合生成鞘；花柱弯曲，顶端呈喇叭状，具倾斜裂片。蒴果顶端具短尖头，具翅，疏被短柔毛。种子近长圆形，黑色，被白色短柔毛。花期 8~9 月，果期 9~11 月。

分布于神农架红坪、木鱼、松柏、宋洛、下谷、新华、阳日，生于海拔 900~1500m 的山坡草丛中。常见。

全草截疟。

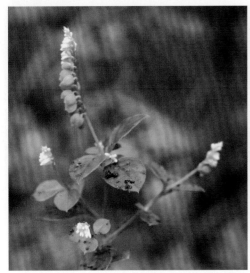
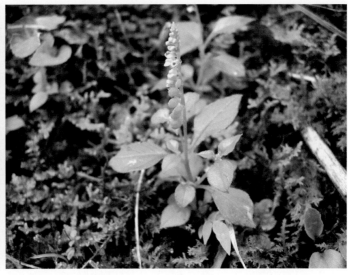

4　瓜子金 *Polygala japonica* Houttuyn

　　草本。茎具纵棱，被卷曲短柔毛。单叶互生，全缘，两表面无毛或被短柔毛，主脉腹面凹陷，背面隆起，侧脉 3~5 对，并被短柔毛；茎下部叶叶柄被短柔毛。总状花序；萼片 5 枚，宿存，外面 3 枚披针形；花瓣 3 片，白色至紫色，基部合生，侧瓣长圆形，基部内侧被短柔毛；雄蕊 8 枚，花丝全部合生成鞘，具缘毛，花药孔裂；子房具翅。蒴果顶端凹陷，具喙状突尖，边缘具有横脉的阔翅。种子密被白色短柔毛。花期 4~5 月，果期 5~8 月。

　　分布于神农架木鱼、松柏、宋洛、下谷、新华、阳日，生于海拔 500~1500m 的山坡草丛中。常见。

　　全草、根镇咳，化痰，活血，止血，安神，解毒。

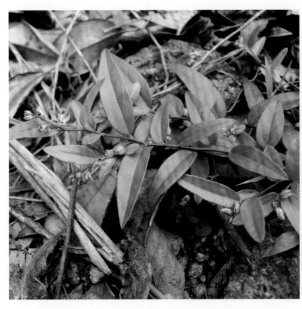
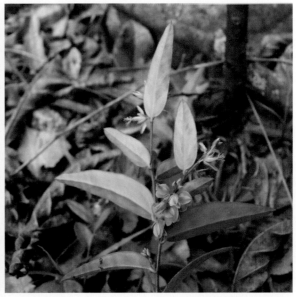

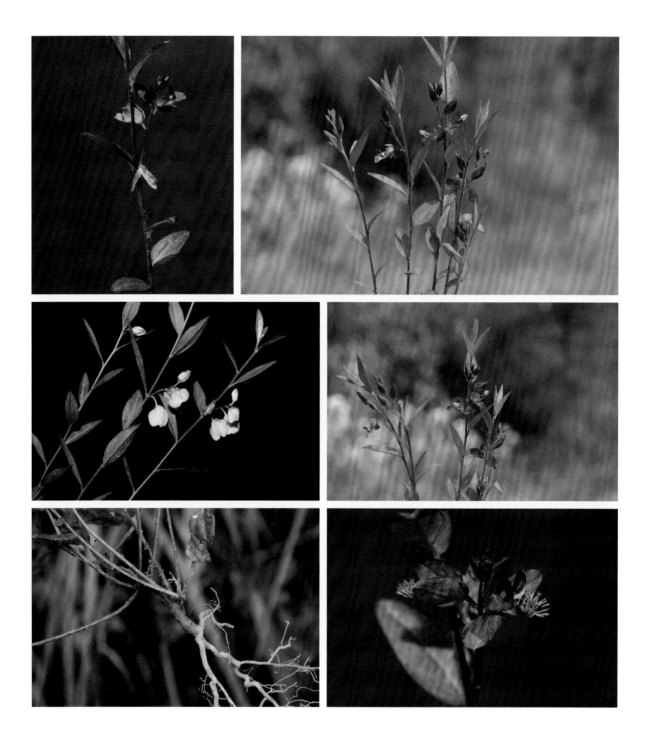

大戟科 Euphorbiaceae

乔木、灌木或草本。叶常互生，单叶，具羽状脉或掌状脉；叶柄基部或顶端有时具腺体。雌雄同株或异株，单花或组成各式花序，多为聚伞花序或总状花序；萼片分离或在基部合生；花瓣有或无；花盘环状或分裂成为腺体状；雄蕊1至多数，花丝分离或合生成柱状；雄花常有退化雌蕊，子房上位，3室，具胚珠1~2枚，中轴胎座，花柱顶端常2至多裂。蒴果或为浆果状或核果状。

约188属，5000种；我国69属，约510种；湖北19属，46种；神农架17属，37种，可供药用的16属，35种。

分属检索表

1. 叶柄和叶片均无腺体；子房每室具胚珠2枚。
　2. 叶为单叶，假羽状排列。
　　3. 具花瓣，花盘分裂为5个腺体，腺体全缘或2裂·····················1. 雀舌木属 Leptopus
　　3. 无花瓣；有花盘或无花盘。
　　　4. 花具花盘。
　　　　5. 雌花花盘碟状或盘状，全缘或分裂·····················2. 白饭树属 Flueggea
　　　　5. 雌花花盘离生，或合生成环状或坛状，几不分裂·····················3. 叶下珠属 Phyllanthus
　　　4. 花无花盘。
　　　　6. 花柱合生·····················4. 算盘子属 Glochidion
　　　　6. 花柱分离或基部合生·····················5. 守宫木属 Sauropus
　2. 复叶，有小叶3枚·····················6. 秋枫属 Bischofia
1. 叶柄上部或叶片基部常具腺体，子房每室具胚珠1枚。
　7. 花具花被，不包藏在总苞内，也不组成杯状聚伞花序。
　　8. 花具花瓣·····················7. 油桐属 Vernicia
　　8. 花无花瓣或花瓣退化。
　　　9. 花具花盘。
　　　　10. 叶互生。
　　　　　11. 多年生草本；茎基部木质化·····················8. 地构叶属 Speranskia
　　　　　11. 灌木或乔木·····················9. 巴豆属 Croton
　　　　10. 叶对生·····················10. 山靛属 Mercurialis
　　　9. 花无花盘。
　　　　12. 叶盾状着生，掌状5~11深裂·····················11. 蓖麻属 Ricinus
　　　　12. 叶非盾状着生，极稀浅盾状，但叶不作掌状深裂。
　　　　　13. 多年生草本，稀为灌木·····················12. 铁苋菜属 Acalypha
　　　　　13. 乔木或灌木。

14. 植株被星状毛······················13. 野桐属 Mallotus

14. 植株无星状毛。

15. 植株有白色乳汁······················14. 乌桕属 Triadica

15. 植株无白色乳汁。

16. 萼片 3~8 裂，通常为 4 裂，花柱不分裂············15. 山麻杆属 Alchornea

16. 萼片 5 裂，花柱 2 裂至中部······················16. 丹麻杆属 Discocleidion

7. 花无花被，组成杯状聚伞花序······················17. 大戟属 Euphorbia

（一）雀舌木属 Leptopus Decaisne

灌木。单叶互生，全缘，羽状脉；托叶 2 枚，着生于叶柄基部的两侧。花雌雄同株，单生或簇生于叶腋；花 5 基数，具花盘、腺体；花瓣比萼片短小，并与之互生。雄花萼片覆瓦状排列，离生或基部合生；花盘腺体扁平，离生或与花瓣贴生；退化雌蕊小或无。雌花萼片较雄花的大；花瓣小，有时不明显；花盘腺体与雄花的相同；子房 3 室，具胚珠 2 枚，花柱 3 裂。蒴果成熟时开裂为 3 个 2 裂的分果爿。种子表面光滑或有斑点。

21 种；我国 9 种；湖北 1 种；神农架 1 种，可供药用。

雀儿舌头 ^{强盗药} Leptopus chinensis (Bunge) Pojarkova

灌木，幼时被疏短柔毛。叶卵形、近圆形、椭圆形或披针形，顶端钝或急尖，基部圆形或宽楔形，边缘被睫毛。花小，雌雄同株，单生或 2~4 朵簇生于叶腋；萼片、花瓣和雄蕊均为 5 枚。雄花萼片卵形或宽卵形，膜质；花瓣白色，匙形，膜质；雄蕊离生。雌花花瓣倒卵形，萼片与雄花的相同；子房 3 室，每室具胚珠 2 枚。蒴果基部有宿存萼。花期 2~8 月，果期 6~10 月。

分布于神农架松柏、下谷、新华（九冲），生于海拔 800~1600m 的河谷两岸灌丛中。常见。

枝条泡酒用于全身瘫痪，为民间传说中的神秘药材，对跌打损伤有奇特疗效。

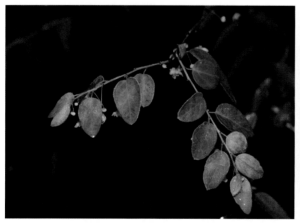
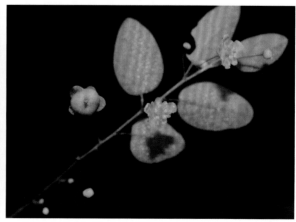

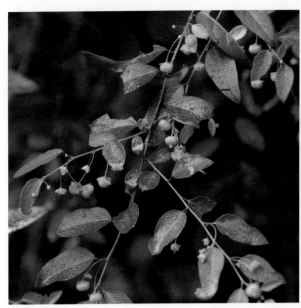
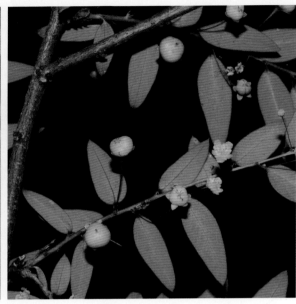

（二）白饭树属 Flueggea Willdenow

灌木或小乔木。单叶互生，常排成 2 列，全缘或具细钝齿，具托叶。花雌雄异株，稀同株，单生、簇生或组成密集聚伞花序；无花瓣。雄花萼片 4~7 枚，边缘全缘或具锯齿；雄蕊 4~7 枚，与花盘腺体互生。雌花花梗或具棱；萼片与雄花的相同；花盘碟状或盘状；子房 3（2~4）室，花柱顶端 2 裂或全缘。蒴果基部有宿存的萼片。

13 种；我国 4 种；湖北 2 种；神农架 2 种，均可药用。

■ 分种检索表

1. 蒴果三棱状扁球形，淡红褐色，果皮开裂·····················1. 一叶萩 F. suffruticosa
1. 蒴果浆果状，近圆球形，淡白色，果皮不开裂·····················2. 白饭树 F. virosa

1 一叶萩 Flueggea suffruticosa (Palla) Baillon

灌木。小枝有棱槽。叶椭圆形或长椭圆形，顶端急尖至钝，基部钝至楔形，全缘或具不整齐的波状齿或细锯齿，侧脉每边 5~8 条，两表面凸起；托叶卵状披针形，宿存。花雌雄异株，簇生于叶腋。雄花 3~18 朵簇生；萼片通常 5 枚，全缘或具不明显的细齿；雄蕊 5 枚。雌花萼片 5 枚，近全缘，背部呈龙骨状凸起；子房 3（~2）室，花柱 3 个，分离或基部合生。蒴果三棱状扁球形，成熟时淡红褐色，有网纹。花期 3~8 月，果期 6~11 月。

分布于神农架木鱼（石漕河），生于海拔 1400m 的山坡灌丛中。少见。

嫩枝叶（一叶萩）、根（一叶萩根）活血舒筋，健脾益肾。

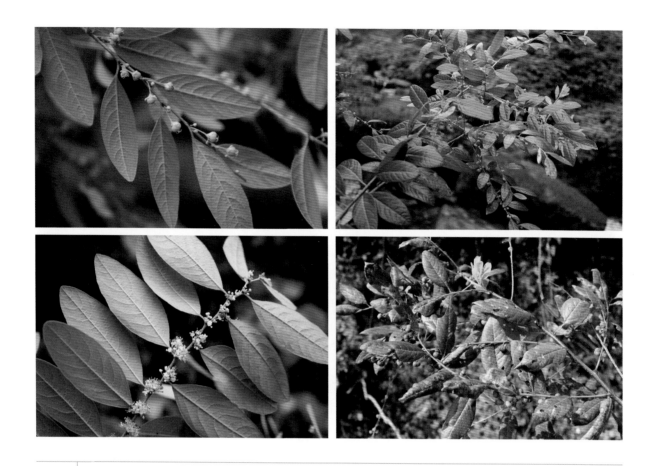

2 白饭树 Flueggea virosa (Roxburgh ex Willdenow) Voigt

灌木。叶椭圆形、长圆形、倒卵形或近圆形，顶端圆形至急尖，具小尖头。花小，淡黄色，雌雄异株，多朵簇生于叶腋。雄花萼片5枚，卵形；雄蕊5枚。雌花3~10朵簇生，有时单生。蒴果浆果状，近圆球形，成熟时果皮淡白色，不开裂。种子栗褐色，具光泽，有小疣状突起及网纹；种皮厚；种脐略圆形，腹部内陷。花期3~8月，果期7~12月。

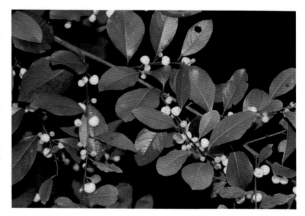

分布于神农架新华至兴山一带，生于海拔1400m的山坡灌丛中。

全株用于风湿性关节炎、湿疹、脓疱疮等。

（三）叶下珠属 Phyllanthus Linnaeus

灌木或草本，无乳汁。单叶，互生，常在侧枝上排成2列，全缘，羽状脉，具短柄；托叶2枚，着生于叶柄基部两侧。花单性，雌雄同株或异株，单生、簇生；花梗纤细；无花瓣。雄花萼片3~6(2)枚，离生，1~2轮，覆瓦状排列；雄蕊2~6枚，花丝离生或合生成柱状，花药2室。雌花萼片与雄花同数或较多；子房3室，每室具胚珠2枚。蒴果常开裂成3个2裂的分果爿。

750~800 种；我国 32 种；湖北 6 种；神农架 5 种，可供药用的 3 种。

分种检索表

1. 雄花萼片 6 枚，雄蕊 3 枚，雌花花柱 1 个，2 裂。
  2. 蒴果表面具小凸刺 ·· 1. 叶下珠 **P. urinaria**
  2. 蒴果鳞片状凸起 ··· 2. 黄珠子草 **P. virgatus**
1. 雄花萼片 4 枚，雄蕊 2 枚，雌花花柱 3 个，2 裂 ·············· 3. 蜜柑草 **P. ussuriensis**

---

1   叶下珠 Phyllanthus urinaria Linnaeus

    一年生草本。枝具翅状纵棱。叶片长圆形或倒卵形，下表面灰绿色；叶柄扭转而呈羽状排列。花雌雄同株。雄花 2~4 朵簇生于叶腋；雄蕊 3 枚，花丝合生成柱状。雌花单生于叶腋；子房卵状，具鳞片状凸起，花柱分离，顶端 2 裂，裂片弯卷。蒴果圆球状，红色，表面具小凸刺，有宿存的花柱和萼片，开裂后轴柱宿存。花期 4~6 月，果期 7~11 月。

    分布于神农架各地，生于海拔 1200m 以下的荒地、路边。常见。

    全草清热利尿，明目，消积；用于肾炎水肿、尿路感染、结石、肠炎、痢疾、小儿疳积、角膜炎、黄疸型肝炎，外用于青竹蛇咬伤。

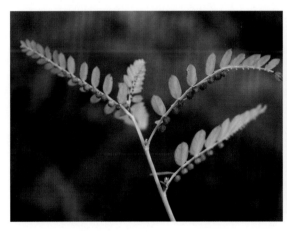 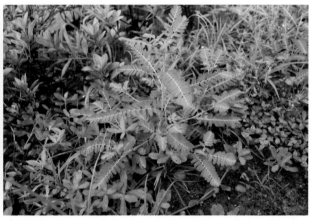

---

2   黄珠子草 Phyllanthus virgatus G. Forster

    一年生草本，全体无毛。叶片线状披针形，几无叶柄；托叶膜质，褐红色。花通常具雄花 2~4 朵和雌花 1 朵同簇生于叶腋。雄花雄蕊 3 枚，花丝分离。雌花花萼紫红色，外折；子房圆球形，3 室，具鳞片状凸起，花柱分离，2 深裂几达基部，反卷。蒴果扁球形，紫红色，具鳞片状凸起，具宿存萼片；果梗丝状，长 5~12mm。花期 4~5 月，果期 6~11 月。

    分布于神农架各地，生于海拔 1000m 以下的荒地、路边。常见。

    全草健脾消积，利尿通淋，清热解毒；用于疳积、痢疾、淋病、乳痈、牙疳，外用于毒蛇咬伤。

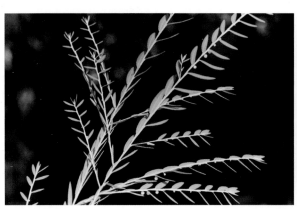 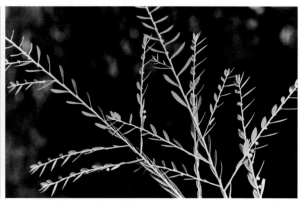

3 蜜柑草 *Phyllanthus ussuriensis* Ruprecht & Maximowicz

　　一年生草本。叶椭圆形至长圆形，顶端急尖至钝。花雌雄同株，单生或数朵簇生于叶腋；花梗长约 2mm，丝状，基部有数枚苞片。雄花萼片 4 枚，宽卵形；花盘腺体 4 枚，分离，与萼片互生；雄蕊 2 枚，花丝分离，药室纵裂。雌花萼片 6 枚，长椭圆形，果时反折；花盘腺体 6 枚，长圆形；子房卵圆形，3 室，花柱 3 个，顶端 2 裂。蒴果扁球状，平滑；果梗短，黄褐色，具褐色疣点。花期 4~7 月，果期 7~10 月。

　　分布于神农架各地，生于海拔 1000m 以下的荒地、路边。少见。

　　全草消食止泻，利胆；用于小便失禁、淋病、黄疸型肝炎、吐血、痢疾，外用于外痔。

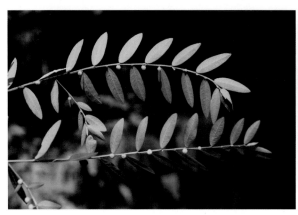 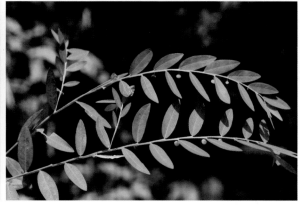

（四）算盘子属 Glochidion J. R. Forster & G. Forster

　　乔木或灌木。单叶互生，2 列，叶片全缘。雌雄同株，组成短小的聚伞花序或簇生成花束，雌花束常位于雄花束的上部或雌雄花束分生于不同的小枝叶腋内；无花瓣；常无花盘。雄花花梗纤细；萼片 5~6 枚；雄蕊 3~8 枚，合生成圆柱状，药隔突起成圆锥状；无退化雌蕊。雌花花梗粗短或几无梗；萼片数与雄花的相同，但稍厚；子房 3~15 室，每室具胚珠 2 枚，花柱合生，顶端具裂缝或小裂齿，稀 3 裂分离。蒴果具多条明显或不明显的纵沟，花柱常宿存。

　　约 200 种；我国 28 种；湖北 3 种；神农架 2 种，均可供药用。

■ **分种检索表**

1. 小枝及叶下表面密被短柔毛⋯⋯⋯⋯⋯⋯⋯⋯⋯⋯⋯⋯⋯⋯⋯1. 算盘子 **G. puberum**

1. 全株无毛或仅叶柄被极短柔毛⋯⋯⋯⋯⋯⋯⋯⋯⋯⋯⋯⋯⋯2. 湖北算盘子 **G. wilsonii**

1　算盘子 **Glochidion puberum** (Linnaeus) Hutchinson

灌木。枝、叶、萼、子房和果实均密被短柔毛。叶长圆形或倒卵状长圆形，顶端急尖、短渐尖或圆，基部楔形至钝，中脉被疏短柔毛或几无毛，侧脉每边 5~7 条，在叶下表面凸起；托叶三角形。花雌雄同株或异株，2~5 朵簇生于叶腋内，雄花束常着生于雌花束下部，或雌花和雄花同生于一叶腋内。雄花萼片 6 枚；雄蕊 3 枚，合生成圆柱状。雌花萼片 6 枚，与雄花的相似；子房 5~10 室，花柱合生成环状，与子房接连处缢缩。蒴果成熟时带红色，顶端具有环状而稍伸长的宿存花柱。

分布于神农架各地，生于海拔 500~1000m 的山坡或沟边灌丛中。常见。

根（算盘子根）通淋截疟，通疝止痛。枝叶（算盘子枝叶）活血散瘀，消肿解毒，祛风除湿。

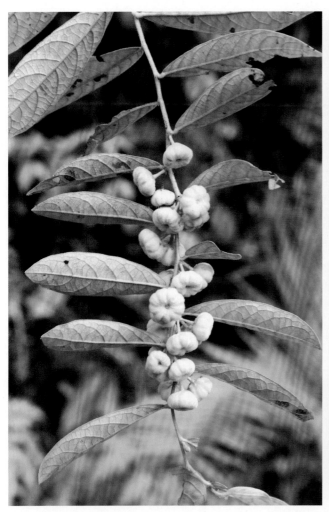
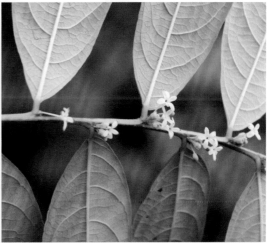
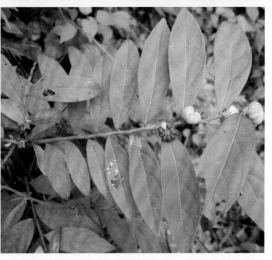

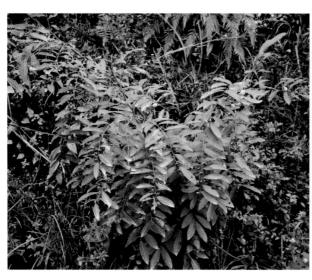
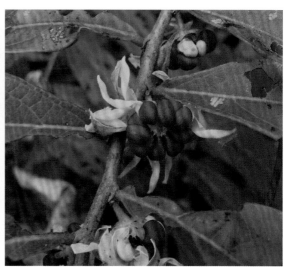

2 湖北算盘子 *Glochidion wilsonii* Hutchinson

落叶灌木，除叶柄外，全株无毛。叶披针形，基部钝或宽楔形，上表面绿色，下表面带灰白色，侧脉 5~6 对，在两表面中脉凸起。花绿色，雌雄同株，簇生于叶腋，雌花生于小枝上部，雄花生于小枝下部。蒴果扁球状，萼片宿存。花期 4~7 月，果期 6~9 月。

分布于神农架各地，生于海拔 1000~1500m 的山坡疏林中。常见。

本种可代替算盘子入药。

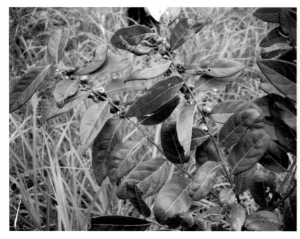
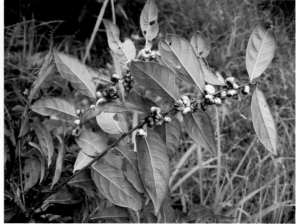

（五）守宫木属 *Sauropus* Blume

落叶灌木。单叶互生，叶全缘，羽状脉，稀三出脉，具叶柄；托叶 2 枚。花雌雄同株或异株，无花瓣；雄花簇生或单生，腋生或茎花，稀呈总状或聚伞花序；雌花 1~2 朵腋生或与雄花混生。蒴果熟时裂为 3 个 2 裂分果爿。

56 种；我国 15 种；湖北 1 种；神农架 1 种，可供药用。

苍叶守宫木 **Sauropus garrettii** Craib

　　灌木。叶卵状披针形，稀长圆形或卵形，顶端通常渐尖，稀急尖。花雌雄同株，1~2 朵腋生，或雌花和雄花同簇生于叶腋。雄花基部密被小苞片；花萼黄绿色，盘状，6 浅裂，裂片卵形或近椭圆形，顶端急尖或渐尖，膜质；雄蕊 3 枚，花丝合生，呈短柱状。雌花花萼 6 深裂，裂片卵形或近菱形，果时增大成倒卵形，顶端急尖；子房倒卵形或陀螺状，顶端截形，花柱 3 个。蒴果倒卵状或近卵状。种子黑色，三棱状。

　　分布于神农架新华，生于海拔 500m 的沟边灌丛中。少见。

　　稀见植物，本种暂无药用价值记录，同属植物守宫木降压降脂，养肝明目；用于防治小狗佝偻病、中老年骨质疏松症。

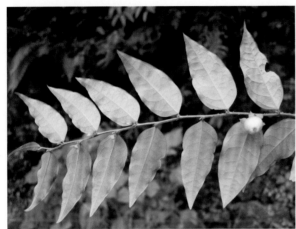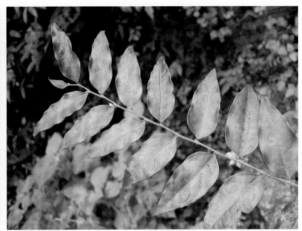

（六）秋枫属 **Bischofia** Blume

　　乔木，具红色或淡红色乳汁。叶互生，三出复叶，边缘具细锯齿；托叶小，早落。花雌雄异株，组成腋生圆锥花序或总状花序，花序通常下垂；无花瓣及花盘；萼片 5 枚；雄花萼片镊合状排列；雄蕊 5 枚，与萼片对生；退化雌蕊短而宽，具短柄；雌花萼片覆瓦状排列，形状和大小与雄花的相同；子房上位，3 室，每室具胚珠 2 枚。果实小，浆果状，不分裂；外果皮肉质；内果皮坚纸质。

　　2 种；我国 2 种；湖北 2 种；神农架 2 种，可供药用的 1 种。

重阳木 **Bischofia polycarpa** (H. Léveillé) Airy Shaw

　　乔木，皮孔明显。三出复叶，顶生小叶通常较两侧的大，小叶纸质，卵形或椭圆状卵形，顶端突尖或短渐尖，基部圆形或浅心形；托叶早落。花雌雄异株，春季与叶同时开放，总状花序，花序轴纤细而下垂。雄花萼片半圆形，膜质；花丝短；具明显的退化雌蕊。雌花萼片与雄花的相同，具白色膜质的边缘；子房 3~4 室，每室具胚珠 2 枚。果实浆果状，成熟时褐红色。

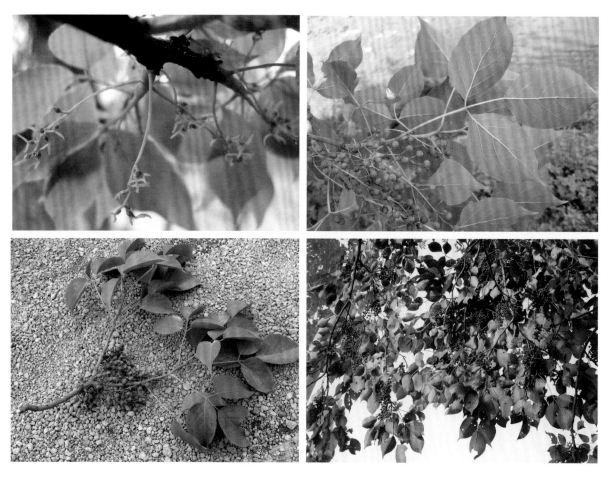

分布于神农架木鱼至兴山一带，生于海拔 400~500m 的河边疏林中。常见。

根（秋枫根）、树皮（秋枫皮）、叶（秋枫叶）行气活血，消肿解毒。

（七）油桐属 Vernicia Loureiro

乔木。嫩枝被短柔毛。叶互生，全缘；叶柄顶端具腺体 2 枚。花雌雄同株或异株，呈聚伞花序。雄花花萼花蕾时卵状，开花时多少佛焰苞状；花瓣 5 片，基部爪状；腺体 5 枚；雄蕊 8~12 枚，2 轮，外轮花丝离生，内轮花丝较长且基部合生。雌花萼片、花瓣与雄花同；子房密被柔毛，3（~8）室，胚珠 1 枚，花柱 3~4 个，各 2 裂。果为核果状，顶端具喙尖。

3 种；我国 2 种；湖北 2 种；神农架 1 种，可供药用。

油桐 **Vernicia fordii** (Hemsley) Airy Shaw

落叶乔木。叶卵圆形，全缘，掌状脉；叶柄与叶片近等长，顶端具 2 枚扁平的无柄腺体。花雌雄同株；花萼外面密被棕褐色微柔毛；花瓣白色，具淡红色脉纹，倒卵形。雄花雄蕊 8~12 枚，2 轮，外轮离生，内轮花丝中部以下合生。雌花子房密被柔毛，3~5（~8）室，每室具胚珠 1 枚，花柱与子房室同数，2 裂。蒴果近球状。花期 3~4 月，果期 9~10 月。

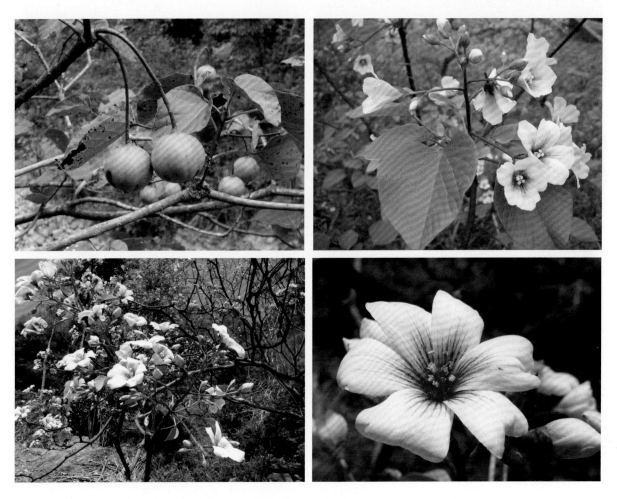

分布于神农架各地，生于海拔 500~900m 的山坡或沟谷中，或栽培。常见。

根消食，利水，化痰，杀虫。叶消肿解毒。花解毒消疮。未成熟果实（气桐子）用于疝气、消食积、妇人月经病。种子吐风痰，消肿毒，利二便。种子提取的脂肪油（桐油）祛痰涌吐。

（八）地构叶属 Speranskia Baillon

草本。茎直立。叶互生，具粗齿。花雌雄同株，呈总状花序，顶生，雄花常生于花序上部，雌花生于花序下部，有时雌雄花同时聚生于苞腋内，通常雄花生于雌花两侧。雄花花蕾球形；花萼裂片 5 枚，膜质，镊合状排列；花瓣 5 片，有时无花瓣；花盘 5 裂或为 5 个离生的腺体；雄蕊 8~10（~15）枚，2~3 轮排列于花托上，花药纵裂。雌花花萼裂片 5 枚；花瓣 5 片或缺；花盘盘状；子房 3 室，每室具胚珠 1 枚，花柱 3~2 裂，几达基部。蒴果具 3 个分果爿。

2 种；我国特有；湖北 1 种；神农架 1 种，可供药用。

广东地构叶 Speranskia cantonensis (Hance) Pax & K. Hoffmann

草本，上部稍被柔毛。叶纸质，卵形，顶端急尖，基部圆形或阔楔形，边缘具齿，齿端具黄色腺体，两表面被短柔毛；叶柄被疏长柔毛，顶端常具黄色腺体。通常上部具雄花 5~15 朵，下部具雌花 4~10 朵，位于花序中部的雌花两侧有时具雄花 1~2 朵；苞片卵形或卵状披针形，被疏毛；雄花 1~2 朵生于苞腋，花萼裂片卵形，顶端渐尖，外面被疏柔毛，花瓣倒心形或倒卵形；雄蕊 10~12 枚；雌花花萼裂片卵状披针形，外面疏被柔毛，子房球形，具疣状突起和疏柔毛。蒴果扁球形。花期 2~5 月，果期 10~12 月。

分布于神农架木鱼、新华、阳日，生于 500~800m 的路边或沟旁灌丛中。少见。

全草（蛋不老）祛风湿，通经络。

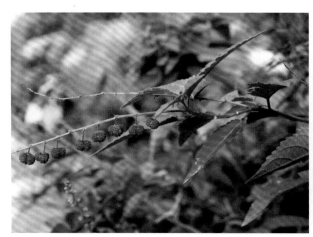 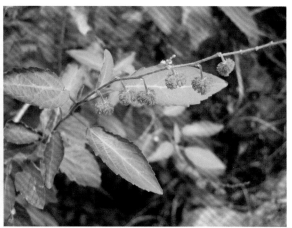

（九）巴豆属 Croton Linnaeus

乔木或灌木，稀亚灌木，通常被星状毛或鳞腺，稀近无毛。叶互生，稀对生或近轮生，羽状脉或具掌状脉，叶柄顶端或叶片近基部常具腺体 2 枚。花雌雄同株或异株，花序顶生或腋生，呈总状花序或穗状花序。雄花花萼通常具裂片 5 枚，覆瓦状或近镊合状排列；雄蕊 10~20 枚，花丝离生，在花蕾时内弯，开花时直立。雌花花萼具裂片 5 枚，宿存；花瓣细小或缺；花盘环状或腺体鳞片状。蒴果具 3 个分果爿。种子平滑，种皮脆壳质。

约 1300 种；我国 23 种；湖北 1 种，神农架 1 种，可供药用。

巴豆 **Croton tiglium** Linnaeus

灌木或小乔木。嫩枝被稀疏星状柔毛，枝条无毛。叶纸质，卵形，稀椭圆形，顶端短尖，稀渐尖，有时长渐尖，基部阔楔形至近圆形；托叶线形，长 2~4mm，早落。总状花序，顶生；苞片钻状。雄花花蕾近球形，疏生星状毛或几无毛。雌花萼片长圆状披针形，几无毛；子房密被星状柔毛，花柱 2 深裂。蒴果椭圆状，疏生短星状毛或近无毛。种子椭圆状。花期 4~6 月，果期 9 月。

分布于神农架阳日（寨湾），生于 700m 的河谷灌丛中。少见。

种子泻寒积，通关窍，逐痰，行水，杀虫；用于冷积凝滞、胸腹胀满急痛、血瘕、痰癖、泻痢、水肿，外用于喉风、喉痹、恶疮疥癣。

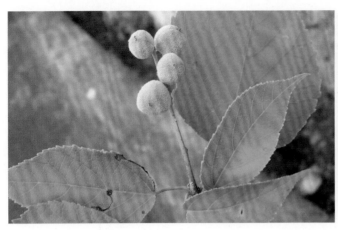
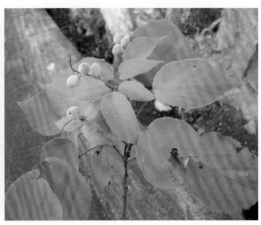

（十）山靛属 **Mercurialis** Linnaeus

一年生草本或多年生草本。叶对生，羽状脉，叶缘通常具锯齿；托叶 2 枚。花雌雄异株，稀同株，无花瓣。雄花花序穗状，腋生，雄花多朵生于苞腋排成团伞花序，在花序轴上稀疏排列；花梗几无。雌花簇生于叶腋，或数朵排成穗状花序或总状花序，有时具雄花。雄花花萼花蕾时球形，开花时 3 深裂，膜质，镊合状排列。雌花萼片 3 枚，覆瓦状排列；腺体 2 枚，线状；子房 2 室，每室具胚珠 1 枚。蒴果具 2 个分果爿。种子卵圆形或球形。

8 种；我国 1 种；湖北 1 种；神农架 1 种，可供药用。

山靛 **Mercurialis leiocarpa** Siebold & Zuccarini

多年生草本，具根茎，无毛。叶对生，羽状脉，叶缘通常具锯齿；托叶 2 枚。花雌雄异株，稀同株，无花瓣；雄花序穗状，腋生，雄花多朵生于苞腋排成团伞花序，在花序轴上稀疏排列；花梗几无。雌花簇生于叶腋，或数朵排成穗状总状花序，有时具雄花。蒴果具 2 个分果爿，双球形。花期 12 月至翌年 4 月，果期 4~7 月。

分布于神农架阳日（麻湾），生于海拔 800m 的河边灌丛中。少见。

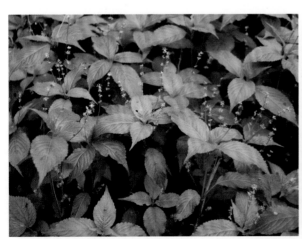
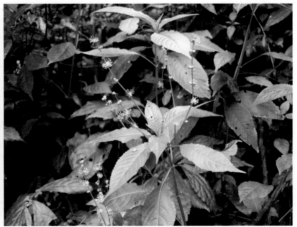

全草用于发热、腹泻、水肿、黄疸等。本种有毒，口服可引起恶心、呕吐和腹泻，大剂量会导致嗜睡、黄疸、小便疼痛和昏迷等副作用。

（十一）蓖麻属 Ricinus Linnaeus

草本或小乔木状。茎常被白霜。叶互生，纸质，掌状分裂，盾状着生，叶缘具锯齿。花雌雄同株，圆锥花序，顶生，后变为与叶对生，雄花生于花序下部，雌花生于花序上部，均多朵簇生于苞腋。雄花花萼花蕾时近球形，萼裂片 3~5 枚；雄蕊极多，花丝合生成数目众多的雄蕊束。雌花萼片 5 枚，镊合状排列，3 室，每室具胚珠 1 枚。蒴果。

1 种，原产于非洲，神农架有栽培或逸生，可供药用。

蓖麻 Ricinus communis Linnaeus

本种特征同蓖麻属，在神农架地区常为草本，高达 2m。花、果期近全年或 6~9 月。

原产地可能在非洲东北部的肯尼亚或索马里，神农架有栽培或逸生，生于海拔 800m 以下的路旁荒地。少见。

叶消肿拔毒，止痒。根祛风活血，止痛镇静；用于风湿关节痛、破伤风、癫痫、精神分裂症。在民间种子用于拔除肉中异物。

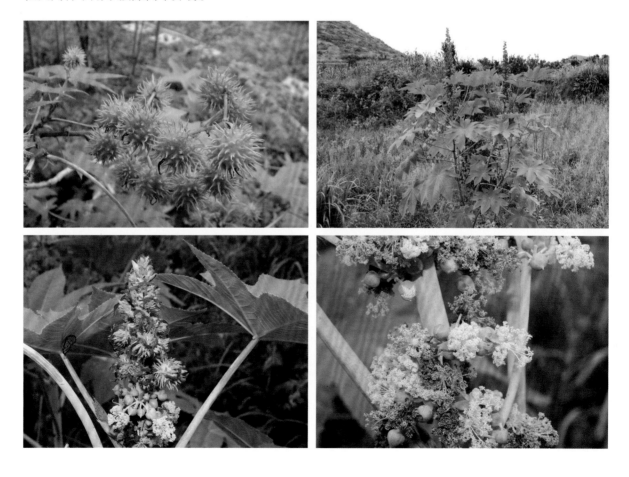

（十二）铁苋菜属 Acalypha Linnaeus

草本、灌木或小乔木。叶互生，膜质或纸质，叶具齿或近全缘。雌雄同株，稀异株，花序腋生或顶生，雌、雄花同序或异序。雄花序穗状，雄花多朵簇生于苞腋或在苞腋排成团伞花序。雌花序总状或穗状花序，通常每苞腋具雌花 1~3 朵，雌花的苞片具齿或裂片，花后增大；雌花和雄花同序（两性的）；雄花花萼花蕾时闭合，萼裂片 4 枚，镊合状排列，雄蕊 8 枚，花丝离生，花药 2 室；雌花 1~3 朵，生于花序下部，雌花萼片 3~5 枚，覆瓦状排列，近基部合生，子房 3 或 2 室，每室具胚珠 1 枚，花柱离生或基部合生。蒴果。

450 种；我国 18 种；湖北 4 种；神农架 4 种，可供药用的 1 种。

铁苋菜 Acalypha australis Linnaeus

一年生草本。小枝被柔毛。叶膜质，长卵形，边缘具圆锯，下表面沿中脉具柔毛；叶柄具短柔毛；托叶披针形，具短柔毛。雌、雄花同序，花序腋生，花序轴具短毛。雌花苞片 1~2（~4）枚，卵状心形，花后增大；苞腋具雌花 1~3 朵；花梗无；雌花萼片 3 枚，具疏毛；子房具疏毛。雄花生于花序上部；雄花苞片卵形，苞腋具雄花 5~7 朵，簇生；雄花花蕾时近球形，无毛；花萼裂片 4 枚，卵形；雄蕊 7~8 枚。花、果期 4~12 月。

分布于神农架各地，生于海拔 500~1700m 的沟谷边或路旁。常见。

全草（铁苋菜）清热解毒，消积，止痢，止血。

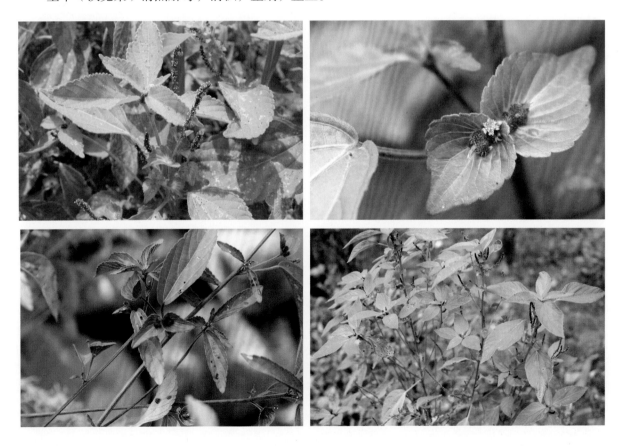

（十三）野桐属 Mallotus Loureiro

乔木，通常被星状毛。叶互生或对生，全缘或具锯齿。花雌雄异株，稀同株，花序顶生或腋生，呈总状花序、穗状花序或圆锥花序。雄花在每一苞片内具多朵；花萼在花蕾时球形或卵形，开花时3~4裂，裂片镊合状排列；雄蕊多数，花丝分离，花药2室；无不育雌蕊。雌花在每一苞片内具1朵；花萼3~5裂或佛焰苞状，裂片镊合状排列；子房3室，稀2~4室，每室具胚珠1枚，花柱分离或基部合生。蒴果具分果爿，常具软刺或颗粒状腺体。

150种；我国28种；湖北8种；神农架5种，均可供药用。

■ 分种检索表

1. 蒴果无软刺。
  2. 攀缘状灌木；果实黄色或深褐色·······················1. 杠香藤 **M. repandus** var. **chrysocarpus**
  2. 乔木；果实红色·······································2. 粗糠柴 **M. philippensis**
1. 蒴果具软刺。
  3. 叶柄盾状着生·····································3. 毛桐 **M. barbatus**
  3. 叶柄基着或略为浅盾状。
    4. 蒴果密生线形软刺·······························4. 白背叶 **M. apelta**
    4. 蒴果被稀疏而粗短的软刺·······················5. 尼泊尔野桐 **M. nepalensis**

---

1 杠香藤（变种）Mallotus repandus var. chrysocarpus (Pampanini) S. M. Hwang

攀缘状灌木。嫩枝、叶柄、花序和花梗均密生黄色星状柔毛。老枝无毛，常具皮孔。叶卵形或椭圆状卵形，基部楔形或圆形，全缘或波状，嫩叶两表面均被星状柔毛，成长叶仅下表面叶脉腋部被毛和散生黄色颗粒状腺体，基出脉3条，有时稍离基，侧脉4~5对。花雌雄异株，总状花序或下部有分枝。蒴果具2（~3）个分果爿，密生黄色粉末状毛和具颗粒状腺体。花期3~5月，果期8~9月。

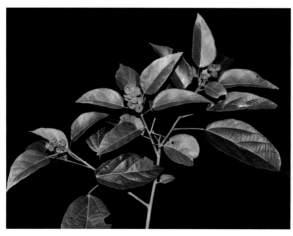
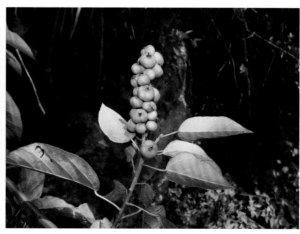

分布于神农架各地，生于海拔 500~1400m 的山坡、路旁灌丛中。常见。

根、茎叶祛风，用于毒蛇咬伤、风湿痹痛、慢性溃疡。

2 粗糠柴 **Mallotus philippensis** (Lamarck) Müller Argoviensis

常绿乔木。小枝、嫩叶和花序均密被黄褐色短星状柔毛。叶互生或有时在小枝顶部对生，长圆形，基部圆形或楔形，上表面无毛，下表面被灰黄色星状短绒毛，叶脉上具长柔毛，散生红色颗粒状腺体，基出脉 3 条，侧脉 4~6 对，近基部具褐色斑状腺体 2~4 枚。花雌雄异株，花序总状。蒴果扁球形，具 2（~3）个分果爿，密被红色颗粒状腺体和粉末状毛。花期 4~5 月，果期 5~8 月。

分布于神农架木鱼、新华、阳日，生于海拔 500~1000m 的山坡林中。常见。

果实表面的腺毛及毛茸用于驱除绦虫。本种毒性小，且有缓泻作用，适用于小儿及体弱者。

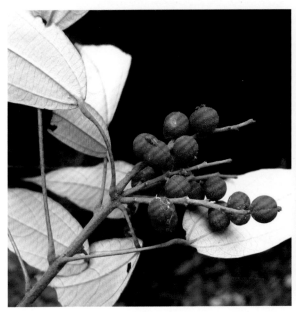
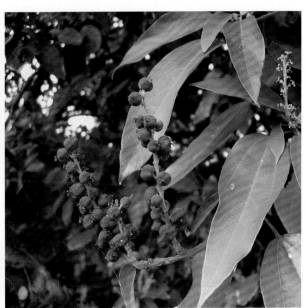

3 毛桐 **Mallotus barbatus** Müller Argoviensis

落叶小乔木。幼枝、叶及花序均密被黄褐色星状绒毛。叶互生，卵状三角形或卵状菱形，基部圆或平截，具锯齿或波状，上部有时具粗齿或 2 枚裂片，下表面散生黄色腺体，掌状脉 5~7 条，侧脉 4~6 对；叶柄离叶基 0.5~5cm，盾状着生。花雌雄异株，总状花序。蒴果球形，密被淡黄色星状毛及紫红色软刺。花期 4~5 月，果期 9~10 月。

分布于神农架木鱼、下谷、新华，生于海拔 500m 的山坡疏林中。常见。

根清热利尿，用于肠炎腹泻、消化不良、尿道炎、带下。

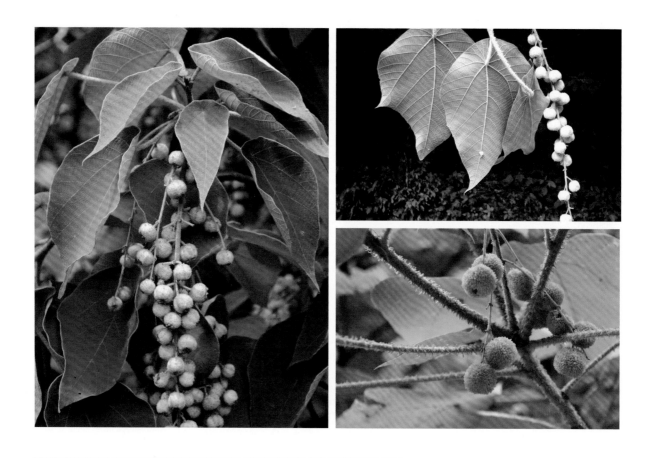

4 白背叶 **Mallotus apelta** (Loureiro) Müller Argoviensis

　　落叶灌木或小乔木。叶互生，卵形或阔卵形，稀心形，基部截平或稍心形，边缘具疏齿，上表面干后黄绿色或暗绿色，无毛或被毛，下表面被灰白色星状绒毛，散生橙黄色颗粒状腺体，基部近叶柄处具褐色斑状腺体 2 枚。花雌雄异株，雄花序为开展的圆锥花序或穗状花序，雌花序穗状。蒴果近球形，密生被灰白色星状毛的软刺，软刺线形，黄褐色或浅黄色。花期 6~9 月，果期 8~11 月。

　　分布于神农架各地，生于海拔 300~1500m 的山坡、路旁灌丛中或疏林中。常见。

　　根柔肝活血，健脾化湿，收敛固脱；用于慢性肝炎、肝脾肿大、子宫脱垂、脱肛、带下、妊娠水肿。叶消炎止血，用于中耳炎、疖肿、跌打损伤、外伤出血。

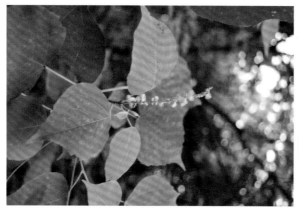

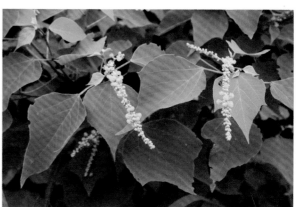

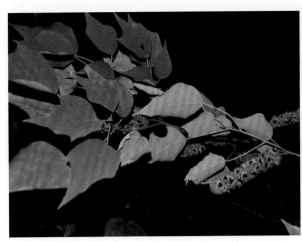
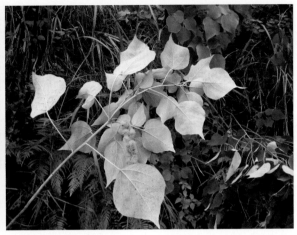

5 尼泊尔野桐 **Mallotus nepalensis** Müller Argoviensis

　　小乔木。嫩枝具纵棱。枝、叶柄和花序轴均密被褐色星状毛。叶互生，全缘，近叶柄具黑色圆形腺体2个。花雌雄异株，花序总状或下部常具3~5分枝。雄花在每苞片内具3~5朵；花蕾球形，顶端急尖；花萼裂片3~4枚，卵形，外面密被星状毛和腺点。雌花序开展；苞片披针形，雌花在每苞片内具1朵；子房近球形，花柱3~4个，中部以下合生，具疣状突起和密被星状毛。蒴果近扁球形。花期4~6月，果期7~8月。

　　分布于神农架红坪、木鱼、松柏、新华、阳日，生于海拔500~1400m的山坡、路旁灌丛中或疏林中。常见。

　　根（野桐根）、叶（野桐叶）收敛止血，除湿。

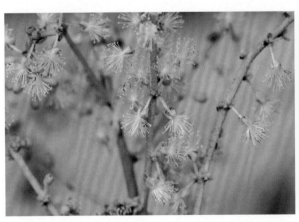
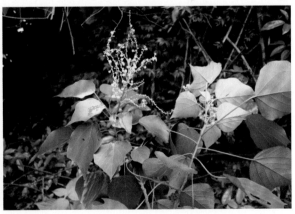

（十四）乌桕属 **Triadica** Loureiro

　　乔木或灌木。叶互生，托叶小。花单性，雌雄同株或有时异株。雄花小，黄色或淡黄色，数朵聚生于苞腋内；无退化雌蕊；花萼膜质，杯状；雄蕊2~3枚，花丝离生，常短，花药2室，纵裂。雌花比雄花大，每一苞腋内仅具雌花1朵；花萼杯状，3深裂或管状而具3枚齿，萼片稀为2~3枚；

子房 2~3 室，每室具胚珠 1 枚，花柱通常 3 个，分离或下部合生，柱头外卷。蒴果稀浆果状，通常 3 室。

　　3 种；我国 3 种；湖北 2 种；神农架 2 种，可供药用的 1 种。

乌桕 **Triadica sebifera** (Linnaeus) Small

　　乔木，具乳状汁液。枝具皮孔。叶互生，纸质，叶片菱形、菱状卵形，稀有菱状倒卵形，全缘。花单性，雌雄同株，聚集成顶生的总状花序。雄花苞片阔卵形，顶端略尖，基部两侧各具近肾形的腺体 1 个；花萼杯状，3 浅裂；雄蕊 2 枚，花丝分离。雌花苞片 3 深裂，裂片渐尖，每一苞片内仅具雌花 1 朵，间有 1 朵雌花和数朵雄花同聚生于苞腋内；花萼 3 深裂，子房卵球形，平滑。蒴果梨状球形。花期 7~8 月，果期 11~12 月。

　　分布于神农架木鱼、阳日、新华，生于海拔 500~700m 的路旁、沟边。常见。

　　根皮、茎皮利尿，消积，杀虫，解毒。叶清热利湿。种子杀虫，利水，通便。

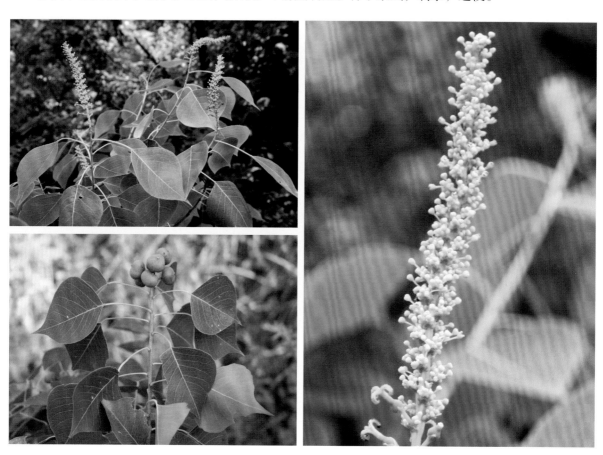

（十五）山麻杆属 **Alchornea** Swartz

　　乔木或灌木。嫩枝无毛或被柔毛。叶互生，纸质或膜质，边缘具腺齿，基部具斑状腺体；小托叶 2 枚或无，托叶 2 枚。花雌雄同株或异株，花序呈穗状、总状或圆锥状，雄花多朵簇生于苞腋，雌花1朵生于苞腋，花无花瓣。雄花花萼花蕾时闭合的，开花时2~5裂，萼片镊合状排列；雄蕊4~8枚，花丝基部短的合生成盘状，花药长圆状，背着，2室，纵裂；无不育雌蕊。雌花萼片4~8枚，有时基部具腺体；子房（2~）3室，每室具胚珠1枚，花柱（2~）3个，离生或基部合生，通常线状，不分裂。蒴果具2~3个分果爿。

50种；我国8种；湖北3种；神农架1种，可供药用。

山麻杆 *Alchornea davidii* Franchet

灌木。嫩枝被灰白色短绒毛。叶薄纸质，阔卵形或近圆形，边缘具粗锯齿或细齿，齿端具腺体，上表面沿叶脉具短柔毛，下表面被短柔毛，基部具斑状腺体2或4个；小托叶线状，具短毛。花雌雄异株。雄花序穗状，花序梗几无，呈柔荑花序状；苞片卵形，顶端近急尖，具柔毛。雌花序总状，顶生，具花4~7朵，各部均被短柔毛；苞片三角形，小苞片披针形。雄花花萼花蕾时球形，雄蕊6~8枚。雌花萼片5枚，长三角形，具短柔毛；子房被绒毛，花柱线状。蒴果近球形。花期3~5月，果期6~7月。

分布于神农架木鱼、新华，生于海拔400~700m的山坡灌丛中。常见。

茎皮（山麻杆皮）、叶（山麻杆叶）解毒，杀虫，止痛。

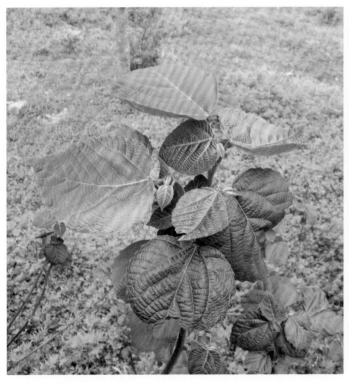
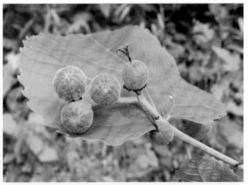
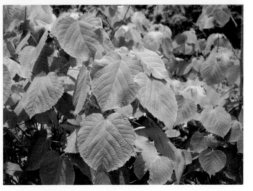

（十六）丹麻杆属 *Discocleidion* (Müller Argoviensis) Pax & K. Hoffmann

灌木或小乔木。叶互生，边缘具锯齿，基出脉3~5条；小托叶2枚。总状花序或圆锥花序，顶生或腋生；花雌雄异株，无花瓣。雄花3~5朵簇生于苞腋；花蕾球形；花萼裂片3~5枚，镊合状排列；花盘具腺体，腺体靠近雄蕊，小，呈棒状圆锥形；无不育雌蕊。雌花 1~2 朵生于苞腋；花萼裂片 5 枚；花盘环状，具小圆齿；子房 3 室，每室具胚珠 1 枚，花柱 3 个，2 裂至中部或几达基部。蒴果具 3 个分果爿。种子球形，稍具疣状突起。

2 种；我国 1 种；湖北 1 种；神农架 1 种，可供药用。

毛丹麻杆 *Discocleidion rufescens* (Franchet) Pax & K. Hoffmann

灌木或小乔木。叶卵形或卵状椭圆形，顶端渐尖，基部圆形或近截平，稀浅心形或阔楔形。总状花序，或下部多分枝，呈圆锥花序；苞片卵形。雄花 3~5 朵簇生于苞腋；花萼裂片 3~5 枚，卵形；腺体小，棒状圆锥形。雌花 1~2 朵生于苞腋；苞片披针形，疏生长柔毛；花萼裂片卵形；花盘具圆齿，被毛；子房被黄色糙伏毛，花柱外反，2 深裂，裂至近基部，密生羽毛状突起。蒴果扁球形，被柔毛。花期 4~8 月，果期 8~10 月。

分布于神农架木鱼、下谷、新华、阳日、大九湖，生于海拔 400~700m 的河边灌丛中。常见。

根皮清热解毒，泄水消积；用于水肿、食积、毒疮、鹅掌风等。

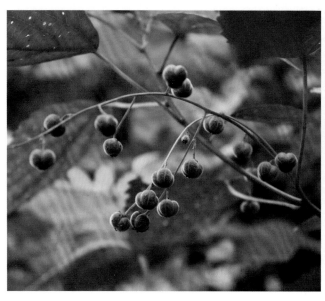
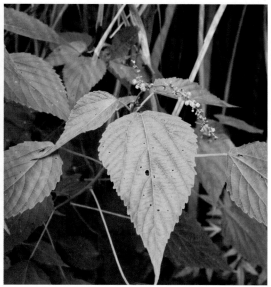

（十七）大戟属 **Euphorbia** Linnaeus

草本、灌木或乔木，具乳状液汁。叶常互生或对生，少轮生，常全缘，常无叶柄及托叶。杯状聚伞花序，单生或组成复花序，多生于枝顶或植株上部，少数腋生，每个杯状聚伞花序由 1 朵位于中间的雌花和多朵位于周围的雄花而组成，且同生于 1 个杯状总苞内；雄花无花被，仅具雄蕊 1 枚，花丝与花梗间具不明显的关节；雌花子房 3 室，每室具胚株 1 枚，花柱 3 个，常分裂或基部合生，柱头 2 裂或不裂。蒴果。

约 2000 种；我国 77 种；湖北 15 种；神农架 14 种，可供药用的 11 种。

■ **分种检索表**

1. 匍匐状小草本。
　2. 茎无毛；叶上表面无斑纹······························1. 地锦 E. humifusa
　2. 茎被柔毛；叶上表面具紫色斑点·····················2. 斑地锦 E. maculata
1. 直立草本或多刺灌木。
　3. 多刺灌木···3. 铁海棠 E. milii
　3. 直立草本。
　　4. 叶对生。
　　　5. 茎下部叶密生，无柄，上部叶交互对生···········4. 续随子 E. lathyris
　　　5. 茎下部和上部叶皆对生·························5. 通奶草 E. hypericifolia
　　4. 叶互生。
　　　6. 有粗大的根。
　　　　7. 腺体半圆形至肾状圆形，两端无角尖。
　　　　　8. 茎上被白色卷曲的柔毛；蒴果具疣状突起·······6. 大戟 E. pekinensis
　　　　　8. 茎无毛或仅上部稍被毛。
　　　　　　9. 苞片黄色·································7. 黄苞大戟 E. sikkimensis
　　　　　　9. 苞片绿色·································8. 湖北大戟 E. hylonoma
　　　　7. 腺体新月形，两端具角尖·····················9. 钩腺大戟 E. sieboldiana
　　　6. 无粗大的根。
　　　　10. 叶线形至倒披针形；苞片近肾形，对生·········10. 乳浆大戟 E. esula
　　　　10. 叶倒卵形或匙形；苞片与下部叶相似但较大，轮生·····11. 泽漆 E. helioscopia

---

1 地锦 Euphorbia humifusa Willdenow

　　草本。茎匍匐，被柔毛或疏柔毛。叶对生，矩圆形或椭圆形，中部以上具细锯齿，两表面被疏柔毛；叶柄极短。花序单生于叶腋，基部具 1~3mm 的短柄；总苞陀螺状，边缘 4 裂；腺体 4 枚，矩圆形。雄花数朵，近与总苞边缘等长。雌花 1 朵，子房柄伸出至总苞边缘，子房三棱状卵形，花柱 3 个，分离，柱头 2 裂。蒴果三棱状卵球形。花、果期 5~10 月。

　　分布于神农架各地，生于海拔 400~800m 的路边旷地。常见。

　　全草清热解毒，凉血止血。

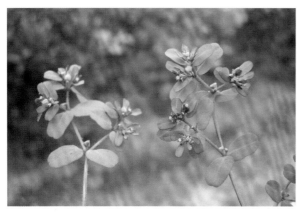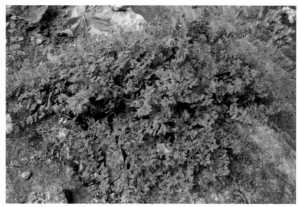

2 斑地锦 **Euphorbia maculata** Linnaeus

　　一年生草本。茎匍匐，被白色疏柔毛。叶对生，长椭圆形或肾状长圆形，基部偏斜，微圆，中上部常疏生细齿，上表面中部常具长圆形紫色斑点，下表面新鲜时可见紫色斑点，两表面无毛。花序单生于叶腋，总苞窄杯状。蒴果三角状卵形，疏被柔毛，熟时伸出总苞。花、果期 4~9 月。

　　分布于神农架木鱼、松柏、阳日，生于海拔 500~800m 的路边荒地。少见。

　　全草止血，清湿热，通乳；用于黄疸、泄泻、疳积、血痢、尿血、血崩、外伤出血、乳汁不多、痈肿疮毒。

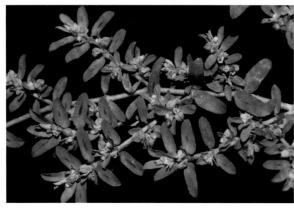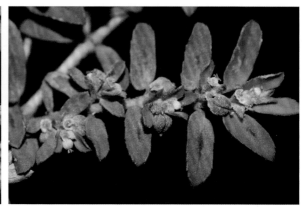

3 铁海棠 **Euphorbia milii** Des Moulins

　　蔓生灌木。茎褐色，具纵棱，密生锥状刺。叶互生，常集生于嫩枝上，倒卵形或长圆状匙形，先端圆，具小尖头，基部渐窄，全缘，无柄或近无柄。花序由 2、4 或 8 个组成二歧状复花序，生于枝上部叶腋；基部具 1 枚膜质苞片；苞叶 2 枚，肾圆形，无柄，上表面鲜红色，下表面淡红色；总苞钟状；腺体 5，肾圆形，黄红色。蒴果三棱状卵形。花、果期全年。

　　原产于非洲马达加斯加，神农架有栽培。

　　全株外用于瘀痛、骨折、恶疮等。

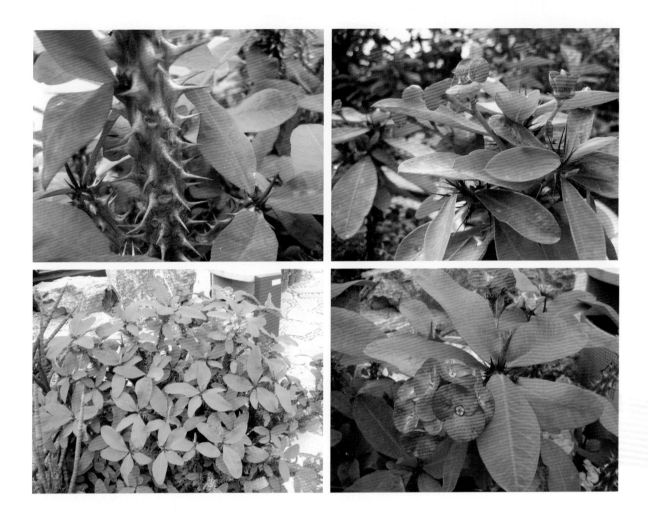

4 | 续随子 **Euphorbia lathyris** Linnaeus

草本。根柱状。茎直立。叶交互对生，线状披针形，先端渐尖或尖，基部半抱茎，全缘，无叶柄；总苞叶和茎叶均为 2 枚，卵状长三角形，先端渐尖或急尖，基部近平截或半抱茎，全缘，无柄。花序单生，近钟状，边缘 5 裂，裂片三角状长圆形，边缘浅波状；腺体 4 个，新月形，两端具短角，

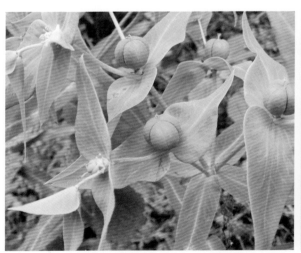
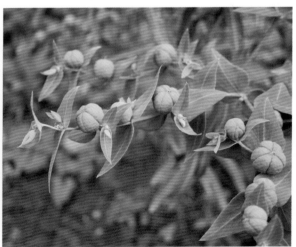

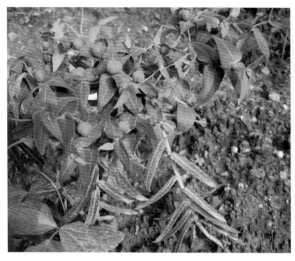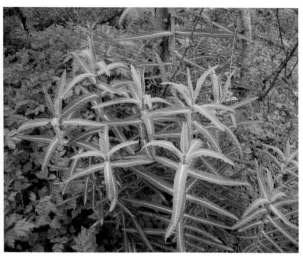

暗褐色。雄花多数，伸出总苞边缘。雌花 1 朵，子房柄几与总苞近等长，花柱细长，3 个，分离，柱头 2 裂。蒴果三棱状球形。花期 4~7 月，果期 6~9 月。

分布于我国华北至西南诸省，神农架仅有栽培。

种子逐水消肿，破血消癥。

5 　**通奶草** Euphorbia hypericifolia Linnaeus

一年生草本。茎直立，无毛或被少许短柔毛。叶对生，狭长圆形或倒卵形，先端钝或圆，基部圆形，通常偏斜，不对称，全缘或基部以上具细锯齿，下表面有时略带紫红色，两表面被稀疏的柔毛；叶柄极短，长 1~2mm。苞叶 2 枚，与茎生叶同形。花序数个簇生于叶腋或枝顶，每个花序基部具纤细的柄。蒴果三棱状，无毛，成熟时分裂为 3 个分果爿。花、果期 8~12 月。

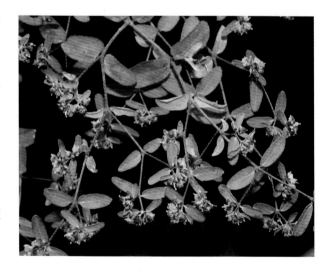

分布于神农架木鱼至兴山一带，生于海拔 500~800m 的路边荒地。少见。

全草清热利湿，收敛止痒。

6 　**大戟** Euphorbia pekinensis Ruprecht

草本。根圆柱状。茎单生或多分枝。叶互生，常为椭圆形，变异较大，边缘全缘；总苞叶 4~7 枚，长椭圆形，先端尖，基部近平截；苞叶 2 枚，近圆形，先端具短尖头，基部平截或近平截。花序单生于二歧分枝顶端，无柄；总苞杯状，边缘 4 裂，裂片半圆形；腺体 4 个，半圆形或肾状圆形，淡褐色。

雄花多数，伸出总苞之外。雌花 1 朵，花柱 3 个，分离，柱头 2 裂。蒴果球状。花期 5~8 月，果期 6~9 月。

　　分布于神农架松柏，生于海拔 800m 的山坡林缘或栽培于药园。常见。

　　根泻水逐饮。

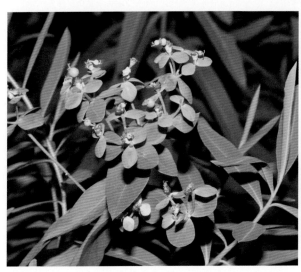
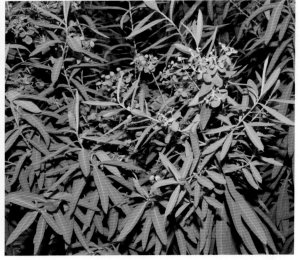

7　黄苞大戟 *Euphorbia sikkimensis* Boissier

　　草本。叶互生，长椭圆形，全缘；总苞叶常为 5 枚，长椭圆形至卵状椭圆形，黄色，次级总苞叶常 3 枚，卵形，先端圆，基部近平截，黄色；苞叶 2 枚，卵形，先端圆，基部圆，黄色。花序单生于分枝顶端，基部具短柄；总苞钟状，裂片半圆形，内侧具白色柔毛；腺体 4 个，半圆形，褐色。雄花多数，微伸出总苞外。雌花 1 朵，子房柄明显伸出总苞外，花柱 3 个，分离，柱头 2 裂。蒴果球状。花期 4~7 月，果期 6~9 月。

　　分布于神农架红坪、木鱼、新华，生于海拔 800m 以下的山坡林缘或灌丛中。常见。

　　根皮（刮金板）、叶（刮金板叶）逐水，利尿。

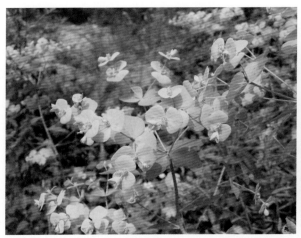
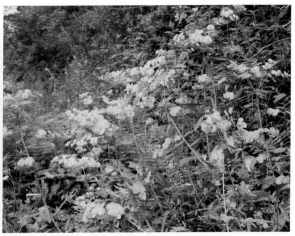

8 湖北大戟 **Euphorbia hylonoma** Handel-Mazzetti

多年生草本，全体光滑无毛。块根指状。茎直立。叶互生，长圆形至椭圆形，变异较大，先端圆，基部渐狭，叶下表面有时淡紫色或紫色；总苞叶 3~5 枚，同茎生叶；苞叶 2~3 枚，常为卵形，无柄。花序单生于二歧分枝的顶端，无柄；总苞钟状；腺体 4 个，圆肾形。蒴果球状。花期 4~7 月，果期 6~9 月。

分布于神农架各地，生于海拔 1200m 以上的山坡林下。常见。

根消疲，逐水，攻积。茎叶止血，止痛。但据云本种有毒，宜慎用。

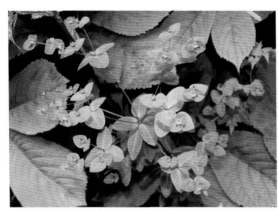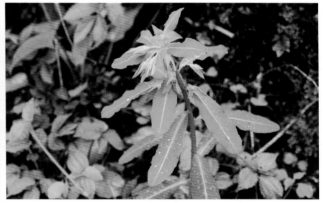

9 钩腺大戟 **Euphorbia sieboldiana** C. Morren & Decaisne

草本。叶互生，变异较大，全缘，椭圆形或卵状椭圆形，先端钝尖，基部近平截。花序单生于二歧分枝的顶端；总苞杯状，边缘 4 裂，内侧具短柔毛或具极少的短柔毛；腺体 4 个，新月形；雄花多数，伸出总苞之外，雌花 1 朵，子房柄伸出总苞边缘，子房光滑无毛，花柱 3 个，分离，柱头 2 裂。蒴果三棱状球状。花、果期 4~9 月。

分布于神农架木鱼、阳日，生于海拔 400~700m 的山坡林缘或山谷林下。常见。

根（钩腺大戟）破积杀虫，除湿止痒。

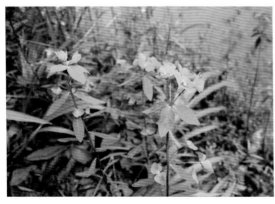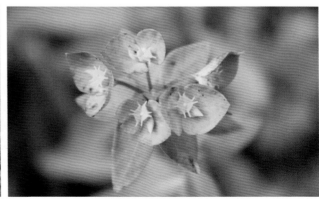

10 | 乳浆大戟 Euphorbia esula Linnaeus

草本。根圆柱状，常曲折。茎单生或丛生。叶线形至卵形，先端尖或钝尖，基部楔形至平截，无叶柄；不育枝叶常为松针状，无柄；总苞叶 3~5 枚，与茎生叶同形；苞叶 2 枚，常为肾形，先端渐尖或近圆，基部近平截。花序单生于二歧分枝的顶端；总苞钟状，边缘 5 裂，裂片半圆形至三角形，边缘及内侧被毛。雄花多朵，苞片宽线形。雌花 1 朵，子房柄明显伸出总苞之外，花柱 3 个，分离，柱头 2 裂。蒴果三棱状球形。花、果期 4~10 月。

分布于神农架大九湖、木鱼、阳日，生于海拔 800~1800m 的山坡沟边草丛中。常见。

根（鸡肠狼毒）利水道，消水肿，杀虫。

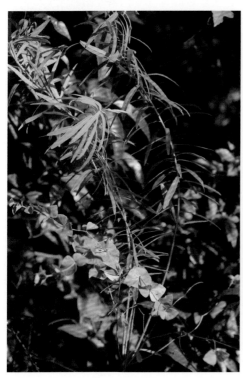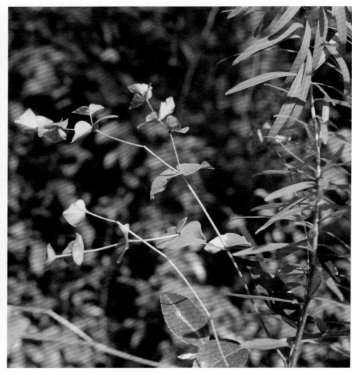

11 | 泽漆 Euphorbia helioscopia Linnaeus

一年生草本。根纤细，下部分枝。茎直立。叶互生，倒卵形或匙形，先端牙齿状；总苞叶 5 枚，倒卵状长圆形，先端牙齿状，无柄；苞叶 2 枚，卵圆形，先端牙齿状，基部呈圆形。花序单生；总苞钟状，边缘 5 裂，裂片半圆形，边缘和内侧具柔毛；腺体 4 个，盘状中部内凹，基部具短柄，淡褐色。雄花数朵，明显伸出总苞外。雌花 1 朵，子房柄略伸出总苞边缘。蒴果三棱状阔圆形。花、果期 2~5 月。

分布于神农架各地，生于海拔 400~900m 的荒地或路边。常见。

全草（泽漆）行水，消痰，杀虫，解毒。

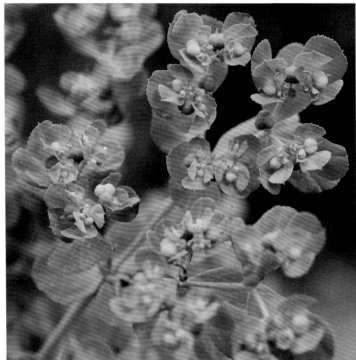
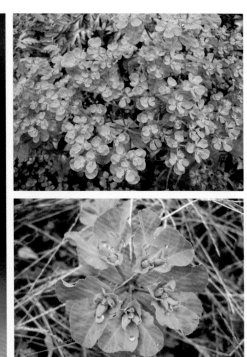

虎皮楠科 Daphniphyllaceae

　　木本。小枝髓心片状分隔。单叶互生，常近枝顶簇生，全缘，羽状脉，无托叶。总状花序腋生；花单性，雌雄异株，苞片早落；花萼盘状或 3~6 裂，裂片覆瓦状排列，宿存或脱落，有时无花萼；无花瓣。雄花具退化雌蕊 5~12 枚，1 轮，辐射状排列；花丝短，花药大，2 室，纵裂，药隔稍突出。雌花无退化雄花或有；子房上位，心皮 2 个，合生，不完全 2 室，每室具垂悬倒生胚珠 2 枚，花柱短或近无，柱头 2 个，外卷或拳卷，常叉开。核果，外果皮肉质，内果皮坚硬。种子 1 枚，种皮薄，富含肉质胚乳。

　　1 属，约 30 种；我国 10 种；湖北 3 种；神农架 2 种，均可供药用。

虎皮楠属 Daphniphyllum Blume

　　本属特征同虎皮楠科

　　约 30 种；我国 10 种；湖北 3 种；神农架 2 种，均可供药用。

■ 分种检索表

1. 花无花萼，子房有不育雄蕊环绕……………………………………………1. 交让木 D. macropodum
1. 花具花萼，子房无不育雄蕊环绕……………………………………………2. 虎皮楠 D. oldhamii

1 交让木 Daphniphyllum macropodum Miquel

　　常绿乔木或灌木状，高可达 11m。叶革质，长圆形或长圆状披针形，长 14~25cm，侧脉 12~18 对，两表面均明显；叶柄长 3~6cm。雄花序长 6~7cm，无花萼；雄蕊 8~10 枚，花药长方形，药隔不突出，花丝长约 1mm。雌花序长 6~9cm，无花萼；具退化雄蕊 10 枚，位于子房周围；子房卵形，

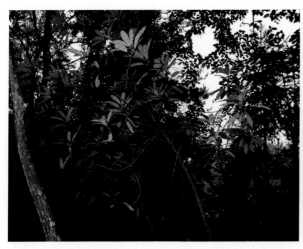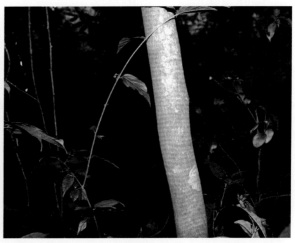

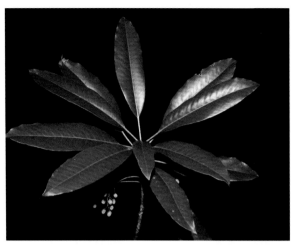
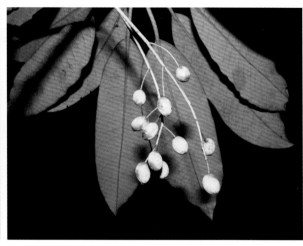

长约 2mm，花柱极短，柱头 2 个，叉开。果椭圆形，长约 1cm，柱头宿存，暗褐色，具疣状突起；果柄长 1~1.5cm。花期 3~5 月，果期 8~10 月。

分布于神农架各地，生于海拔 600~1900m 的山坡林中。常见。

种子、叶（交让木）消肿拔毒，杀虫。

2 | 虎皮楠 Daphniphyllum oldhamii (Hemsley) K. Rosenthal

常绿小乔木或灌木状，高可达 10m。叶革质，椭圆状披针形、长圆状披针形或长椭圆形，长 5~14cm，宽 2.5~4cm，侧脉 8~15 对；叶柄细，长 2~5cm，上面具槽。雄花序苞片卵形，早落；花萼小，不整齐 4~5 裂，裂片三角形；雄蕊 6~9 枚，花药卵形。雌花序萼片 4~5 枚，三角形；子房被白粉，柱头 2 个，叉开，外卷。果椭圆形或倒卵形，长约 8mm，直径约 6mm，具不明显疣状突起，柱头宿存，基部无宿存苞片或萼片残存。花期 3~5 月，果期 8~11 月。

分布于神农架宋洛、新华等，生于海拔 600~1700m 的山地林中。少见。

根、叶（虎皮楠）清热解毒，活血散瘀。

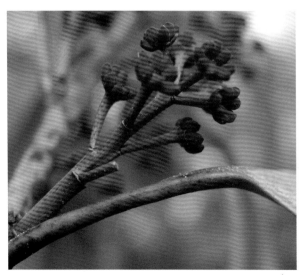
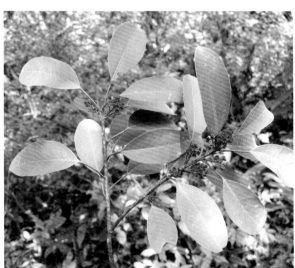

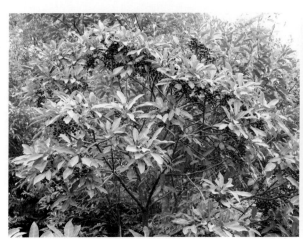 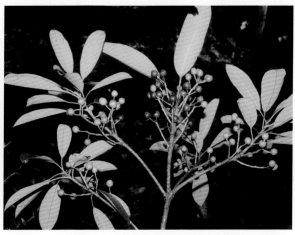

水马齿科 Callitrichaceae

水生或陆生草本。茎纤细柔弱。叶对生,水生种类水面上的叶呈莲座状,叶线形。花极小,单性同株,腋生,无花萼、花冠。雄花仅1枚雄蕊和2枚小苞片,花丝细长。雌花外有2枚小苞片;子房柄极短,4室,顶4裂,每室具胚珠1枚,花柱2个,伸长,表面具小乳头。果4裂,裂片具边或翅。

1属,75种;我国8种;湖北1种;神农架1种,可供药用。

水马齿属 Callitriche Linnaeas

本属特征同水马齿科。

75种;我国8种;湖北1种;神农架1种,可供药用。

水马齿 沼生水马齿
Callitriche palustris Linnaeus

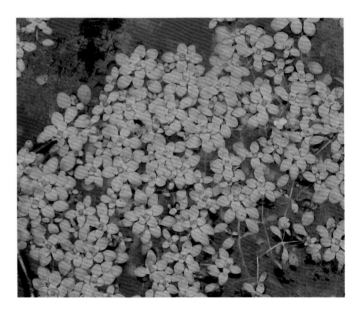

水生草本。茎纤细,多分枝。叶对生,常在茎顶集成莲座状,浮于水面,叶倒卵形或倒卵状匙形,两表面疏生褐色细小斑点,具脉3条;茎生叶匙形或线形,无柄。花单性同株,单生叶腋,无花被,具2枚小苞片;雄花具1枚雄蕊,花丝细长,花药小,心形;雌花子房倒卵形,花柱2个,纤细。果倒卵状椭圆形,上部边缘有翅,基部具短柄。花、果期4~6月。

分布于神农架大九湖,生于溪流、沼泽、水田沟旁及林中湿地。常见。

全草清热解毒,利湿消肿。

黄杨科 Buxaceae

常绿灌木或小乔木，稀草本。单叶，互生或对生，全缘或具齿，叶脉羽状或三出脉，无托叶。花序总状或穗状，腋生或顶生；花单性，雌雄同株或异株，无花瓣，常小而不鲜艳；雄花萼片4枚，雌花萼片（4~）6枚，2轮；雄蕊4枚，与萼片对生，离生，花药大，2室，花丝常宽扁；雌蕊具（2~）3个心皮，子房上位，（2~）3室，花柱分离，宿存，柱头常下延，每室具胚珠2枚，并生。蒴果室背开裂，或核果状不裂。种子黑色。

4属，约100种；我国3属，20余种；湖北3属，15种；神农架3属，9种，可供药用的3属，7种。

■ 分属检索表

1. 叶对生；雌花单生于花序顶端·····································1. 黄杨属 Buxus
1. 叶互生；雌花生于花序下部。
　2. 叶多上半部具锯齿；果上宿存花柱长而挺出，呈角钩·············2. 板凳果属 Pachysandra
　2. 叶全缘；果上宿存花柱非常短·····································3. 野扇花属 Sarcococca

（一）黄杨属 Buxus Linnaeus

常绿灌木或小乔木。小枝具4条棱。叶对生，革质，全缘，叶脉羽状。花序腋生或顶生，呈总状、穗状或头状；花小，单性，雌雄同株，雌花单生花序顶端，雄花多朵生于花序下部或围绕雌花。雄花萼片4枚，2轮；雄蕊与萼片同数与其对生，不育雌蕊1枚。雌花萼片6枚，2轮；不育雄蕊小；雌蕊具3个心皮，子房3室，花柱3个，柱头常下延。蒴果球形或卵球形，室背3瓣裂，果瓣具宿存角状花柱。

约70种；我国10余种；湖北10种；神农架5种，可供药用的3种。

■ 分种检索表

1. 雌花在受粉期间，花柱较子房长3倍·····························2. 大花黄杨 B. henryi
1. 雌花在受粉期间，花柱和子房等长，或稍超过，或短于子房。
　2. 叶两面中脉及侧脉均明显凸出·································1. 雀舌黄杨 B. bodinieri
　2. 叶上表面侧脉明显···3. 黄杨 B. sinica

1 | 雀舌黄杨 **Buxus bodinieri** H. Léveillé

常绿灌木，高 3~4m。叶薄革质，常匙形，亦有狭卵形或倒卵形，长 2~4cm，宽 8~18mm，中脉在两表面凸出，侧脉极多，在两表面或仅叶上表面显著。雄花约 10 朵；花梗长仅 0.4mm；萼片卵圆形，长约 2.5mm；雄蕊连花药长 6mm；不育雌蕊有柱状柄，长约 2.5mm。雌花外萼片长约 2mm，内萼片长约 2.5mm；受粉期间，子房长 2mm，无毛，花柱长 1.5mm，略扁，柱头倒心形。蒴果卵形。花期2 月，果期 5~8 月。

原产于我国华南，神农架有栽培。

叶、茎、根（黄杨木）清热解毒，化痰止咳，祛风，止血。

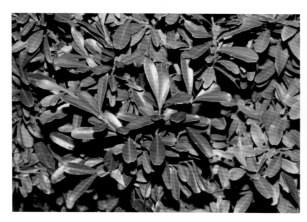 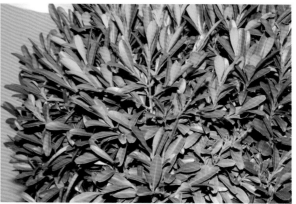

2 | 大花黄杨 **Buxus henryi** Mayr

常绿灌木，高可达 3m。叶薄革质或革质，披针形、长圆状披针形或卵状长圆形，长 4~10cm，中脉在叶上表面凸起，侧脉不明显；叶柄长 1~2mm。花密集，花梗长 2~4mm。雄花约 8 朵；萼片长圆形或倒卵状长圆形，长约 5mm；雄蕊长约 1cm。雌花外萼片长圆形，长约 6mm，内萼片卵形，长约 3mm；子房长 2~2.5mm，花柱长 6~8mm。蒴果近球形，长约 6mm；果柄长约 3mm。花期 4 月，果期 7 月。

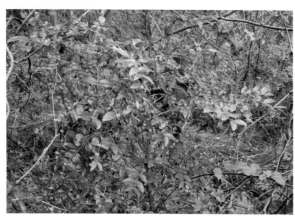 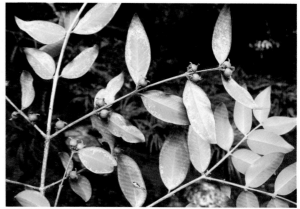

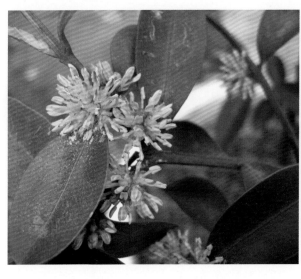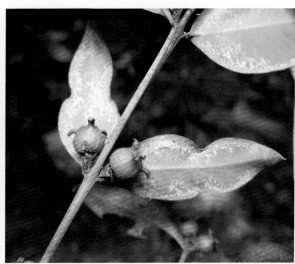

分布于神农架各地，生于海拔 600~2200m 的山坡林下。常见。

根皮、全株活血祛瘀，消肿解毒。

3 | 黄杨 Buxus sinica (Rehder & E. H. Wilson) M. Cheng

■ 分变种检索表

3. 叶革质，阔椭圆形或阔倒卵形·····················3a. 黄杨 B. sinica var. sinica

3. 叶薄革质，披针形或椭圆状披针形·············3b. 尖叶黄杨 B. sinica var. aemulans

3a | 黄杨（原亚种）Buxus sinica var. sinica

常绿灌木或小乔木，高 1~6m。叶革质，阔椭圆形、阔倒卵形、卵状椭圆形或长圆形，大多数长 1.5~3.5cm，宽 0.8~2cm，中脉凸出，叶上表面下半段常被微细毛，侧脉明显，叶下表面中脉平坦或稍凸出，全无侧脉。雄花约 10 朵，无花梗；外萼片卵状椭圆形，内萼片近圆形，长 2.5~3mm，无毛；雄蕊连花药长 4mm；不育雌蕊有棒状柄，末端膨大，长 2mm 左右。雌花萼片长 3mm；子房较花柱稍长，无毛，花柱粗扁，柱头倒心形，下延达花柱中部。蒴果近球形，长 6~8（~10）mm，宿存花柱长 2~3mm。花期 3 月，果期 5~6 月。

分布于神农架木鱼、宋洛、下谷、新华、阳日等地，生于海拔 550~1200m 的沟谷或山顶林中。常见。

树皮用于风火牙痛。根（黄杨根）祛风除湿，行气活血。茎（黄杨木）祛风除湿，理气止痛。叶（黄杨叶）用于难产、暑疖。果实（黄杨子）用于中暑、面上生疖。

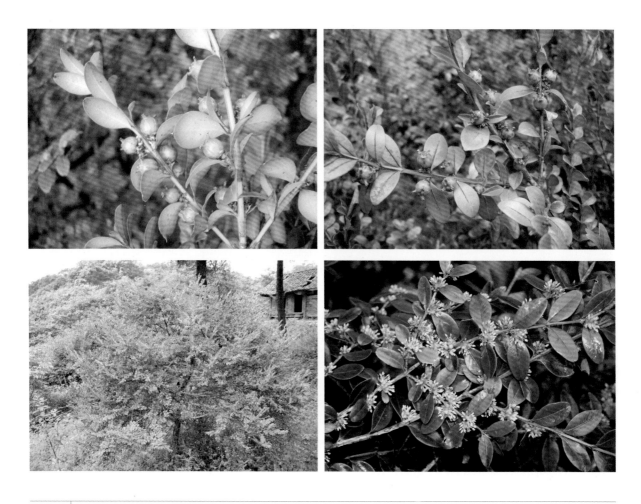

3b 尖叶黄杨（亚种） **Buxus sinica** var. **aemulans** (Rehder & E. H. Wilson) P. Brückner & T. L. Ming

　　本亚种的叶通常为椭圆状披针形或披针形，长 2~3.5cm，宽 1~1.3cm，两端均渐尖，顶尖锐或稍钝，中脉两面均凸出，叶上表面侧脉多而明显，叶下表面平滑或干后稍有皱纹。花序及花同黄杨。蒴果一般长 7mm，宿存花柱长 3mm。花期 3 月，果期 8~9 月。

　　分布于神农架各地，生于海拔 500~1800m 的山坡灌丛中或沟边半阴处。常见。

　　树皮清热止痛。

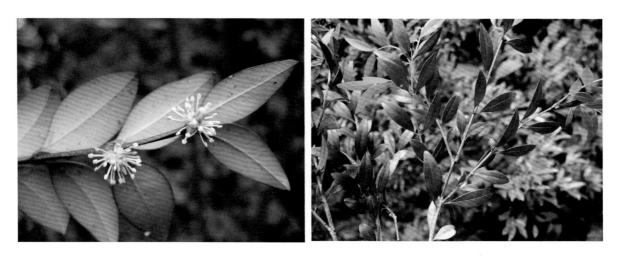

（二）板凳果属 Pachysandra A. Michaux

常绿亚灌木。茎下部常斜倚地面，具多数不定根，常不分枝或少分枝。叶互生，纸质或薄革质，具粗齿，羽状脉或离基三出脉。花序腋生或顶生，穗状，具苞片；花单性，雌雄同株，雄花生于花序上部，稀雌、雄花分别组成花序。雄花萼片4枚，2轮；雄蕊4枚，与萼片对生，伸出；不育雌蕊具4个棱角，顶部平截。雌花萼片4或6枚；子房2~3室，花柱2~3个，长于子房。果核果状，具较长角状宿存花柱。

3种；我国2种；湖北2种；神农架2种，均可供药用。

■ 分种检索表

1. 叶下表面无毛；花序顶生，花柱2个·····················1. 顶花板凳果 **P. terminalis**

1. 叶下表面被长伏毛；花序腋生，花柱3个·····················2. 多毛板凳果 **P. axillaris** var. **stylosa**

1 顶花板凳果 Pachysandra terminalis Siebold & Zuccarini

亚灌木。根茎长约30cm，密被长须状不定根。地上茎高约30cm。叶薄革质，菱状倒卵形，长2.5~9cm，宽1.5~6cm，上部具粗齿，基部楔形。花序顶生，长2~4cm；花白色。雄花多于15朵；萼片宽卵形，长2.5~3.5mm；花丝长约7mm；退化雌蕊长约0.6mm。雌花1~2朵，生于花序轴基部；萼片卵形。果卵球形，长5~6mm；宿存花柱长0.5~1cm。花期4~5月，果期9~10月。

分布于神农架各地，生于900~2400m的沟边密林下。常见。

全株（雪山林）除风湿，清热解毒，镇静止血，调经活血，止带。

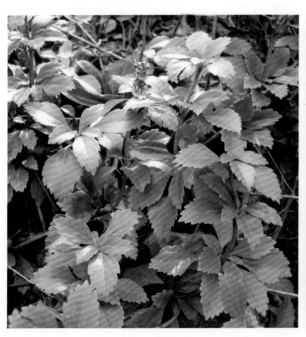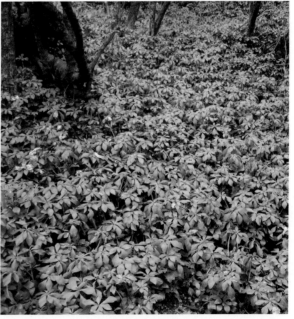

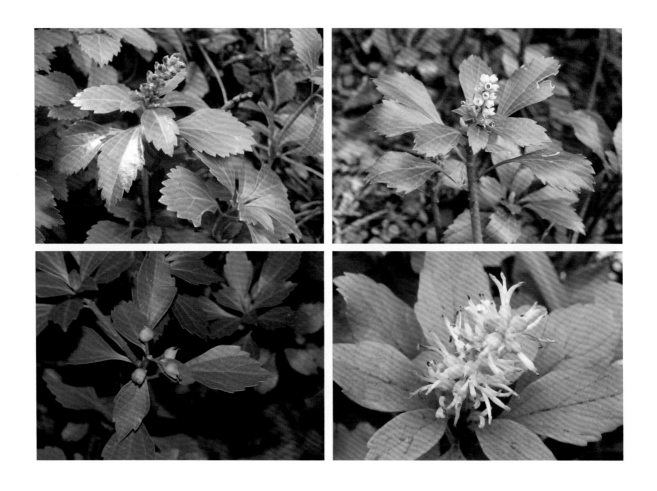

2 多毛板凳果（变种）Pachysandra axillaris Franchet var. **stylosa** (Dunn) M. Cheng

亚灌木。叶坚纸质，卵形、阔卵形或卵状长圆形，甚至近圆形，先端渐尖或急尖，基部圆或急尖，稀楔形，全缘，或中部以上具稀疏圆齿、波状齿或浅锯齿。花序腋生，下垂，或初期斜上，花大多数红色，雄花 10~20 朵，雌花 3~6 朵。果熟时呈紫红色，球形，具宿存花柱。

分布于神农架下谷、阳日，生于海拔 1500~2000m 的沟边密林下。少见。

全株（金丝矮陀）祛风除湿，舒筋活络；用于风湿关节痛，肢体麻木，跌打损伤，头痛。

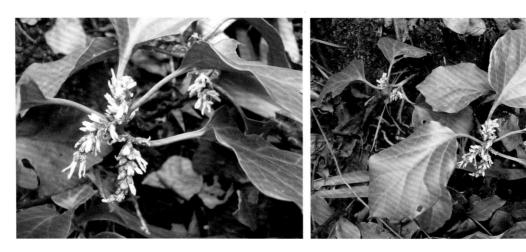

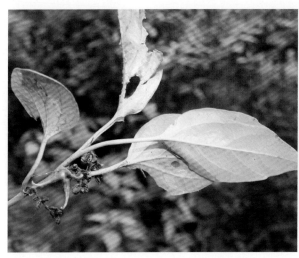
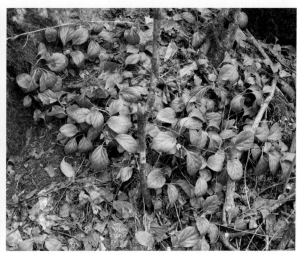

（三）野扇花属 Sarcococca Lindley

　　常绿灌木。叶互生，全缘，羽状脉或三出脉。花序腋生或顶生，呈头状或总状，具苞片；花单性，雌雄同株，雌花常生于花序下部，有时雌、雄花生于不同花序上。雄花具小苞片2枚；萼片4枚，2轮；雄蕊与萼片同数且对生；不育雌蕊长圆形，具棱4条，顶部凹入。雌花小苞片多枚，覆瓦状排列；萼片2~6枚，交互对生或成2轮；子房2~3室，花柱2~3个，初靠合，受粉后分离，柱头下延。核果卵球形或球形，萼片及花柱均宿存。

　　20余种；我国约7种；湖北3种；神农架2种，均可供药用。

■ 分种检索表

1. 叶披针形，羽状侧脉；花柱2个·····················1. **双蕊野扇花** S. hookeriana var. digyna
1. 叶卵状披针形，离基三出脉；花柱3个，稀2个···········2. **野扇花** S. ruscifolia

1 双蕊野扇花（变种）Sarcococca hookeriana var. digyna Franchet

　　常绿灌木或小乔木，高可达3m。叶互生，或在枝梢对生或近对生，长圆状披针形、椭圆状披针形、披针形、狭披针形或倒披针形，叶变化甚大，较大的长7~11cm，宽2~3cm，基部渐狭，叶上表面中脉常平坦或凹陷，侧脉羽状。雄花无小苞片，或下部雄花具类似萼片的小苞片2枚；并有花梗；萼片常4枚，长3~3.5（~4）mm，或外萼片较短。雌花连柄长6~10mm，小苞片疏生，萼片长约2mm。蒴果黑色或蓝黑色；宿存花柱2个，长2mm。花期10月至翌年2月，果期6~7月。

　　分布于神农架木鱼、宋洛，生于海拔400~1900m的山地沟边密林或灌丛中。少见。

　　根祛风通络，活血止痛。

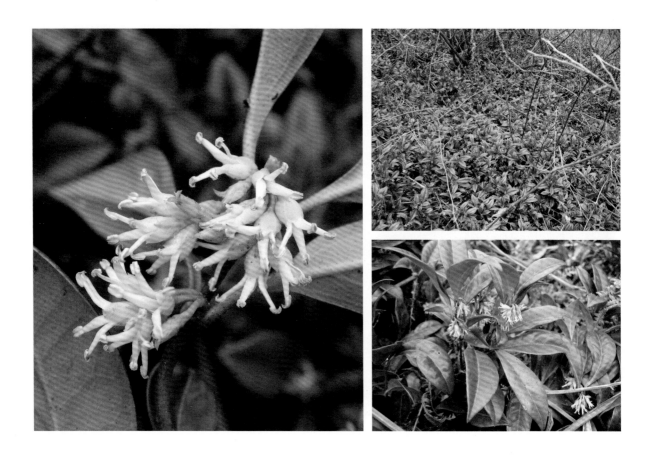

2 野扇花 Sarcococca ruscifolia Stapf

常绿灌木，高达 4m。幼枝被毛。叶革质，卵形、宽椭圆状卵形、椭圆状披针形或窄披针形，长 2~7cm，宽 0.7~3cm，基部楔形或圆形，离基三出脉；叶柄长 3~6mm。花白色；雄花萼片 3~5 枚，宽椭圆形或卵形，长约 3mm；雄蕊长约 7mm；雌花具小苞片多枚，窄卵形；萼片长 1.5~2mm。果红色至暗红色，球形，直径 7~8mm；宿存花柱 3 个，稀 2 个。花、果期 10 月至翌年 2 月。

分布于神农架木鱼、宋洛、新华，生于海拔 400~1000m 的山坡林下、灌丛中。常见。

根（胃友）祛风通络，活血止痛。

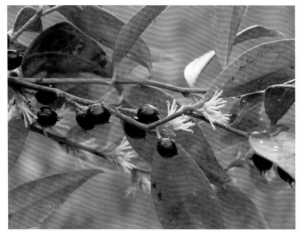
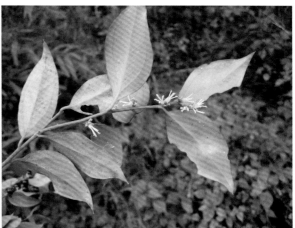

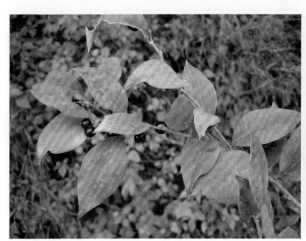 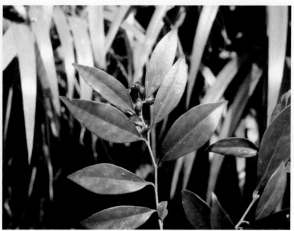

马桑科 Coriariaceae

灌木或草本。小枝具棱角。单叶，对生或轮生，全缘；托叶早落。花两性或单性，单生或排列成总状花序；萼片 5 枚，覆瓦状排列；花瓣 5 片，比萼片小，肉质，宿存，果期增大；雄蕊 10 枚，分离，或与花瓣对生的雄蕊贴生于龙骨状突起上，花药大，纵裂；心皮 5~10 个，分离；子房上位，各具悬垂的倒生胚珠 1 枚，花柱分离，线形。浆果状瘦果。

1 属，约 15 种；我国 3 种；湖北 1 种；神农架 1 种，可供药用。

马桑属 Coriaria Linnaeus

本属特征同马桑科。

约 15 种；我国 3 种；湖北 1 种；神农架 1 种，可供药用。

马桑 Coriaria nepalensis Wallich

灌木，高约 2m。小枝四棱形或呈 4 个窄翅。叶对生，椭圆形或宽椭圆形，长 2.5~8cm，先端急尖，基出脉 3 条。总状花序腋生。雄花序先叶开放，长 1.5~2.5cm；花瓣卵形，长约 0.3mm；花丝线形，不育雌蕊存在。雌花序与叶同出，长 4~6cm；萼片与雄花同；花瓣肉质，龙骨状；心皮 5 个，耳形。果球形。花期 2~5 月，果期 5~8 月。

分布于神农架各地，生于海拔 400~1300m 的山坡灌丛中。常见。

根（马桑根）清热明目，生肌止痛，散瘀消肿。叶（马桑叶）祛风除湿，镇痛，杀虫。

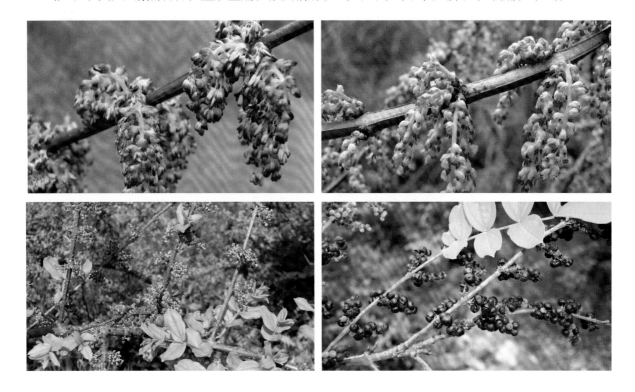

漆树科 Anacardiaceae

木本。树皮具树脂或白色乳汁。单叶互生,掌状 3 枚小叶或奇数羽状复叶;无托叶或托叶不明显。圆锥花序。花辐射对称,两性、单性或杂性;花萼多少合生,3~5 裂;花瓣 3~5 片,覆瓦状或镊合状排列;雄蕊与花瓣同数或为其倍数,着生于花盘基部或有时着生在花盘边缘,花丝线形或钻形;花盘环状或坛状或杯状;心皮 1~5 个,子房上位,常 1(2~5)室,胚珠 1 枚,倒生。核果。

约 60 属,600 余种;我国 16 属,59 种;湖北 5 属,10 种;神农架 5 属,10 种,可供药用的 5 属,9 种。

■ 分属检索表

1. 复叶。
  2. 子房 5 室···1. 南酸枣属 Choerospondias
  2. 子房 1 室。
    3. 花只具单层花被片···2. 黄连木属 Pistacia
    3. 花具花萼及花瓣。
      4. 花序腋生···4. 漆树属 Toxicodendron
      4. 花序顶生···3. 盐肤木属 Rhus
1. 单叶···5. 黄栌属 Cotinus

(一)南酸枣属 Choerospondias B. L. Burtt & A. W. Hill

落叶大乔木。树皮片状剥落。幼枝被微柔毛。奇数羽状复叶,小叶 7~13 枚,卵状披针形至长圆形,先端长渐尖,基部近圆形,不对称,全缘或波状。幼树叶具粗锯齿,两表面无毛。核果肉质,熟时黄色;果核骨质,顶部具 5 个小孔。

1 种;主产于我国。神农架有分布。

南酸枣 Choerospondias axillaris (Roxburgh) B. L. Burtt & A. W. Hill

本种特征同南酸枣属。花期 4~5 月,果期 8~9 月。

分布于神农架各地,生于海拔 400~1200m 的山坡林中。常见。

树皮、果实消炎解毒,止血止痛;外用于大面积水火烧、烫伤。

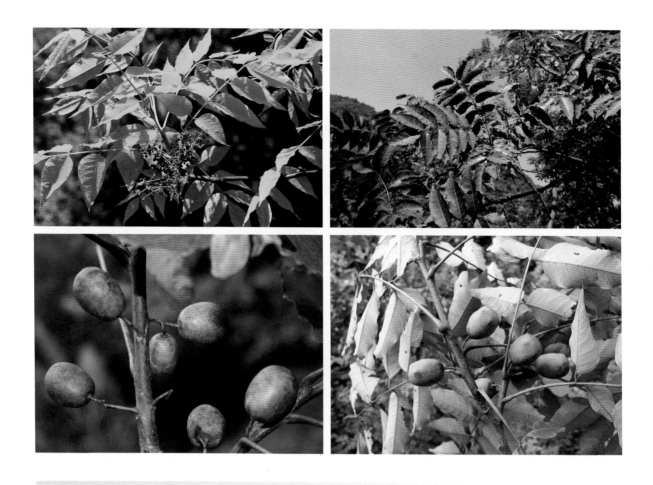

（二）黄连木属 Pistacia Linnaeus

乔木或灌木，具树脂。叶互生，奇数或偶数羽状复叶，稀单叶或 3 枚小叶。总状花序或圆锥花序腋生，雌雄异株。雄花苞片 1 枚；花被片 3~9 枚；雄蕊 3~5 枚，花丝极短，与花盘连合或无花盘，花药药隔伸出。雌花苞片 1 枚；花被片 4~10 枚；花盘小或无；3 个心皮合生，子上位，1 室，具胚珠 1 枚，柱头 3 裂，外弯。核果无毛，外果皮薄，内果皮骨质。种子压扁。

约 10 种；我国 3 种；湖北 1 种；神农架 1 种，可供药用。

黄连木 Pistacia chinensis Bunge

乔木。树皮呈鳞片状剥落。幼枝疏被微柔毛或近无毛。奇数羽状复叶，互生；小叶 5~6 对，披针形，全缘，两表面沿中脉和侧脉被卷曲微柔毛或近无毛。花单性异株，圆锥花序，花序、花均被微柔毛；苞片外面被微柔毛，边缘具睫毛。雄花花被片 2~4 枚，大小不等，边缘具睫毛；雄蕊 3~5 枚。雌花花被片 7~9 枚，大小不等，外面被柔毛，边缘具睫毛；子房上位，柱头 3 个。核果。花期 4 月，果期 9 月。

分布于神农架各地，生于海拔 650~800m 的向阳山坡。常见。

叶芽（黄连芽）清热，解毒，止渴。

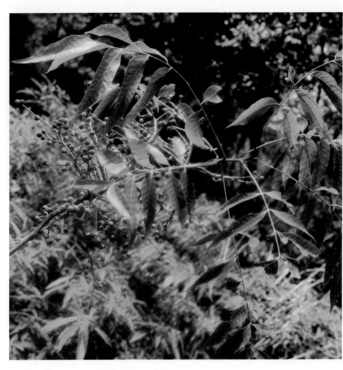
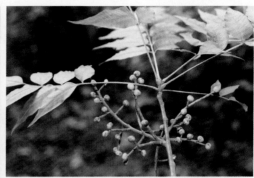
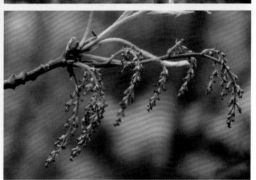

（三）盐麸木属 Rhus Linnaeus

落叶灌木或乔木。叶互生，奇数羽状复叶，3 枚小叶或单叶，叶轴具翅或无翅，小叶具柄或无柄，边缘具齿或全缘。花小，杂性或单性异株，多花，排成顶生聚伞圆锥花序或复穗状花序；苞片宿存或脱落；花萼 5 裂，裂片覆瓦状排列，宿存；花瓣 5 片，覆瓦状排列；雄蕊 5 枚，着生于花盘基部，在雄花中伸出，花药卵圆形，背着药，内向纵裂；花盘环状；子房无柄，1 室，1 枚胚珠，花柱 3 个，基部多少合生。核果球形，略压扁，被腺毛和具节毛或单毛，成熟时红色；外果皮与中果皮连合，中果皮非蜡质。

约 250 种；我国 6 种；湖北 3 种；神农架 3 种，均可供药用。

分种检索表

1. 圆锥花序直立；叶轴有翅，叶缘具锯齿·····················1. 盐麸木 R. chinensis
1. 圆锥花序下垂；叶轴无翅，或在上部具狭翅，叶全缘。
  2. 小枝被微毛；叶无小叶柄或几无小叶柄·············2. 红麸杨 R. punjabensis var. sinica
  2. 小枝几无毛；叶具小叶柄·····················3. 青麸杨 R. potaninii

---

1 盐麸木 Rhus chinensis Miller

落叶小乔木。小枝被锈色柔毛。奇数羽状复叶，小叶（2~）3~6 对，叶轴具宽的叶状翅，叶轴和叶柄密被锈色柔毛，小叶卵形或椭圆状卵形或长圆形，边缘具粗锯齿或圆齿，叶下表面被白粉，叶上表面沿中脉疏被柔毛或近无毛，叶下表面被锈色柔毛。圆锥花序，雌雄异株，被毛；花萼外面被微柔毛，边缘具细睫毛。核果，略压扁，被节柔毛和腺毛。花期 8~9 月，果期 10 月。

分布于神农架各地，生于海拔 400~2700m 的向阳沟谷、溪边疏林或灌丛中。常见。

虫瘿（五倍子）敛肺降火，涩肠止泻，敛汗止血，收湿敛疮。

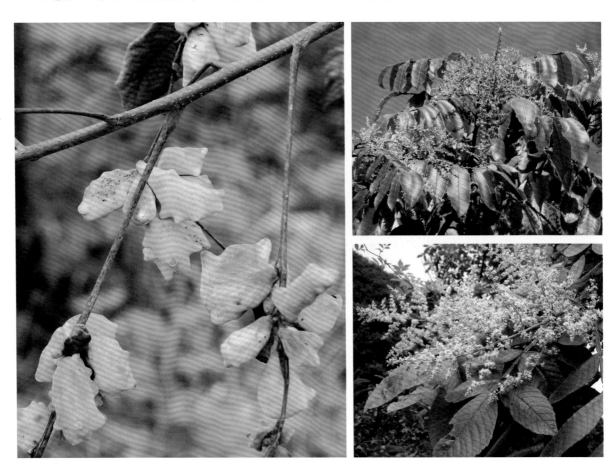

| 2 | **红麸杨**（变种） | **Rhus punjabensis** J. L. Stewart ex Brandis var. **sinica** (Diels) Rehder & E. H. Wilson |

落叶乔木。小枝被微柔毛。奇数羽状复叶，小叶 3~6 对，叶轴上部具狭翅，小叶卵状长圆形或长圆形，全缘，叶下表面疏被微柔毛或仅脉上被毛，侧脉较密，约 20 对。圆锥花序，密被微绒毛；苞片钻形；花白色；花萼、花瓣外面疏被微柔毛，边缘具细睫毛；花瓣花时先端外卷。核果，略压扁，成熟时暗紫红色，被具节柔毛和腺毛。花期 7 月，果期 9 月。

分布于神农架各地，生于海拔 460~2000m 的河边或山坡灌丛中。常见。

虫瘿（五倍子）敛肺降火，涩肠止泻，敛汗止血，收湿敛疮。根止痢。

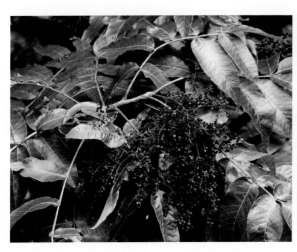
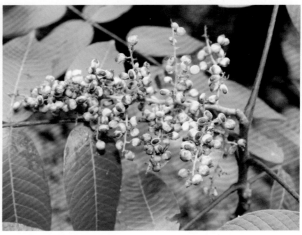

3　青麸杨 **Rhus potaninii** Maximowicz

　　乔木。小枝无毛。奇数羽状复叶，小叶 3~5 对，叶轴无翅，被微柔毛，小叶卵状长圆形或长圆状披针形，全缘，两表面沿中脉被微柔毛或近无毛。圆锥花序，被微柔毛；苞片钻形；花白色；花萼、花瓣外面疏被微柔毛，边缘具细睫毛；花瓣花时先端外卷。核果，略压扁，成熟时红色，密被具节柔毛和腺毛。花期 7 月，果期 9~10 月。

　　分布于神农架大九湖、红坪、木鱼等地，生于海拔 1500~1800m 的沟谷林中。常见。

　　虫瘿（五倍子）敛肺降火，涩肠止泻，敛汗止血，收湿敛疮。根祛风解毒。

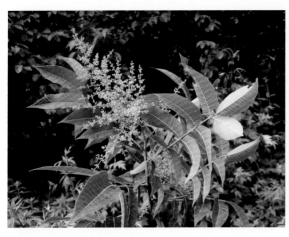
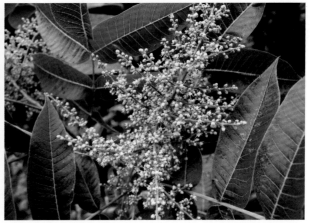

（四）漆树属 **Toxicodendron** Miller

　　乔木或灌木，具乳状或树脂状液汁。叶互生，常为奇数羽状复叶，有时单叶或 3 枚小叶，全缘或具锯齿。花杂性或单性异株，为腋生的圆锥花序；萼 5 裂；花瓣 5 片，覆瓦状排列；雄蕊 5 枚，着生于淡褐色的花盘下；子房 1 室，上位，具胚珠 1 枚，花柱 3 个。核果小，平滑或被毛。

约 20 种；我国 16 种；湖北约 10 种；神农架 4 种，可供药用的 3 种。

■ **分种检索表**

1. 叶下表面被毛，至少脉上被毛；小枝至少在幼时被毛。
　2. 小叶侧脉 8~16 对⋯⋯⋯⋯⋯⋯⋯⋯⋯⋯⋯⋯⋯⋯⋯⋯1. 漆树 **T. vernicifluum**
　2. 小叶侧脉 15~25 对⋯⋯⋯⋯⋯⋯⋯⋯⋯⋯⋯⋯⋯⋯⋯⋯2. 木蜡树 **T. sylvestre**
1. 叶下表面无毛，略被白粉；小枝及叶柄无毛⋯⋯⋯⋯⋯⋯⋯⋯⋯3. 野漆 **T. succedaneum**

1　漆树 **Toxicodendron vernicifluum** (Stokes) F. A. Barkl.

　　乔木。小枝被棕黄色柔毛，后无毛。奇数羽状复叶，互生，小叶 9~11 枚，卵形或长圆状卵形，全缘，幼时被柔毛，老时脉疏被柔毛，侧脉 8~16 对。圆锥花序，被灰黄色微柔毛；花雌雄异株，黄绿色；花萼先端钝；花瓣具细密的褐色羽状脉纹，花时外卷；花盘 5 浅裂。核果，略压扁。花期 5~6 月，果期 7~10 月。

　　分布于神农架各地，生于海拔 800~2800m 的山坡疏林中。常见。

　　树脂（干漆）破瘀通经，消积杀虫。根（漆树根）跌打损伤。

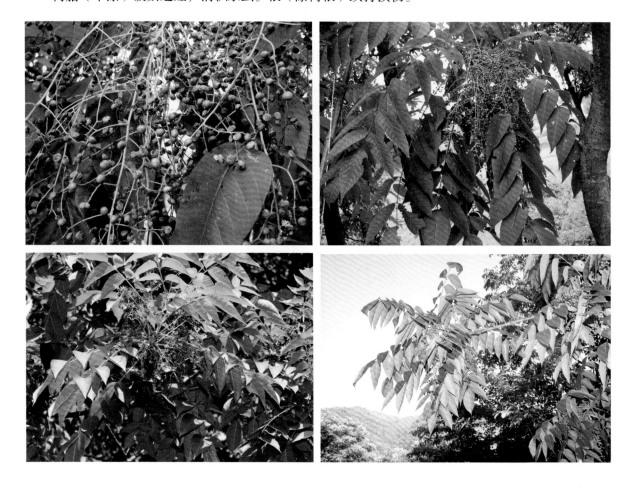

2 | 木蜡树 Toxicodendron sylvestre (Siebold & Zuccarini) Kuntze

　　乔木。幼枝和芽被黄褐色绒毛。奇数羽状复叶，互生；小叶 9~13 枚，全缘，卵形或卵状椭圆形或长圆形，密被黄褐色绒毛，侧脉 15~25 对，在两表面凸起。圆锥花序，密被锈色绒毛；花黄色，被卷曲微柔毛；花萼裂片卵形；花瓣长圆形，具暗褐色脉纹；具花盘。核果扁圆形，果核坚硬。花期 5 月，果期 9~10 月。

　　分布于神农架木鱼、新华，生于海拔 800m 的山坡疏林中。少见。

　　叶用于气郁胸闷、胸肺受伤、咳血、吐血、腰痛。

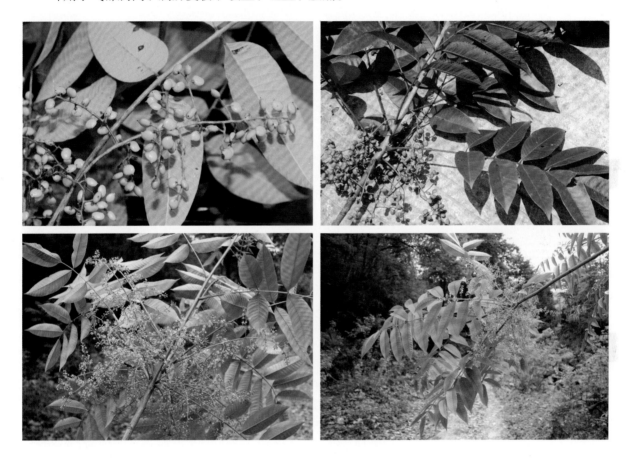

3 | 野漆 Toxicodendron succedaneum (Linnaeus) Kuntze

　　乔木。顶芽大，紫褐色。奇数羽状复叶，互生，常集生于小枝顶端；小叶 4~7 对，长圆状椭圆形或卵状披针形，基部多少偏斜，全缘，叶下表面常具白粉，侧脉 15~22 对，两表面略突。圆锥花序；花黄绿色；花萼裂片阔卵形；花瓣长圆形，花时外卷；花盘 5 裂。核果偏斜，压扁，先端偏离中心。花期 5 月，果期 9~10 月。

　　分布于神农架各地，生于海拔 1300m 的山坡林中。常见。

　　根、根皮（林背子）清热解毒，止血。

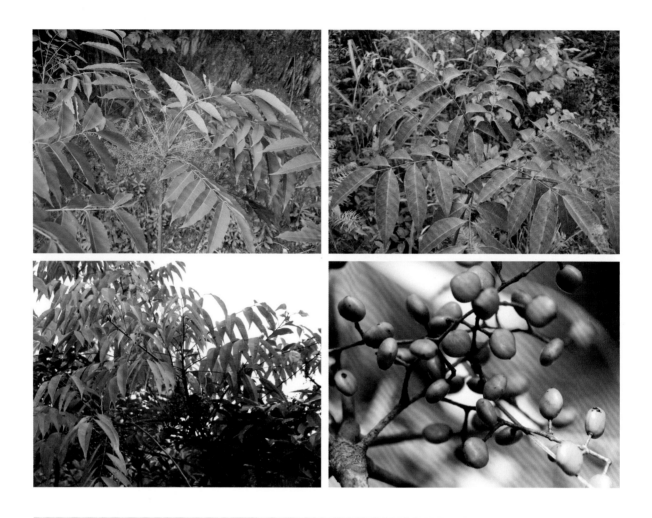

（五）黄栌属 Cotinus Miller

灌木或小乔木。树汁具臭味。单叶互生，无托叶。圆锥花序顶生；花小，杂性，仅少数发育，多数不孕花花后花梗伸长，被长柔毛；花萼 5 裂，卵状披针形，宿存；花瓣 5 片，长为萼片的 2 倍；雄蕊 5 枚，着生于环状花盘的下部；子房偏斜，压扁，1 室，1 枚胚珠，花柱 3 个，侧生。核果暗红色至褐色，极压扁，侧面中部具残存花柱；果皮具脉纹。

约 5 种；我国 3 种；湖北 1 种；神农架 1 种，可供药用。

1 | 黄栌 Cotinus coggygria Scopoli

■ 分变种检索表

1. 叶卵圆形至倒卵形，下表面毛更密 ……………………1a. 灰毛黄栌 C. coggygria var. cinerea

1. 叶近圆形，下表面沿脉密生绢状短柔毛 ……………………1b. 毛黄栌 C. coggygria var. pubescens

1a 灰毛黄栌（变种）Cotinus coggygria var. cinerea Engler

灌木。叶倒卵形或卵圆形，先端圆形或微凹，基部圆形或阔楔形，全缘，两表面或尤其叶下表面显著被灰色柔毛，侧脉6~11对，先端常叉开。圆锥花序被柔毛；花杂性；花萼无毛，裂片卵状三角形；花瓣卵形或卵状披针形，无毛；雄蕊5枚，花药卵形；花盘5裂，紫褐色；子房近球形，花柱3个，分离，不等长。果肾形，无毛。花期4月，果期6~7月。

分布于神农架松柏、新华、阳日，生于海拔700~1620m的向阳山坡林中。少见。

根、枝叶清热解毒，利湿。

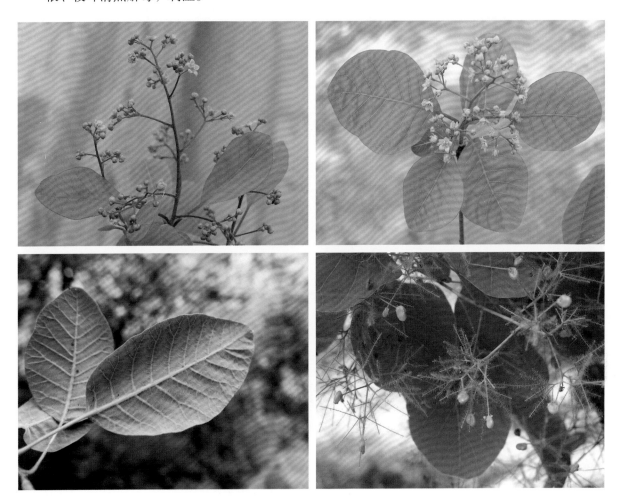

1b 毛黄栌（变种）Cotinus coggygria var. pubescens Engler

本变种与灰毛黄栌的区别在于叶多为阔椭圆形，稀圆形，叶下表面仅沿脉密被柔毛；花序无毛或近无毛。花期4月，果期6~7月。

分布于神农架木鱼、新华，生于海拔400~500m的河谷灌丛中。常见。

根清热泻火，祛湿。

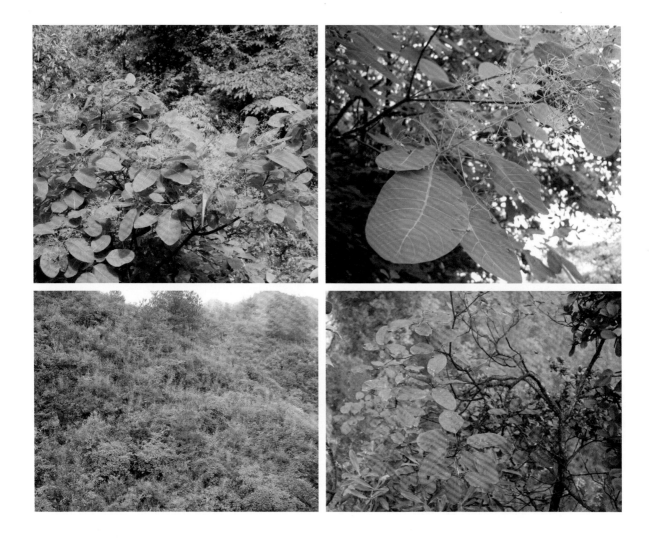

冬青科 Aquifoliaceae

乔木或灌木，多数常绿。芽小，外具 3 枚鳞片。叶互生，少数对生，全缘或有锯齿，常革质。花白色、紫色或黄色，排成腋生的聚伞花序或簇生，少数为单生，单性异株；萼片 4~8 裂；花瓣 4~6 片；雄蕊着生于花瓣的基部或分离；子房上位，3 至多室，每室具倒生胚珠 1~2 枚，花柱极短或缺，柱头头状、盘状、圆柱状或浅裂。果通常球形，具 2~6 个分核。

1 属，500~600 种；我国 204 种；湖北 43 种；神农架 18 种，可供药用的 15 种。

冬青属 Ilex Linnaeus

本属特征同冬青科。

500~600 种；我国 204 种；湖北 43 种；神农架 18 种，可供药用的 15 种。

■ 分种检索表

1. 常绿乔木或灌木；枝无短枝，当年生枝无明显的皮孔。
　2. 雌花序单生，或雌花单生；雄花序单生或簇生。
　　3. 叶片下表面无腺点。
　　　4. 植物体除冬芽外无毛。
　　　　5. 分核背部平滑或稍凹 ·························· 1. 具柄冬青 I. pedunculosa
　　　　5. 分核背部具纵沟。
　　　　　6. 分核背部具 1 条纵沟 ························ 2. 冬青 I. chinensisi
　　　　　6. 分核背部微隆起，具掌状纵棱和沟 ·········· 3. 康定冬青 I. franchetiana
　　　4. 植物体多少被毛 ······························ 4. 云南冬青 I. yunnanensis
　　3. 叶片下表面具腺点 ······························ 5. 四川冬青 I. szechwanensis
　2. 雌花序或雄花序均为腋生的簇生花序。
　　7. 叶缘具刺状锯齿，至少先端具刺。
　　　8. 叶片矩状长圆形；果梗长 8~14mm ·············· 6. 枸骨 I. cornuta
　　　8. 叶片非矩状长圆形；果梗长 3mm 以下。
　　　　9. 分核背部具掌状线纹及槽 ···················· 7. 猫儿刺 I. pernyi
　　　　9. 分核背部具皱纹及窝点 ···················· 8. 华中枸骨 I. centrochinensis
　　7. 叶缘无刺（珊瑚冬青偶有刺状锯齿）。
　　　10. 分核背部具 3 条细条纹 ···················· 9. 神农架冬青 I. shennongjiaensis
　　　10. 背部平滑或有线纹，稀有纵沟。
　　　　11. 分核革质或亚木质，每个果实通常具 6~7 个分核。
　　　　　12. 果实花柱明显 ························ 10. 河滩冬青 I. metabaptista
　　　　　12. 果实无花柱 ························ 11. 尾叶冬青 I. wilsonii

11. 分核木质或骨质。

　　13. 果实直径 4mm 以下·······················12. 珊瑚冬青 **I. corallina**

　　13. 果实直径 5~7mm·······················13. 榕叶冬青 **I. ficoidea**

1. 落叶灌木或乔木；有长枝和短枝，当年生枝有明显的皮孔。

　14. 果熟时黑色·······························14. 大果冬青 **I. macrocarpa**

　14. 果熟时红色·······························15. 小果冬青 **I. micrococca**

1　具柄冬青 <small>一口红、一口血</small>
Ilex pedunculosa Miquel

　　常绿小乔木或灌木，高 6m。树皮灰褐色。叶革质，卵状椭圆形或卵形，长 5~8cm，宽 2~3cn，先端短渐尖，基部钝或圆形。雄花 3~9 朵排成腋生的聚伞花序，花白色或黄白色，花萼盘状；雌花单生叶腋内，偶呈具 3 朵花的聚伞花序，子房阔圆锥状。果球形，红色，平滑；分核 5 个，背中间具单条纵纹。花期 5 月，果期 7~11 月。

　　分布于神农架各地，生于海拔 1100~2000m 的山林或灌丛中。常见。

　　树皮活血止血，清热解毒。

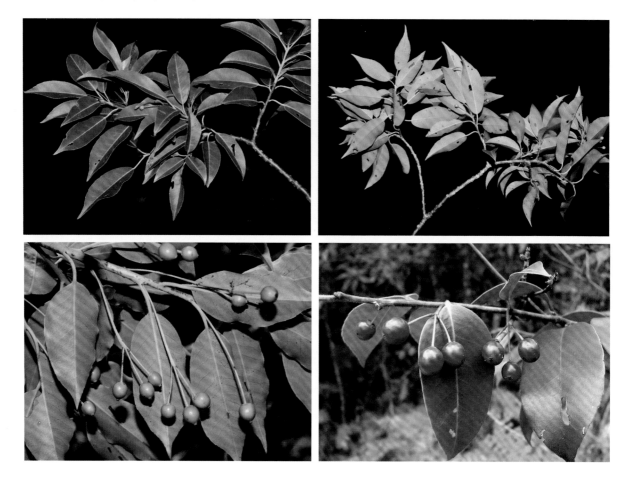

2 冬青 *Ilex chinensisi* Sims

常绿乔木，高 13m。树皮灰黑色。叶薄革质至革质，披针形或椭圆形，长 5~11cm，宽 2~4cm，先端渐尖，基部钝或楔形，边缘具圆齿。雄花序三至四回分枝，每枝具花 7~24 朵，紫红色或淡紫色；花萼浅杯状，具缘毛。雌花花序一至二回分枝，具花 3~7 朵；子房卵球形，厚盘状。果实长球形，红色；分核 4~5 个，凹形，背面平滑，断面三棱形；内果皮厚革质。花期 4~6 月，果期 7~12 月。

分布于神农架大九湖、木鱼，生于海拔 500~1000m 的山坡常绿阔叶林中或林缘。少见。

根皮、树皮生血，补益肌肤。叶凉血止血。果实（冬青子）祛风，补虚。

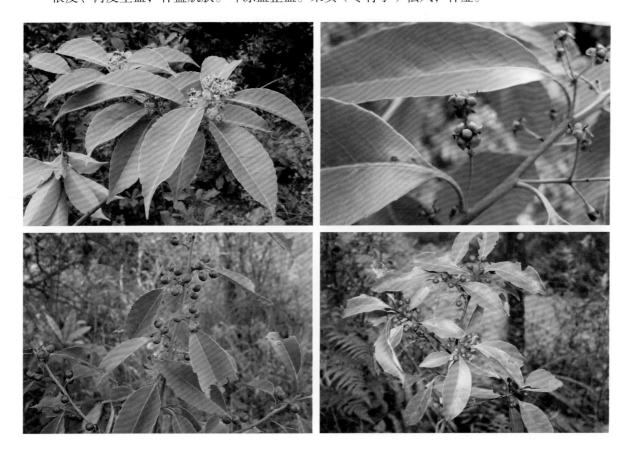

3 康定冬青 *Ilex franchetiana* Loesener

小乔木或灌木，高 2~6m。小枝有纵棱，黑褐色。叶纸质或近革质，倒披针形或长圆状椭圆形，长 6~10cm，宽 2~4cm，先端渐尖，边缘具稀疏锯齿，基部楔形；叶柄长 1~2cm，具狭沟，下面多皱折。花白色，芳香，花序于二年生小枝的叶腋处簇生；雄花序簇生，由具花 3 朵的分枝组成。果球形，红色，宿存柱头薄盘状；分核 4 个，具纵纹。花期 5 月，果熟期 9~10 月。

分布于神农架红坪、木鱼，生于海拔 2500~3000m 的山地林中。少见。

叶降气平喘，敛肺止咳。

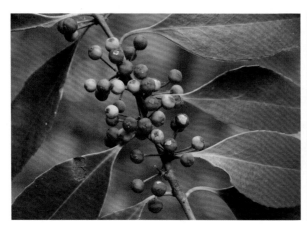 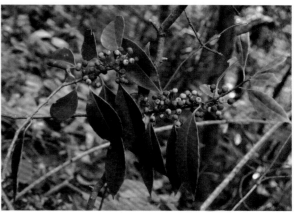

4 | 云南冬青 Ilex yunnanensis Franchet

■ 分变种检索表

1. 叶片先端急尖，边缘锯齿芒状……………………4a. 云南冬青 I. yunnanensis var. yunnanensis

1. 叶片先端钝,边缘锯齿不为芒状……………………4b. 高贵云南冬青 I. yunnanensis var. gentilis

4a | 云南冬青（原变种）Ilex yunnanensis var. yunnanensis

常绿乔木或灌木，高 3~12m。叶革质至薄革质，卵状披针形或卵形，少数椭圆形，长 2~3.5 cm，宽 1~1.5cm，先端急尖，基部钝或圆形。花白色；雄花通常 3 朵，排成腋生聚伞花序；雌花单生于当年生枝的叶腋内，或数朵排成腋生的聚花伞序，子房球形。果球形，红色，宿存花萼平展，四角形；柱头盘状，凸起；分核 4 个，平滑，无条沟及沟槽。花期 5~6 月，果熟期 9~10 月。

分布于神农架红坪，生海拔 1500~2300m 的山地林中。常见。

根、叶清热解毒。

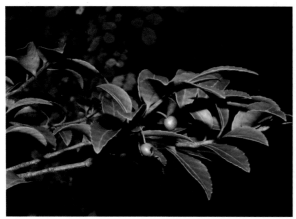 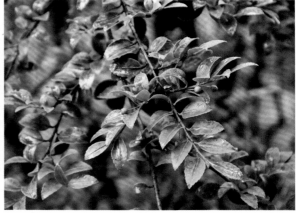

4b 高贵云南冬青（变种）Ilex yunnanensis var. gentilis (Loesener) Rehder

本变种与云南冬青（原变种）的区别为叶片薄革质，长圆形或卵形，先端钝圆，稀近急尖，基部圆形，边缘具圆齿，齿尖不为芒状。雄花 4~6 基数。

分布于神农架红坪，生于海拔 2500~3000m 的山地林中。

根、叶清热解毒。

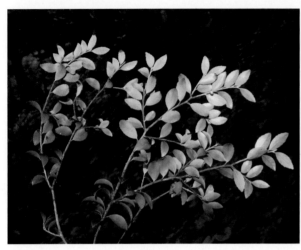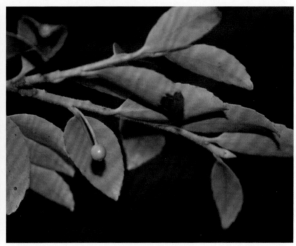

5 四川冬青 Ilex szechwanensis Loesener

常绿灌木，高 4m。叶革质或近革质，卵状长圆形或卵状椭圆形，长 3.5~6cm，宽 2~4cm，先端渐尖，基部阔楔形。花白色；雄花 1~7 朵排成聚伞花序，单生于当年生枝基部鳞片或叶腋内，花萼盘状；雌花单生于叶腋内，子房近球形，柱头厚盘状。果球形或扁球形，黑色，宿存花萼平展；分核 4 个，背平滑，具不明显的细条纹，无沟槽。花期 5~6 月，果期 8~10 月。

分布于神农架木鱼，生于海拔 1400m 的山坡林中。少见。

茎皮、叶、根（救必应）清热解毒，消肿止痛。

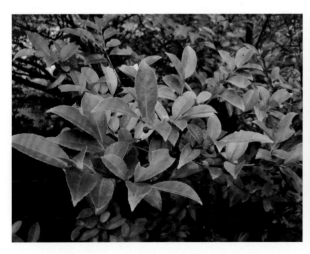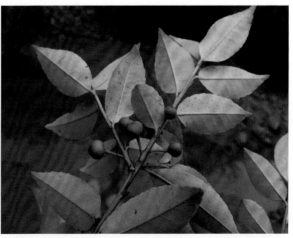

6 | 枸骨 **Ilex cornuta** Lindley & Paxton

常绿小乔木或灌木，高 2~4m。树皮灰白色，平滑。叶厚革质，四方状长圆形，少数为卵形，长 5~6cm，宽 1.5~3cm，先端具 3 枚粗硬刺齿，基部每侧有 1~2 枚硬刺。花淡黄色，花序簇生于二年生枝的叶腋内，子房长圆状卵球形。果球形，基部具四角形宿存花萼，顶端宿存柱头盘状，4 裂；分核 4 个，背部中央具一纵沟和不规则的皱纹。花期 4~5 月，果熟期 10~12 月。

原产于我国华中至华南，神农架公路边有栽培。

叶清热凉血，滋养肝肾。根（枸骨根）补肝益肾，疏风清热。果实（枸骨子）益精，滋阴，活络。

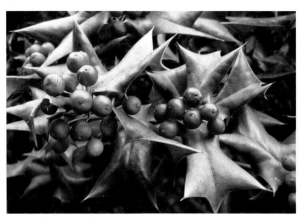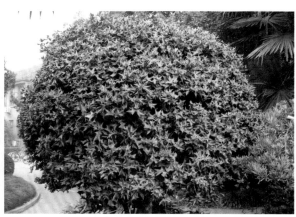

7 | 猫儿刺 三针叶、老鼠刺 **Ilex pernyi** Franchet

常绿灌木或小乔木，高 8m。叶革质，卵状披针形或卵形，长 1.5~3cm，宽 0.5~1.4cm，先端三角形渐尖，边缘通常有 2 对大刺齿，有光泽。花淡黄色，排成密生无梗花簇，腋生于二年生枝的叶腋内，每分枝仅具花 1 朵。果球形或扁球形，宿存花萼四角形，具缘毛，柱头厚盘状，4 裂；分核 4 个，三角形，背部具网状条纹。花期 5 月，果熟期 10 月。

分布于神农架各地，生于海拔 1000~2200m 的山坡、林下、灌丛中或沟旁。常见。

根清热解毒，祛风除湿，止痛。

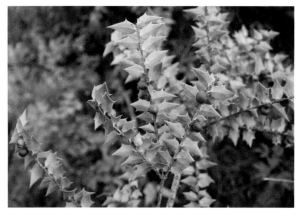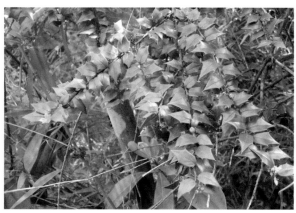

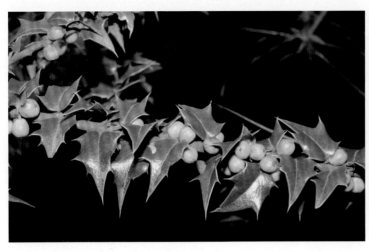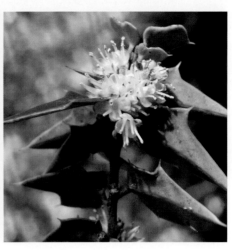

8　华中枸骨 *Ilex centrochinensis* S. Y. Hu

常绿灌木，高 1.5~3m。叶革质，椭圆状披针形，稀卵状椭圆形，长 4~9cm，宽 1.5~2.8cm，先端渐尖，基部近圆形或阔楔形，具刺状尖头。雄花序于二年生的叶腋内簇生，中部有 2 枚小苞片，具缘毛；花萼盘状，深裂，具缘毛；雌花未见。果实球形，宿存花萼基部平展，裂片有缘毛，柱头顶端宿存，薄盘状；分核 4 个，背部具一中央纵脊。花期 3~4 月，果期 8~9 月。

分布于神农架木鱼至兴山一带，生于海拔 700~1000m 的溪边灌丛中、林缘或路旁。少见。

根、叶祛风除湿。

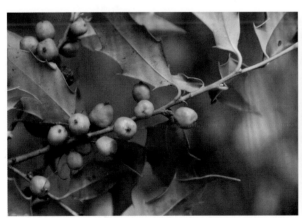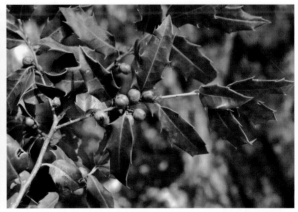

9　神农架冬青 *Ilex shennongjiaensis* T. R. Dudley & S. C. Sun

常绿乔木，高 10m。当年生小枝挺直，光滑，淡红褐色。叶片厚革质，椭圆状卵形，长 2.5~4cm，宽 1.5~2.5cm，先端急尖至稍钝，基部截形至短渐狭。果序生于当年生枝的叶腋内；果梗中上部着生 2 枚卵形小苞片，先端钝状骤尖；果实球形，紫褐色，无毛，有光泽，宿存花萼平展，无缘毛；分核 4~5 个，背部具 3 条细条纹，侧面和腹面平滑。果期 8~9 月。

分布于神农架红坪、木鱼，生于海拔 1600~2500m 的山坡林中。少见。

根、叶可代云南冬青入药。

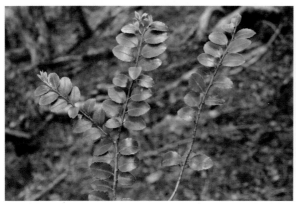 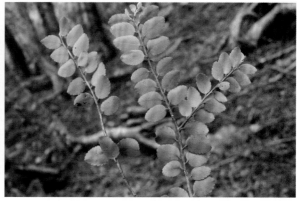

10 河滩冬青 **Ilex metabaptista** Loesener

常绿小乔木或灌木，高 4m。叶片近革质，倒披针形或披针形，长 3~7cm，宽 1~2cm，先端钝或急尖而具小尖头。雄花序簇的单个分枝为具 3 朵花的聚伞花序；花白色；雌花序多为单花，少数为具 2 或 3 朵花的聚伞花序，簇生于二年生枝的叶腋，子房卵球状。果卵状椭圆形，红色，背面有纵棱及沟，侧面具纵条纹。花期 5~6 月，果期 7~10 月。

分布于神农架木鱼，生于海拔 450~1040m 的溪边灌丛中。少见。

根祛风除湿。

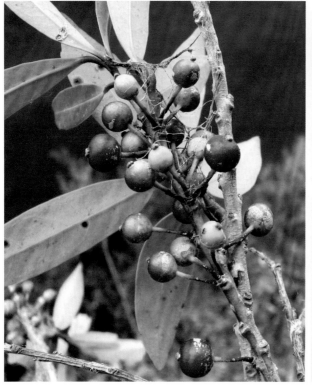 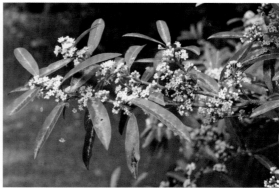

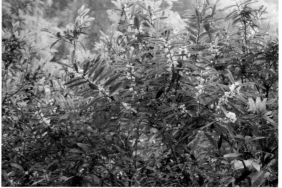

11 尾叶冬青 *Ilex wilsonii* Loesener

常绿小乔木或灌木，高 2~10m。叶革质或厚革质，倒卵形或长圆形，长 4~8cm，宽 2~3cm，先端骤然尾状渐尖，基部楔形，全缘，无毛。花序簇生于二年生枝的叶腋内，苞片三角形，花白色，子房卵球形。果球形，平滑，红色，宿存柱头厚盘状，宿存花萼平展；分核 4 个，背具 3 条明显的纵棱，侧面平滑；内果皮革质。花期 5~6 月，果期 8~10 月。

分布于神农架大九湖、松柏，生于海拔 1000~1500m 的山坡林中。少见。

根、叶清热解毒，消肿止痛。

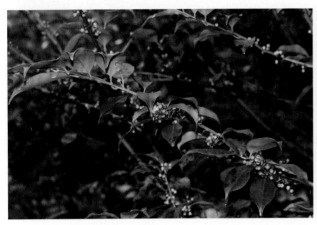 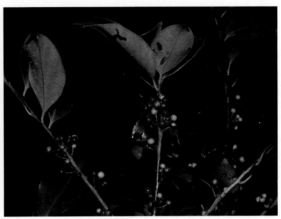

12 珊瑚冬青 *Ilex corallina* Franchet

常绿乔木或灌木，高 3~10m。叶薄革质，边缘有稀疏钝锯齿，齿端刺状，先端急尖或渐尖；叶柄上面有沟，下面多皱折。花黄绿色，近无柄；花序簇生于二年生枝的叶腋内，雄花序由具花 1~3 朵的分枝组成聚伞花序，雌花由具单花的分枝组成，簇生于二年生枝的叶腋内。果近球形，紫红色，宿存花萼平展；分核 4 个，背面具不明显的掌状纵棱及浅沟。花期 4~5 月，果熟期 9~10 月。

分布于神农架木鱼至兴山一带，生于海拔 700~1000m 的溪边灌丛中、林缘或路旁。常见。

根、叶清热解毒，活血止痛。

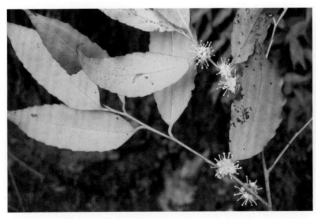 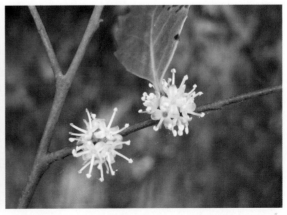

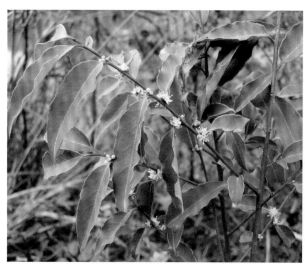 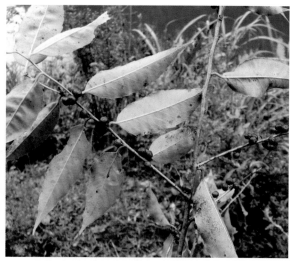

| 13 | **榕叶冬青** **Ilex ficoidea** Hemsley |

　　常绿乔木，高 8~12m。叶革质，长圆状椭圆形，长 4~9cm，宽 1~3.5cm，先端尾状长尖，基部楔形、钝或近圆形，边缘有稀疏的浅圆锯齿。花淡黄绿色或白色，聚伞花序或单花簇生于叶腋。果球形或近球形，红色，宿存柱头薄盘状，4 裂；分核 4 个，长圆形，背部具掌状条纹，侧面具皱条纹及洼点。花期 4~5 月，果期 8~10 月。

　　分布于神农架下谷，生于海拔 700~900m 的山坡下、沟旁或灌丛中。少见。

　　根解毒，消肿止痛。

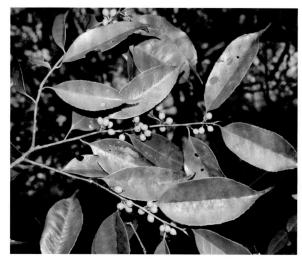 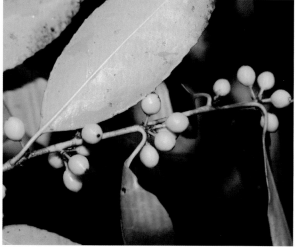

| 14 | **大果冬青** **Ilex macrocarpa** Oliver |

　　落叶乔木，高 5~15m。叶纸质或膜质，卵形或卵状椭圆形，长 6~14cm，宽 4~7cm，先端短渐尖，

基部圆形或阔楔形，边缘具细锯齿。花白色；雄花单生或 2~5 朵排成的聚伞花序，生于叶腋内；雌花单生于叶腋或鳞片腋内，子房圆锥状卵形。果球形，宿存花萼平展，黑色；分核 7~9 个，两侧压扁，侧面具网状棱纹。花期 4~5 月，果熟期 10~11 月。

分布于神农架各地，生于海拔 500~1000m 的山林中或路旁。常见。

根、枝、叶清热解毒，消肿止痛，祛瘀。

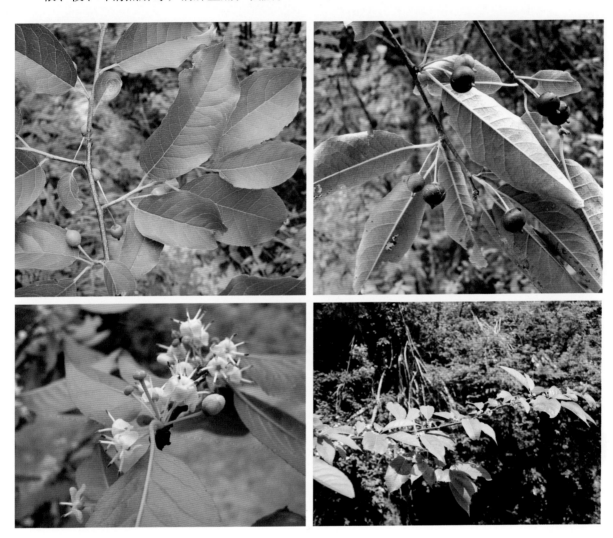

15 小果冬青 **Ilex micrococca** Maximowicz

落叶乔木，高 20m。叶纸质或膜质，长 7~16cm，宽 3~5cm，先端常渐尖，基部阔楔形或圆形。花白色，伞房状二至三回聚伞花序单生于叶腋内；雄花 5~6 基数，花萼盘状；雌花 6~8 基数，花萼 6 深裂，具缘毛。核果球形，红色，宿存花萼平展，柱头凸起盘状；分核 6~8 个，末端钝，椭圆形，具纵向单沟。花期 5~6 月，果期 9~10 月。

分布于神农架大九湖、松柏、下谷、阳日，生于海拔 500~1000m 的山林中。常见。

根、叶清热解毒，消肿止痛。

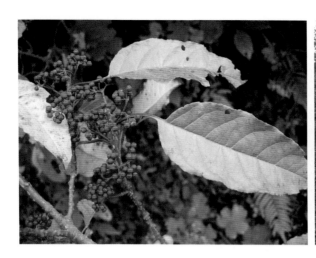 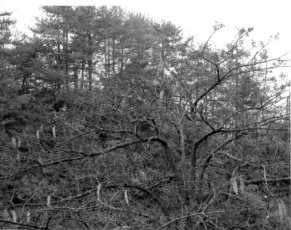

卫矛科 Celastraceae

乔木、灌木、藤本灌木或匍匐小灌木，常绿或落叶。单叶互生或对生，少为三叶轮生并类似互生；托叶较小，早落或宿存。花整齐，常两性或退化为功能性不育的单性花，杂性同株；聚伞花序顶生或腋生，少数单生；萼片宿存，覆瓦状排列；花瓣 4~5 片，覆瓦状或镊合状排列；雄蕊 4~5 枚，稀 10 枚，花药 2 室纵裂；花盘平扁或稍隆起；子房上位，基部与花盘愈合或分离，2~5 室，稀 1 室，每室具倒生胚珠 1~2 枚，花柱 1 个，极短。果为蒴果少数为浆果、翅果或核果。种子常具假种皮。

约 97 属，1184 种；我国 14 属，192 种；湖北 6 属，48 种；神农架 6 属，33 种，可供药用的 4 属，28 种。

■ **分属检索表**

1. 果为开裂的蒴果。
    2. 叶对生···1. 卫矛属 Euonymus
    2. 叶互生。
        3. 藤状灌木，枝无刺·····································2. 南蛇藤属 Celastrus
        3. 直立灌木或小乔木，通常有刺·························3. 裸实属 Gymnosporia
1. 果为不开裂的翅果···4. 雷公藤属 Tripterygium

（一）卫矛属 Euonymus Linnaeus

乔木或灌木，常绿或落叶，有时以气根攀缘，有时匍匐。叶对生，少数轮生或互生；托叶早落。花两性，排成腋生具柄的聚伞花序；萼 4~5 裂；花瓣 4~5 片；雄蕊 4~5 枚，花丝着生于花盘上，极短，花药 2 室；花盘 4~5 裂，肉质，子房 3~5 室，上位，每室具胚珠 1~2 枚，花柱无或短，柱头 3~5 裂。蒴果分裂，具 3~5 室，有棱或翅，每室具 1~2 枚种子。种子黑色、红色或白色；外具苍白色或橙红色的假种皮。

约 130 种；我国约 90 种；湖北约 34 种；神农架约 21 种，可供药用的 18 种。

■ **分种检索表**

1. 蒴果无翅；花药 2 室。
    2. 蒴果完整不裂或在心皮接缝处浅凹；小枝常具细疣状密集皮孔。
        3. 果皮平滑无刺。
            4. 叶薄革质或纸质；花序梗和分枝多近圆柱形·············1. 扶芳藤 E. fortunei
            4. 叶革质；花序梗和分枝长而扁宽·······················2. 冬青卫矛 E. japonicus
        3. 果皮具刺或明显瘤突。

  5. 叶无柄或具短柄, 柄长一般不超过 5mm ··············3. 棘刺卫矛 **E. echinatus**

  5. 叶具明显叶柄, 通常长 8~20mm。

   6. 叶柄长 1~2cm; 果直径约 1cm ··············5. 刺果卫矛 **E. acanthocarpus**

   6. 叶柄长 1cm 以下, 果直径 1.2~1.5cm ··············6. 星刺卫矛 **E. actinocarpus**

2. 蒴果在心皮接缝处内凹, 呈半裂至近全裂状; 小枝一般无显著细疣状皮孔。

 7. 果半裂或稍深。

  8. 雄蕊具细长花丝。

   9. 叶卵形或宽椭圆形; 枝无木栓质翅。

    10. 边缘细锯齿常较深而锐 ··············7. 白杜 **E. maackii**

    10. 边缘近全缘, 先端渐尖 ··············4. 小果卫矛 **E. microcarpus**

   9. 叶长方椭圆形至椭圆宽倒披针形; 枝多少具木栓质翅。

    11. 枝具明显木栓质翅; 叶两表面光滑无毛 ··············8. 栓翅卫矛 **E. phellomanus**

    11. 枝无明显木栓质翅; 叶下表面脉上被短毛 ··········9. 西南卫矛 **E. hamiltonianus**

  8. 雄蕊无花丝或具极短花丝 ··············10. 大果卫矛 **E. myrianthus**

 7. 果深裂至基部。

  12. 假种皮盔状, 覆盖于种子顶端 ··············11. 裂果卫矛 **E. dielsianus**

  12. 假种皮全包或部分覆盖种子。

   13. 多生有宽阔木栓质翅 ··············12. 卫矛 **E. alatus**

   13. 无明显宽阔木栓质翅 ··············13. 百齿卫矛 **E. centidens**

1. 蒴果各心皮背部薄而外展呈翅状; 花药成熟时 1 室。

 14. 花 4 基数。

  15. 花序在花序梗上端常有 5 条主枝或与 3 条主枝的花序并存。

   16. 花序长达 20cm 以上 ··············14. 陕西卫矛 **E. schensianus**

   16. 花序长多在 10cm 以下 ··············15. 纤齿卫矛 **E. giraldii**

  15. 花序在花序梗上端只具花序 3 个, 无 5 条分枝或 3 条以上分枝。

   17. 叶革质或厚纸质 ··············16. 角翅卫矛 **E. cornutus**

   17. 叶膜质或纸质, 果时常呈厚纸质 ··············17. 冷地卫矛 **E. frigidus**

 14. 花 5 基数 ··············18. 垂丝卫矛 **E. oxyphyllus**

---

1 扶芳藤 Euonymus fortunei (Turczaninow) Handel-Mazzetti

  常绿藤本灌木, 匍匐或攀缘, 高 1 至数米。叶对生, 薄革质, 卵状椭圆形或椭圆形, 长 2.5~9cm, 宽 1.5~4cm, 先端急尖或钝, 基部阔楔形, 边缘有不明显细锯齿。聚伞花序具 3~4 个分枝, 每枝有多花, 组成球状小聚伞花序, 具花 4~7 朵, 分枝中央有单花, 花白绿色。蒴果球形, 粉红色。种子棕褐色,外具鲜红色假种皮。花期 6~7 月，果熟期 10 月。

分布于神农架各地，生于海拔 400~1400m 的林缘或岩石上。常见。

茎叶散瘀止血，舒筋活络。

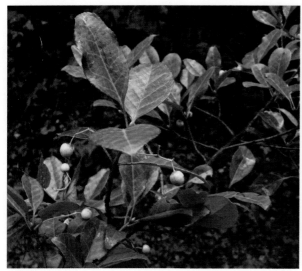
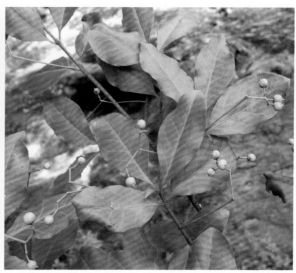

2 | 冬青卫矛 ^{大叶黄杨} Euonymus japonicus Thunberg

灌木或小乔木，常绿，高近 3m。叶革质，对生，椭圆形或倒卵形，长 3~6cm，宽 2~3cm，先端圆阔或短尖，基部楔形，边缘有细锯齿。聚伞花序腋生；花白绿色，4 数；花瓣近卵形；雄蕊花丝细长，花药内向，长圆状；花盘肥大，子房每室具胚珠 2 枚。蒴果近球形，淡红色。种子棕色，椭圆状；假种皮橘红色，全包种子。花期 5~6 月，果期 9~10 月。

原产于日本，神农架各地均有栽培。

根调经止痛，利尿。

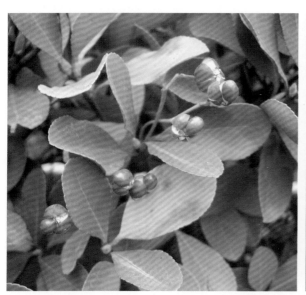
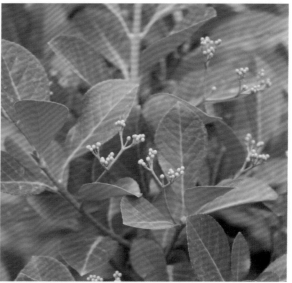

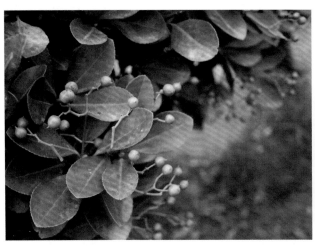
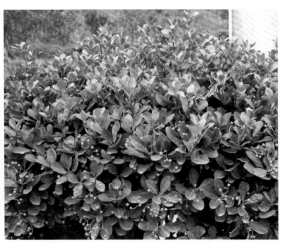

3 棘刺卫矛 *Euonymus echinatus* Wallich

木质藤本或匍匐灌木，高近 6m。小枝四棱形，密生小瘤状皮孔。叶对生，革质，狭椭圆形或长圆形，长 4~9cm，宽 2~4cm，先端短渐尖，基部圆或钝。聚伞花序腋生；总花梗长 1.5~3cm，四棱形；花白绿色；雄蕊具细长花丝和花柱。蒴果球形，红棕色，有刺，基部扁。种子黑色，具橙红色假种皮。花期 6~7 月，果熟期 10~11 月。

分布于神农架，生于海拔 200~700m 的沟边或灌丛中。少见。

全株祛风湿，强筋骨。

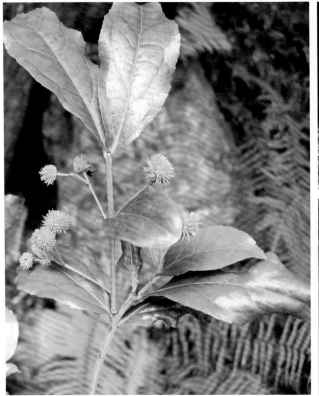
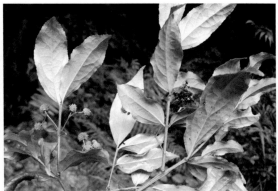
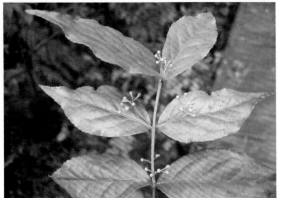

4 小果卫矛 **Euonymus microcarpus** (Oliver ex Loesener) Sprague

常绿小乔木或灌木，高 2~6m。叶薄革质，对生，卵状长圆形或卵形，长 3~8cm，宽 1.5~3cm，先端急尖或短渐尖，基部楔形或阔楔形。聚伞花序腋生，花黄绿色，雄蕊着生于花盘边缘处，子房具极短花柱。蒴果扁球形，较小，4 浅裂，先端微凹入。种子棕红色，长圆状，外具橘红色假种皮。花期 5~6 月，果期 8~10 月。

分布于神农架各地，生于海拔 400~800m 的河边或山坡密林中。少见。

根活血祛瘀，祛风除湿。

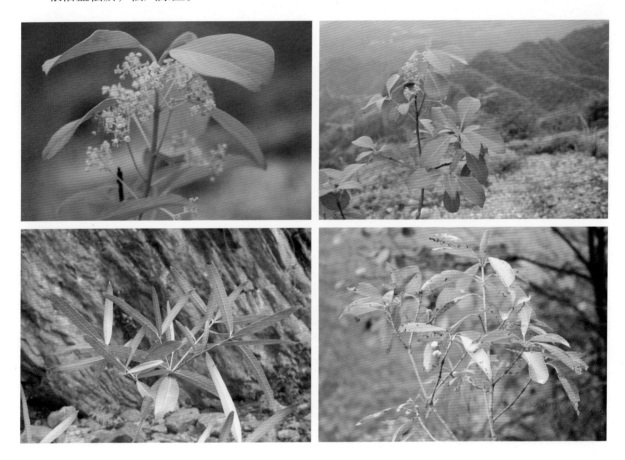

5 刺果卫矛 八树、钻岩筋 **Euonymus acanthocarpus** Franchet

常绿藤状灌木，高 2~4m。叶对生，革质，长椭圆形或卵状披针形，长 5~12cm，宽 3~5cm，先端短渐尖或急尖，基部宽楔形或稍近圆形，边缘有圆锯齿。聚伞花序较疏大，有 5 至多朵花；花黄绿色；萼片近圆形；花瓣近倒卵形；花盘近圆形；雄蕊有明显花丝。蒴果圆球形，红棕褐色，密生短刺。种子黑色，具橙黄色假种皮。花期 6 月，果期 9~10 月。

分布于神农架各地，生于海拔 400~1200m 的沟边、丛林内或山坡较潮湿处。少见。

藤、茎皮祛风除湿，止痛，止血。

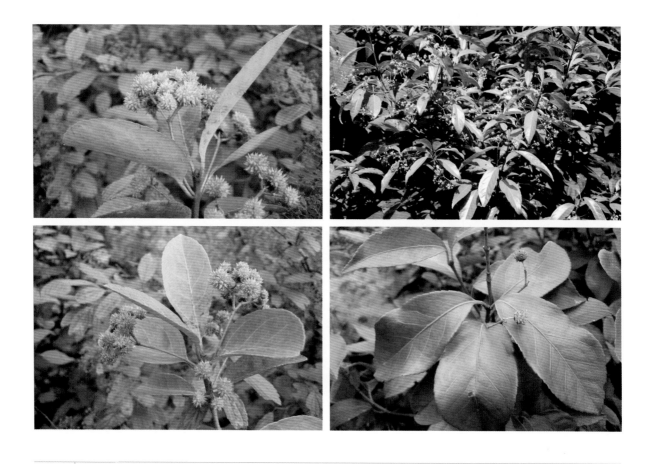

6 | 星刺卫矛 *Euonymus actinocarpus* Loesener

常绿灌木，藤本状或直立，高 2~7m。树皮黑色。叶对生，革质，长椭圆形或卵形，长
6~10cm，宽 2~4cm，先端短渐尖或渐尖，基部阔楔形，边缘具疏浅锯齿。聚伞花序三至四回分枝，
总花梗长 3~5cm；花黄绿色；雄蕊具短花丝，花药"个"字着生。蒴果球形，密生红紫色软刺，刺
长 4~7mm。种子具黄色假种皮。花期 5 月，果熟期 9~10 月。

分布于神农架各地，生于海拔 900~1400m 的水沟边或山谷岩石上。常见。

根祛风除湿，舒筋活络。

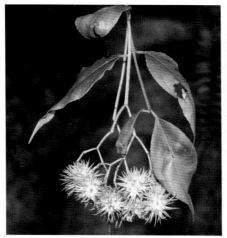

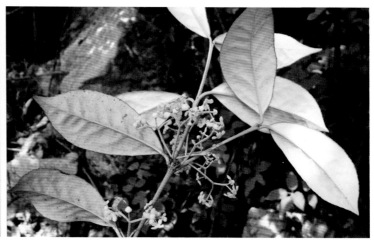

7 | 白杜 丝棉木、小漆树
Euonymus maackii Ruprecht

　　小乔木，高近 6m。叶对生，卵状椭圆形至卵圆形，长 5~10cm，宽 3~5cm，先端狭渐尖，基部阔楔形至近圆形，边缘具细锯齿。聚伞花序一至二回分枝，具花 3~7 朵；花黄绿色或淡白绿色；雄蕊花药紫红色，花丝细长。蒴果粉红色，倒圆心形，4 浅裂。种子长椭圆状；种皮棕黄色，假种皮橘红色，全包种子。花期 5~6 月，果期 9 月。

　　分布于神农架九冲、新华，生于海拔 600~900m 的山坡林缘。常见。

　　根、树皮、果实、枝叶祛风除湿，活血，止血。

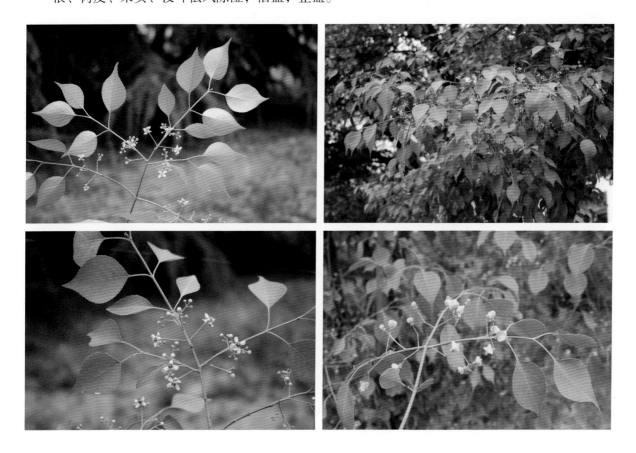

8 | 栓翅卫矛 **Euonymus phellomanus** Loesener

　　落叶灌木，高 2~5cm。枝条硬直，具木栓质宽翅 2~4 个。叶对生，长椭圆形或略呈椭圆状倒披针形，长 5~11cm，宽 2~4cm，先端狭长渐尖，基部楔形，边缘具细密锯齿。聚伞花序一至二回分枝，花白绿色，雄蕊有细长花丝，柱头圆钝不膨大。蒴果具棱 4 条，粉红色，近倒心形。种脐、种皮棕色，假种皮橙红色，全包种子。花期 6~7 月，果期 8~10 月。

　　分布于神农架各地，生于海拔 1400~2800m 的向阳山坡疏林中。常见。

　　枝皮破血落胎，调经。

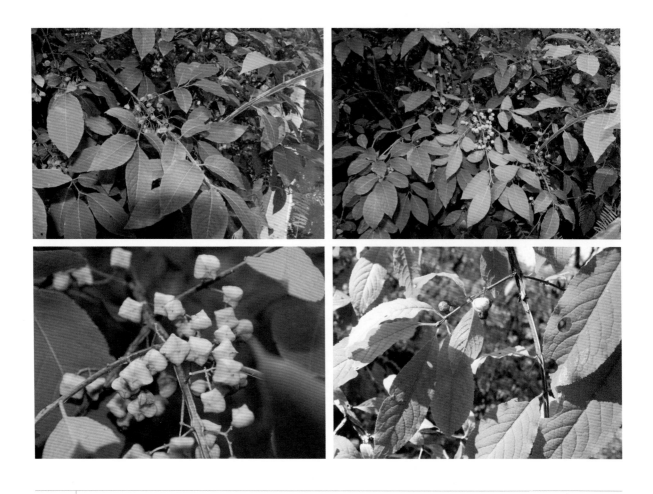

9 西南卫矛 *Euonymus hamiltonianus* Wallich

　　小乔木，落叶，高 5~10m。枝条无木栓翅，小枝的棱上有时具 4 条极窄的木栓质翅。叶对生，较大，长方椭圆形或椭圆披针形，长 7~12cm，宽 3~7cm，先端短渐尖或急尖，基部阔楔形。聚花伞序有 5 至多朵花；花淡绿色；花丝细长，花药紫色。蒴果倒三角形，粉红色，上部 4 浅裂。种子红棕色，假种皮橙红色。花期 5~6 月，果期 8~10 月。

　　分布于神农架各地，生于海拔 1300~2000m 的山坡或沟边林下灌丛中。常见。

　　枝叶活血，止血，祛风除湿。

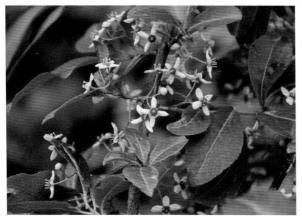

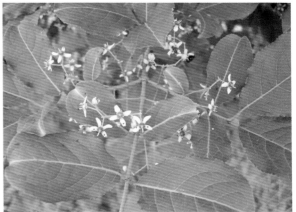

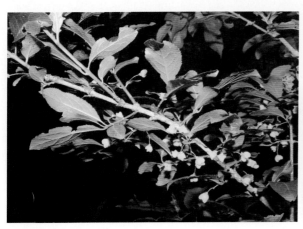
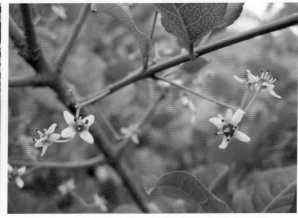

10 | 大果卫矛 *Euonymus myrianthus* Hemsley

　　常绿灌木或小乔木，高 5m。叶对生，革质，倒披针形至长圆形，长 5~11cm，宽 2.5~4cm，先端渐尖，基部楔形，边缘常呈波状或具明显钝锯齿。近顶生聚伞圆锥花序，分枝 2~4 条；花黄色；雄蕊在裂片中央小突起上着生，具极短花丝；子房锥状，花柱短壮。蒴果倒卵形，具棱 4 条，成熟时金黄色。种子具橘黄色假种皮。花期 4~5 月，果期 9~10 月。

　　分布于神农架新华，生于海拔 600~1400m 的山坡林下潮湿处。少见。

　　果实补肾，活血，健脾利湿。

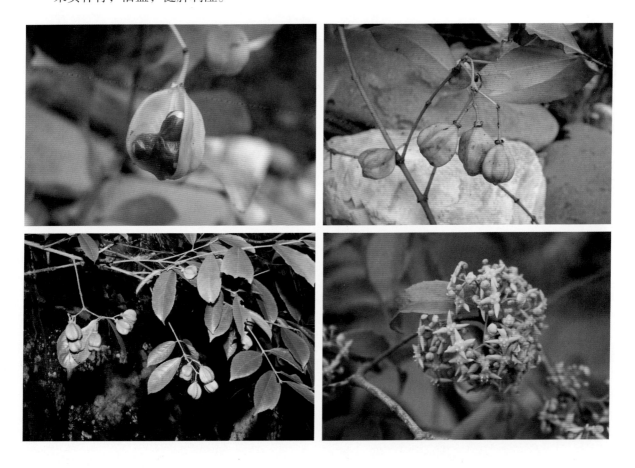

11 裂果卫矛 **Euonymus dielsianus** Loesener ex Diels

灌木或小乔木，常绿，高达 2~6m。叶对生，革质，狭长椭圆形或披针形，长 5~12cm，宽 2~4cm，先端渐尖或尾状渐尖，基部楔形。聚伞花序密生于叶腋内，具花 1~7 朵；花黄绿色；萼片齿端具黑色腺点；雄花花丝极短，花药近顶裂。蒴果扁球形，红色，4 深裂。种子枣红色或黑褐色；假种皮橙黄色，盔状。花期 5~6 月，果期 8~10 月。

分布于神农架木鱼、新华，生于海拔 400~1000m 的山坡灌丛中或沟边石缝中。少见。

根、茎皮、果实活血化瘀，强筋壮骨。

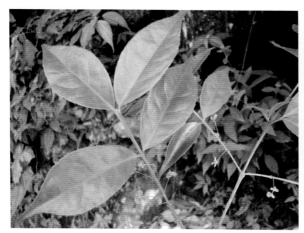 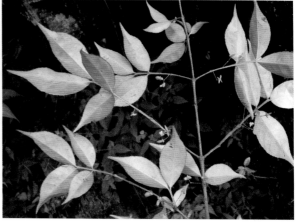

12 卫矛 八树、六月楼 **Euonymus alatus** (Thunberg) Siebold

落叶灌木，高 2~3m。枝坚硬，张开，具木栓质宽翅 2~4 个。叶对生，椭圆形至倒卵形，长 3~6cm，宽 2~4cm，先端短渐尖，基部楔尖，边缘具细锯齿。聚伞花序腋生，具花 1~3 朵；花淡白绿色；雄蕊着生于花盘边缘。蒴果 1~4 深裂，每裂瓣具种子 1~2 枚。种子椭圆状或阔椭圆状，紫棕色，外有橙红色假种皮。花期 5~6 月，果期 9~10 月。

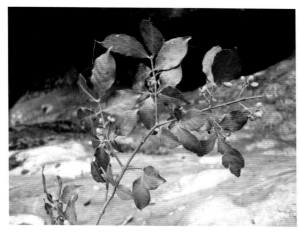 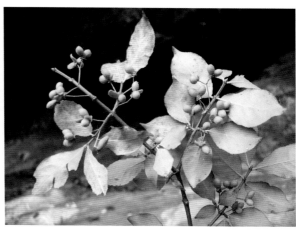

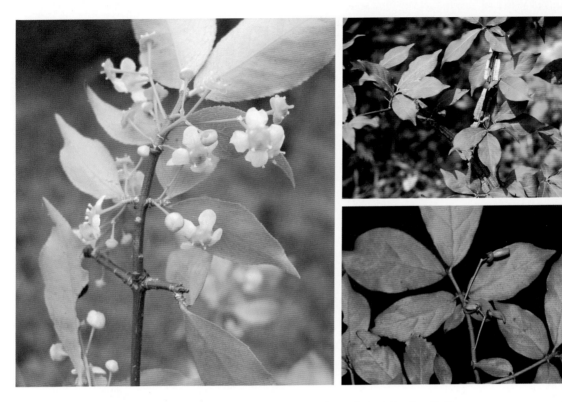

分布于神农架各地，生于海拔 400~1600m 的山坡、溪边或林下。常见。

具翅状物的枝条、翅状附属物破血通经，解毒消肿，杀虫；用于闭经、痛经等。

13 百齿卫矛 Euonymus centidens H. Léveillé

灌木，高近 6m。叶近革质或纸质，狭长椭圆形或近长倒卵形，长 3~10cm，宽 1.5~4cm，先端长渐尖，边缘具密且深的尖锯齿，齿端有黑色腺点。聚伞花序稀 1~3 朵花，花序四棱状，花淡黄色，雄蕊无花丝。蒴果 4 深裂，成熟裂瓣 1~4 裂。种子长圆状；假种皮黄红色，覆盖于种子向轴面的一半，末端窄缩成脊状。花期 6 月，果期 9~10 月。

分布于神农架木鱼，生于海拔 400~1300m 的山坡灌丛中。少见。

根、茎皮、果实活血化瘀，强筋壮骨。

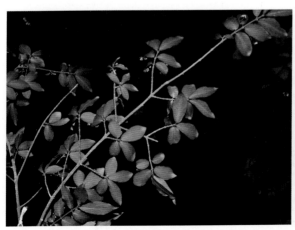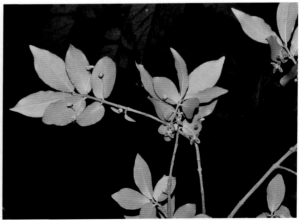

14 陕西卫矛 八树、石枣子
Euonymus schensianus Maximowicz

落叶藤本灌木或小乔木，高4m。叶对生，披针形至线状披针形，长3~5cm，宽1~3cm，先端短渐尖或急尖，基部楔形，边缘具纤毛状细齿。伞形花序，集生于小枝顶部，形成多花状；花白绿色；花瓣稍带红色。蒴果红色，方形或扁圆形，常具4条近长方形的翅。种子棕褐色或黑色，全包于橘黄色假种皮中。花期5~6月，果期8~10月。

分布于神农架各地，生于海拔800~1500m的山坡林中。常见。

树皮祛风湿，止痹痛。

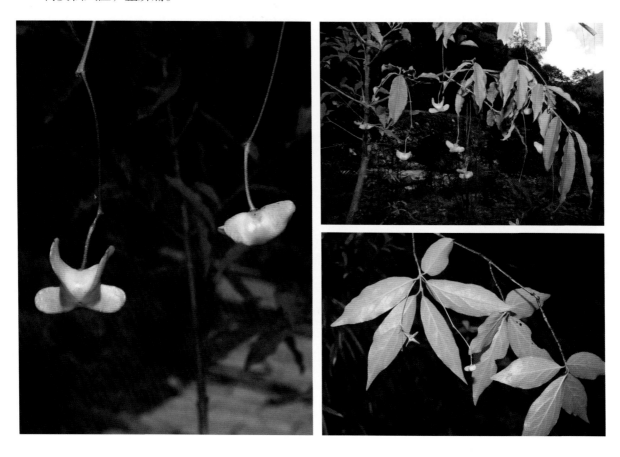

15 纤齿卫矛 **Euonymus giraldii** Loesener

落叶匍匐灌木，高1~3m。叶对生，纸质，长圆状卵形或阔卵圆形，长3~7cm，宽2~4cm，先端稍钝或短尖，基部阔楔形至近圆形，边缘具细密纤毛状深锯齿，两表面无毛。聚伞花序有细长梗，顶端具分枝3~5条；花白绿色；雄花花丝极短；子房有短花柱。蒴果扁圆形，顶端钝，具翅4个。种子棕褐色，有光泽。花期5~6月，果期8~11月。

分布于神农架各地，生于海拔1000~2400m的山坡或路旁灌丛中。常见。

根、果实止血，消肿止痛。

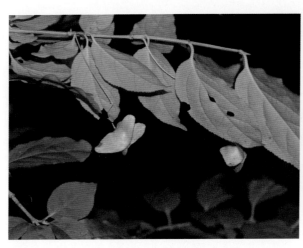
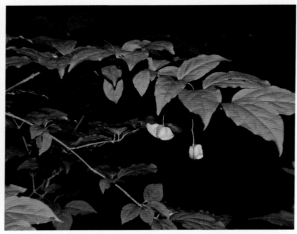

16 角翅卫矛 双叉子树、折株树
Euonymus cornutus Hemsley

　　落叶小灌木，高达 1~3m。叶对生，薄革质或厚纸质，线状披针形或披针形，长 6~13cm，宽 0.5~2.5cm，先端狭长渐尖，基部阔楔形或楔形，边缘具细密浅锯齿。聚伞花序常 1 次分支，花 3 朵；花紫红色或暗紫色带绿色；雄蕊着生于花盘边缘，无花丝。蒴果紫红色，具狭长翅 4~5 个，近球形。种子棕红色，包于橙色假种皮中。花期 5~6 月，果期 9~10 月。

　　分布于神农架各地，生于海拔 900~2600m 的山坡灌丛中。常见。

　　根、根皮、果实散寒，止咳。

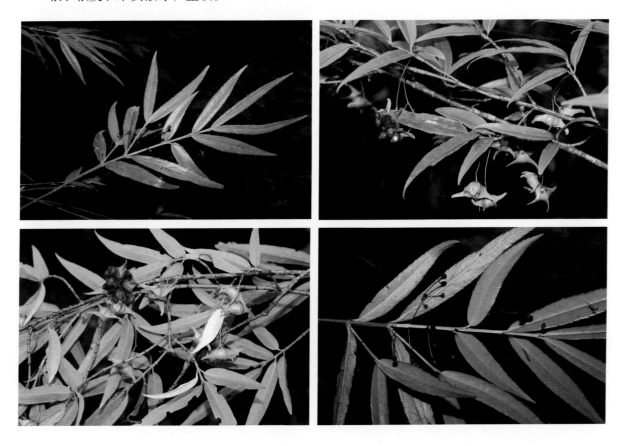

17 冷地卫矛 Euonymus frigidus Wallich

落叶灌木，高 0.1~3.5m。叶厚纸质，长方状狭倒卵形或椭圆形，长 6~15cm，宽 2~6cm，先端钝或急尖，稀有尾尖状，基部常楔形或阔楔形，边缘具较硬锯齿。聚伞花序较松散，花序顶端具分枝 3~5 条；花紫绿色；花瓣近圆形或宽卵形；雄蕊着生于裂片上，无花丝。蒴果具翅 4 个，常微微下垂。种子稍扁，近圆盘状，全包于橘色的假种皮中。

分布于神农架各地，生于海拔 2500~2800m 的山坡林下。常见。

枝破血，止痛，杀虫。

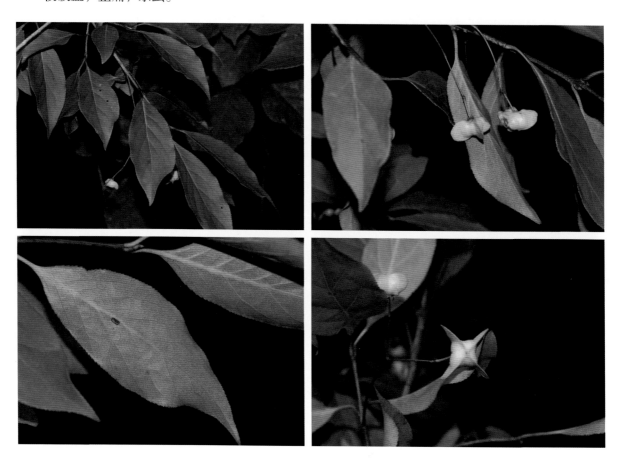

18 垂丝卫矛 青丝莲 Euonymus oxyphyllus Miquel

落叶灌木，高达 1~8m。枝条无毛。叶宽卵形或椭圆形，长 4~7cm，宽 3~5cm，先端渐尖，基部平截圆形或近圆形，边缘具细锯齿。聚伞花序具花 7~20 朵，顶端分枝 3~5 条；花淡绿色；花瓣近圆形；雄蕊花丝很短。蒴果近球形，深红色，无翅，仅果皮背缝处常有突起棱线，具纵棱 4~5 条。种子具红色假种皮。花期 8~9 月，果期 10~11 月。

分布于神农架红坪，生于海拔 1500~1800m 的沟边或林下。少见。

根、根皮、树皮、果实活血化瘀，通经逐水。

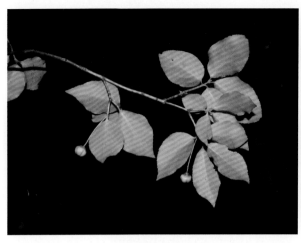
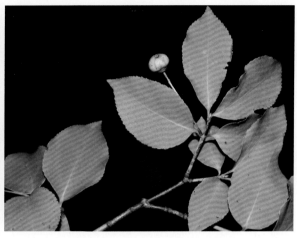

（二）南蛇藤属 Celastrus Linnaeus

落叶或常绿藤状灌木。芽有数枚覆瓦状鳞片，有时最外 1 对芽鳞宿存，尖硬变成钩状物。叶互生，有柄，边缘具各种锯齿或钝齿；托叶小，早落。花小，杂性或异株，常单性，少数两性；聚伞状圆锥花序或总状花序顶生及腋生；萼 5 裂；花 5 数；雄蕊 5 枚，着生于花盘边缘，花丝短；花盘全膜质；子房上位，不藏于花盘内，通常 3 室，有时 4 或 1 室，每室具胚珠 1~2 枚，花柱短，柱头 3 裂。蒴果近球形，黄色，室背开裂成 3 瓣，果轴宿存，每瓣具种子 1~2 枚。假种皮肉质红色，全包种子。

约 30 种；我国 25 种；湖北 11 种；神农架 10 种，可供药用的 8 种。

■ 分种检索表

1. 蒴果 3 室；种子 3~6 枚；叶脱落。
  2. 花序顶生，圆锥状·····················1. 苦皮藤 C. angulatus
  2. 花序聚伞状，腋生，或顶生与腋生并存。
    3. 叶下表面被白粉，灰白色。
      4. 果瓣内表面具棕色或棕褐色斑点·····2. 粉背南蛇藤 C. hypoleucus
      4. 果瓣内表面无棕色或棕褐色斑点·····3. 灰叶南蛇藤 C. glaucophyllus
    3. 叶下表面不被白粉，通常浅绿色。
      5. 顶生花序长，长 6~18cm·····4. 长序南蛇藤 C. vaniotii
      5. 顶生花序短，通常长 1~6cm。
        6. 冬芽大，长 7~12mm；果直径 1~2cm·····5. 大芽南蛇藤 C. gemmatus
        6. 冬芽小，长 2~3mm；果直径 6~9mm。
          7. 叶柄长 10~20mm；叶片长可达 13cm·····6. 南蛇藤 C. orbiculatus
          7. 叶柄长 2~8mm；叶片长可达 11cm·····7. 短梗南蛇藤 C. rosthornianus
1. 蒴果 1 室；种子 1 枚；叶常绿·····8. 青江藤 C. hindsii

1 苦皮藤 _{南蛇根}
Celastrus angulatus Maximowicz

落叶藤状灌木,高近 10m。叶大,革质,长圆状卵形或近圆形,长 7~15cm,宽 6~12cm,基部圆或钝,边缘具圆锯齿,中央具尖头。聚伞状圆锥花序顶生;花小,黄绿色;雄蕊着生于花盘之下;子房球状。蒴果球状,黄色,裂开,裂瓣内表面具紫色斑点,每室具种子 2 枚。种子褐红色,椭圆形,有条纹,外有橘红色假种皮。花期 5~6 月,果期 8~10 月。

分布于神农架各地,生于海拔 400~1200m 的山坡灌丛中或空旷处。常见。

根皮清热解毒,利湿,活血消肿,杀虫。

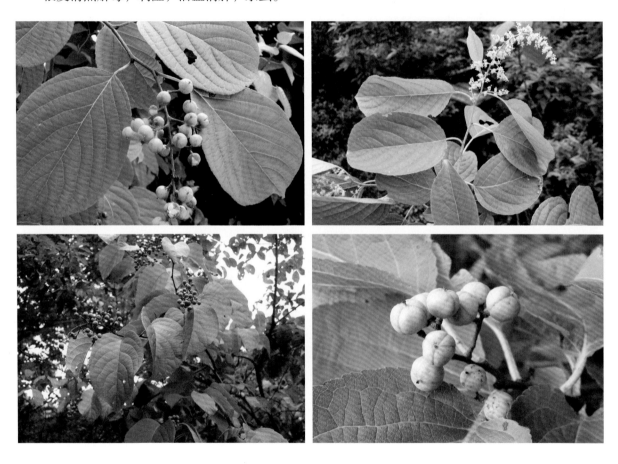

2 粉背南蛇藤 _{绵藤}
Celastrus hypoleucus (Oliver) Warburg ex Loesener

落叶藤状灌木,高 3~5m。叶长方状椭圆形至椭圆形,长 3~10cm,宽 2~7cm,先端短渐尖,基部钝楔形至圆形,边缘具锯齿,叶背粉灰色。聚伞状圆锥花序顶生,腋生者短小;花白绿色,单性,雄花具退化子房,雌花具短花丝的退化雄蕊。果序顶生;蒴果疏生,橙黄色,近球形,有长梗;果瓣内表面具棕褐色细点。花期 5~6 月,果期 8~10 月。

分布于神农架各地,生于海拔 1300~1600m 的林下。常见。

根、叶化瘀消肿,止血生肌。

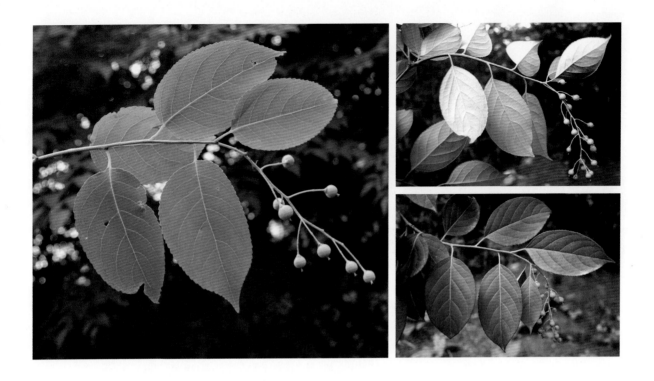

3　灰叶南蛇藤 Celastrus glaucophyllus Rehder & E. H. Wilson

　　落叶藤状灌木。叶果期半革质，近倒卵状椭圆形、长方状椭圆形或椭圆形，长 5~10cm，宽 2~7cm，先端短渐尖，基部阔楔形或圆形，边缘具稀疏细锯齿。花序顶生及腋生，顶生排成总状圆锥花序，花序梗常很短；花盘稍肉质，浅杯状，裂片近半圆形；雄蕊比花冠稍短，花药阔椭圆形到近圆形。果实近球形，黑色。花期 3~6 月，果期 9~10 月。

　　分布于神农架各地，生于海拔 600~1900m 的山坡灌丛中。常见。

　　根用于瘾疹、风疹、湿疹、劳伤。

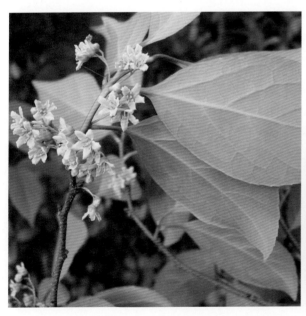
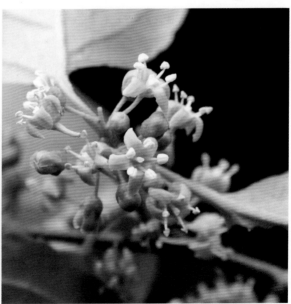

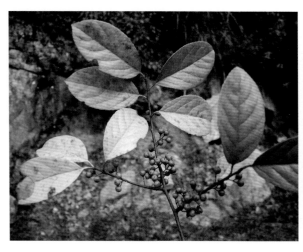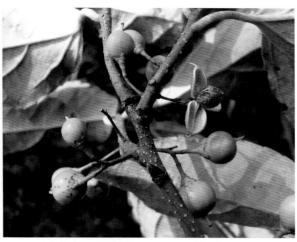

4 长序南蛇藤 Celastrus vaniotii (H. Léveillé) Rehder

　　落叶藤状灌木。小枝光滑，具星散圆形或椭圆形皮孔。叶长方状椭圆形、长方状卵形或卵形，长 6~12cm，宽 4~7cm，边缘具内弯锯齿，齿端具有腺状短尖。花序顶生，长 6~18cm，单歧分枝，腋生花序较短，具腺状缘毛；子房近球状，花柱粗。蒴果球状，果皮内表面具棕色小斑点。种子椭圆状。花期 5~7 月，果期 9 月。

　　分布于神农架各地，生于海拔 1000~2000m 的山坡林中或灌丛中。常见。

　　南蛇藤属植物含多种生物碱，均可供药用。

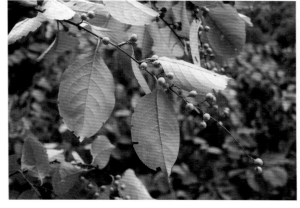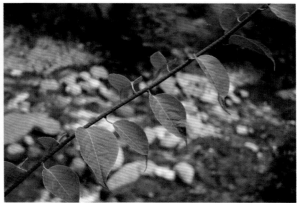

5 大芽南蛇藤 ^{哥兰叶} Celastrus gemmatus Loesener

　　落叶藤状灌木。叶卵状椭圆形、长方形或椭圆形，长 6~12cm，宽 4~7cm，先端渐尖，基部钝圆，边缘具浅锯齿。聚伞花序顶生或腋生，侧生花序花少且短；雄蕊与花冠近等长；雌蕊杯状，子房球状。蒴果球状，小果梗具明显突起皮孔。种子长方椭圆状到阔椭圆状，红棕色，有光泽，两端钝。花期 4~9 月，果期 8~10 月。

分布于神农架各地，生于海拔 400~2000m 的山坡林中。常见。

根、茎、叶祛风除湿，行气活血，强筋壮骨，消散痈肿。

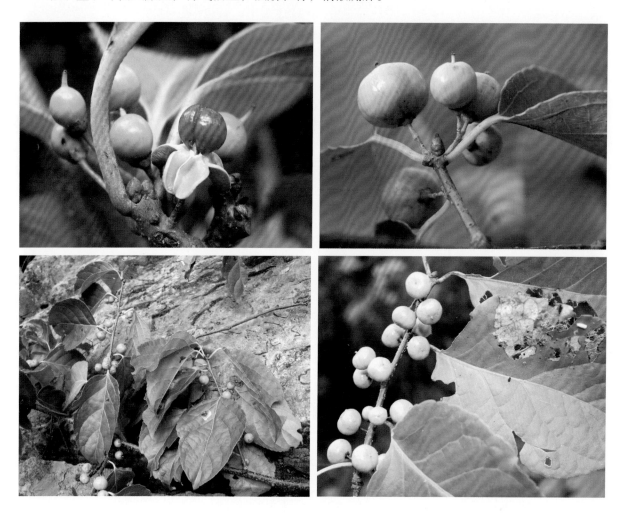

6	**南蛇藤** 假黄藤、黄石辫子

南蛇藤 假黄藤、黄石辫子
Celastrus orbiculatus Thunberg

落叶藤状灌木，高近 12m。叶常近圆形、宽椭圆形或倒卵形，长 6~12cm，宽 5~8cm，先端圆阔而具小尖或短渐尖，基部楔形，边缘具锯齿。聚伞花序腋生，间有顶生，偶有单花；花黄绿色；子房近球状，柱头 3 深裂。蒴果近球形，橙黄色。种子赤褐色，3~6 枚，椭圆状稍扁，外具深红色假种皮。花期 5~6 月，果期 8~9 月。

分布于神农架大九湖（大界岭），生于海拔 2200m 的山坡林缘。少见。

藤茎祛风湿，活血脉。

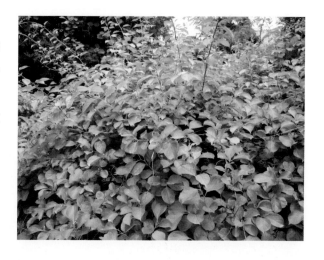

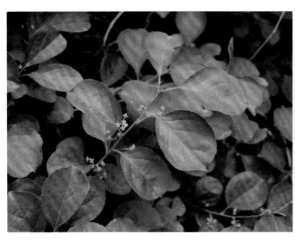
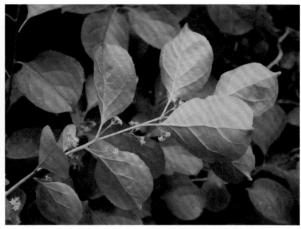

7 短梗南蛇藤 Celastrus rosthornianus Loesener

落叶藤状灌木，高近 7m。叶纸质，倒卵状长圆形或狭椭圆形，长 4~11cm，宽 3~6cm，先端急尖或短渐尖，基部阔楔形，边缘具疏浅锯齿。雄花序顶生者为总状聚伞花序，腋生花序仅具花 1~3 朵；雌花序具花 3~7 朵为腋生的聚伞花序，花黄绿色，子房球状。蒴果橙黄色，近球形。种子紫褐色，阔卵圆状，外具橙红色假种皮。花期 4~5 月，果期 9~10 月。

分布于神农架木鱼、新华，生于海拔 500~800m 的沟边杂木林中。常见。

根、根皮清热解毒，消肿。

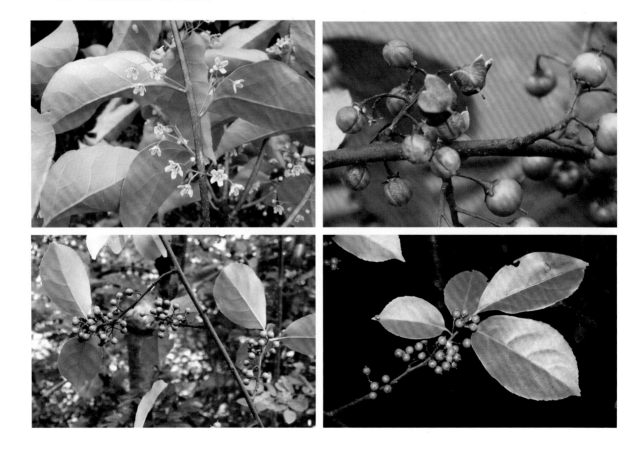

8 | 青江藤 _{猫奶奶藤} **Celastrus hindsii** Bentham

常绿藤状灌木，高 5m。叶革质或纸质，椭圆状披针形或长椭圆形，长 7~14cm，宽 3~4cm，先端急尖或渐尖，基部楔形或圆形，边缘具向内弯的锯齿。聚伞状圆锥花序狭长顶生，腋生花序为具花 3 朵的聚伞花序；花淡绿色；雄蕊着生于杯状花盘边缘；雌蕊瓶状，子房近球状。蒴果黄色，卵状。种子 1 枚，长圆形，外具橙黄色假种皮。花期 5 月，果期 9~10 月。

分布于神农架各地，生于海拔 400~800m 的山坡或灌丛中。常见。

根、根皮通经，利尿。

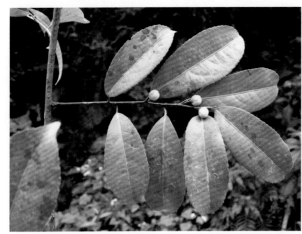 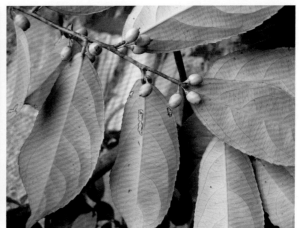

（三）裸实属 **Gymnosporia** (Wight & Arnott) Bentham & J. D. Hooker

小乔木或灌木，直立。枝常具刺。叶互生，无托叶。花小，淡黄色或绿色，两性；花序排成腋生的二歧聚伞花序；萼 4~5 裂；花瓣 4~5 片；雄蕊 4~5 枚，着生于花盘下部；花盘浅波状或分裂；子房藏于花盘内，具 2~3 室，每室具胚珠 2 枚，花柱短，柱头 3 个。蒴果近球形或倒卵形，每室具种子 1~2 枚。种子完全或一部分为假种皮所包围。

约 80 种；我国 11 种；湖北 1 种；神农架 1 种，可供药用。

刺茶裸实 **Gymnosporia variabilis** (Hemsley) Loesener

灌木，直立，高近 2m。小枝刺状，具短枝和长枝。叶互生，椭圆状披针形或狭椭圆形，长 3~7cm，宽 2~3cm，两端渐尖，边缘具细密锯齿，无毛；叶柄长 3~5mm。二歧聚伞花序腋生：总花梗长约 1cm；花黄白色，5 数。蒴果近球形或倒卵形，紫棕色，直径 1~1.5cm，3 裂。种子紫棕色，基部具细小假种皮。花期 8~9 月，果期 10~11 月。

分布于神农架与巴东、兴山等的接壤地带，生于海拔 400m 的山坡向阳处岩石上。少见。

根解毒。

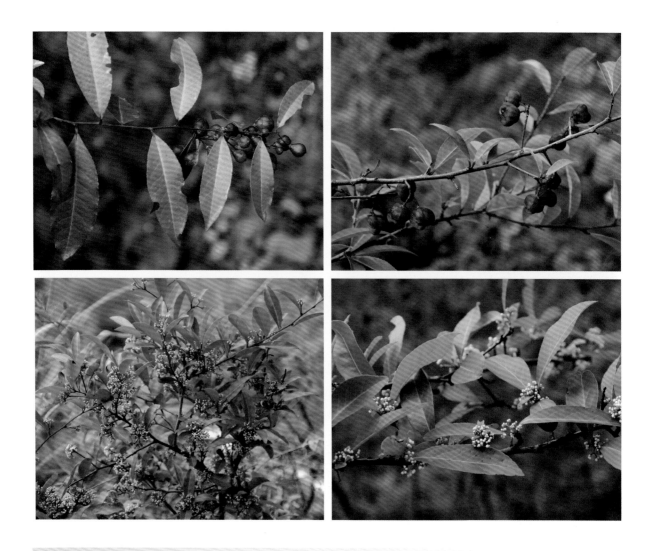

（四）雷公藤属 Tripterygium J. D. Hooker

落叶藤状灌木。小枝常具锐棱 4~6 条，表皮密被细点状与表皮同色的皮孔，密被秀色毡毛状毛或光滑无毛。冬芽宽圆锥形，具鳞片 2 对。叶互生，有叶柄；托叶钻形，早落。花杂性，圆锥聚伞花序顶生，常单歧分枝；花萼 5 裂；花瓣 5 片；花盘扁平；雄蕊 5 枚，着生于杯状花盘的外缘，子房上位，上部三角锥状，不完全 3 室，每室具胚珠 2 枚，花柱短。翅果细窄。种子 1 枚。

单种属，神农架有分布，可供药用。

雷公藤	断肘草、烂肠草

雷公藤 断肘草、烂肠草
Tripterygium wilfordii J. D. Hooker

本种特征同雷公藤属。花期 5~6 月，果期 9~10 月。

分布于神农架与巴东、兴山的接壤地带，生于海拔 400m 的山坡灌丛中。少见。

根、叶、花、果实祛风解毒，杀虫。本种有剧毒，亦为中药中最好的激素类药材。

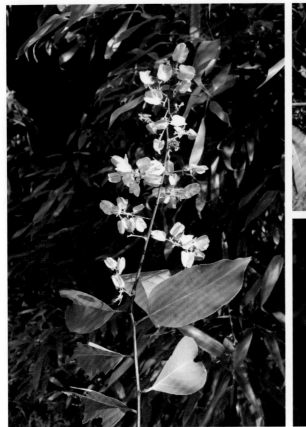
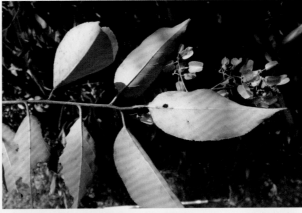
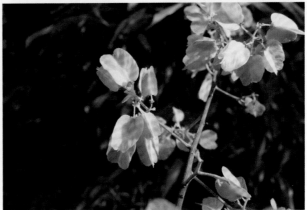

十齿花科 Dipentodontaceae

灌木或小乔木。叶互生，具柄，有小锯齿。花两性或杂性，排成腋生伞形花序或聚伞状圆锥花序；花萼5裂，管壶状或圆柱状；花瓣5片，与萼片相似；雄蕊5枚，着生于花盘上或边缘；子房2室，或上部1室，基部3室，每室具胚珠2枚。蒴果或小浆果。

2属，16种；我国2属，13种；湖北1属，1种；神农架1属，1种，可供药用。

核子木属 Perrottetia Kunth

无刺灌木。叶卵形，有锯齿。花杂性，很小，雌雄异株，排成腋生聚伞状圆锥花序；花萼5枚，萼管圆柱状；花瓣5片，似花萼裂片；雄蕊5枚，着生于花盘边缘；雄花花盘平坦，雌花花盘环状；子房不与花盘粘贴，2室，每室具胚珠2枚。浆果球形。种子2~4枚。

约15种；我国2种；湖北1种；神农架1种，可供药用。

核子木 Perrottetia racemosa (Oliver) Loesener

灌木。树皮深红色，具灰白色皮孔。叶互生，长椭圆形或长卵形，密生细锐锯齿。聚伞状圆锥花序腋生；花雌雄异株；花萼5枚，萼管圆柱状；花瓣5片，似花萼裂片。雄花直径约3mm；雄蕊5枚，着生在花盘边缘；花盘平坦；退化子房细小。雌花直径约1mm；花盘环状；子房上位，2室，胚珠2枚。浆果球形。种子2~4枚。花期5~6月，果期8~9月。

分布于神农架阳日（麻湾、寨湾），生于海拔750~1100m的山林下。少见。

根皮祛风除湿。

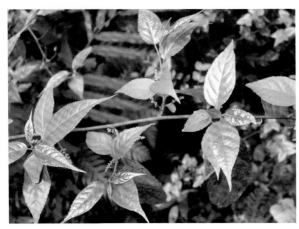 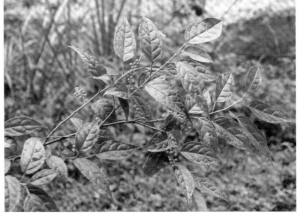

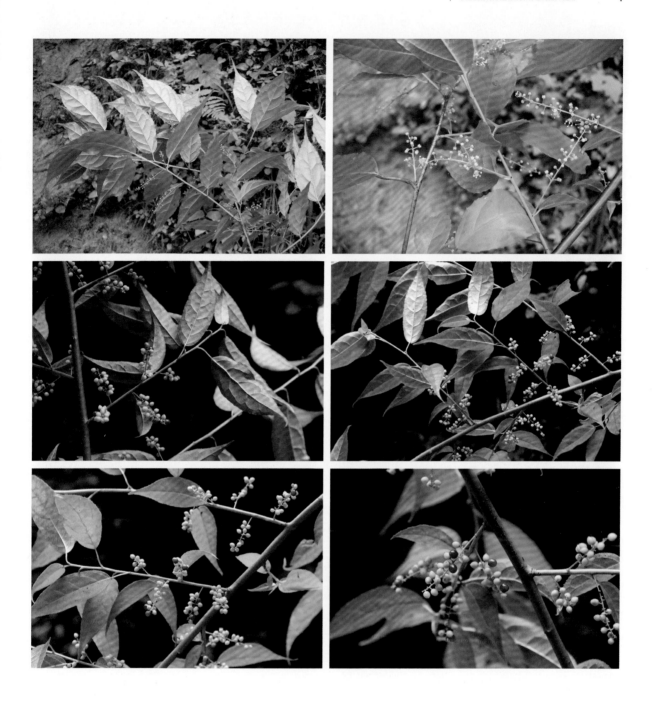

瘿椒树科 Tapisciaceae

乔木。单数羽状复叶，互生，有托叶。花两性，或雌雄异株，整齐，圆锥花序腋生，下垂；雄花序细长而纤弱，两性花花序较短；花单生于苞腋内；萼 5 裂，管状；花瓣 5 片；雄蕊 5 枚；子房 1 室，胚珠 1 枚；雄花较小，有退化子房。果不开裂，浆果状；果皮肉质或革质。种子具硬壳质种皮。

2 属，6 种；我国 1 属，3 种；湖北 1 属，2 种；神农架 1 属，1 种，可供药用。

瘿椒树属 **Tapiscia** Oliver

本属特征同瘿椒树科。

2 种；我国特有；湖北 1 种；神农架 1 种，可供药用。

瘿椒树 银鹊树
Tapiscia sinensis Oliver

落叶乔木。叶互生，单数羽状复叶，具托叶；小叶 5~9 枚，卵形至狭卵形，具锯齿。花两性或单性异株，整齐；圆锥花序腋生，雄花序可达 25cm，两性多可达 10cm；花极小，具香气，黄色；花萼钟状，5 浅裂；花瓣 5 片；雄蕊 5 枚，与花瓣互生，伸出花外；子房 1 室，胚珠 1 枚；雄花具退化雌蕊。果近球形，长约 7mm。花期 6~7 月，果期 8~9 月。

分布于神农架大九湖、木鱼、红坪，生于海拔 600~1400m 的山坡沟边林中或林缘路旁。常见。

根、果实解表，清热，祛湿。

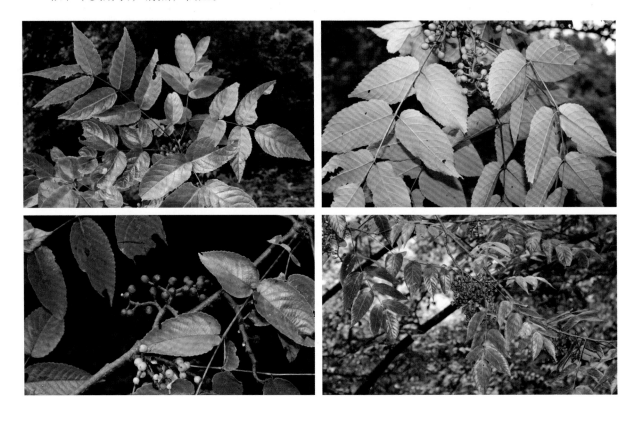

省沽油科 Staphyleaceae

　　落叶灌木或乔木。小枝光滑，具条纹。芽卵圆形，外具鳞片 2~4 枚。叶通常对生或互生，3 枚小叶或羽状复叶，小叶有锯齿，有时为单叶。花两性，有时杂性；圆锥花序或总状花序腋生或顶生；萼片与花瓣均 5 数，覆瓦状排列；雄蕊 5 枚，与花瓣互生，花药丛裂，2 室；雌蕊单一，子房由 2 或 3 个心皮组成，基部连合或分离，胚珠多数。果为蓇葖果、浆果或蒴果；果皮薄，膜质、肉质或革质，不开裂或开裂。种子 1~4 枚，无假种皮。

　　3 属，40~50 种；我国 3 属，20 种；湖北 3 属，7 种；神农架 3 属，5 种，可供药用的 2 属，3 种。

■ 分属检索表

1. 果为膜质肿胀的蒴果；种子无假种皮……………………………………………1. 省沽油属 Staphylea
1. 果为蓇葖果；种子具假种皮……………………………………………………2. 野鸦椿属 Euscaphis

（一）省沽油属 Staphylea Linnaeus

　　落叶灌木或小乔木，高近 4m。枝条光滑，具条纹。叶对生，有托叶，小叶 3~5 枚或羽状分裂。圆锥花序腋生或顶生；花白色，两性，整齐，5 数；子房由 2 或 3 个心皮组成，分离或基部连合，花柱 2~3 个，胚珠多数。蒴果膀胱状；果皮膜质，沿内面腹缝线开裂。种子每室 1~4 枚，近圆形，无假种皮，胚乳肉质。花期 4~5 月，果期 8~9 月。

　　约 13 种；我国 6 种；湖北 2 种；神农架 2 种，均可供药用。

■ 分种检索表

1. 果先端分裂；顶生小叶下延成翅……………………………………………1. 省沽油 S. bumalda
1. 果先端不分裂；顶生小叶有叶柄……………………………………………2. 膀胱果 S. holocarpa

1　省沽油 Staphylea bumalda Candolle

　　落叶灌木，高约 2m，稀达 5m。复叶对生，3 枚小叶；小叶椭圆形或卵圆形，长 3~7cm，宽 2~4cm，先端锐尖，基部圆形或楔形，边缘具细锯齿，齿尖具尖头，上表面绿色无毛，下表面青白色。圆锥花序顶生，直立；萼片浅黄白色；花瓣 5 片，白色，较萼片稍大。蒴果膀胱状，扁平，2 室，先端分裂。种子黄色，有光泽。花期 4~5 月，果期 8~9 月。

　　分布于神农架各地，生于海拔 1000~1300m 的山坡林中。常见。

　　根用于崩漏、月经不调、疝气。果实用于胃病、脱肛、子宫下垂、睾丸肿痛。

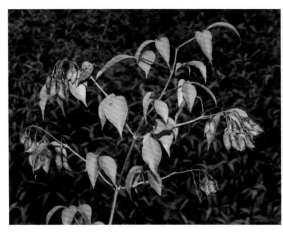
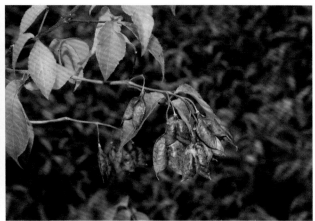

| 2 | 膀胱果 | 鸡合子树
Staphylea holocarpa Hemsley |

■ **分变种检索表**

1. 花粉红色或白色·······································2a. *膀胱果* S. holocarpa var. **holocarpa**

1. 花玫瑰粉红色·······································2b. *玫红省沽油* S. holocarpa var. **rosea**

| 2a | 膀胱果（原变种） | 鸡合子树
Staphylea holocarpa var. **holocarpa** |

　　落叶小乔木或灌木，高 3~10m。复叶对生，3 枚小叶，近革质，无毛；小叶椭圆形至长圆状披针形，长 5~7cm，宽 2.5~3.5cm，先端突渐尖，基部钝，边缘具硬细锯齿。圆锥花序生于叶腋间，花先于叶开放或叶与花同时开放，粉红色或白色。果为梨形膨大的蒴果 3 裂，基部狭，顶端平截。种子灰褐色，近椭圆形，有光泽。花期 4~5 月，果期 8~9 月。

　　分布于神农架，生于海拔 600~1600m 的山坡沟边树林中。常见。

　　根、果实润肺止咳，祛风除湿。

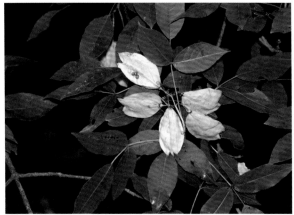
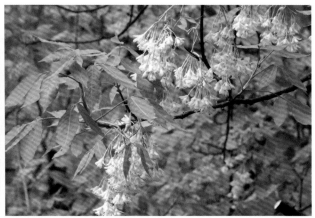

2b | 玫红省沽油（变种）**Staphylea holocarpa** var. **rosea** Rehder & E. H. Wilson

本变种与玫红省沽油（原变种）不同处在于花玫瑰粉红色。

分布于神农架木鱼（官门山）、松柏（麻湾），生于海拔 1400~1600 的山坡林中。少见。

本种除花色与膀胱果不同外，其花柱强烈伸出花被，蒴果顶端不裂与省沽油属诸种均不同，可能为一新种。

根、果实润肺止咳，祛风降湿。

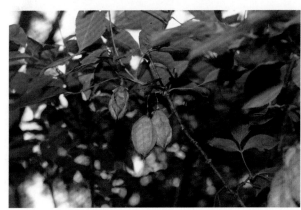 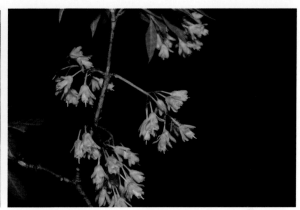

（二）野鸦椿属 **Euscaphis** Siebold & Zuccarini

落叶灌木。枝无毛。奇数羽状复叶，对生；小叶 2~5 对，革质，具细锯齿。圆锥花序顶生；花两性，整齐；花萼宿存，5 裂；花瓣 5 片；雄蕊 5 枚，着生于花盘基部外缘；子房上位，3 室，心皮仅基部合生，裂片全裂成 1 室，花柱 3 个，顶端合生。蓇葖果 1~3 个，心皮革质，基部有宿存的花萼，沿内面腹缝线开裂。种子 1~2 枚，具薄假种皮。

单种属，神农架有分布，可供药用。

野鸦椿 鸡眼树、疝气果 | **Euscaphis japonica** (Thunberg) Kanitzt

本种特征同野鸦椿属。花期 5~6 月，果期 8~9 月。

分布于神农架各地，生于海拔 1300m 以下的山坡灌丛中。常见。

根、果实、种子祛风散寒，行气止痛。

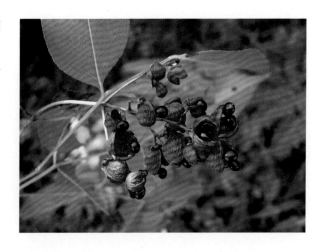

茶茱萸科 Icacinaceae

乔木、灌木或藤本。单叶互生，全缘，羽状脉，稀掌状脉。花两性，有时退化成单性而雌雄异株，极稀杂性，辐射对称，集成穗状、总状、圆锥花序或聚伞花序；萼小，常 4~5 裂，裂片常宿存；花瓣 3~5 片，先端多半内折；雄蕊与花瓣同数，花药常内向，花丝在花药下方的部分常被毛；子房上位，1 室，稀 3~5 室，花柱常不发育或 1 个，柱头 2~3 裂，或合生成头状至盾状。核果或翅果。

约 57 属，400 种；我国 12 属，24 种；湖北 2 属，2 种；神农架 2 属，2 种，可供药用的 1 属，1 种。

假柴龙树属 Nothapodytes Blume

乔木或灌木。小枝常具棱。叶多互生，全缘。聚伞或伞房花序顶生，稀兼腋生；花常有特难闻臭气；花柄在萼下有关节；花瓣 5 片，厚条形，外被糙伏毛，内被长柔毛，先端反折；花丝肉质，常扁平，花药背面基部具多少与花丝贴生的垫状附属物；花盘叶状，环形，5~10 裂；子房常被硬毛，1 室，花柱丝状至短锥形，柱头常头状、截形。浆果状核果。

2 种；我国 1 种；湖北 1 种；神农架 1 种，可供药用。

马比木 Nothapodytes pittosporoides (Oliver) Sleumer

矮灌木。叶片长圆形或倒披针形，幼时两表面被金黄色糙伏毛，老时脱落而光亮，侧脉弧曲上升，和中脉在下表面十分突起，常被长硬毛；叶柄远短于叶片，上表面具深槽，槽里被糙伏毛。聚伞花序顶生，花序轴常平扁；萼短，膜质，5 裂，裂片具缘毛；花瓣黄色；花盘肉质，有不整齐裂片或深圆齿。果顶端具鳞脐。花期 4~6 月，果期 6~8 月。

分布于神农架新华（观音河），生于海拔 600~800m 的山坡林中。少见。

根皮（马比木、追风伞）祛风利湿，理气散寒。另外，本种根含喜树碱，可提取作抗癌药物。

近年来该种的野生资源受到较大破坏，其即将被列为国家重点保护野生植物。

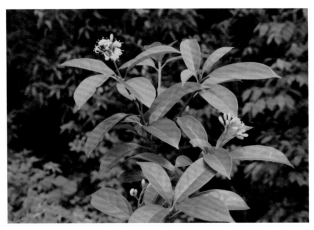
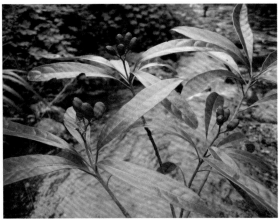

槭树科 Aceraceae

落叶灌木或乔木，少数常绿。冬芽被多数覆瓦状鳞片。叶对生，单叶，掌状分裂或不分裂，少数为羽状或掌状复叶，具锯齿或全缘，无托叶。花整齐，杂性异株或同株，少数为单性异株，排成顶生或腋生的聚伞、穗状、伞房或总状花序；花小，白色、绿色或黄绿色，少数为红色或紫色；萼片4~5枚；花瓣4~5片或缺；花盘肉质，微裂或环状；雄蕊4~12枚，着生于花盘外侧或内侧；子房上位，2室，2裂，每室具胚珠2枚，花柱2个。翅果。种子无胚乳，外种皮膜质，胚倒生。

2属，131种；我国2属，101种；湖北2属，36种；神农架2属，31种，可供药用的1属，11种。

枫属 **Acer** Linnaeus

常绿或落叶的灌木或乔木。冬芽外常被多数覆瓦状的鳞片。叶对生，单叶或复叶，小叶多达11枚，掌状分裂或不分裂。花小，整齐，雄花与两性花同株或异株，少数雌雄异株，排成伞房、聚伞、总状或圆锥花序；萼片和花瓣均为4或5数，稀缺花瓣；花盘环状或微裂，少数缺；雄蕊4~12枚；子房2室，花柱2裂，稀不裂。果为翅果。

129余种；我国99种；湖北35种；神农架30种，可供药用的11种。

■ 分种检索表

1. 叶为单叶。
  2. 花两性或杂性，雄花与两性花同株或异株，生于具叶的小枝顶端。
    3. 花序为聚伞、伞房或圆锥花序。
      4. 落叶；叶片分裂或分裂不明显。
        5. 小坚果扁平；叶裂片无齿⋯⋯⋯⋯⋯⋯⋯⋯⋯⋯⋯1. 五角枫 A. pictum subsp. mono
        5. 小坚果凸起；叶裂片常具齿。
          6. 叶5~9裂⋯⋯⋯⋯⋯⋯⋯⋯⋯⋯⋯⋯⋯⋯⋯2. 鸡爪枫 A. palmatum
          6. 叶3~5裂，少数7裂或分裂不明显。
            7. 圆锥花序；叶近革质⋯⋯⋯⋯⋯⋯⋯⋯⋯3. 中华枫 A. sinense
            7. 伞房花序；叶纸质⋯⋯⋯⋯⋯⋯⋯⋯⋯⋯4. 五裂枫 A. oliverianum
      4. 常绿；叶片不分裂。
        8. 网脉不显著⋯⋯⋯⋯⋯⋯⋯⋯⋯⋯⋯⋯⋯⋯5. 罗浮枫 A. fabri
        8. 网脉特别显著。
          9. 叶下表面被白粉⋯⋯⋯⋯⋯⋯⋯⋯⋯⋯⋯6. 飞蛾树 A. oblongum
          9. 叶下表面嫩时脉腋被丛毛⋯⋯⋯⋯⋯⋯⋯7. 光叶枫 A. laevigatum
    3. 花序为总状花序⋯⋯⋯⋯⋯⋯⋯⋯⋯⋯⋯⋯⋯⋯⋯8. 青榨枫 A. davidii

2. 花单性，稀杂性，生于小枝旁边。
　　10. 花 4 基数·······························10. **毛叶枫 A. stachyophyllum**
　　10. 花 5 基数·······························11. **房县枫 A. sterculiaceum** subsp. **franchetii**
1. 叶为复叶，具 3 枚小叶；总状花序下垂·····················9. **三叶枫 A. henryi**

---

1 五角枫 地锦槭、色木槭
Acer pictum subsp. **mono** (Maximowicz) H. Ohashi

　　落叶乔木，高 15~25m。树皮粗糙纵裂，暗褐色。小枝细瘦，无毛。叶纸质，5 裂，先端狭长渐尖或尾状锐尖，基部近心形或截形。花多数，雄花与两性花同株，杂性，生成无毛的顶生圆锥状伞房花序，与叶同时开放；萼片 5 枚；花瓣 5 片；雄蕊 8 枚。翅果嫩时紫绿色，熟时淡黄色，小坚果呈压扁状，两翅张开成钝角或近锐角。花期 4~5 月，果期 9 月。

　　分布于神农架红坪、木鱼，生于海拔 1400~2200m 的山坡林中。常见。

　　枝、叶祛风除湿，消肿止痛。

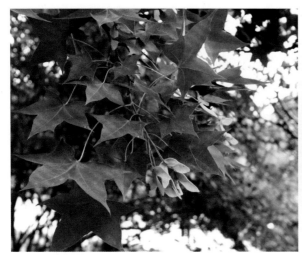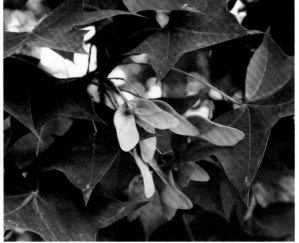

---

2 鸡爪枫 **Acer palmatum** Thunberg

　　落叶乔木，高 5~10m。叶纸质，外貌圆形，直径 7~10cm，掌状 5~9 深裂，常 7 裂，先端锐尖或长锐尖，基部心形或近心形，稀截形，边缘具紧贴的锐锯齿。花紫色，杂性，雄花与两性花同株，生成无毛的伞房花序；花瓣 5 片；雄蕊 8 枚；子房无毛，花柱 2 个。翅果幼嫩时紫红色，熟时淡棕黄色，小坚果凸出，球形，两翅张开成钝角。花期 5 月，果期 10 月。

　　分布于神农架各地，生于海拔 1800~2400m 的山坡林中。常见。

　　枝叶止痛，解毒。

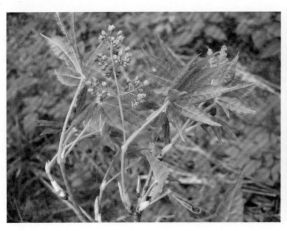
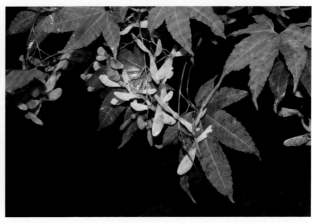

3 中华枫 五角枫
Acer sinense Pax

落叶小乔木，高 3~5m，稀达 10m。小枝细瘦，紫绿色。叶近革质，常 5 裂，长 10~14cm，宽 12~15cm，先端锐尖，基部心形或近心形，稀截形。花白色，杂性，雄花与两性花同株，多花组成下垂的顶生圆锥花序；萼片 5 枚；花瓣 5 片；雄蕊 5~8 枚。翅果淡黄色，无毛，小坚果特别凸出，椭圆形，两翅张开成钝角或近水平。花期 5 月，果期 9 月。

分布于神农架各地，生于海拔 800~1500m 的山坡林中。常见。

根接骨，利关节，止痛。

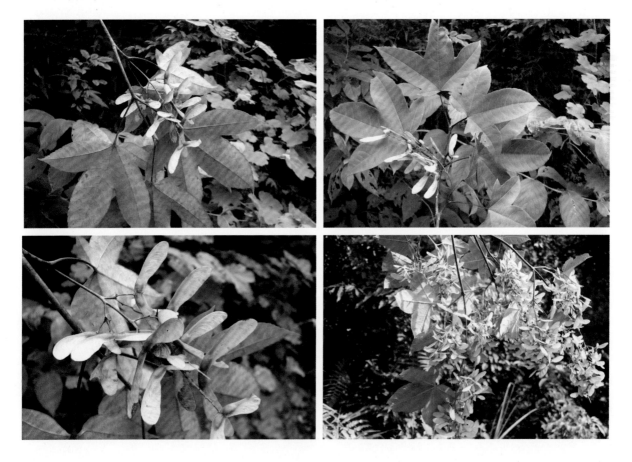

4 五裂枫 *Acer oliverianum* Pax

落叶小乔木，高4~7m。叶纸质，5裂，长4~7cm，宽4~9cm，裂片长圆状卵形或三角状卵形，先端锐尖，基部近截形或近心形。花白色，雄花与两性花同株，杂性，常生成顶生无毛的伞房花序，开花与叶的生长同时。翅果幼时淡紫色，熟时黄褐色，镰刀形，小坚果凸出，脉纹显著，两翅张开近水平。花期5月，果期9月。

分布于神农架各地，生于海拔1000~1500m的山坡林中。常见。

枝、叶清热解毒，理气止痛。

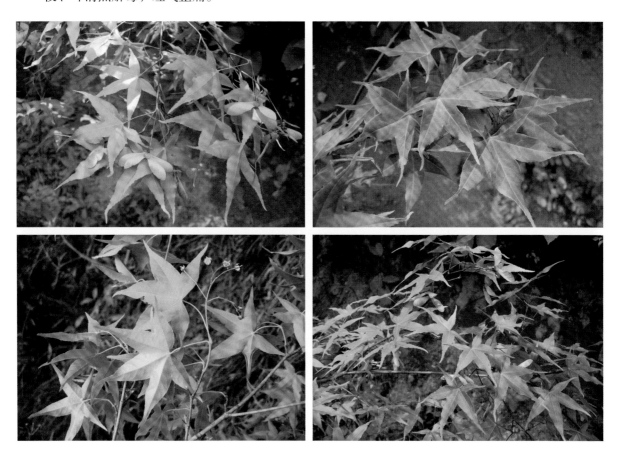

5 罗浮枫 *Acer fabri* Hance

常绿乔木，高近10m。叶革质，长4~9cm，宽1~3cm，先端锐尖或短锐尖，基部楔形，叶全缘。花紫色，杂性，雄花与两性花同株，常生成无毛或嫩时被绒毛的圆锥花序；萼片5枚；花瓣5片；雄蕊8枚；子房无毛，花柱短。翅果嫩时紫色，熟时淡褐色或黄褐色，小坚果凸起，两翅张开成钝角，无毛，细瘦。花期4~5月，果期9月。

分布于神农架下谷、新华、阳日，生于海拔400~600m的沟谷林中。常见。

果实清热，利咽喉。

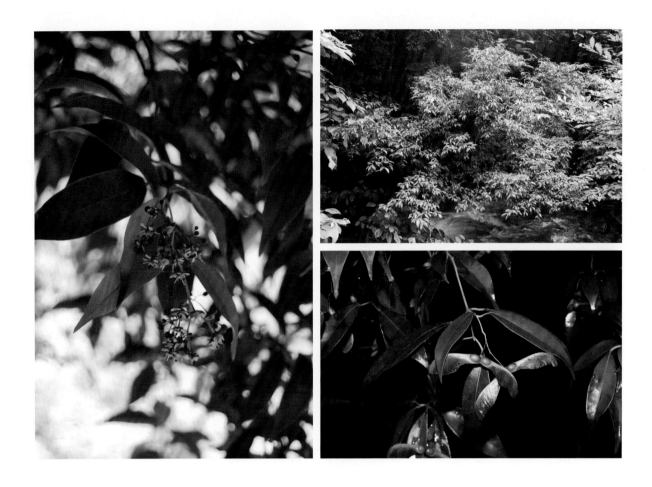

6 飞蛾树 **Acer oblongum** Wallich ex Candolle

常绿乔木，高 10~20m。叶革质，卵形或卵状长圆形，长 5~11cm，宽 2~4cm，先端短尖或渐尖，基部宽楔形或圆形，具 3 条主脉，全缘，无毛，上表面绿色，下表面被白粉；叶柄长 1.5~3cm。花黄绿色或绿色，杂性，雄花与两性花同株；伞房花序顶生，被毛。翅果棕黄色，小坚果凸起，两翅张开近于直角。花期 4 月，果熟期 9 月。

分布于神农架木鱼、下谷、阳日等地，生于海拔 400~1400m 的山坡杂木林中。常见。

根皮祛风除湿。

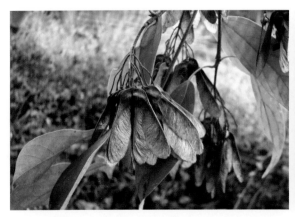
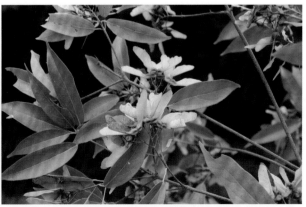

7 光叶枫 ^{飞蛾树}
Acer laevigatum Wallich

常绿乔木，常高 10m，稀达 15m。叶革质，长圆状披针形或披针形，长 8~15cm，宽 3~5cm，先端渐尖或短渐尖，基部楔形，全缘或近先端有稀疏的细锯齿。花白色，杂性，雄花与两性花同株；无毛的伞房花序顶生；雄蕊 6~8 枚；花盘紫色，无毛。翅果嫩时紫色，成熟时淡黄褐色，小坚果特别凸起，两翅展开成钝角或锐角。花期 4 月，果期 7~8 月。

分布于神农架各地，生于海拔 500~1000m 的山坡林中。常见。

根、树皮祛风除湿，活血。果实清热利咽。

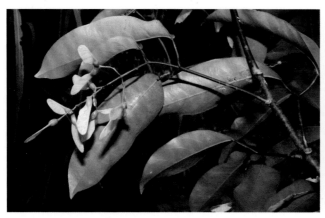
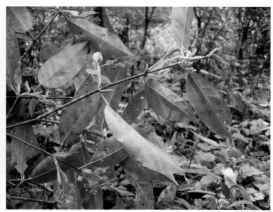

8 青榨枫 ^{青皮柳、青渣子树}
Acer davidii Franchet

落叶乔木，高 10~15m。叶纸质，长圆状卵形、卵形或近心形，长 6~14cm，宽 4~9cm，先端锐尖或尾状渐尖，基部圆形或近心形，边缘具不整齐的锯齿。花黄绿色，雄花与两性花同株，顶生于带叶的嫩枝上，与叶同时开放；花瓣 5 片；雄蕊 8 枚。翅果嫩时淡绿色，熟后黄褐色，小坚果扁平，两翅展开成钝角或几乎为水平。花期 4~5 月，果期 9 月。

分布于神农架各地，生于海拔 400~1600m 的山坡林中。常见。

根祛风止痛。枝、叶清热解毒，行气止痛。

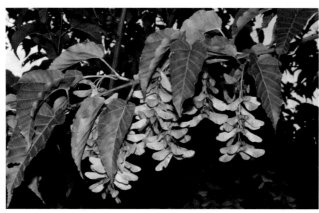
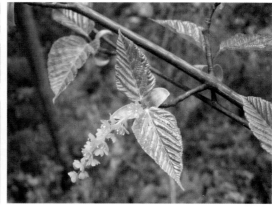

9 | 三叶枫 鸡爪子树
Acer henryi Pax

落叶乔木，高近 10m。叶纸质，羽状复叶，具 3 枚小叶，长圆状椭圆形或椭圆形，长 5~11cm，宽 3~6cm，先端锐尖，基部阔楔形或楔形。花绿色，雌雄异株，单性；常下垂的穗状或总状花序侧生；萼片 5 枚；花瓣 5 片；花盘微发育。翅果嫩时淡紫色，熟时黄褐色，小坚果凸出，长圆形，脉纹显著，两翅张开成锐角或近直立。花期 5 月，果期 9 月。

分布于神农架各地，生于海拔 600~1800m 的山坡林中。常见。

根祛风除湿，活血逐瘀。

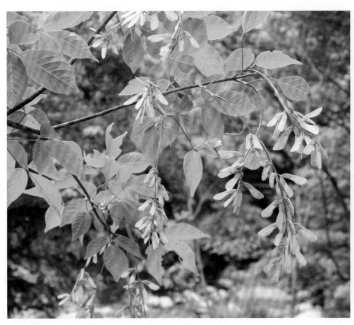 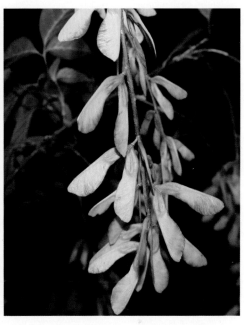

10 | 毛叶枫 Acer stachyophyllum Hiern

■ 分亚种检索表

1. 叶下表面被宿存的淡黄色绒毛··········10a. 毛叶枫 A. stachyophyllum subsp. stachyophyllum
1. 叶下表面仅嫩时被灰色短毛··············10b. 四蕊枫 A. stachyophyllum subsp. betulifolium

10a | 毛叶枫（原亚种）Acer stachyophyllum subsp. stachyophyllum

落叶乔木。树皮平滑，深灰色或淡褐色。小枝近于圆柱形，淡绿色，无毛。叶卵形，边缘具锐尖的重锯齿，下表面被很密的淡黄色绒毛，初生脉 3~5 条，次生脉 8~9 对，叶脉常达于叶的边缘；

叶柄淡紫色，除近顶端略被短柔毛外其余部分无毛。果序总状，有时基部分枝，淡紫绿色，无毛；果梗细瘦；翅果嫩时淡紫色，后变淡黄色，无毛，小坚果凸起，脊纹显著，翅呈镰刀形，张开近于直立或锐角。花期不明，果期 10 月。

分布于神农架红坪，生于海拔 1400~2600m 的山坡林中。少见

枝清风热，清头目；用于头风热胀。

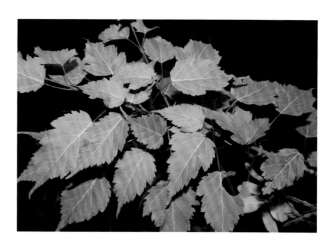

10b **四蕊枫**（亚种）**Acer stachyophyllum** subsp. **betulifolium** (Maximowicz) P. C. de Jong

落叶乔木。冬芽卵圆形，鳞片淡紫色，卵形，边缘微被纤毛。叶卵形或长圆卵形，边缘具大小不等的锐尖锯齿，侧脉 4~6 对。花黄绿色，雄花的总状花序很短，具花 3~5 朵，雌花的总状花序长，具花 5~8 朵；萼片 4 枚，长圆卵形；花瓣 4 片，长圆状椭圆形；雄花中具雄蕊 4 枚，较花瓣长 1/3~1/2；花盘位于雄蕊的内侧，现裂痕；子房紫色，柱头反卷。小坚果长卵圆形，具显著脉纹，翅长圆形，张开成直角至近于直立。花期 4 月下旬至 5 月上旬，果期 9 月。

分布于神农架各地，生于海拔 1400~2500m 的山坡林中。常见。

枝清风热，清头目；用于头风热胀。

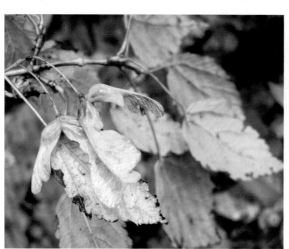
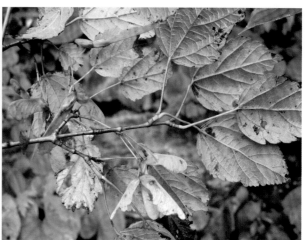

11 **房县枫**（亚种）**Acer sterculiaceum** Wallich subsp. **franchetii** (Pax) A. E. Murray

落叶乔木。小枝粗壮。叶基部心形，通常 3 裂，边缘具不规则粗大锯齿，中裂片卵形，侧裂片较小，向前直伸，脉腋被丛毛。花序为总状花序或圆锥花序，密生柔毛，花单性，雌雄异株。翅果张开成锐角，稀近于直立，小坚果特别凸起，近球形，嫩时被黄色疏柔毛。花期 4 月，果期 8 月。

分布于神农架各地，生于海拔 1000~2000m 的山坡林中。常见。

根、树皮、果实祛风湿，活血，清热利咽；用于声音嘶哑，咽喉肿痛。

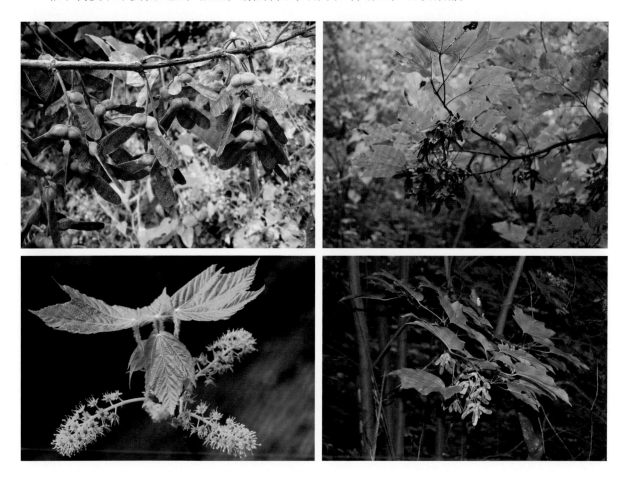

七叶树科 Hippocastanaceae

　　落叶灌木或乔木。冬芽常具黏液。枝条粗壮。冬芽与叶痕呈三角形，掌状复叶，由3~9枚小叶组成的，对生，小叶边缘具锯齿，无托叶。聚伞状的圆锥花序或总状花序顶生；花两侧对称，杂性，两性花常生于花序基部；萼钟状至管状，全裂或4~5浅裂；花瓣4~5片，基部爪状；花盘在雄蕊外侧，稍浅裂或全缘；雄蕊5~9枚，分离，弯曲或直立，花药纵裂；子房上位，3室，每室具胚珠2枚，花柱细长。蒴果3裂。种子大，有光泽，外种皮革质，种脐明显，无胚乳。

　　2属，约15种；我国2属，5种；湖北1属，2种；神农架1属，1种，可供药用。

七叶树属 Aesculus Linnaeus

　　落叶灌木或乔木。叶为掌状复叶，对生，由5~9枚小叶组成，无托叶，具长柄，边缘有锯齿。聚伞状圆锥花序顶生，直立；花杂性，雄花与两性花同株，不整齐，大型；花萼钟形或管状；花瓣4~5片，基部爪状；花盘常全部发育成环状；雄蕊5~8枚，着生于花盘内部；子房上位，3室。蒴果1~3室，光滑或有刺，胞背开裂，通常具种子1枚。种子球形或梨形。

　　约12种；我国4种；湖北2种；神农架1种，可供药用。

天师栗 开心果、梭罗树
Aesculus chinensis var. wilsonii (Rehder) Turland & N. H. Xia

　　落叶大乔木，高15~20m。掌状复叶，对生；小叶5~7枚，长圆形、长倒卵形或倒披针形，长10~25cm，宽3~9cm，先端突长尖，基部宽近圆形或楔形，边缘具小锯齿，下表面密生灰白色绒毛。圆锥花序顶生，两性花位于下部，花白色。蒴果顶端具短突尖，卵圆形，褐色，具疣状突起。种子扁圆形或近圆形，种脐白色。花期5~6月，果熟期9~10月。

　　分布于神农架各地，也有栽培，生于海拔800~1500m的山林中。常见。

　　种子理气宽中，和胃止痛。

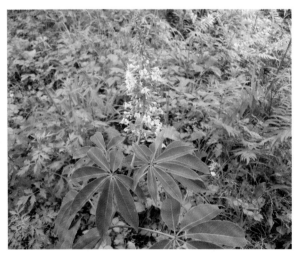
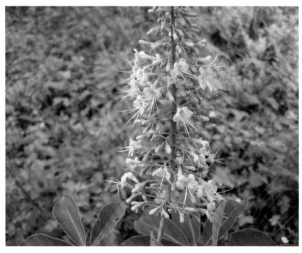

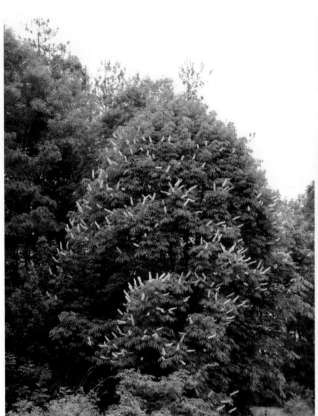

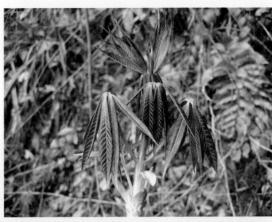

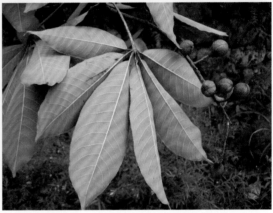

无患子科 Sapindaceae

乔木或灌木,少数为攀缘状草本或木质藤本。叶多互生,常为掌状复叶或羽状复叶,无托叶。花小,杂性或退化为单性,少两性,排成顶生或腋生的圆锥花序或总状花序;萼片 4~5 枚,呈镊合状或覆瓦状排列;花瓣 4~5 片或缺,覆瓦状排列,内侧基部常具絮状毛或小鳞片;花盘着生于雄蕊的外部;雄蕊通常 8 枚,花丝分离,常被疏柔毛;子房上位,通常 3 室,花柱线状,每室具胚珠 1~2 枚或更多。果为核果、浆果、蒴果或翅果。种子无胚乳,种皮膜质至革质,假种皮有或无。

135 属,约 1500 种;我国 21 属,53 种;湖北 3 属,3 种;神农架 3 属,3 种,均可供药用。

■ 分属检索表

1. 果不开裂,为核果································2. 无患子属 Sapindus
1. 蒴果室背开裂。
  2. 果膨胀,果皮膜质或纸质,有脉纹································1. 栾树属 Koelreuteria
  2. 果不膨胀,果皮革质或木质································3. 文冠果属 Xanthoceras

(一) 栾树属 Koelreuteria Laxmann

落叶乔木或灌木。奇数羽状复叶,互生;小叶浅裂或有锯齿,少数全缘,通常被毛。聚伞状圆锥花序大,顶生;花杂性同株或异株,整齐或不对称;萼 5 裂,呈镊合状排列;花瓣多为 4 片,内面基部有深 2 裂的鳞片;雄蕊常 8 枚;子房上位,3 室,每室具胚珠 2 枚,花柱 3 个。蒴果肿胀,囊状,室背开裂为 3 个果瓣;果皮膜质,具网纹。种子单生,球形,无假种皮。

3 种;我国 3 种;湖北 3 种;神农架 1 种,可供药用。

复羽叶栾树 栾树
Koelreuteria bipinnata Franchet

落叶乔木,高 20m。叶平展,二回单数羽状复叶,互生;小叶互生,少对生,纸质或近革质,长 3~8cm,宽 1~3cm,顶端短渐尖,基部圆形,边缘具不整齐小锯齿。圆锥花序大型顶生;花黄色;花瓣 4 片;雄蕊较花瓣稍短,花丝被长柔毛。蒴果近球形或卵形,顶端有小凸尖,熟时紫红色。种子近球形,黑色。花期 6~7 月,果期 9~10 月。

分布于神农架各地,生于海拔 400~1400m

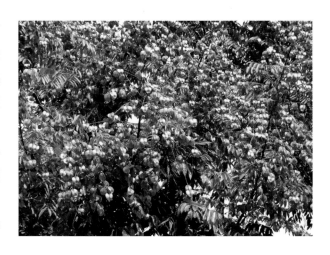

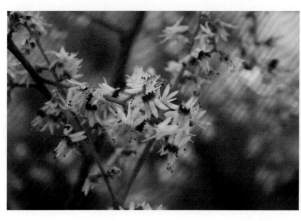
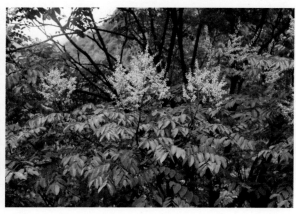

的山坡灌木林中或房屋附近，公路边多有栽培。常见。

　　根消肿止痛，活血，驱虫。

（二）无患子属 Sapindus Linnaeus

　　落叶或常绿，乔木或灌木。叶互生，偶数羽状复叶，少单叶，无托叶；小叶全缘，少数有锯齿。花杂性或两性，排成宽大顶生或腋生的聚伞圆锥花序；萼片5枚；花瓣5片，内面基部有2枚耳状被毛的小鳞片或缺；雄蕊8枚，着生于花盘内侧；子房上位，倒卵形或陀螺形，3室，每室具胚珠1枚。核果球形，革质或肉质。种子球形或椭圆形，黑色，无假种皮。

　　约13种；我国4种；湖北1种；神农架1种，可供药用。

无患子　洗手果、肉皂角
Sapindus saponaria Linnaeus

　　落叶或半常绿乔木，高10~25m。小叶4~8对，互生或近对生，卵状披针形至长椭圆状披针形，长7~18cm，宽2.5~6cm，先端短尖或渐尖，基部斜或圆形或楔形，全缘。圆锥花序顶生，总轴和分枝均被小绒毛，花通常两性。核果球形，肉质，直径约2cm，熟时黄色或橙黄色。种子球形，肉质，黑色，质硬。花期5~6月，果期9~10月。

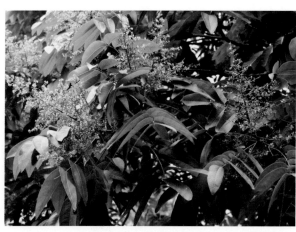
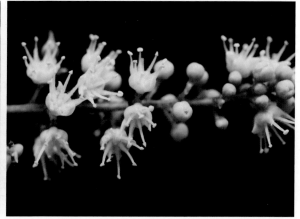

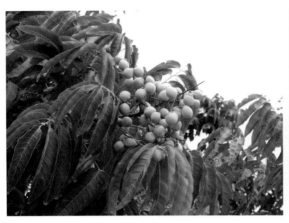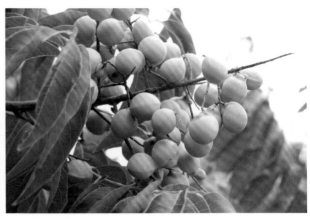

分布于神农架各地，生于海拔 1000m 以下的山坡林缘或住屋附近。常见。

种子清热祛痰，消积杀虫。

（三）文冠果属 Xanthoceras Bunge

乔木或灌木。奇数羽状复叶，小叶具锯齿。总状花序，花杂性，两性花和雄花同株；萼片 5 枚；花瓣 5 片，阔倒卵形，具短爪；花盘 5 裂，与花瓣互生，背面顶端有一角状体；雄蕊 8 枚；子房椭圆形，3 室，每室具胚珠 7~8 枚，排成 2 纵行。蒴果阔椭圆形或近球形，具棱 3 条，室背开裂为 3 个果瓣；果皮厚而硬。每室种子数枚，扁球状；种皮革质，无假种皮。

1 种，神农架有栽培，可供药用。

文冠果 Xanthoceras sorbifolium Bunge

本种特征同文冠果属。花期 4~5 月，果期 9 月。

原产于我国北部和东北部，神农架阳日（古水）20 世纪 70 年代有引种栽培，现保存甚少。

木材、枝叶祛风除湿，消肿止痛；用于风湿热痹、筋骨疼痛。

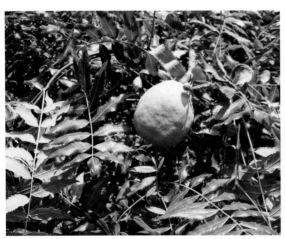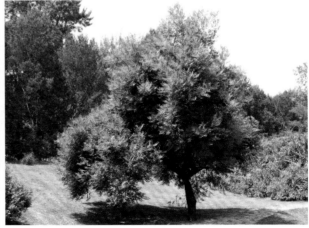

清风藤科 Sabiaceae

落叶或常绿灌木、乔木或攀缘木质藤本。叶互生，羽状复叶或单叶，无托叶。花两性或杂性异株，常呈顶生或腋生的圆锥花序或聚伞花序；萼片 4~5 枚，基部合生或离生，大小相等或不相等，覆瓦状排列；花瓣 4~5 片，内面 2 片通常小于外面 3 片，覆瓦状排列；雄蕊 5 枚，与花瓣对生，基部附着于花瓣上或分离，全部发育或外面 3 枚不发育，花药 2 室，纵裂；子房上位，2~3 室，每室 1~2 枚胚珠。果实为核果或干果，不开裂。种子单生，无胚乳。

3 属，80 种；我国 2 属，46 种；湖北 2 属，16 种；神农架 2 属，12 种，可供药用的 2 属，10 种。

■ 分属检索表

1. 攀缘灌木或藤本；聚伞花序腋生，稀单生，雄蕊全部发育·······················1. 清风藤属 Sabia
1. 直立乔木或灌木；圆锥花序顶生或腋生，雄蕊仅 2 枚发育·····················2. 泡花树属 Meliosma

（一）清风藤属 Sabia Colebrooke

常绿或落叶攀缘灌木或藤本。冬芽小，小枝基部有鳞芽宿存。单叶互生，全缘，无托叶，边缘干膜质。花小，两性，稀杂性，聚伞花序腋生，稀单生；萼片 4~5 枚；花瓣常 4~5 片，与萼片近对生；雄蕊 4~5 枚，附着于花盘基部；子房上位，2~3 室，每室胚珠 1~2 枚，基部为肿胀或齿裂的花盘所围绕。果为核果状或干果。种子 1 或 2 枚，近肾形。

约 30 种；我国 17 种；湖北 7 种；神农架 7 种，可供药用的 6 种。

■ 分种检索表

1. 花盘肿胀、肥厚，呈枕状或短圆柱状。
  2. 花单生于叶腋，很少 2 朵并生·······················1. 鄂西清风藤 S. campanulata subsp. ritchieae
  2. 花排成聚伞花序，通常具花 1~5 朵。
    3. 总花梗、花梗和子房被短毛·······················2. 云南清风藤 S. yunnanensis
    3. 总花梗、花梗和子房无毛。
      4. 萼片较小，近相等，无明显条纹·······················3. 四川清风藤 S. schumanniana
      4. 萼片较大，不相等或相等，具明显的脉纹·······················4. 凹萼清风藤 S. emarginata
1. 花盘不肿胀、不肥厚，呈浅杯状。
  5. 花单生于叶腋·······················5. 清风藤 S. japonica
  5. 花排成聚伞花序·······················6. 尖叶清风藤 S. swinhoei

1 鄂西清风藤（亚种） **Sabia campanulata** Wallich subsp. **ritchieae** (Rehder & E. H. Wilson) Y. F. Wu

常绿攀缘木质藤本。叶膜质，长圆状椭圆形或椭圆状卵形，长 6~9cm，宽 2~4cm，先端尾状渐尖或渐尖，基部圆形或楔形。花黄绿色或绿色，常单生于叶腋；花瓣 5 片，深紫色；雄蕊 5 枚，花丝扁平。分果瓣阔倒卵形，深蓝色；果核中肋明显，凹穴在中肋两边，蜂窝状，两侧边具长块状或块状凹穴，腹部稍凸出。花期 3~4 月，果期 7~9 月。

分布于神农架各地，生于海拔 500~1200m 的山坡及湿润的山谷林中。常见。

藤茎祛风湿，利小便。

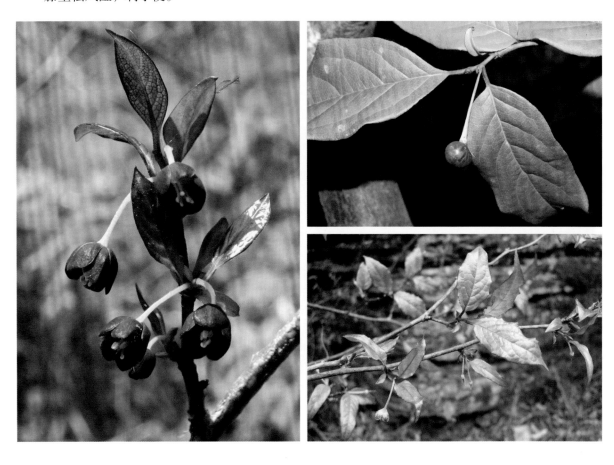

2 云南清风藤 **Sabia yunnanensis** Franchet

常绿攀缘灌木。叶卵状长圆形、长圆状披针形或椭圆状长圆形，先端渐尖，基部急尖至圆，上表面中肋幼时被短柔毛，边缘干膜质。聚伞花序具花 2~5 朵；花梗与总花梗均被短柔毛；花绿色带紫；花萼 5 裂，裂片宽卵形至近圆形，边缘具缘毛；花瓣 5 片，宽圆形或卵状椭圆形；雄蕊 5 枚，稍长于花瓣；子房和花柱稍被短柔毛。核果红褐色，近圆形，蜂窝状。花期 4 月，果期 6 月。

分布于神农架新华。生于海拔 1400m 的山坡灌丛中。少见。

藤茎（柔毛清风藤）祛风胜湿，通络。

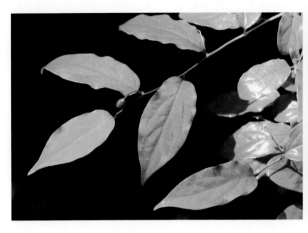
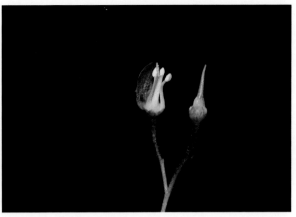

3 | 四川清风藤 Sabia schumanniana Diels

■ 分亚种检索表

1. 花各部均无红色腺点·····················3a. 四川清风藤 **S. schumanniana** subsp. **schumanniana**
1. 花各部均有红色腺点·····················3b. 多花清风藤 **S. schumanniana** subsp. **pluriflora**

3a | 四川清风藤（原亚种）钻石风
Sabia schumanniana subsp. **schumanniana**

　　攀缘木质藤本，高 2~3m。叶纸质，披针形或长圆状披针形，长 5~12cm，宽 1.5~3cm，先端渐尖或急尖，基部阔楔形或圆形，两面均无毛，边缘干膜质。聚伞花序具花 1~3 朵，淡绿色；雄蕊 5 枚，与花瓣对生且等长；花盘肿胀；花柱先端弯曲。分果瓣倒卵形，无毛。果肾形至近圆形，有粗网纹，蓝色。花期 4 月，果期 7~8 月。

　　分布于神农架各地，生于海拔 1000~1400m 的路边或山谷沟边的树冠上。常见。

　　根、茎止咳化痰，祛风活血。

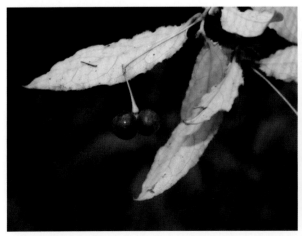
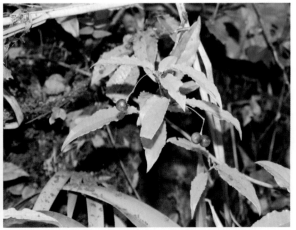

3b 多花清风藤（亚种）Sabia schumanniana subsp. **pluriflora** (Rehder & E. H. Wilson) Y. F. Wu

本亚种与四川清风藤（原亚种）的区别为叶线状披针形或狭椭圆形，聚伞花序具花 6~20 朵；萼片、花瓣、花丝及花盘中部均具有红色腺点。

分布于神农架阳日，生于海拔 1400m 的路边。少见。

根、茎止咳化痰，祛风活血。

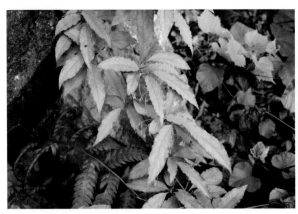 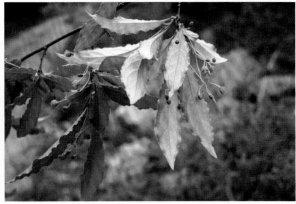

4 凹萼清风藤 Sabia emarginata Lecomte

落叶木质攀缘藤本。叶纸质，长圆状椭圆形，长 2~3cm，宽 1~1.5cm，先端急尖或渐尖，基部急尖至钝。花腋生，聚伞花序具花 2 朵或单花；花瓣 5 片，近圆形至倒卵形，整齐；雄蕊 5 枚，花丝细；花盘显著肿胀。分果瓣近圆形，基部萼片宿存；核有明显中肋，两边 2 行凹穴呈蜂窝状。花期 4 月，果期 6~8 月。

分布于神农架各地，生于海拔 1000~1500m 的山坡灌丛中。常见。

全株祛风，除湿，止痛。

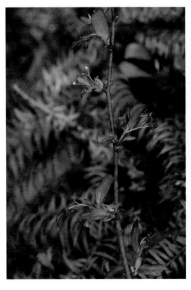 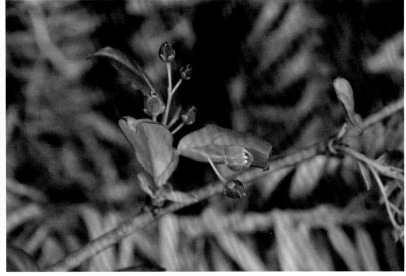

5 ｜ 清风藤 **Sabia japonica** Maximowicz

　　落叶缠绕木质藤本。叶近纸质，卵状长圆形至卵状椭圆形，长 5~7cm，宽 2~4cm，先端短尖，基部急狭。花单生，先叶开放，黄绿色；萼片 5 裂，具缘毛；花瓣 5 片，倒卵形，淡黄绿色，具脉纹；雄蕊 5 枚；子房卵形。分果瓣近圆形或肾形；核有明显的中肋，核状果基部偏斜，有皱纹，碧蓝色。花期 3 月，果期 5 月。

　　分布于神农架新华、宋洛，生于海拔 400~700m 的湿润山谷林中。常见。

　　藤茎祛风通络，消肿止痛。

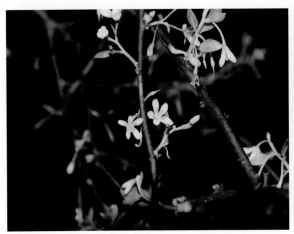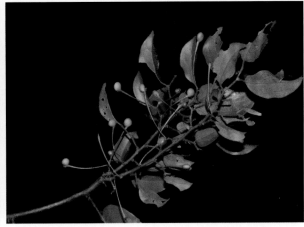

6 ｜ 尖叶清风藤 **Sabia swinhoei** Hemsley

　　常绿攀缘木质藤本。叶纸质，卵状椭圆形、椭圆形、卵形或阔卵形，长 5~12cm，宽 2~5cm，先端尾状尖或渐尖，基部圆或楔形。聚伞花序有花 2~7 朵，被柔毛；萼片 5 枚，外面有略显红色的腺点，具缘毛；花瓣 5 片，浅绿色；子房无毛。分果瓣倒卵形或近圆形，深蓝色；核中肋不明显，不规则的条块状，腹部凸出。花期 3~4 月，果期 7~9 月。

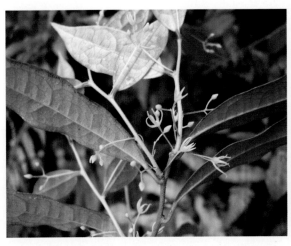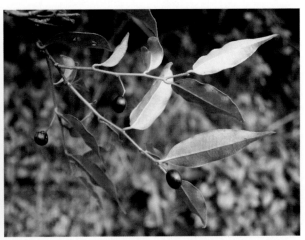

分布于神农架大九湖、木鱼、下谷、新华、阳日，生于海拔 400~800m 的山谷林间。常见。全株活血化瘀，舒筋活络，除风湿，止痹痛。

（二）泡花树属 Meliosma Blume

常绿或落叶乔木或灌木。单叶或为近对生单数羽状复叶，小叶边缘有锯齿或全缘。花小，两性，组成顶生或腋生的多花圆锥花序；萼片 4~5 枚；花瓣 5 片，外面 3 片较大，凹陷，内面 2 片极小；雄蕊 5 枚，外面 3 枚为退化雄蕊，与外面花瓣对生；内面 2 枚为发育雄蕊，与内面小花瓣对生；子房多 2 室，少 3 室，每室含胚珠 2 枚。核果小，梨形或近球形，1 室。

约 50 种；我国 29 种；湖北 10 种；神农架 6 种，可供药用的 4 种。

■ 分种检索表

1. 叶为羽状复叶···1. 红柴枝 M. oldhamii
1. 叶为单叶。
  2. 圆锥花序直立。
    3. 叶片倒卵状楔形或狭倒卵状楔形················2. 泡花树 M. cuneifolia
    3. 叶片倒卵状椭圆形或长圆形····················3. 多花泡花树 M. myriantha
  2. 圆锥花序下垂···4. 垂枝泡花树 M. flexuosa

1 红柴枝 Meliosma oldhamii Miquel ex Maximowicz

落叶乔木，高达 15m。奇数羽状复叶，小叶 3~7 对，薄纸质，对生或互生，下部的卵形，长约

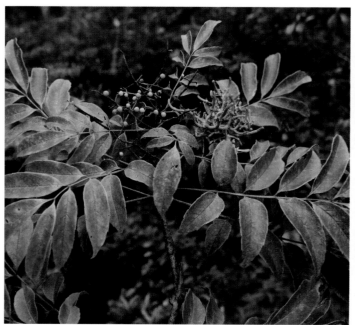
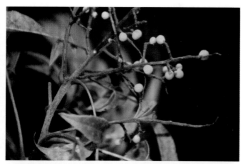
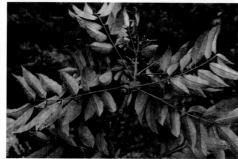

3cm，上部的依次渐大，长椭圆形，长达 10cm，宽达 4cm，先端锐尖，基部阔楔形或圆形，边缘上半部被疏离锐锯齿。圆锥花序顶生，与叶同时开放；花白色；花瓣外面 3 片近圆形，内面 2 片稍短于花丝。核果球形，具明显凸起的网纹。花期 4~5 月，果期 7~8 月。

分布于神农架各地，生于海拔 500~1200m 的林缘或向阳山坡灌丛中。常见。

根皮利水解毒。

2　泡花树 人字木 **Meliosma cuneifolia** Franchet

落叶灌木至小乔木，高近 9m。单叶，纸质，倒卵状楔形或狭倒卵状楔形，长 8~18cm，宽 3~7cm，先端突尖或短渐尖，基部狭楔形而下延，边缘有锐锯齿。圆锥花序顶生或生于上部叶腋内，直立；花白色，花瓣外面 3 片近圆形，内面两片较小，2 裂，裂达中部，约与发育雄蕊的花丝等长或略长；花盘膜质，具 5 枚细尖齿。核果扁球形，熟时黑色。花期 6~7 月，果期 8~9 月。

分布于神农架红坪、九湖、木鱼、宋洛、阳日，生于海拔 600~2000m 的山坡林中。常见。

根皮清热解毒，镇痛利水。

本种的变种光叶泡花树 M. cuneifolia var. glabriuscula 与原变种并无实质上的区别，本书将两者视为同一特种。

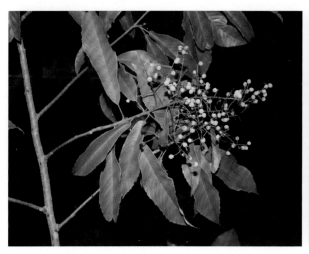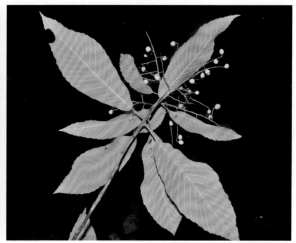

3　多花泡花树 **Meliosma myriantha** Siebold & Zuccarini

落叶乔木，高近 20m。单叶，薄纸质或膜质，叶片倒卵状椭圆形或长圆形，长 8~30cm，宽 4~12cm，先端锐渐尖，基部钝圆，基部至顶端有侧脉伸出的刺状锯齿。圆锥花序直立，顶生；萼片 4~5 枚；花瓣外面 3 片近圆形，内面 2 片披针形；雄蕊长约 2mm；子房无毛。核果球形或倒卵形；核中肋稍钝隆起，从腹孔一边不延至另一边，两侧具细网纹。花期 4 月，果期 5~9 月。

分布于神农架新华至兴山一带，生于海拔 600m 以下的山地林中。少见。

根皮利水，解毒。

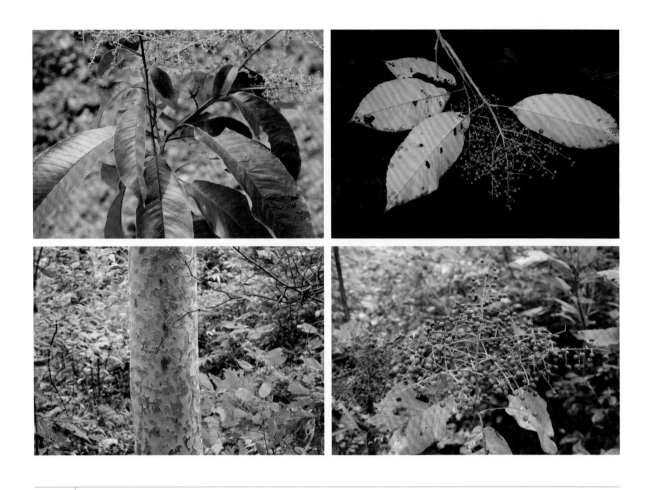

4 垂枝泡花树 **Meliosma flexuosa** Pampanini

　　落叶灌木或小乔木，高 3~5m。单叶，膜质，倒卵状长椭圆形或倒卵状椭圆形，长 6~14cm，宽 3~7cm，先端骤狭渐尖，基部渐狭至叶柄，边缘具疏离锐尖的锯齿。圆锥花序顶生，向下弯垂；萼片 5 枚，不等大，具缘毛；花白色。核果球形，具明显凸起的稀网纹，黑色。花期 6~7 月，果期 7~9 月。

　　分布于神农架各地，生于海拔 600~1700m 的灌木林内。常见。

　　树皮、叶止血活血，止痛，清热，解毒。

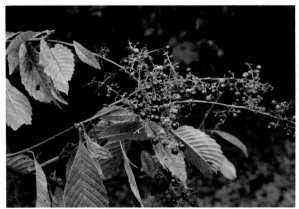 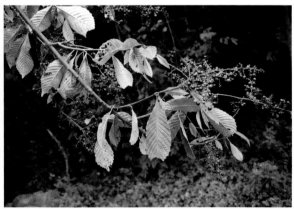

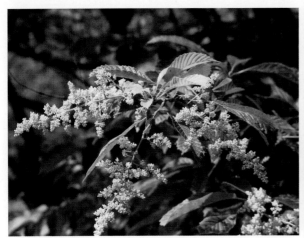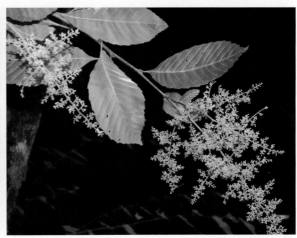

凤仙花科 Balsaminaceae

一年生或多年生草本，茎常肉质，稀附生或亚灌木状。单叶，叶互生或对生，少数轮生，稀根生，不具托叶，或叶柄基部具托叶状腺体。花两性，具花萼，排成腋生或近顶生的总状花序或假伞形花序；萼片2或4枚，绿色；花瓣4片，少6片，旗瓣大，离生，翼瓣2片，常2裂，唇瓣大，在基部延伸成距；雄蕊5枚；子房上位，长圆形，4或5室；胚珠2至多枚倒生，排在中轴胎座上，每室1裂。果为蒴果弹性开裂成扭曲的5瓣，少数为浆果。种子从开裂的裂瓣中弹出，胚直立。

2属，约900种；我国2属，约228种；湖北1属，22种；神农架1属，20种，可供药用的1属，13种。

凤仙花属 Impatiens Linnaeus

草本。茎基部有时带木质。叶对生、互生或根生，不具托叶，或叶柄基部具托叶状腺体。花腋生，簇生或单生，花大型，红色、紫色、白色或黄色；花冠左右对称；萼片2或4枚，侧生2枚扁平；花瓣4片，少6片，旗瓣大，离生，翼瓣2片，常2裂，唇瓣大，在基部延伸成距；雄蕊5枚；子房上位，4或5室；胚珠2至多枚倒生。蒴果长或短，胞背开裂。

约900种；我国227种；湖北22种；神农架21种，可供药用的13种。

■ 分种检索表

1. 花序具简单的花梗而无总花梗·····································1. 凤仙花 **I. balsamina**
1. 花序具总花梗。
  2. 全部花梗基部有苞片；叶基部有2枚球形腺体。
    3. 总花梗通常具花多数。
      4. 侧生萼片2枚。
        5. 花淡黄色，侧生萼片宽卵形或近心形·····················2. 心萼凤仙花 **I. henryi**
        5. 花黄色，侧生萼片窄矩圆形·····························3. 黄金凤 **I. siculifer**
      4. 侧生萼片4枚···4. 湖北凤仙花 **I. pritzelii**
    3. 总花梗具花1~2朵，稀具花多数。
      6. 总花梗通常具花1朵。
        7. 花淡黄色，侧生萼片有9条细脉·······················5. 牯岭凤仙花 **I. davidii**
        7. 花淡紫色或紫红色，侧生萼片背面中肋有狭翅·········6. 翼萼凤仙花 **I. pterosepala**
      6. 总花梗具花1~2朵。
        8. 侧生萼片或多或少具齿·····················7. 睫毛萼凤仙花 **I. blepharosepala**
        8. 侧生萼片全缘·································8. 鄂西凤仙花 **I. exiguiflora**
  2. 花序最下部的花梗基部无苞片；叶基部无球形腺体或有少数缘毛状腺体。

9. 萼片 4 枚······························9. 窄萼凤仙花 **I. stenosepala**

9. 萼片 2 枚。

　　10. 花药尖。

　　　　11. 花药卵球形，顶端尖·····················10. 水金凤 **I. noli-tangere**

　　　　11. 花药卵状三角形，急尖·················11. 长翼凤仙花 **I. longialata**

　　10. 花药钝。

　　　　12. 翼瓣先端有细丝························12. 齿萼凤仙花 **I. dicentra**

　　　　12. 翼瓣先端无细丝························13. 细柄凤仙花 **I. leptocaulon**

| 1 | 凤仙花 ^{指甲花} **Impatiens balsamina** Linnaeus |

凤仙花 指甲花 **Impatiens balsamina** Linnaeus

一年生草本，高 40~100cm。叶互生，披针形，长 4~12cm，宽 1~3cm，先端尖或渐尖，边缘具锐锯齿，两侧具数对具柄腺体。花单生或数朵簇生于叶腋，白色、紫色或粉红色，单瓣或重瓣；萼片 2 枚，侧生；旗瓣圆，先端微凹，背面中肋有龙骨突，翼瓣宽大；雄蕊 5 枚，花丝线性。蒴果纺锤形，密生柔毛。种子多数，球形，黑褐色。花期 8 月，果期 9 月。

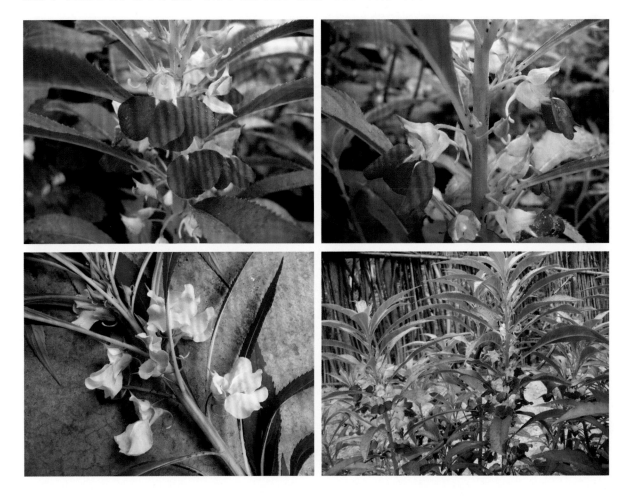

原产于我国和印度，神农架广为栽培。

种子（急性子）破血，软坚，消积。根（凤仙花根）活血消肿。花（凤仙花）祛风，活血，消肿止痛。全草（凤仙透骨草）祛风，活血，消肿，止痛。

2 | 心萼凤仙花 ^{神农架凤仙花} Impatiens henryi E. Pritel

一年生直立草本，高 50m。叶有柄，卵形，长 5~10cm，宽 2~4cm，先端尾状渐尖，基部宽楔形，边缘有圆齿，基部边缘有 2~4 枚具柄腺体。总花梗腋生于茎最上部；花淡黄色；萼片先端有短尖，为旗瓣的一半大；唇瓣檐部舟状，旗瓣宽心形，中肋背面具三角形鸡冠状突起，翼瓣无柄，2 裂，基部裂片近圆形。蒴果线形。种子少数，长圆形。花期 8 月。

分布于神农架红坪，生于海拔 1500~1900m 的山坡沟边林下。少见。

全草祛风除湿，消肿止痛。

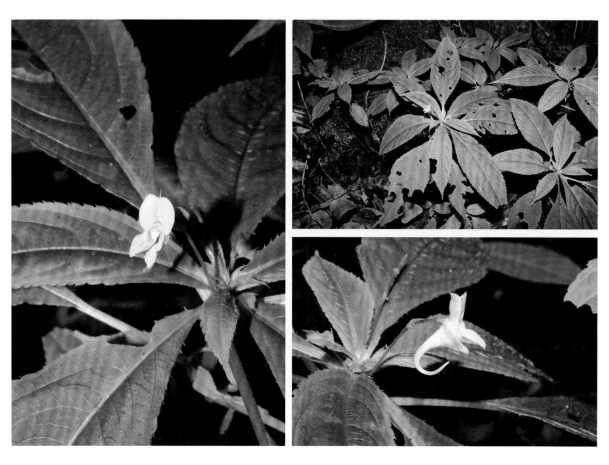

3 | 黄金凤 ^{野牛藤、水凤仙花} Impatiens siculifer J. D. Hooker

一年生草本，高 30~60cm。叶互生，长 5~12cm，宽 2~5cm，先端渐尖或急尖，基部楔形，边缘有粗圆齿，齿间有小刚毛。总状花序由 5~8 朵花组成；花黄色；萼片 2 枚；旗瓣近圆形，中肋背面增厚成狭翅，翼瓣 2 裂，上部裂片线形，下部裂片近三角形，唇瓣狭漏斗状，顶端有喙状短尖，基部延长成下弯或内弯的长距。蒴果棍棒状。花期 6~9 月。

　　分布于神农架各地，生于海拔 540~1550m 的山谷沟边阴湿处。常见。

　　全草清热解毒，活血止痛，祛瘀消肿。

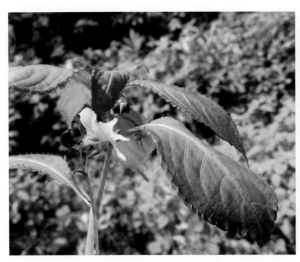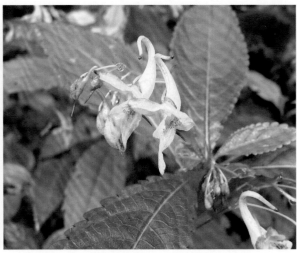

4 | 湖北凤仙花 一口红
Impatiens pritzelii J. D. Hooker

　　多年生草本，高 20~70cm。叶互生，宽卵状椭圆形或长圆状披针形，长 5~18cm，宽 2~5cm，先端急尖或渐尖，基部楔状，下延至叶柄。总花梗着生于茎上部叶腋，基部苞片卵形或舟形；花黄白色或黄色；萼片 4 枚；旗瓣膜质，中肋背面中上部稍增厚，翼瓣 2 裂，宽柄，上部裂片较长，背面有反折的三角形小耳，唇瓣囊状，内弯，先端尖。蒴果未成熟。花期 10 月。

　　分布于神农架各地，生于海拔 400~1200m 的山坡林下潮湿处。少见。

　　根茎（冷水七）祛风除湿，清热解毒，散瘀消肿，止痛止血。

　　本种已被列为国家珍稀濒危植物。

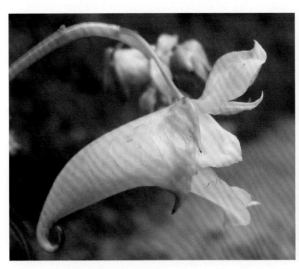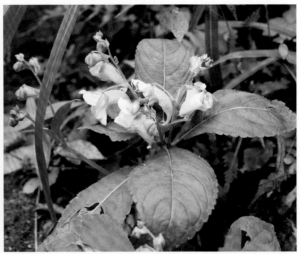

5 | 牯岭凤仙花 Impatiens davidii Franchet

一年生草本，高 40~90cm。叶互生，卵状披针形或卵状长圆形，长 5~10cm，宽 3~4cm，先端尾状渐尖，基部楔形，边缘具粗圆齿。花梗腋生，中上部有 2 枚近对生的苞片；花单生，淡黄色；萼片 2 枚；旗瓣近圆形，背面中肋有绿色宽翅，顶端具短喙，翼瓣具柄，2 裂，下部裂片小，上部裂片大，唇瓣囊状，具黄色条纹。蒴果长椭圆形。花期 7~9 月。

分布于神农架各地，生于海拔 1100m 的沟边。常见。

全草消积止痛。

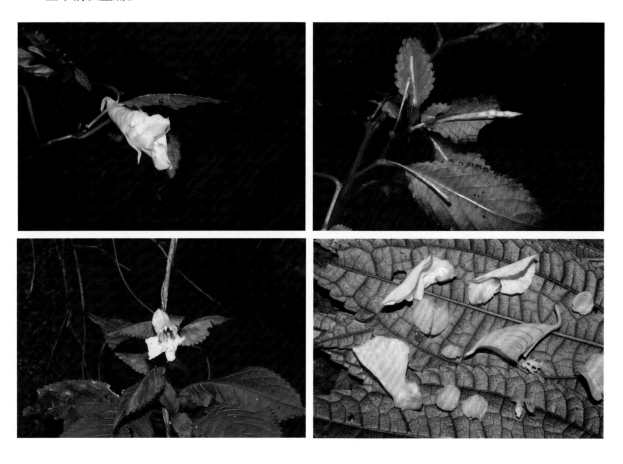

6 | 翼萼凤仙花 冷水丹、蹦蹦子、红和麻
　　　 Impatiens pterosepala J. D. Hooker

一年生草本，高 60~90cm。叶互生，矩圆状卵形或卵形，长 3~10cm，宽 2~4cm，先端渐尖，基部楔形，常有 2 枚球状腺体，边缘具圆齿状锯齿。总花梗腋生，紫红色或淡紫色；2 枚萼片侧生，背面中肋有不明显的翼，旗瓣圆形，具鳞片状附属物，背部中肋有翼，唇瓣狭漏斗状；子房五角状，纺锤形。蒴果条形。种子长圆形，栗色。花期 6~10 月。

分布于神农架木鱼、松柏、宋洛、红坪，生于海拔 800~1700m 的山沟林下阴湿处。常见。

全草用于跌打损伤、风湿关节痛。

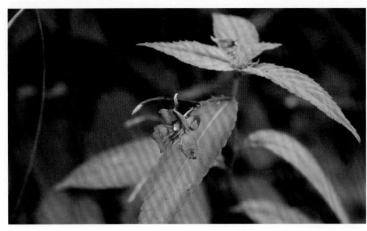
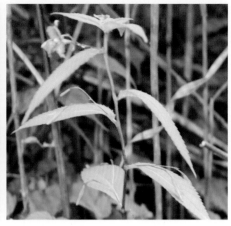

7 | 睫毛萼凤仙花 透明麻
Impatiens blepharosepala E. Pritzel

　　一年生草本，高 30~60cm。叶互生，矩圆形或矩圆状披针形，长 6~12cm，宽 2.5~4cm，先端渐尖或尾状渐尖，基部楔形，有 2 枚球状腺体。总花梗腋生，紫色；花梗中上部具 1 枚条形苞片；萼片 2 枚，侧生；旗瓣先端凹，近肾形，背面中肋有狭翅，翅端具喙，翼瓣 2 裂，上部裂片大，基部裂片矩圆形，唇瓣宽漏斗状。蒴果条形。花、果期 5~11 月。

　　分布于神农架各地，生于海拔 300~1600m 的山坡林缘、沟谷草丛中。常见。

　　根用于风湿痹痛、跌打损伤、外伤出血。

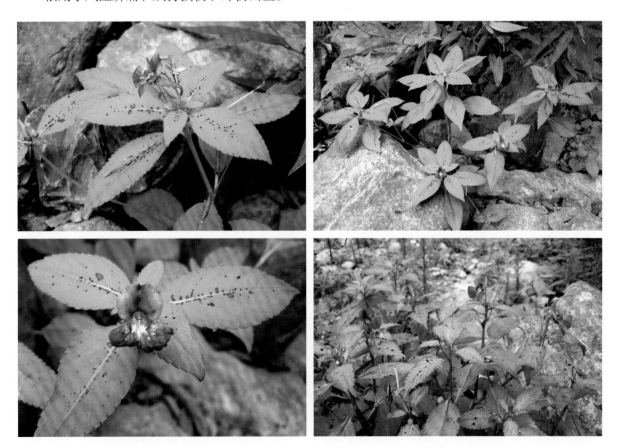

8 鄂西凤仙花 小凤仙花
Impatiens exiguiflora J. D. Hooker

一年生草本，高 30~50cm。叶互生，卵状披针形，长 4~6cm，宽 2.5~4cm，先端渐尖。总花梗着生于叶腋，具花 2 朵；花粉红色；萼片 2 枚，侧生；旗瓣背面中肋增厚，中上部具喙；翼瓣 2 裂，上部裂片半月形，背部小耳伸出，唇瓣檐部漏斗状；子房卵圆形，顶端具 3 枚小钝齿。蒴果纺锤形。种子少数，密生小瘤。花期 6~8 月，果期 9 月。

分布于神农架宋洛，生于海拔 800~1500m 的山谷沟边、路旁潮湿地草丛中。常见。

全草用于风湿性关节炎、跌打损伤。

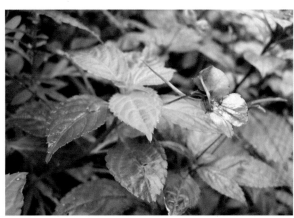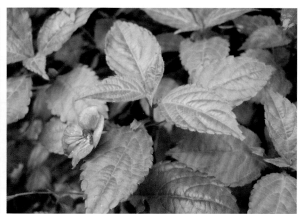

9 窄萼凤仙花 **Impatiens stenosepala** E. Pritzel

一年生草本，高 20~70cm。叶互生，长圆状披针形或长圆形，长 5~15cm，宽 3~6cm，先端尾状渐尖，基部楔形，有少数缘毛状腺体。总花梗腋生；花紫红色；萼片 4 枚；旗瓣宽肾形，背部中肋有龙骨状突起，中上部有小喙，翼瓣 2 裂，上部裂片长圆状斧形，下部裂片椭圆形，背面有近圆形的耳，唇瓣基部圆形，囊状。蒴果线形。花期 7~9 月。

分布于神农架阳日，生于海拔 500~800m 的山坡沟边林下。少见。

根清热，解毒，祛腐。

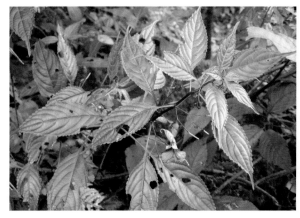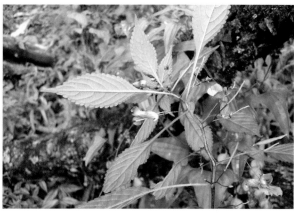

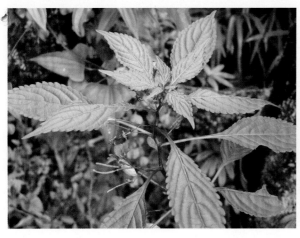
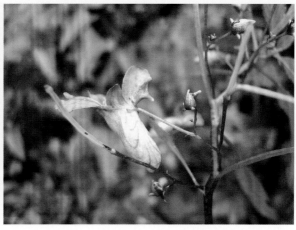

10	水金凤	蹦蹦芝麻、野芝麻
		Impatiens noli-tangere Linnaeus

一年生草本，高40~100cm。叶互生，卵形或椭圆形，长6~10cm，宽2.5~5cm，先端钝，基部阔楔形。总花梗腋生；花黄色，喉部常有红色斑点；萼片2枚，侧生，宽卵形；旗瓣圆形，背部中肋有龙骨状突起，先端有小喙，翼瓣2裂，上部裂片大，下部裂片长圆形、宽斧形，带红色斑点，唇瓣宽漏斗状，喉部散生橙红色斑点。蒴果长圆形。花期8~9月。

分布于神农架各地，生于海拔1480~2100m的山坡林下、草丛中及水沟边。常见。

全草活血调经，舒筋活络。

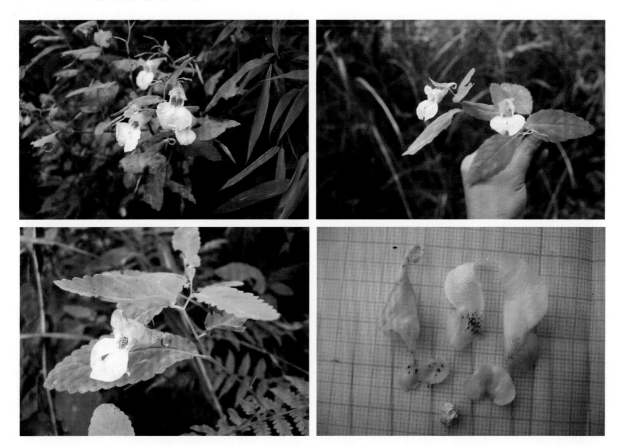

11 长翼凤仙花 Impatiens longialata E. Pritzel

一年生草本，高 30~50cm。叶互生，薄膜质，椭圆形，长 6~10cm，宽 3~5cm，先端钝或稍渐尖，基部心形或圆形，边缘具粗圆齿，齿端凹入。花大，淡黄色，腋生于茎上部；萼片 2 枚，侧生；唇瓣内部有紫色斑点，旗瓣宽肾形，具狭龙骨状凸起，翼瓣具长柄，上部裂片较大。蒴果线形，顶端喙尖。种子平滑，褐色，长圆形。花期 9 月。

分布于神农架木鱼、大九湖、红坪，生于海拔 1560~1800m 的山坡沟边林下阴湿处。常见。

全草活血调经，舒筋活络。

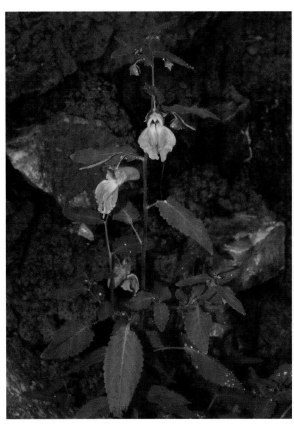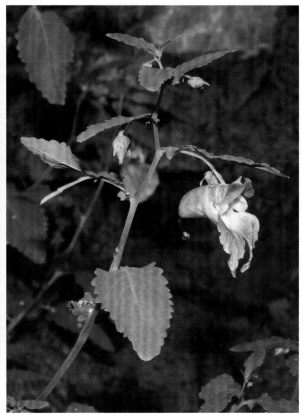

12 齿萼凤仙花 Impatiens dicentra Franchet ex J. D. Hooker

一年生草本，高 60~70cm。叶互生，长圆形或长圆状披针形，长 6~12cm，宽 2~4cm，先端尾状渐尖或渐尖，基部楔形，有 2 枚球状腺体，边缘有圆齿。总花梗腋生；花梗中上部有卵形苞片；花黄色；萼片 2 枚；旗瓣先端凹，背面中肋龙骨突呈喙状，翼瓣 2 裂，下部裂片长圆形，上部裂片斧形，唇瓣宽漏斗状。蒴果条形。花期 5~11 月。

分布于神农架木鱼、红坪、宋洛、新华，生于海拔 200~900m 的河谷沟边阴湿处。常见。

全草散瘀活血，消肿止痛。

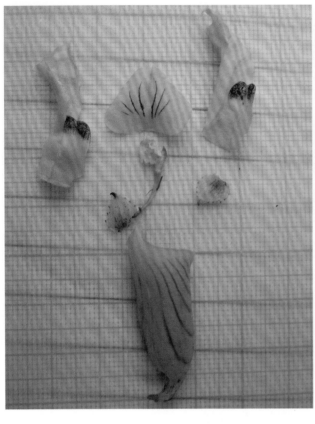
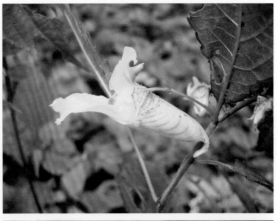
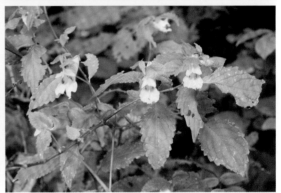

13	**细柄凤仙花**	崩芝麻、冷水七、野指甲花

Impatiens leptocaulon J. D. Hooker

　　一年生草本，高 30~50cm。叶互生，卵形或卵状披针形，长 5~10cm，宽 2~3cm，先端渐尖或尖，基部狭楔形，边缘有小锯齿或小圆齿。总花梗中上部有披针形苞片；花红紫色；萼片 2 枚；旗瓣圆形，先端有小喙，中肋呈龙骨状，翼瓣无柄，上部裂片倒卵状长圆形，下部裂片偏小，唇瓣舟形，下延成内弯的长距。蒴果条形。花期 5~7 月。

　　分布于神农架各地，生于海拔 1200~2000m 的山坡草地、阴湿处、水沟边或林下。常见。

　　全草理气活血，舒筋活络。

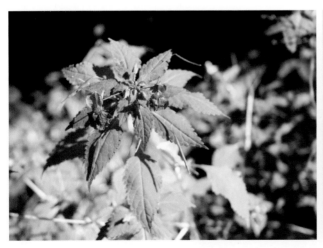
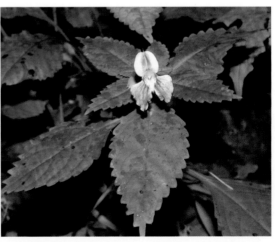

鼠李科 Rhamnaceae

多为木本，常具刺。单叶多互生；托叶早落或宿存；叶脉常为羽状脉，有时具 3~5 条基出脉。聚伞状花序常单生或簇生；花小，多两性；花萼呈筒状，4~5 裂，有时具喙状突起；花瓣 4~5 片，有时无；雄蕊 4~5 枚，常被花瓣抱持，花丝着生于花药底部或外侧，花药 2 室；花盘肉质；子房上位或下位至半下位，2~4 室，每室含胚珠 1 枚，花柱不分裂或 3 裂。核果顶部有翅，底部常被萼筒包围，具 2~4 个分核。

约 50 属，900 种；我国 13 属，137 种；湖北 8 属，39 种；神农架 8 属，31 种，可供药用的 8 属，25 种。

■ 分属检索表

1. 果实为核果，具 1 个分核。
  2. 叶通常具基生三出脉，托叶常呈刺状。
    3. 果实周围具水平展开的翅·······················1. 马甲子属 **Paliurus**
    3. 果实无翅，为肉质核果·······················2. 枣属 **Ziziphus**
  2. 叶常为羽状脉，托叶不呈刺状。
    4. 腋生聚伞花序，花盘杯状·······················3. 猫乳属 **Rhamnella**
    4. 顶生聚伞总状花序或圆锥花序，花盘壳斗状。
      5. 乔木，叶基部不对称·······················4. 小勾儿茶属 **Berchemiella**
      5. 藤本，叶基部对称·······················5. 勾儿茶属 **Berchemia**
1. 果实为核果，具 3 个分核，或少数具 2~4 个分核。
  6. 花盘薄，腋生聚伞花序·······················6. 鼠李属 **Rhamnus**
  6. 花盘厚，穗状圆锥花序或聚伞圆锥花序。
    7. 结果时花序轴不膨大成肉质·······················7. 雀梅藤属 **Sageretia**
    7. 结果时花序轴膨大成肉质·······················8. 枳椇属 **Hovenia**

（一）马甲子属 Paliurus Miller

乔木或灌木。单叶互生，叶脉为基生三出脉，托叶常呈刺状。聚伞状或聚伞圆锥状花序，腋生或顶生；花两性；花梗果时常变长；花萼 5 裂，中央下陷，与子房上部分离；花瓣 5 片，匙形或扇形，两侧内凹；雄蕊基部与瓣爪离生；花盘厚，贴于萼筒上生长；子房上位，大部分藏于花盘内，基部与花盘合生，3 室，每室具胚珠 1 枚；花柱常 3 深裂。核果，杯状或草帽状，周围具翅，基部有宿存的萼筒。

6 种；我国 5 种；湖北 2 种；神农架 2 种，均可供药用。

■ 分种检索表

1. 花序被毛；核果密被褐色短毛···1. 马甲子 P. ramosissimus

1. 花序无毛或仅总花梗被短柔毛；核果无毛·······························2. 铜钱树 P. hemsleyanus

---

1 │ 马甲子 Paliurus ramosissimus (Loureiro) Poiret

灌木。幼枝被褐色柔毛。叶互生，椭圆形或卵形，上表面叶脉处有褐色柔毛，下表面密生褐色柔毛并渐脱落，基生三出脉；叶柄被毛。花序腋生，聚伞状；花黄绿色；萼片 5 枚；花瓣 5 片，匙形，较萼片短；雄蕊 5 枚，常与花瓣近等长或较花瓣长；子房 3 室，每室含胚珠 1 枚，花柱 3 裂。核果，被褐色绒毛，有窄翅。花期 5~8 月，果期 9~10 月。

分布于神农架各地，生于海拔 2000m 以下的山地或平地。常见。

根解毒消肿，活血除寒，止痛。

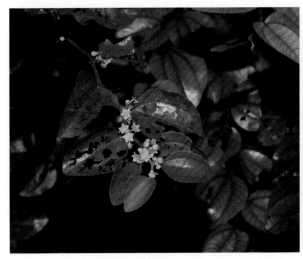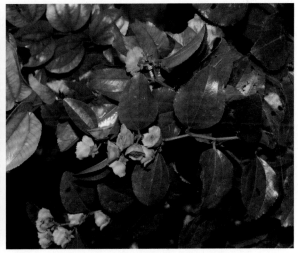

---

2 │ 铜钱树 摇钱树 Paliurus hemsleyanus Rehder ex Schirarend & Olabi

乔木。小枝具皮孔，树皮呈剥落状。叶互生，椭圆形或卵形，底端不对称，叶缘具钝锯齿，基生三出脉，底端具 2 枚刺。花序顶生兼腋生，聚伞状或聚伞圆锥状；花黄绿色；萼片 5 枚；花瓣 5 片，匙形；雄蕊 5 枚，比花瓣长；子房 2 或 3 室，每室含胚珠 1 枚，花柱 3 深裂。核果，紫红色或红褐色，周围有翅。花期 4~6 月，果期 7~10 月。

分布于神农架各地，生于海拔 1600m 以下的山地林中。常见。

根补气，祛风除湿，解毒。

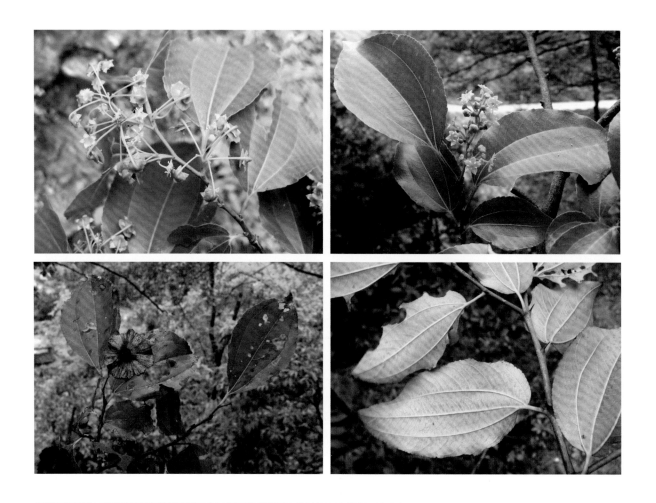

（二）枣属 Ziziphus Miller

乔木或灌木。枝常具皮刺。冬芽外覆有少数鳞片。叶互生，基生三出脉或五出脉，托叶常呈针刺状。聚伞花序；花黄绿色，5 基数；萼片卵状三角形，内面中肋凸起；花瓣与雄蕊等长，具爪，有时无花瓣；花盘肉质，5 或 10 裂；子房大半部藏于花盘内，2~4 室，每室含胚珠 1 枚，花柱常 2~4 浅裂。核果，顶端有小尖头，基部有宿存的萼筒，中果皮肉质或木栓质，内果皮硬骨质或木质。

约 100 种；我国 12 种；湖北 1 种；神农架 1 种，可供药用。

枣 Ziziphus jujuba Miller

小乔木。幼枝弯曲，具细长直立或钩状刺。单叶互生，卵形或卵状椭圆形，基部近圆形，稍不对称，无毛或下表面脉上有疏毛，基生三出脉；托叶细刺状。聚伞状花序，腋生；花黄绿色；萼片 5 枚，卵状三角形；花瓣与雄蕊等长；雄蕊 5 枚；子房 2 室，每室含胚珠 1 枚，花柱 2 半裂。核果，红色或紫红色。花期 5~7 月，果期 8~9 月。

分布于神农架各地，生于海拔 900m 以下的路旁、村庄等地，栽培或逸生。常见。

种仁补肾益气，养心安神。

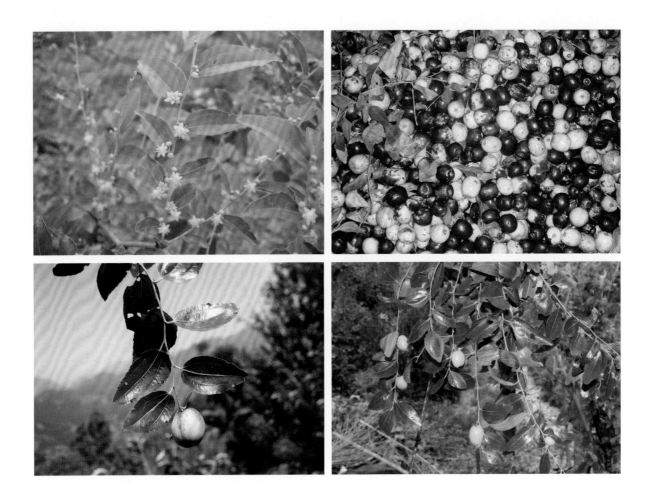

（三）猫乳属 **Rhamnella** Miquel

灌木或小乔木。冬芽外覆鳞片。叶互生，叶缘有细锯齿，羽状脉；托叶钻形，与茎离生，常宿存。聚伞状花序腋生；花黄绿色，5基数；萼片三角形，中肋内面凸起且中下部有喙状突起；花瓣两侧内卷；花丝基部与爪部离生；子房上位，仅基部着生于花盘，1室或不完全2室，2枚胚珠，花柱顶端2浅裂；花盘杯状。核果，红色后变紫黑色，顶端有残留的花柱，基部有宿存萼筒。

10种；我国9种；湖北2种；神农架2种，可供药用的1种。

猫乳 山黄、长叶绿柴
Rhamnella franguloides (Maximowicz) Weberbauer

灌木或小乔木。小枝被密短柔毛。叶互生，倒卵状圆形或长椭圆形，下面脉处有柔毛，侧脉7~10对；叶柄被密柔毛；托叶披针形，基部与茎离生。花序腋生，聚伞状；花黄绿色；萼片5枚，卵状三角形，边缘被疏短毛；花瓣5片，顶端微凹，雄蕊5枚；子房上位，1室，柱头2浅裂。核果，成熟时红色。花期5~7月，果期7~10月。

分布于神农架各地，生于海拔1100m以下的山坡、路旁或林中。常见。

根能补气，益精。

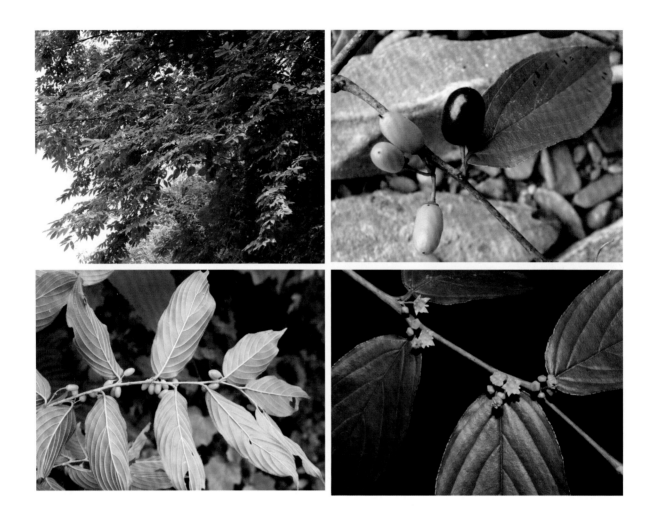

（四）小勾儿茶属 Berchemiella Nakai

灌木或乔木。枝有纵棱。叶互生，全缘，羽状脉；托叶稍短。花序束生，圆锥状或总状；花两性，5基数；苞片小，脱落；萼片5，三角形，内面中部有喙状突起；花瓣先端稍凹，两边向内卷曲，为雄蕊所抱持，与萼片近等长，基部具短爪；子房上位，中部以下藏于花盘内，2室，每室含胚珠1枚，柱头微凹或2浅裂；花盘厚，五边形。核果底部有宿存的萼筒。

3种；我国2种；湖北1种；神农架1种，可供药用。

小勾儿茶 Berchemiella wilsonii (C. K. Schneider) Nakai

乔木。树皮纵裂；小枝具明显皮孔，有纵裂纹。叶互生，椭圆形或披针形，叶基宽楔形，稍不对称，叶缘波状或全缘，下表面沿脉腋被微毛，侧脉7~10对；托叶短。花序顶生，总状；萼片5枚，卵状三角形；花瓣5片，基部有短爪；雄蕊5枚；子房上位，2室，每室含胚珠1枚，花柱2浅裂。核果成熟时红色。

分布于神农架红坪（阴峪河）、木鱼（官门山），生于海拔1000~1400m的山坡阔林中。罕见。

植株祛风湿，活血通络，健脾益气。

本种为国家二级重点保护野生植物。

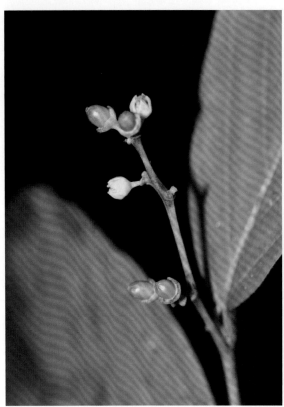
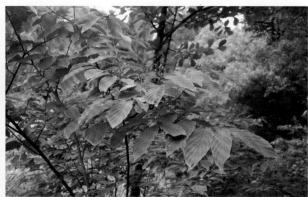
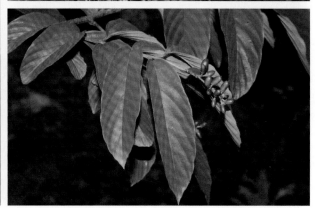

（五）勾儿茶属 Berchemia Necker ex Candolle

藤状或直立灌木。叶互生，全缘，叶脉为羽状平行脉，侧脉4~18对；托叶钻形，基部合生，宿存。花序顶生或兼腋生，圆锥状；花两性，5基数；萼筒短，盘状，萼片长三角形，内面顶端增厚；花瓣匙形或兜状，两侧内卷，短于萼片或与萼片等长，基部具短爪；雄蕊与花瓣等长或稍短；花盘厚且结果时增大；子房上位，仅基部与花盘合生，2室，每室含胚珠1枚，花柱宿存，2裂。核果近紫红色或紫黑色，内果皮硬骨质。

约31种；我国约18种；湖北7种；神农架4种，可供药用的3种。

■ 分种检索表

1. 通常簇生成聚伞总状花序，花序通常无分枝。

  2. 叶柄无毛⋯⋯⋯⋯⋯⋯⋯⋯⋯⋯⋯⋯⋯⋯⋯⋯⋯⋯⋯⋯⋯1. 牯岭勾儿茶 **B. kulingensis**

  2. 叶柄被疏短柔毛⋯⋯⋯⋯⋯⋯⋯⋯⋯⋯⋯⋯⋯⋯2. 光枝勾儿茶 **B. polyphylla** var. **leioclada**

1. 通常簇生成聚伞圆锥花序，花序通常具分枝。

  3. 花排成具短分枝的窄聚伞圆锥花序⋯⋯⋯⋯⋯⋯⋯⋯⋯3. 黄背勾儿茶 **B. flavescens**

  3. 花排成具长分枝的宽聚伞圆锥花序⋯⋯⋯⋯⋯⋯⋯⋯⋯4. 多花勾儿茶 **B. floribunda**

1 牯岭勾儿茶 熊柳、紫青藤
Berchemia kulingensis C. K. Schneider

　　藤状或攀缘灌木。小枝平展。叶互生，卵状椭圆形，叶端具小尖头，叶基近心形或圆形，侧脉8~9条，叶脉稍凸起；托叶披针形，基部合生。花序常簇生，近狭圆锥状或疏聚伞总状；花绿色；萼片5枚，有微毛；花瓣5片，小于萼片；雄蕊5枚；子房2室，柱头2裂。核果，红色，后变黑紫色。花期6~7月，果期翌年4~6月。

　　分布于神农架各地，生于海拔400~2200m的山坡向阳处的灌丛中、路旁。常见。

　　根祛风利湿，通经活络。

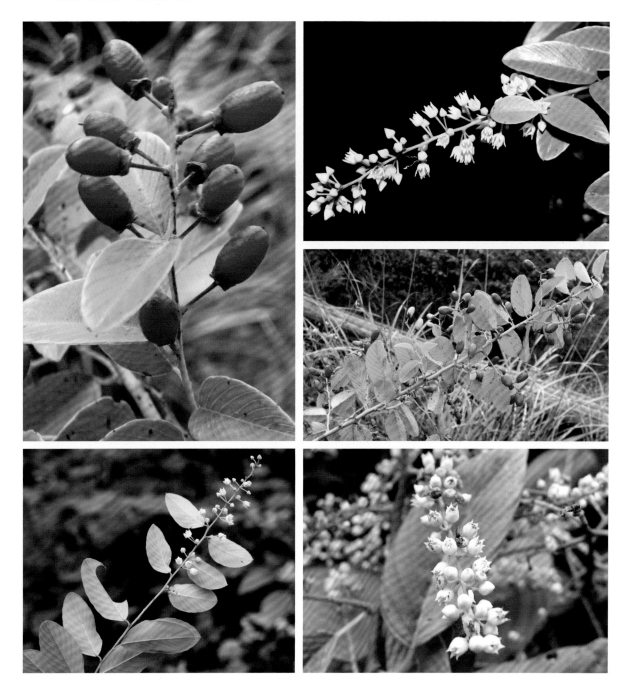

2 | 光枝勾儿茶（变种） 铁包金 **Berchemia polyphylla** Willich ex M. A. Lawson var. **leioclada** (Handel-Mazzetti) Handel-Mazzetti

藤状灌木。叶互生，卵状椭圆形，先端钝圆，常有小尖头，基部圆形，侧脉每边 7~9 条，上表面明显凸起；叶柄被疏短柔毛；托叶小，基部合生，宿存。花序簇生和顶生，聚伞总状或窄聚伞圆锥状；花浅绿色或白色；萼片卵状三角形；花瓣 5 片。核果红色，后变黑色。花期 5~9 月，果期 7~11 月。

分布于神农架红坪、木鱼、大九湖、下谷，生于海拔 400~900m 的山坡、灌丛中。少见。

根、茎镇痛，止血，消毒，祛风除湿，安神平喘。

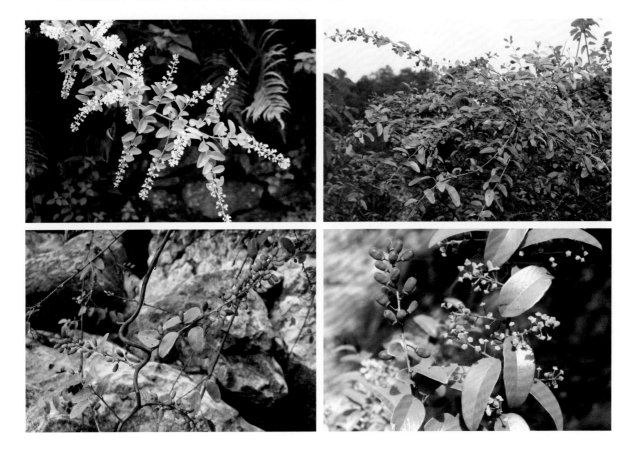

3 | 黄背勾儿茶 大叶甜果子、牛儿藤 **Berchemia flavescens** (Wallich) Brongniart

藤状灌木。腋芽大，卵形。小枝平展，有时被粉。叶互生，卵圆形，先端钝圆，基部圆形或近心形，侧脉每边 12~18 条；托叶早落。花序通常簇生，窄聚伞圆锥状或少有聚伞总状；花黄绿色；萼片卵状三角形；花瓣 5 片，比萼片短；雄蕊 5 枚，与花瓣等长；子房 2 室，柱头 2 裂。核果，先端有小尖头。花期 6~8 月，果期翌年 5~7 月。

分布于神农架各地，生于海拔 1200~2500m 的山坡灌丛或林下。常见。

全草清热解表，止痛活血。

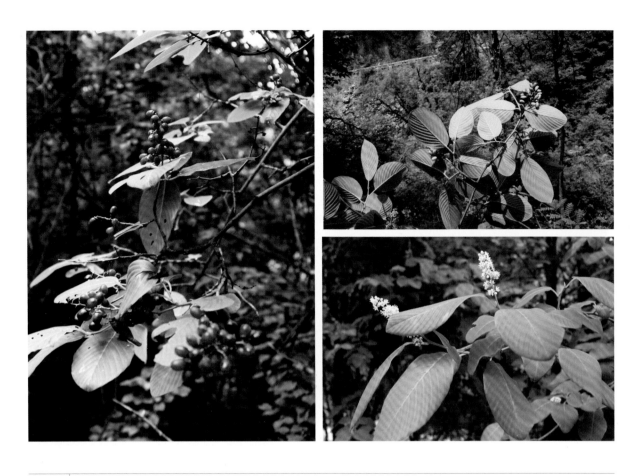

4 **多花勾儿茶** 黄鳝藤
Berchemia floribunda (Wallich) Brongniart

灌木。树皮具黑色块斑。叶互生，上部叶较小，卵状椭圆形，先端锐尖，下部叶较大，椭圆形，先端钝圆，或仅下表面脉基部被疏短柔毛，侧脉9~12对；托叶狭披针形。花序常顶生，宽聚伞圆锥状；花粉绿色；萼片5枚，三角形；花瓣5片；雄蕊5枚；子房2室，柱头2深裂。核果。花期7~10月，果期翌年4~7月。

分布于神农架各地，生于海拔500~1500m的山坡、林缘中。常见。

茎散瘀。根清热解毒，止痛。

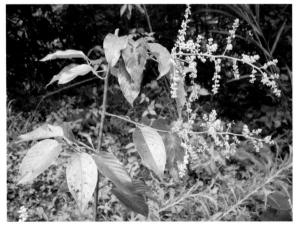
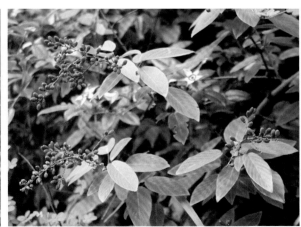

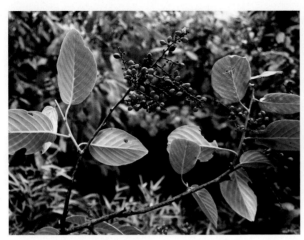 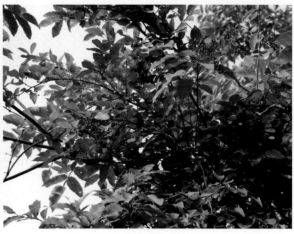

（六）鼠李属 Rhamnus Linnaeus

灌木或常绿乔木。小枝顶端常呈刺状。叶互生或近对生；托叶小，早落。花序腋生，聚伞状；花黄绿色，两性或单性异株；花萼钟状，内面中肋突起；花瓣4~5片，兜状，较萼片短，基部具短爪，顶端常2浅裂，有时无花瓣；雄蕊4~5枚，与花瓣等长或短于花瓣；花盘杯状；子房上位，2~4室，每室含胚珠1枚。浆果状核果近球形，基部为宿存萼筒所包围，具2~4个骨质分核。种子具纵沟。

约150种；我国57种；湖北18种；神农架20种，可供药用的11种。

■ 分种检索表

1. 顶芽裸露，无鳞片 ···1. 长叶冻绿 R. crenata
1. 芽有芽鳞。
  2. 茎仅具长枝而无短枝。
    3. 花单生或2~6朵簇生于叶腋 ·······························5. 异叶鼠李 R. heterophylla
    3. 花多数排成聚伞圆锥花序或聚伞总状花序。
      4. 叶柄、叶下表面脉上有短柔毛 ·······················4. 贵州鼠李 R. esquirolii
      4. 叶柄、叶下表面无毛，或仅脉腋有毛 ·············3. 尼泊尔鼠李 R. napalensis
  2. 茎具长枝和短枝，短枝先端呈棘刺状。
    5. 枝、叶对生或近对生。
      6. 叶柄通常在1cm以下。
        7. 小枝、叶柄、叶下表面脉上均被短柔毛 ·············8. 圆叶鼠李 R. globosa
        7. 小枝、叶柄、叶下表面脉上无毛或近无毛。
          8. 叶上表面无毛，下表面仅脉腋有簇毛 ·············10. 薄叶鼠李 R. leptophylla
          8. 叶上表面被疏柔毛，下表面沿脉有疏松短毛 ·······9. 刺鼠李 R. dumetorum
      6. 叶柄1~3cm。
        9. 小枝无毛，叶柄长1.5~3cm ·······························7. 鼠李 R. davurica

9. 小枝有毛或无毛,叶柄长0.5~1.5cm·······················6. 冻绿 **R. utilis**

5. 枝、叶均互生。

10. 全体无毛·····································2. 湖北鼠李 **R. hupehensis**

10. 幼枝、叶两面或至少叶下表面及叶柄、花和花梗有毛···········11. 钹叶鼠李 **R. rugulosa**

---

1 长叶冻绿 ^{雷公树}

Rhamnus crenata Siebold & Zuccarini

　　灌木。幼枝被褐色短柔毛。叶互生,椭圆状披针形,叶缘具圆齿或细锯齿,下表面被褐色柔毛;侧脉7~12对;叶柄密被柔毛或有稀疏的褐色柔毛。花序腋生,聚伞状;总花梗、花梗被毛;萼片5枚,三角形,外面被疏微毛;花瓣5枚,顶端2裂;雄蕊5枚,与花瓣等长;子房上位。核果,成熟后紫黑色。花期5~8月,果期8~10月。

　　分布于神农架各地,生于海拔1200~2000m的山坡或灌丛中。常见。

　　根、根皮杀虫,清热利湿。

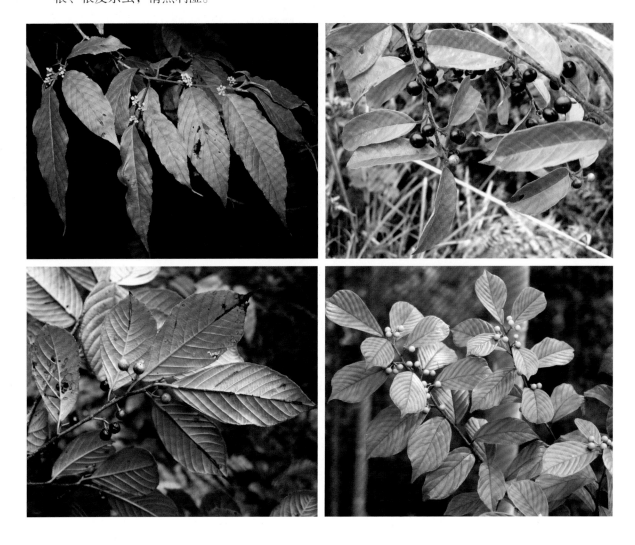

2　湖北鼠李 **Rhamnus hupehensis** C. K. Schneider

灌木或小乔木。顶芽较大。叶互生，椭圆形，叶缘锯齿内钩，侧脉 5~8 对，弧状内弯；叶柄上面有沟；托叶早落。花未见。核果成熟时黑色。种子紫黑色，有光泽，背面有纵沟。果期 6~10 月。

分布于神农架各地，生于海拔 1700~2300m 的山坡灌丛或林下。常见。

全株利水消食。

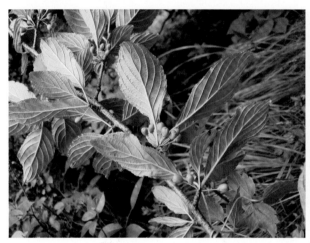 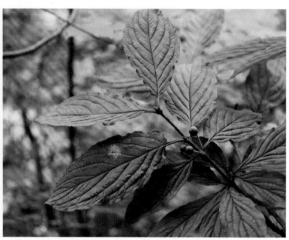

3　尼泊尔鼠李 ^{染布叶} **Rhamnus napalensis** (Wallich) M. A. Lawson

直立或藤状攀缘灌木。小枝有明显的褐色皮孔。叶互生，厚纸质或近革质，大小不同，较小的叶近圆形，较大的叶宽椭圆形，叶缘具钝圆锯齿，下表面脉上有毛，侧脉 5~9 对。花序腋生，聚伞总状或聚伞圆锥状，花序轴被短柔毛；萼片 5 枚；花瓣匙形，基部具爪，柱头 3 浅裂。核果红黑色。花期 5~9 月，果期 8~11 月。

分布于神农架各地，生于海拔 700m 以下的山坡林下。常见。

全株祛风，除湿，利水。

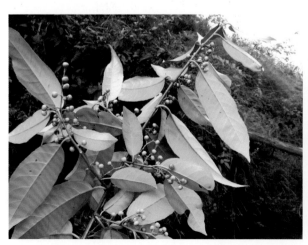 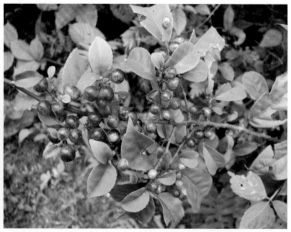

4 **贵州鼠李** 铁滚子、无刺鼠李
Rhamnus esquirolii H. Léveillé

灌木。小枝具不明显瘤状皮孔。叶在同侧互生，较小的叶矩圆形，较大的叶长椭圆形，有时背卷，下表面被灰色柔毛，侧脉6~8对，在叶缘处连结。聚伞总状花序，腋生；花绿色；小苞片钻状；花梗被毛；萼片5枚，三角形；柱头3浅裂。核果紫红色或黑色。花期5~7月，果期8~11月。

分布于神农架各地，生于海拔400~1800m的沟边。常见。

根、叶、果实活血消积，理气止痛。

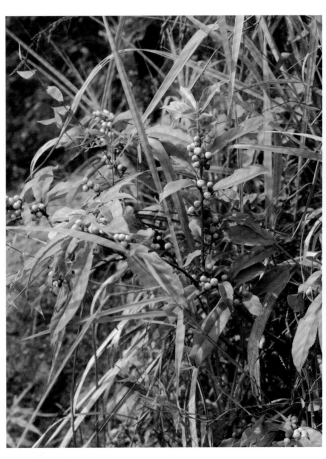
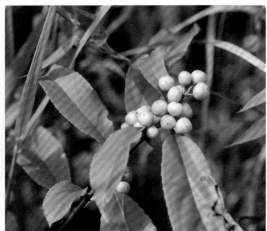
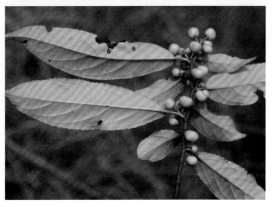

5 **异叶鼠李** 崖枣树
Rhamnus heterophylla Oliver

灌木。幼枝密被柔毛。叶在一侧互生，较小的叶近圆形，较大的叶卵状椭圆形，下表面沿脉稀被毛，侧脉2~4对。花常腋生；花黄绿色，5基数；萼片5枚；雄花花瓣匙形，顶端微凹，子房不发育，花柱3半裂；雌花花瓣小，花柱3半裂。核果。花期5~8月，果期9~12月。

分布于神农架各地，生于海拔600m左右的山坡林中。常见。

根、叶清热利湿，凉血止血。

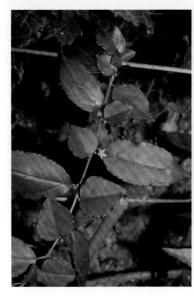
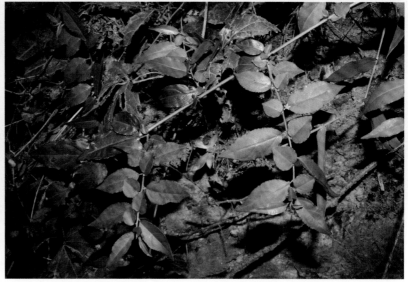

6 | 冻绿 _{冻木刺}
Rhamnus utilis Decaisne

灌木或小乔木。枝端具针刺。腋芽小，有鳞片，边缘有白色缘毛。叶对生或簇生于短枝上；叶片椭圆形，长4~15cm，叶基楔形，两面沿脉偶被柔毛，侧脉5~6对，网脉显著；叶柄具小沟，被柔毛；托叶宿存，被疏毛。花黄绿色，4基数；雄花簇生于叶腋或聚生于小枝下部；雄蕊4枚，退化；花柱2浅裂或半裂。核果。花期4~6月，果期5~8月。

分布于神农架各地，生于海拔500~1500m的灌丛中。常见。

根、根皮、树皮清热凉血，解毒。

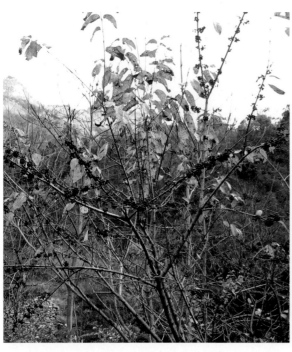
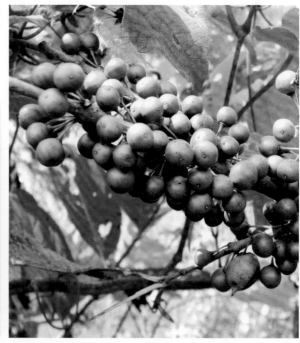

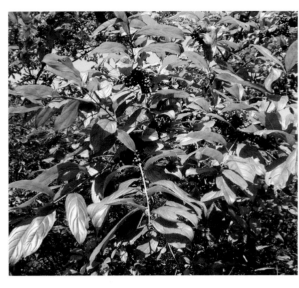
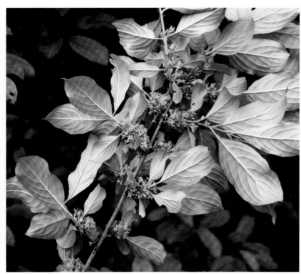

7 | 鼠李 女儿茶
Rhamnus davurica Pallas

灌木。枝端常有芽或有时有短刺，顶芽及腋芽较大，鳞片有明显的白色缘毛。叶对生或在短枝上簇生，宽卵圆形，叶基楔形，叶缘有细锯齿，齿端常有红色腺体，上表面无毛或两面均沿脉被毛，侧脉4~6对，网脉明显。花4基数，雌花聚生于叶腋或簇生于短枝，花柱2~3浅裂。核果黑色。花期5~6月，果期7~10月。

分布于神农架大九湖，生于海拔1800m以下的山坡林下、灌丛等地。少见。

根用于龋齿、口疮。树皮清热通便。果止咳祛痰，清热解毒，泻下。

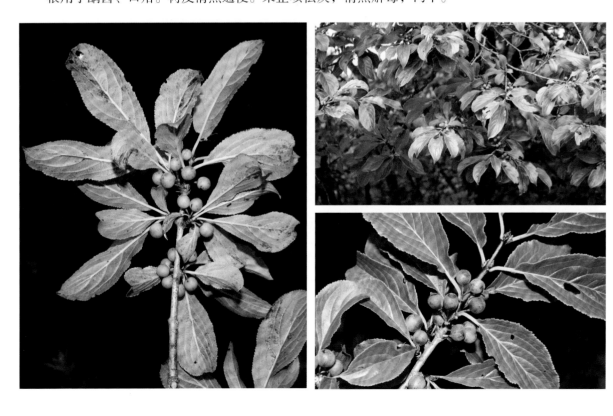

8 | 圆叶鼠李 Rhamnus globosa Bunge

灌木。小枝灰褐色，枝端具针刺。叶对生，倒卵圆形，叶缘具圆齿，上表面被柔毛，后渐脱落，下表面沿脉被毛，侧脉 3~4 对，下表面网脉明显；托叶披针形，宿存。花序常腋生，聚伞状；花梗被微毛；花黄绿色，被短柔毛，4 基数；萼片 4 枚，被微毛；花柱 2~3 浅裂或半裂；雄蕊 4 枚。核果黑色。花期 4~5 月，果期 6~10 月。

分布于神农架各地，生于海拔 1600m 以下的山坡杂林下或灌丛中。常见。

根皮、茎、叶用于哮喘、绦虫病等。

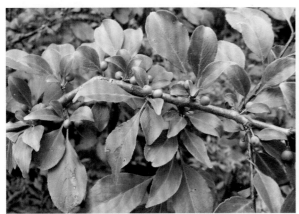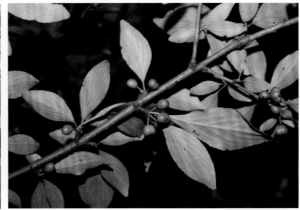

9 | 刺鼠李 川李子 Rhamnus dumetorum C. K. Schneider

灌木。树皮粗糙，小枝枝端有细针刺。叶对生或在短枝上簇生，椭圆形，叶缘有齿或不明显波状，上表面被稀疏柔毛，下表面沿脉有疏松短毛，侧脉 4~5 对，有窝孔；叶柄被短毛；托叶披针状。花 4 基数；雌花簇生于短枝端，被微毛；花柱 2 浅裂或半裂。核果球形。花期 4~5 月，果期 6~10 月。

分布于神农架各地，生于海拔 900~3100m 的山坡灌丛或林下。常见。

果实泻下。

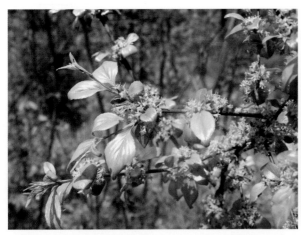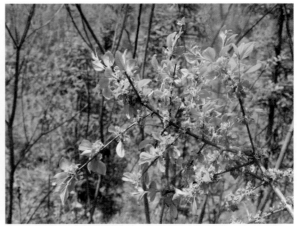

10 | 薄叶鼠李 **Rhamnus leptophylla** C. K. Schneider

灌木。稀小乔木。叶对生或在短枝上簇生，倒卵状椭圆形，叶缘具钝圆锯齿，两面沿脉被疏毛，侧脉 3~5 对；叶柄具小沟；托叶线形，早落。花序在短枝上簇生，聚伞状；花绿色，4 基数；雄花在短枝端簇生；雌花簇生于短枝或长枝下部，柱头 2 裂。核果成熟时微黑色。花期 5 月，果期 8~9 月。

分布于神农架各地，生于海拔 500~1500m 的山沟灌丛中。常见。

果实消食，行水。根祛瘀。

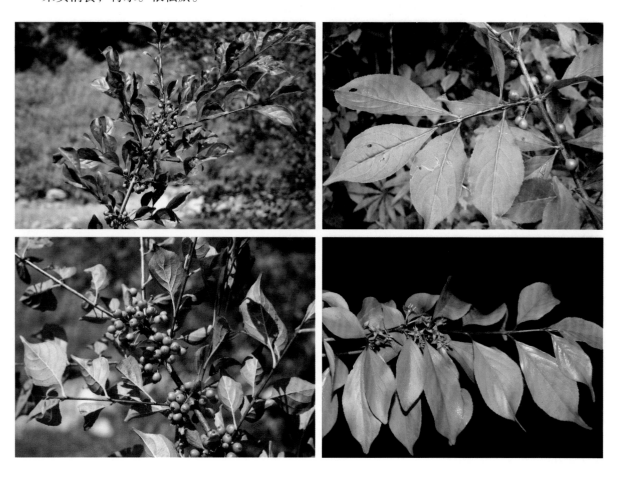

11 | 皱叶鼠李 **Rhamnus rugulosa** Hemsley

灌木或乔木。当年生枝被细短柔毛。叶互生或簇生于短枝端，厚纸质，倒卵圆形，叶缘具钝齿，较浅，上表面被短柔毛，下表面被白色柔毛，侧脉 5~6 对；叶柄被白色短柔毛；托叶长线形，被毛。花序在叶腋处单生，聚伞状；花黄绿色，被疏短柔毛，4 基数；雌花在当年生枝下部或短枝顶端簇生；子房球形，花柱 3 浅裂，扁长。核果紫黑色或黑色。花期 4~5 月，果期 6~9 月。

分布于神农架宋洛，生于海拔 1000m 处的山坡灌丛中。少见。

全株解热泻下。

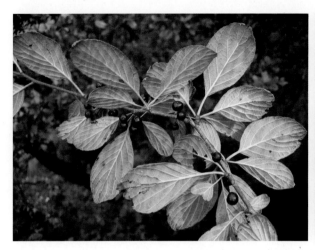
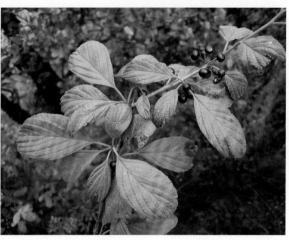

（七）雀梅藤属 Sageretia Brongniart

藤状或直立灌木。小枝互生或近对生。叶互生或近对生，幼叶常被毛，平行羽状脉；托叶小，脱落。穗状圆锥花序，少有总状；花白色，5 基数；萼片三角形，内面前端常增厚，中肋有喙状突起；花瓣匙形，顶端 2 裂；雄蕊与花瓣等长或略长于花瓣；花盘肉质，壳斗状；子房上位，基部与花盘合生，2~3 室，每室含胚珠 1 枚，柱头不分裂或 2~3 裂。浆果状核果，具 2~3 个分核。种子两端凹陷。

约 35 种；我国 19 种；湖北 6 种；神农架 5 种，均可供药用。

■ 分种检索表

1. 花一般无梗，排成穗状花序或穗状圆锥花序。
  2. 叶下表面被绒毛，不脱落或少脱落··················1. 皱叶雀梅藤 S. rugosa
  2. 叶下表面无毛，或仅沿脉被柔毛或脉腋具鬏毛。
    3. 叶侧脉在上表面不下陷····················2. 雀梅藤 S. thea
    3. 叶侧脉在上表面明显下陷··················3. 钩枝雀梅藤 S. hamosa
1. 花具明显的梗，排成总状花序，稀圆锥花序··········4. 梗花雀梅藤 S. henryi

| 1 | **皱叶雀梅藤** 锈毛雀梅藤、九把伞 **Sageretia rugosa** Hance |

藤状灌木。小枝密被褐色短绒毛，具刺。叶互生或近对生，卵圆形，上表面被白毛，后渐脱落，下表面被灰白色绒毛，侧脉 6~8 对，网脉明显；叶柄具沟，被密短柔毛。花序常顶生或腋生，穗状或穗状圆锥状；萼片 5 枚，三角形，内面中肋上部有喙状突起；花 5 基数，有香味；雄蕊与花瓣等长或稍长；柱头头状不分裂。核果成熟时紫红色。花期 6~12 月，果期翌年 3~4 月。

分布于神农架各地，生于海拔 1000m 以下的山地灌丛或林中。常见。

全株化痰，祛风利湿，舒筋活络。

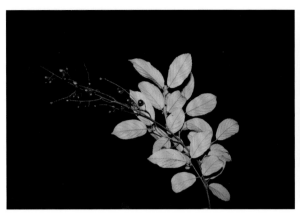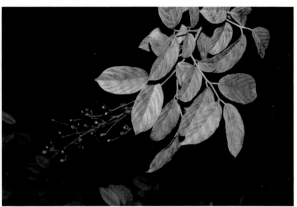

| 2 | 雀梅藤 | 双角刺
Sageretia thea (Osbeck) M. C. Johnston |

藤状或直立灌木。小枝被短柔毛，具刺。叶近对生或互生，近椭圆形，两面无毛或仅下表面沿脉被柔毛，侧脉 3~5 对；叶柄被短柔毛。花序常顶生或腋生，穗状圆锥状，花序轴被毛；花黄色，有芳香；萼片 5 枚，三角形；花瓣 5 片，匙形，顶端 2 浅裂，常内卷，比萼片短；雄蕊 5 枚；柱头 3 浅裂。核果紫黑色。花期 7~11 月，果期翌年 3~5 月。

分布于神农架各地，生于海拔 700m 以下的丘陵灌丛中。常见。

全株行气化瘀，消肿解毒，止痛。

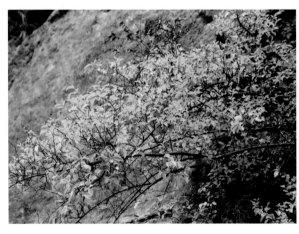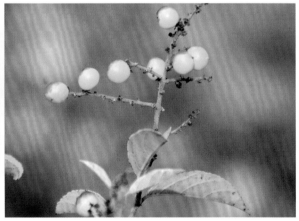

| 3 | 钩枝雀梅藤 | 岩猴藤
Sageretia hamosa (Wallich) Brongniart |

攀缘藤本。小枝有弯曲且粗的钩刺。叶近对生，且有光泽，披针形，下表面仅沿脉具毛，侧脉 5~9 对。花序顶生或腋生，疏散圆锥状；无花梗；花黄绿色，被灰白色或褐色绒毛，花 5 基数；柱头头状。核果红色或紫黑色，常覆盖有白粉。花期 7~8 月，果期 8~10 月。

分布于神农架各地，生于海拔 1600m 以下的山坡林中。常见。

根祛风湿，活血化瘀。果实用于疥疮。

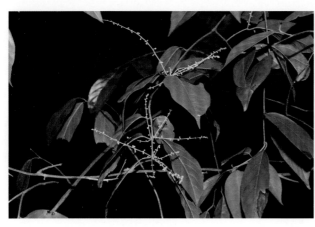
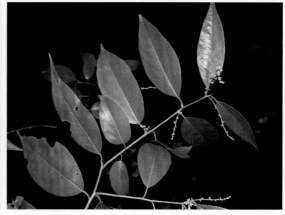

4 梗花雀梅藤 红雀梅藤
Sageretia henryi J. R. Drummond & Sprague

攀缘状灌木。叶互生或近对生，长卵状椭圆形，侧脉 5~6 对；托叶钻形。花序腋生或顶生，常为总状花序，稀圆锥花序；花序轴无毛；花白色或白绿色；萼片 5 枚，卵状三角形；花瓣 5 片，匙形，稍短于雄蕊；雄蕊 5 枚。核果近球形，成熟时红色。花期 7~11 月，果期翌年 3~6 月。

分布于神农架木鱼、宋洛、阳日，生于海拔 700~1400m 的山坡林下或路边。常见。

果实清热解毒，利水消肿。

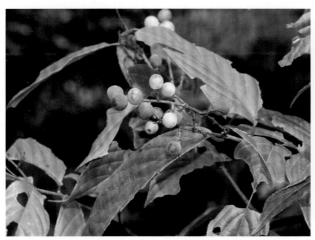
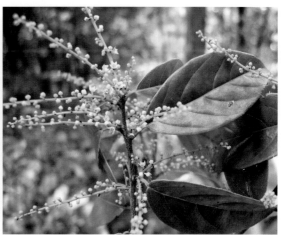

（八）枳椇属 Hovenia Thunberg

乔木，稀灌木。幼枝常被短柔毛。叶互生，基生三出脉，侧脉 4~8 对。花序密集，顶生或兼腋生，聚伞圆锥状；花序轴果时膨大，肉质；花白色或黄绿色，5 基数；萼片三角形，中肋内面凸起；花瓣与萼片互生，两边向内卷起，基部具爪；雄蕊被花瓣抱持；花盘肉质，有毛；子房上位，底部与花盘合生，3 室，每室含胚珠 1 枚，柱头 3 裂。浆果状核果顶端有 3 室，外果皮有光泽。种子底部常有白色凸起。

5 种；我国 3 种；湖北 2 种；神农架 2 种，均可供药用。

分种检索表

---

1 枳椇 ^{拐枣} **Hovenia acerba** Lindley

　　常为乔木。小枝被褐色柔毛，有白色皮孔。叶互生，厚纸质，宽卵形，叶基心形，叶缘有浅锯齿，三出脉，两面无毛或仅下表面沿脉被短柔毛。花序顶生和腋生，二歧式聚伞圆锥状，被棕色柔毛；花淡黄绿色；花瓣椭圆状匙形；花柱半裂。浆果状核果黄褐色或棕色。花期5~7月，果期8~10月。

　　分布于神农架各地，生于海拔700~1000m的向阳山坡。常见。

　　种子除烦止渴，解酒毒，利二便。果祛湿止痛。

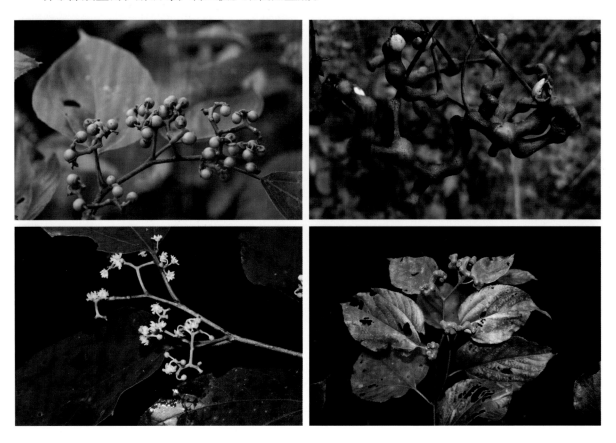

---

2 毛果枳椇 **Hovenia trichocarpa** Chun & Tsiang

　　落叶乔木。小枝有明显的皮孔。叶卵状椭圆形，叶缘有钝圆锯齿，两面无毛或仅下表面沿脉被疏柔毛，三出脉，侧脉6~10对，下表面横状脉明显。花序顶生或兼腋生，二歧式聚伞状，密被黄褐色短茸毛；花黄绿色；萼片具明显的网脉，被褐色柔毛；花瓣卵圆状匙形，具爪；花柱自基部 3 深裂。浆果状核果，被褐色柔毛。花期 5~6 月，果期 8~10 月。

　　分布于神农架下谷，生于海拔 500m 的山地林中。少见。

　　果清热利尿。

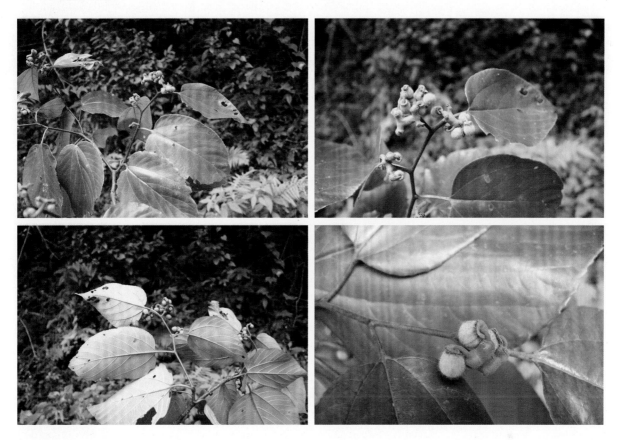

葡萄科 Vitaceae

木质藤本，少数为草质藤本。卷须与叶对生。单叶或羽状和掌状复叶，常具透明的点，多互生，具托叶。常排成伞房状、穗状、总状、圆锥状或聚伞状花序；花两性或杂性同株或异株，辐射对称，4~5 基数；萼呈碟形或浅杯状；雄蕊 4~5 枚，与花瓣对生；花盘呈环状或分裂；子房上位，通常 2 室，柱头头状或盘状。浆果。种子 1 或多枚。

15 属，900 余种；我国 9 属，147 余种；湖北 7 属，40 种；神农架 7 属，40 种，可供药用的 7 属，30 种。

■ 分属检索表

1. 花瓣在顶部相互黏着，花谢时整个脱落，花序为狭圆锥花序·······················1. 葡萄属 Vitis
1. 花瓣各自分离脱落，花序为聚伞花序。
   2. 花通常 5 基数。
      3. 卷须常扩大成吸盘；果梗顶端增粗，有时有瘤状突起···············2. 地锦属 Parthenocissus
      3. 卷须通常不扩大为吸盘；果梗不增粗，无瘤状突起。
         4. 花盘发育不明显；花序为复二歧聚伞花序····························3. 俞藤属 Yua
         4. 花盘发达；花序为伞房状多歧聚伞花序。
            5. 单叶或掌状复叶······················4. 蛇葡萄属 Ampelopsis
            5. 羽状复叶······················5. 羽叶蛇葡萄属 Nekemias
   2. 花通常 4 基数。
      6. 花柱明显，柱头不分裂·······················6. 乌蔹莓属 Cayratia
      6. 花柱不明显或较短，少有不规则分裂·······················7. 崖爬藤属 Tetrastigma

（一）葡萄属 Vitis Linnaeus

藤本，具卷须。单叶或掌状复叶。常为聚伞状圆锥花序；花杂性异株，5 基数；萼片小；花瓣凋谢时呈帽状黏合脱落；花盘明显，上位，5 裂；雄蕊与花瓣对生，败育；子房 2 室，每室含 2 枚胚珠，花柱圆锥形。浆果，具种子 2~4 枚。种子底部具短喙。

60 余种；我国约 38 种；湖北 16 种；神农架 14 种，可供药用的 11 种。

■ 分种检索表

1. 叶为三至五出复叶·······························1. 变叶葡萄 V. piasezkii
1. 叶均为单叶。
   2. 小枝具皮刺·······························2. 刺葡萄 V. davidii

2. 小枝无刺。

　3. 小枝和叶柄被柔毛或蛛丝状毛，不被具腺的刚毛。

　　4. 叶下表面被密集的白色或锈色蛛丝状或毡状绒毛。

　　　5. 叶 3~5 裂或不裂。

　　　　6. 叶裂片较宽阔‥‥‥‥‥‥‥‥‥‥‥‥‥‥‥‥‥‥‥3. 小叶蘡葡萄 V. sinocinerea

　　　　6. 叶 3~5 深裂或中裂‥‥‥‥‥‥‥‥‥‥‥‥‥‥‥‥‥4. 蘡薁 V. bryoniifolia

　　　5. 叶不分裂或不明显 3~5 浅裂‥‥‥‥‥‥‥‥‥‥‥‥5. 毛葡萄 V. heyneana

　　4. 成熟叶被毛，但非绒毛，非完全覆盖叶下表面。

　　　7. 叶下表面或多或少被柔毛或至少在脉上被柔毛或蛛丝状毛。

　　　　8. 叶不分裂，少有不明显浅裂。

　　　　　9. 叶下表面至少脉上被蛛丝状毛，绝不被直毛‥‥‥‥6. 网脉葡萄 V. wilsoniae

　　　　　9. 叶下表面至少脉上被直毛，有时混生蛛丝状毛‥‥‥‥7. 桦叶葡萄 V. betulifolia

　　　　8. 叶显著 3~5 裂或混有不明显分裂叶。

　　　　　10. 叶基部心形，基部凹成钝角或圆形‥‥‥‥‥‥‥8. 湖北葡萄 V. silvestrii

　　　　　10. 叶基部深心形，基部狭窄，两侧靠近部分重叠‥‥‥‥9. 葡萄 V. vinifera

　　　7. 叶幼时被毛，后脱落‥‥‥‥‥‥‥‥‥‥‥‥‥‥‥‥10. 蔓薁葡萄 V. flexuosa

　3. 小枝和叶柄被具腺的刚毛‥‥‥‥‥‥‥‥‥‥‥‥‥‥‥‥11. 秋葡萄 V. romanetii

1 | 变叶葡萄 Vitis piasezkii Maximowicz

　　木质藤本。小枝具纵棱纹。复叶的中央小叶椭圆形或披针形，外侧小叶卵状椭圆形；单叶的叶片卵圆形，下表面被蛛丝状绒毛。圆锥花序，被稀疏柔毛；萼片边缘波状；花瓣 5 片；雄蕊 5 枚；雌蕊 1 枚。浆果，被粉。花期 6 月，果期 7~9 月。

　　分布于神农架各地，生于海拔 800~2300m 的山沟灌丛中。常见。

　　枝叶消食，清热，凉血。

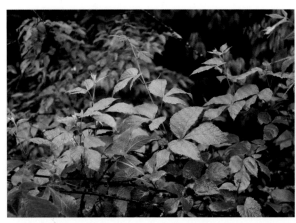 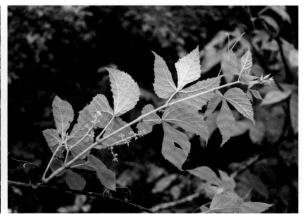

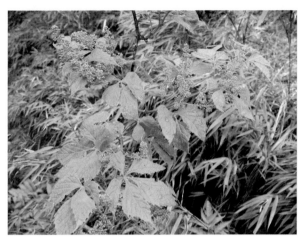 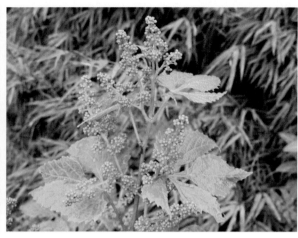

2 刺葡萄 ^{山葡萄}
Vitis davidii (Romanet du Caillaud) Föex

　　木质藤本。茎具刺。叶卵圆形，基生脉五出，侧脉 4~5 对，网脉明显，具托叶。圆锥花序；萼片 5 枚，碟形；花瓣 5 片，黏合脱落；雄蕊 5 枚，花药黄色；雌蕊 1 枚，子房圆锥形。浆果紫红色。花期 6~7 月，果期 7~10 月。

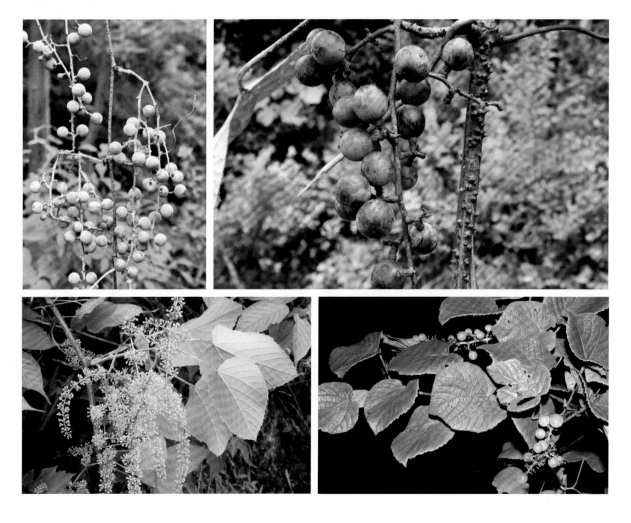

分布于神农架新华、松柏、阳日，生于海拔 900~1300m 的山坡灌丛中。常见。

全株祛风湿，利小便，清热解毒。

3 | 小叶葡萄 Vitis sinocinerea W. T. Wang

木质藤本。小枝具纵棱纹，被疏柔毛。单叶，不明显分裂或 3 浅裂，叶上表面无毛或密生短柔毛，下表面密生淡褐色蛛丝状绒毛，基生脉五出，侧脉 3~4 对；托叶膜质。圆锥花序；花序梗被短柔毛；萼碟形；花瓣 5 片，黏合脱落；雄蕊 5 枚，花药黄色。浆果紫褐色。花期 4~6 月，果期 7~10 月。

分布于神农架各地，生于海拔 600~1200m 的山坡石上。常见。

根补气血，续筋骨，长肌肉。果润肺止咳，清热凉血，消食。

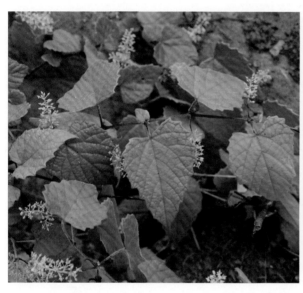
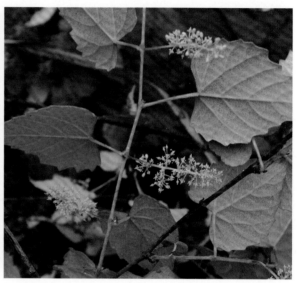

4 | 蘡薁 野葡萄
Vitis bryoniifolia Bunge

藤本。小枝具棱纹。叶长卵圆形，叶缘具粗齿，下表面密被蛛丝状绒毛，后渐脱落，基生脉五出，侧脉 4~6 对；叶柄初时密生蛛丝状柔毛；托叶膜质。圆锥花序，基部分枝，有时退化成一卷须；萼碟形；花瓣 5 片，黏合脱落；雄蕊 5 枚，花药椭圆形；雌蕊 1 枚，子房卵状椭圆形。浆果，紫红色。花期 4~8 月，果期 6~10 月。

分布于神农架木鱼、新华，生于海拔 1100~1800m 的山坡、灌丛中及疏林中。少见。

根祛风湿，行血，消积。

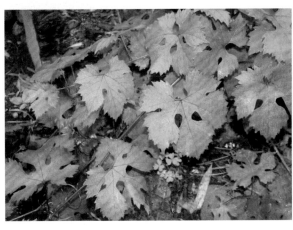
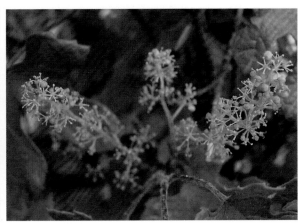

5 | 毛葡萄 **Vitis heyneana** Roemer & Schultes

　　木质藤本。小枝被白色或豆沙色蛛丝状绒毛。叶长卵状椭圆形，叶缘具尖锐锯齿，上表面被疏散蛛丝状绒毛，后渐脱落，下表面密生灰褐色绒毛，基生脉三至五出，侧脉 4~6 对；托叶膜质。圆锥花序；萼碟形；花瓣 5 片，帽状黏合脱落；雄蕊 5 枚，花药黄色；子房卵圆形。果实紫黑色。花期 4~6 月，果期 6~10 月。

　　分布于神农架各地，生于海拔 400~1000m 的山坡、沟谷灌丛或林中。常见。

　　全株调经活血，清热，祛风湿，止血。

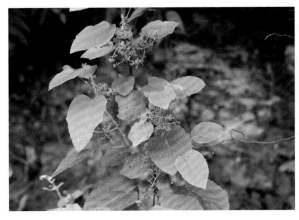
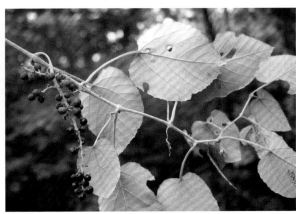

6 | 网脉葡萄 **Vitis wilsoniae** H. J. Veitch

　　木质藤本。小枝被稀疏褐色蛛丝状绒毛，后渐脱落。叶心形或卵状椭圆形，下表面仅沿脉被褐色蛛丝状绒毛，基生脉五出，侧脉 4~5 对。圆锥花序，被疏绒毛；萼浅碟形；花瓣 5 片，黏合脱落；雄蕊 5 枚，花药黄色；雌蕊 1 枚，子房卵圆形。果实圆球形。花期 5~7 月，果期 6 月至翌年 1 月。

　　分布于神农架红坪、木鱼、新华，生于海拔 1400~2000m 的山坡、林下或路旁。常见。

　　根行血，消积。全株用于骨关节酸痛。

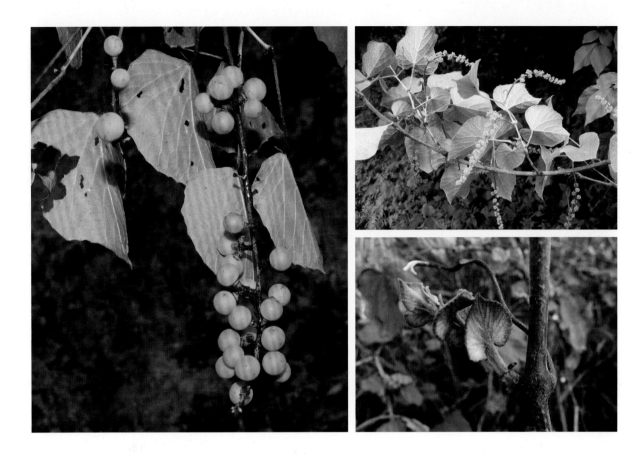

7 | 桦叶葡萄 **Vitis betulifolia** Diels & Gilg

　　木质藤本。小枝纵棱纹显著。叶卵状椭圆形，叶缘具急尖锯齿，下表面密生绒毛，后脱落，基出脉 5 条，侧脉 4~6 对；托叶披针形。圆锥花序，被蛛丝状绒毛，后脱落无毛；萼边缘膜质；花瓣 5 片，呈帽状黏合脱落；雄蕊 5 枚；子房卵圆形，花柱短，柱头微扩。果实紫黑色。花期 3~6 月，果期 6~11 月。

　　分布于神农架各地，生于海拔 1500~2700m 的山地林中、林边或沟边。常见。

　　根舒筋活络。

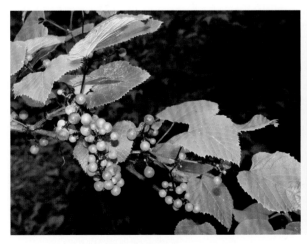
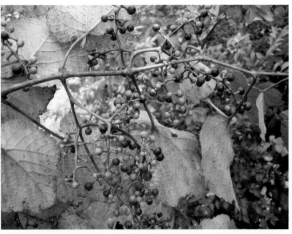

8 | 湖北葡萄 Vitis silvestrii Pampanini

木质藤本。小枝具纵棱纹，密生短柔毛。叶卵圆形，叶缘具粗锯齿，下表面被短柔毛，基生脉五出，侧脉 3~4 对；叶柄被短柔毛；托叶膜质。圆锥花序，被短柔毛或几无毛；萼碟形；花瓣 5 片，呈帽状黏合脱落；雄蕊 5 枚，花药黄色。花期 5 月，果期 7~8 月。

分布于神农架各地，生于海拔 400~1200m 的山坡林中或林缘。常见。

根清热解毒，祛风活络，止血止痛。

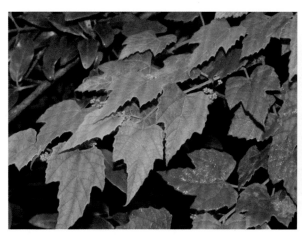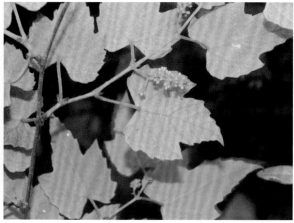

9 | 葡萄 Vitis vinifera Linnaeus

木质藤本。小枝有纵棱纹。叶卵圆形，叶缘具 20 多枚深的粗大锯齿，齿端急尖，基生脉五出，侧脉 4~5 对。圆锥花序；萼浅碟形；花瓣 5 片，呈帽状黏合脱落；雄蕊 5 枚，花药黄色；雌蕊 1 枚。浆果被白粉。花期 4~5 月，果期 8~9 月。

神农架各地均有栽培。

果实补气血，强筋骨，利小便。根祛风湿，利小便。叶利水消肿。

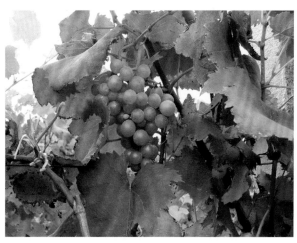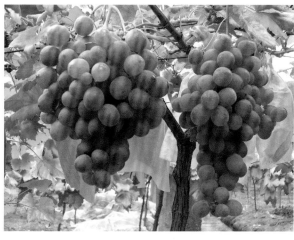

10 | 葛藟葡萄 **Vitis flexuosa** Thunberg

木质藤本。小枝具纵棱纹。叶卵状三角形或椭圆形，下表面被稀疏蛛丝状绒毛，后脱落，基生脉五出，侧脉4~5对。圆锥花序，几无毛或被蛛丝状绒毛；萼浅碟形；花瓣5片，呈帽状黏合脱落；雄蕊5枚，花药黄色，卵圆形；雌蕊1枚，子房卵圆形。浆果球形。种子底部具短喙。花期3~5月，果期7~11月。

分布于神农架各地，生于海拔500~1300m的山坡或沟谷、灌丛或疏林中。常见。

藤汁补五脏，续筋骨，益气，止渴。根行气活血，消积。果实润肺止咳，清热凉血，消食。

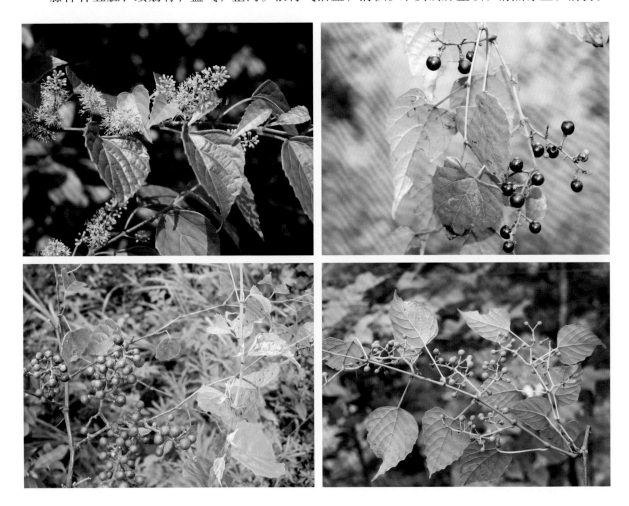

11 | 秋葡萄 **Vitis romanetii** Romanet du Caillaud

木质藤本。小枝棱纹粗且明显，密生毛。叶卵圆形，叶缘具粗齿，上表面被疏蛛丝状绒毛，下表面被细柔毛，基生脉五出，基部具有柄腺体，侧脉4~5对，网脉被毛；托叶卵状披针形。圆锥花序；萼碟形；花瓣5枚，呈帽状黏合脱落；雄蕊5枚；雌蕊1枚，子房圆锥形，柱头扩大。浆果黑紫色。花期4~6月，果期7~9月。

分布于神农架大九湖、木鱼、宋洛、新华，生于海拔 1500~2100m 的山坡林中或灌丛中。常见。

茎止血生肌。根行血消积。

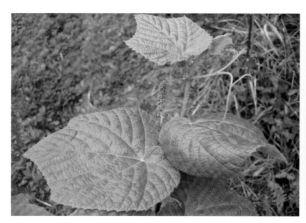 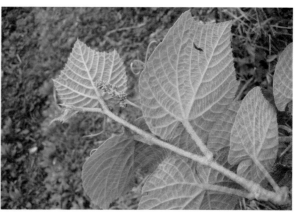

（二）地锦属 Parthenocissus Planchon

木质藤本。卷须多分枝，顶端多膨大成吸盘。单叶，或掌状小叶 5 枚，互生。花 5 数，两性，组成圆锥状或伞房状疏散多歧聚伞花序；花瓣展开，各自分离脱落；雄蕊 5 枚；花盘不明显或偶有蜜腺状的花盘 5 个；子房 2 室，每室具胚珠 2 枚。浆果球形。

13 种；我国 10 种；湖北 7 种；神农架 7 种，可供药用的 4 种。

■ 分种检索表

1. 叶为单叶·······································1. 地锦 **P. tricuspidata**
1. 叶为复叶。
  2. 叶为掌状，小叶 5 枚。
    3. 叶上表面显著呈泡状隆起·······················2. 绿叶地锦 **P. laetevirens**
    3. 叶上表面不呈泡状隆起·························3. 花叶地锦 **P. henryana**
  2. 叶为掌状 3 枚小叶，或幼枝上具单叶·················4. 三叶地锦 **P. semicordata**

---

1 地锦 爬山虎
Parthenocissus tricuspidata (Siebold & Zuccarini) Planchon

木质藤本。卷须顶端具吸盘，分枝较多。单叶，叶缘具粗锯齿，叶下表面无毛或仅脉上疏生短柔毛，基出脉 5 条，侧脉 3~5 对。聚伞花序；萼碟形；花瓣 5 片；雄蕊 5 枚；子房椭球形，花柱基部粗，柱头不扩大。果实球形。花期 5~8 月，果期 9~10 月。

分布于神农架新华、宋洛，生于海拔 700~900m 的山坡林中的树上或石壁上。常见。

根茎活血通络，祛风止痛。

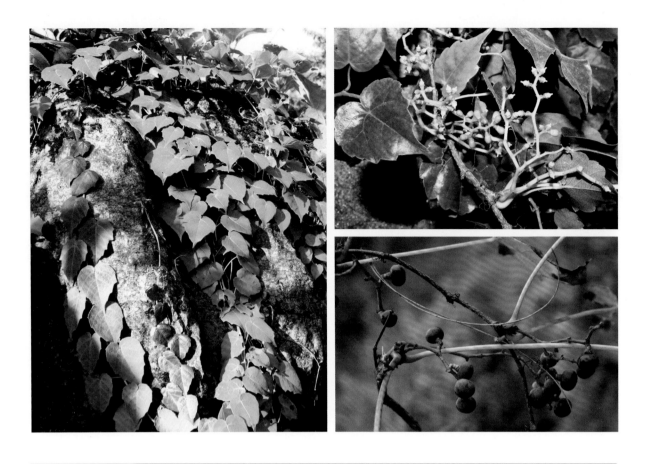

2 绿叶地锦 Parthenocissus laetevirens Rehder

　　木质藤本。小枝具显著纵棱，被短柔毛，后脱落。卷须具吸盘状。掌状小叶 5 枚，上表面显著呈泡状隆起，下表面仅脉上被短柔毛，侧脉 4~9 对；叶柄被短柔毛。花序为多歧聚伞花序，呈圆锥状；花序梗被短柔毛；萼碟形；花瓣 5 片；雄蕊 5 枚，花丝下部略宽；子房近球形，花柱基部略粗。花期 7~8 月，果期 9~11 月。

　　分布于神农架各地，生于海拔 400~1100m 的山坡林中的树上或石壁上。少见。

　　藤茎舒筋活络，消肿散瘀，接骨。

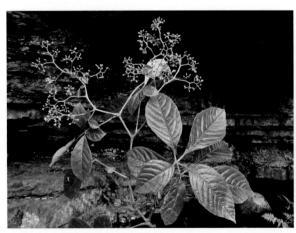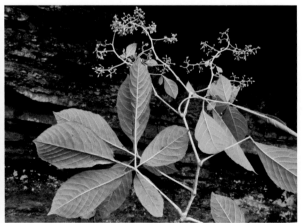

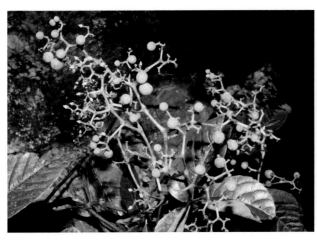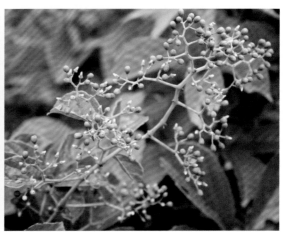

3 花叶地锦 ^{大五爪龙}
Parthenocissus henryana (Hemsley) Graebner ex Diels & Gilg

木质藤本。小枝显著四棱形。卷须具吸盘状。掌状复叶；小叶 5 枚，叶缘上部具锯齿，侧脉 3~7 对。花序常假顶生，呈圆锥状多歧聚伞花序；萼碟形；花瓣 5 片；雄蕊 5 枚，花药长椭圆形；子房卵状椭圆形，柱头不显著或微扩大。果实近球形。花期 5~7 月，果期 8~10 月。

分布于神农架宋洛、新华、阳日，生于海拔 600~1400m 的沟谷或山坡林中的树上或石壁上。常见。

藤叶（大五爪龙藤）、汁叶（大五爪龙汁）破血散瘀，消肿解毒。

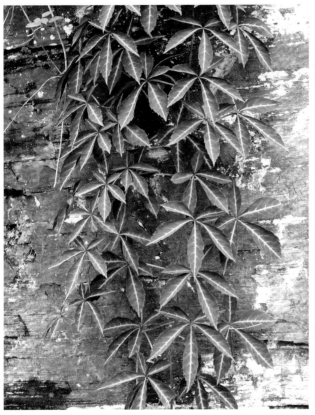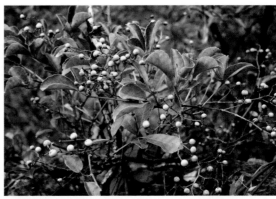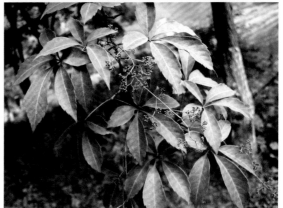

4 | 三叶地锦 Parthenocissus semicordata (Wallich) Planchon

木质藤本。卷须短而分枝,顶端呈吸盘。小叶3枚,中间小叶卵状披针形,两侧的小叶卵状椭圆形,略小,下表面脉上被短柔毛,侧脉4~7对;叶柄疏生短柔毛。多歧聚伞花序,在短枝上与叶对生;萼碟形;花瓣5片;雄蕊5枚,与花瓣对生;子房扁球形。果实近球形。花期5~7月,果期9~10月。

分布于神农架新华、宋洛,生于海拔500~900m的山坡灌丛中。常见。

根、茎祛风,活血,止痛。

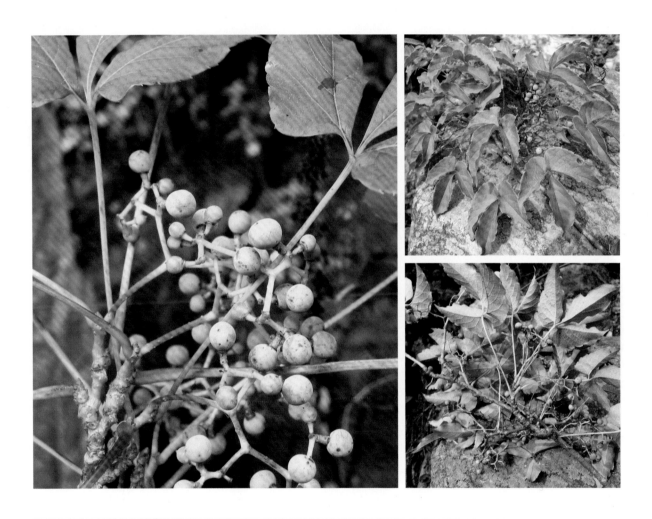

(三)俞藤属 Yua C. L. Li

木质藤本。树皮具皮孔。髓白色。卷须二叉分枝。叶互生,掌状复叶,小叶5枚。复二歧聚伞花序与叶对生,最后一级分枝顶端近乎集生成伞形;花两性;萼杯形;花瓣常5片;雄蕊通常5枚;花盘发育不明显;雌蕊1枚,子房2室,每室具胚珠2枚。胚乳横切面呈"M"字形。浆果圆球形。种子梨形,基部具喙状突起,腹面具有占种子全场2/3的沟。

2种;我国2种;湖北1种;神农架1种,可供药用。

1 俞藤 Yua thomsonii (M. A. Lawson) C. L. Li

■ 分变种检索表

1. 叶下表面无毛或脉上被稀疏短柔毛··················1a. 俞藤 **Y. thomsonii** var. **thomsonii**
1. 叶下表面至少在叶脉上具短柔毛··················1b. 华西俞藤 **Y. thomsonii** var. **glaucescens**

1a 俞藤（原变种）Yua thomsonii var. thomsonii

木质藤本。掌状复叶，小叶 5 枚，小叶卵状披针形，叶缘上半部具细锐锯齿，下表面常被白色粉霜，侧脉 4~6 对。花序与叶对生，复二歧聚伞状；萼碟形；花瓣 5 片；雄蕊 5 枚，花药长椭圆形；雌蕊长约 2mm。果实近球形，紫黑色。花期 5~6 月，果期 7~9 月。

分布于神农架松柏、阳日，生于海拔 800m 的山坡疏林中。少见。

根茎清热解毒，祛风除湿。

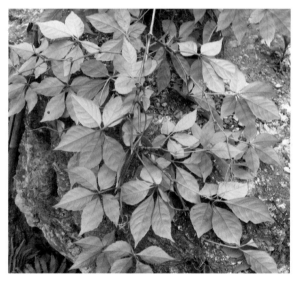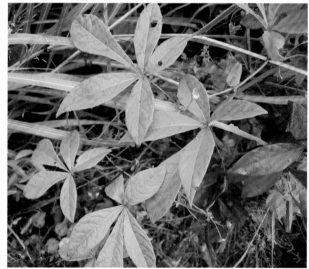

1b 华西俞藤（变种）Yua thomsonii var. glaucescens (Diels & Gilg) C. L. Li

木质藤本。掌状复叶，小叶 5 枚，卵状披针形，叶缘上半部具细锐锯齿，下表面脉上被短柔毛，侧脉 4~6 对。花序与叶对生，复二歧聚伞状；萼碟形；花瓣 5 片，黏合后展开脱落；雄蕊 5 枚；雌蕊长约 3mm。果实近球形，紫黑色。花期 4~6 月，果期 8~10 月。

分布于神农架红坪（阴峪河），生于海拔 1000m 的沟谷林中。少见。

全株清热解毒，祛风除湿。

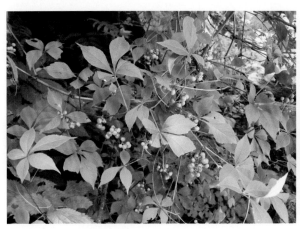
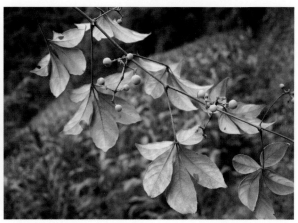

（四）蛇葡萄属 Ampelopsis Michaux

木质藤本。卷须具 2~3 个分枝。叶为单叶或掌状复叶，互生。花 5 基数，两性或杂性同株，组成伞房状多歧聚伞花序或复二歧聚伞花序；花瓣 5 片，各自分离脱落；雄蕊 5 枚；花盘发达；花柱明显，柱头不明显扩大，子房 2 室，每室具胚珠 2 枚。浆果。种子 1~4 枚，倒卵圆形；种脐在种子背面中部呈椭圆形或带形，两边的沟呈狭倒卵状，从底端延伸近种子的一半长。

约 30 种；我国 17 种；湖北 6 种；神农架 5 种，均可供药用。

■ 分种检索表

1. 叶为单叶。
  2. 小枝、叶柄和叶片完全无毛或仅叶下表面被灰色短柔毛。
    3. 叶片不分裂或上部 3 浅裂··················1. 蓝果蛇葡萄 A. bodinieri
    3. 叶片 3~5 浅裂至中裂··················2. 葎叶蛇葡萄 A. humulifolia
  2. 小枝、叶柄和叶片多少被柔毛或绒毛··················3. 蛇葡萄 A. glandulosa
1. 叶为掌状复叶。
  4. 叶为 3 枚小叶··················4. 三裂蛇葡萄 A. delavayana
  4. 叶为 5 枚小叶··················5. 乌头叶蛇葡萄 A. aconitifolia

---

1 蓝果蛇葡萄 Ampelopsis bodinieri (H. Léveillé & Vaniot) Rehder

■ 分变种检索表

1. 叶片两表面无毛··················1a. 蓝果蛇葡萄 A. bodinieri var. bodinieri
1. 叶片下表面被灰色短柔毛··················1b. 灰毛蛇葡萄 A. bodinieri var. cinerea

1a 蓝果蛇葡萄（原变种） 过山龙 Ampelopsis bodinieri var. bodinieri

木质藤本。小枝具纵棱纹。叶片卵状椭圆形，叶缘具急尖锯齿，基出脉 5 条，侧脉 4~6 对。花序呈复二歧聚伞状；萼浅碟形；花瓣 5 片；雄蕊 5 枚，花药黄色；子房圆锥形，花柱基部略粗。果实近球形。花期 4~6 月，果期 7~8 月。

分布于神农架各地，生于海拔 400~1200m 的山谷林缘或山坡灌丛中。常见。

根消肿解毒，止痛止血，排脓生肌，祛风除湿。

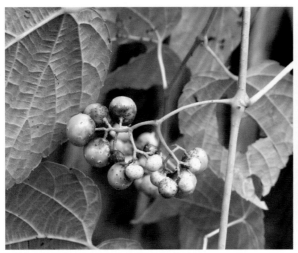 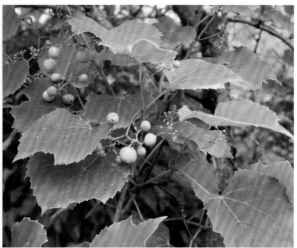

1b 灰毛蛇葡萄（变种） Ampelopsis bodinieri var. cinerea (Gagnepain) Rehder

木质藤本。小枝具纵棱纹。叶片卵状椭圆形，叶缘具急尖锯齿，下表面被灰色短柔毛，基出脉 5 条，侧脉 4~6 对。花序疏散，呈复二歧聚伞状；萼浅碟形，波状边缘；花瓣 5 片；雄蕊 5 枚，花药黄色；子房圆锥形，基部略粗。果实近圆球形。花期 4~6 月，果期 7~8 月。

分布于神农架各地，生于海拔 1300~2800m 的山坡疏林中。常见。

根消肿解毒，止痛止血，排脓生肌，祛风除湿。

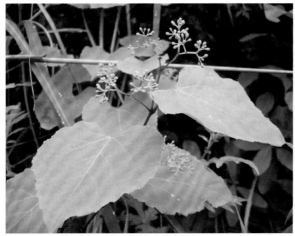 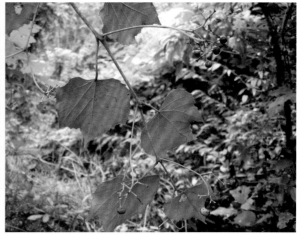

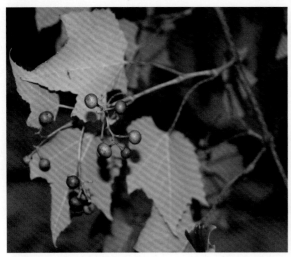
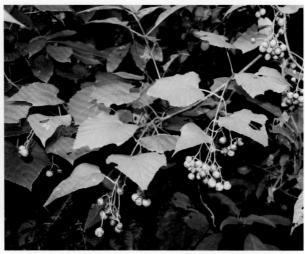

2　葎叶蛇葡萄 Ampelopsis humulifolia Bunge

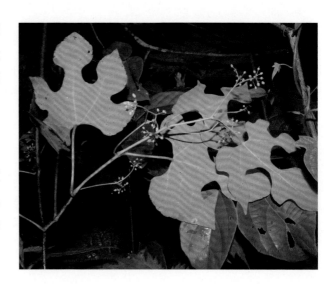

木质藤本。卷须二叉分枝，相隔2节间断与叶对生。叶为单叶，心状五角形或肾状五角形，顶端渐尖，基部心形，顶端凹成圆形，边缘具粗锯齿，通常齿尖，上表面绿色，无毛，下表面粉绿色，无毛或沿脉被疏柔毛；托叶早落。多歧聚伞花序与叶对生；花瓣5片，卵状椭圆形；雄蕊5枚；花盘明显。果实近球形，具种子2~4枚。花期5~7月，果期5~9月。

分布于神农架阳日，生于海拔500m的山坡疏林中。少见。

根皮消炎解毒，活血散瘀，祛风除湿。

3　蛇葡萄 Ampelopsis glandulosa (Wallich) Momiyama

■ 分变种检索表

1. 叶片仅下表面沿脉上被疏柔毛······················3a. 异叶蛇葡萄 A. glandulosa var. heterophylla
1. 叶片无毛或被极稀的短柔毛·····························3b. 光叶蛇葡萄 A. glandulosa var. hancei

3a 异叶蛇葡萄（变种）Ampelopsis glandulosa var. heterophylla (Thunberg) Momiyama

木质藤本。小枝具纵棱纹，被疏柔毛。单叶心形或卵形，3~5 中裂，叶缘具急尖锯齿，下表面沿脉上被疏柔毛，基出脉 5 条，侧脉 4~5 对；叶柄被疏柔毛。花序被疏柔毛；萼碟形，波状边缘具浅齿，外面被疏短柔毛；花瓣 5 片；雄蕊 5 枚；子房下部与花盘合生。果实近球形。花期 4~6 月，果期 7~10。

分布于神农架各地，生于海拔 400~1800m 的山坡灌丛中。常见。

根皮祛风除湿，止痛，止呕止吐，止泻，止血。

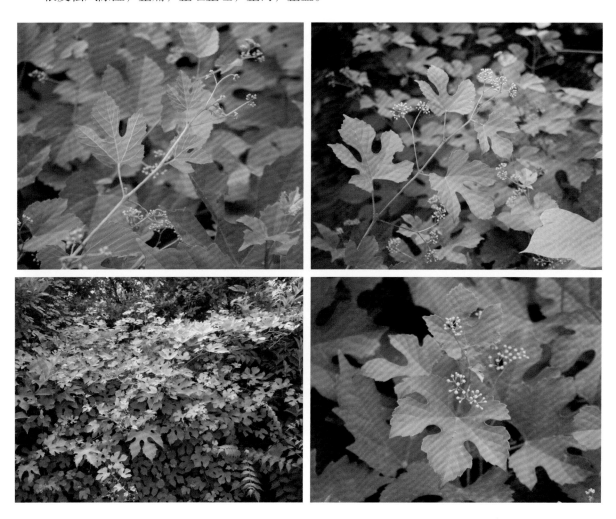

3b 光叶蛇葡萄（变种）Ampelopsis glandulosa var. hancei (Planchon) Momiyama

木质藤本。小枝具纵棱纹。单叶心形或卵形，3~5 中裂，叶缘具急尖锯齿，基出脉 5 条，侧脉 4~5 对，叶片无毛或被极稀的短柔毛。花序被疏柔毛；萼碟形，波状边缘具浅齿；花瓣 5 片；雄蕊 5 枚；子房下部与花盘合生。果实近球形。花期 4~6 月，果期 7~10。

分布于神农架各地，生于海拔 400~1800m 的山坡灌丛中。常见。

根皮用于风湿关节痛、呕吐、泄泻，外用于疮疡肿毒、烧烫伤。

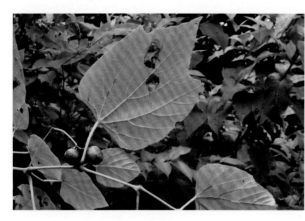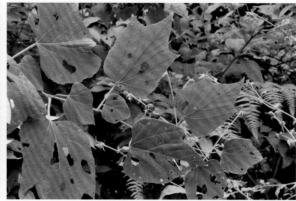

4 三裂蛇葡萄 **Ampelopsis delavayana** Planchon ex Franchet

■ 分变种检索表

1. 植株光滑无毛·····················**4b. 掌裂草葡萄A. delavayana** var. **palmiloba**
1. 植株密被灰色或锈色短柔毛，有时以后脱落。
  2. 小叶和花序梗被灰色短柔毛·············**4a. 三裂蛇葡萄A. delavayana** var. **delavayana**
  2. 小叶和花序梗密被锈色短柔毛··········**4c. 毛三裂叶蛇葡萄A. delavayana** var. **setulosa**

4a 三裂蛇葡萄（原变种）**Ampelopsis delavayana** var. **delavayana**

木质藤本。小枝具纵棱纹，疏生短柔毛，后脱落。小叶 3 枚，中间小叶椭圆状披针形，侧面小叶卵状披针形，叶缘具粗锯齿，上表面被稀疏柔毛，后脱落，侧脉 5~7 对；叶柄被稀疏柔毛。花序与叶对生，多歧聚伞状，被短柔毛；萼碟形，波状边缘浅裂；花瓣 5 片；雄蕊 5 枚；子房下部与花盘合生。果实近球形。花期 6~8 月，果期 9~11 月。

分布于神农架阳日、宋洛，生于海拔 500~800m 的山坡灌丛中。少见。

根、根皮（金刚散）消肿止痛，舒筋止血。

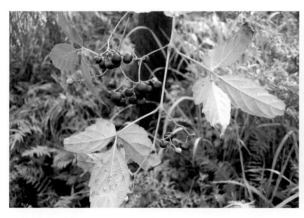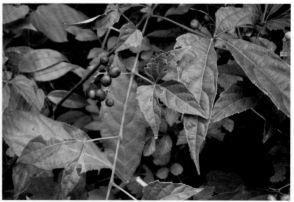

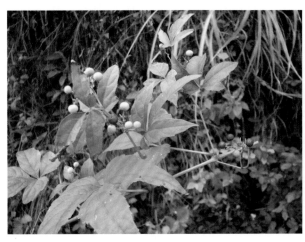
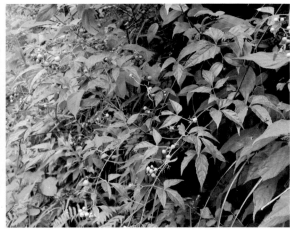

4b **掌裂蛇葡萄**（变种）**Ampelopsis delavayana** var. **palmiloba** (Diels & Gilg) C. L. Li

　　木质藤本。小枝具纵棱纹。小叶 3~5 枚，中间小叶披针状椭圆形，侧边小叶卵状椭圆形，叶缘具齿端尖细的粗锯齿，上表面被稀疏柔毛，后脱落，侧脉 5~7 对；叶柄密被锈色短柔毛。花序与叶对生，多歧聚伞状，密被锈色短柔毛；萼碟形，波状浅裂；花瓣 5 片；雄蕊 5 枚；子房下部与花盘合生。果实近球形。花期 5~6 月，果期 7~9 月。

　　分布于神农架木鱼、宋洛、新华、阳日，生于海拔 500~800m 的山坡、沟边或灌丛中。常见。

　　根（草葡萄根）消肿止痛，舒筋活血，止血。

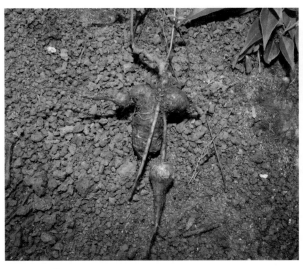
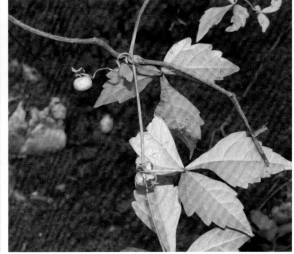

4c **毛三裂叶蛇葡萄**（变种）**Ampelopsis delavayana** var. **setulosa** (Diels & Gilg) C. L. Li

　　木质藤本。小枝具纵棱纹，密被锈色短柔毛。小叶 3 枚，中间小叶椭圆状披针形，侧边小叶卵状椭圆形，叶缘具粗锯齿，齿端通常尖细，上表面被稀疏柔毛，后脱落，侧脉 5~7 对；叶柄长，密被锈色短柔毛。花序与叶对生，多歧聚伞状，密被锈色短柔毛；萼碟形，波状边缘浅裂；花瓣 5 片；

雄蕊 5 枚；子房下部与花盘合生。果实近球形。花期 6~7 月，果期 9~11 月。

　　分布于神农架各地，生于海拔 500~800m 的山坡地边或林中。常见。

　　根皮消肿止痛，舒筋活血，止血。

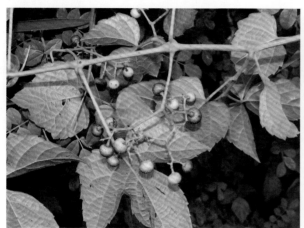
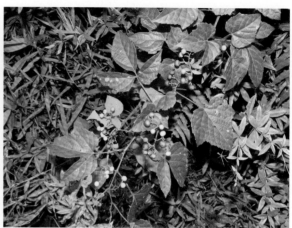

5　乌头叶蛇葡萄 *Ampelopsis aconitifolia* Bunge

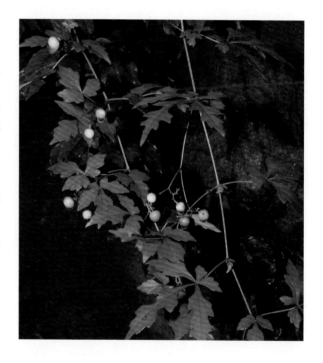

　　木质藤本。小枝具纵棱纹。卷须二至三叉分枝，相隔 2 节间断与叶对生。叶为掌状复叶，小叶 5 枚；小叶 3~5 羽裂，披针形或菱状披针形，侧脉 3~6 对。伞房状复二歧聚伞花序，通常与叶对生或假顶生；萼碟形，波状浅裂或几乎全缘，无毛；花瓣 5 片，卵圆形；雄蕊 5 枚，花药卵圆形；花盘发达，边缘呈波状；子房下部与花盘合生。果实近球形。花期 5~6 月，果期 8~9 月。

　　分布于神农架新华，生于海拔 500~800m 的山坡、沟边或灌丛中。罕见。

　　根皮、块根用于跌扑损伤、骨折、疮疖肿痛、风湿痹痛。

（五）羽叶蛇葡萄属 Nekemias Rafinesque

　　木质藤本。卷须具 2~3 个分枝。叶一至二回羽状复叶。花 5 基数，两性或杂性同株，组成伞房状多歧聚伞花序或复二歧聚伞花序；花瓣 5 片，稀 4 片，各自分离脱落；雄蕊 5 枚；花盘发达；花柱明显，柱头不明显扩大，子房 2 室，每室含胚珠 2 枚。浆果。

9 种；我国 7 种；湖北 5 种；神农架 3 种，均可供药用。

分种检索表

1. 叶为一回羽状复叶·······································1. 羽叶蛇葡萄 N. chaffanjonii

1. 叶为二回羽状复叶。

　2. 卷须具 3 个分枝，小叶长 4~12cm，宽 2~6cm·······2. 大羽叶蛇葡萄 N. megalophylla

　2. 卷须具 2 个分枝，小叶长 1~5cm，宽 0.5~2.5cm···········3. 广东羽叶蛇葡萄 N. cantoniensis

1 羽叶蛇葡萄 Nekemias chaffanjonii (H. Léveillé & Vaniot) J. Wen & Z. L. Nie

　　木质藤本。小枝具纵棱纹。一回羽状复叶，叶缘具尖锐细锯齿，侧脉 5~7 对。花序顶生或与叶对生，伞房状多歧聚伞花序；萼碟形，萼片阔三角形；花瓣 5 片；雄蕊 5 枚；子房下部与花盘合生，花柱钻形。果实近球形。花期 5~7 月，果期 7~9 月。

　　分布于神农架各地，生于海拔 500~800m 的山坡疏林或沟谷灌丛。常见。

　　全株祛风除湿。

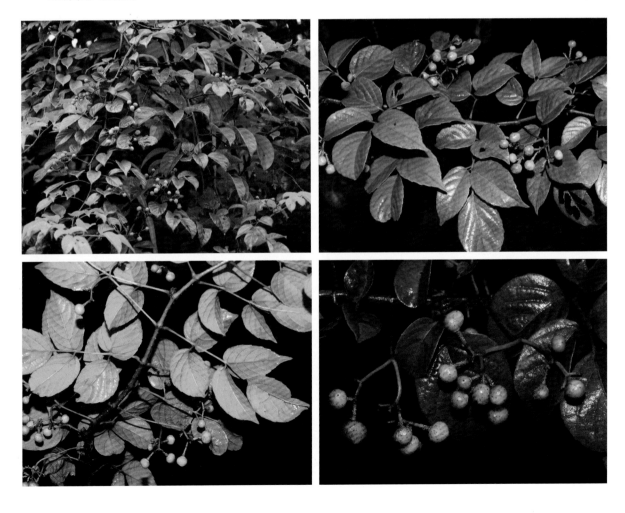

2 　大羽叶蛇葡萄　大叶山葡萄
Nekemias megalophylla (Diels & Gilg) J. Wen & Z. L. Nie

木质藤本。二回羽状复叶，叶缘具粗锯齿，侧脉 4~7 对。花序顶生或与叶对生，多歧聚伞状或复二歧聚伞状；萼碟形，波状边缘或 3 裂；花瓣 5 片；雄蕊 5 枚；子房下部与花盘合生，花柱钻形，柱头不明显扩大。果实呈倒卵圆形。花期 6~8 月，果期 7~10 月。

分布于神农架大九湖、红坪、宋洛，生于海拔 800~1800m 的山坡林下或沟谷灌丛中。常见。

枝叶（山葡萄藤）清热凉血；用于高血压、头昏目胀。

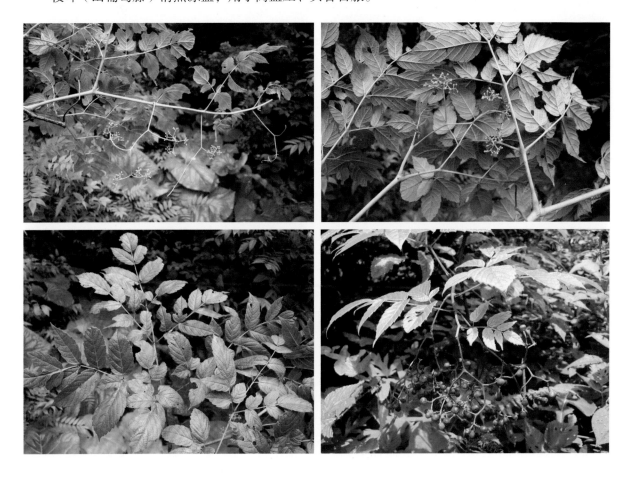

3 　广东羽叶蛇葡萄　辣梨茶
Nekemias cantoniensis (Hooker & Arnott) J. Wen & Z. L. Nie

木质藤本。小枝具纵棱纹，嫩枝被短柔毛。二回羽状复叶，有时小枝上部有一回羽状复叶，常为 3 枚小叶，侧面小叶大小异形，上表面常具浅色小圆点，下表面在脉基部疏生短柔毛，侧脉 4~7 对。花序顶生或与叶对生，多为伞房状多歧聚伞花序，被短柔毛；萼碟形，波状边缘；花瓣 5 片；雄蕊 5 枚，花药卵状椭圆形；子房下部与花盘合生。果实近球形。花期 4~7 月，果期 8~11 月。

分布于神农架木鱼、下谷、阳日，生于海拔 400~900m 的山谷林中或山坡灌丛。少见。

藤茎清热解毒，祛风湿，强筋骨；用于皮肤癣癫、黄疸型肝炎、风热感冒、咽喉肿痛等。

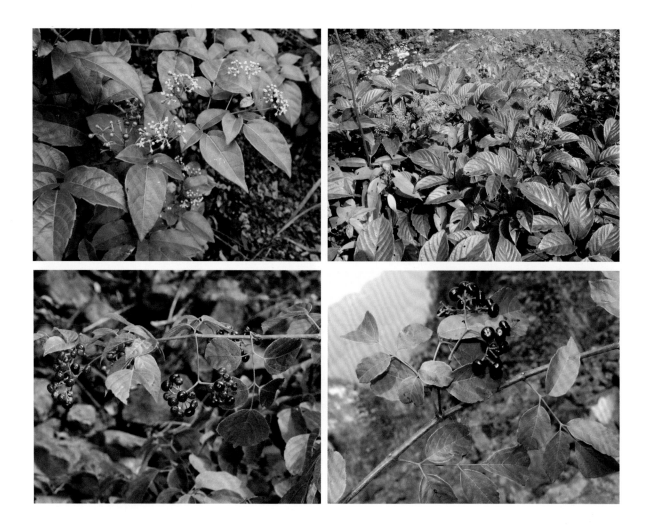

（六）乌蔹莓属 Cayratia Jussieu

木质藤本。卷须通常二至三叉分枝。叶为 3 枚小叶或鸟足状 5 枚小叶，互生。花 4 基数，两性或杂性同株，呈伞房状多歧聚伞花序或复二歧聚伞花序；雄蕊 5 枚；花盘发达，边缘 4 浅裂或波状浅裂；柱头微扩大或不明显扩大，子房 2 室，每室含 2 枚胚珠。浆果球形或近球形，具种子 1~4 枚。种子呈半球形，有一被膜的圆孔，两边的沟呈倒卵形。

约 60 种；我国 17 种；湖北 3 种；神农架 3 种，均可供药用。

■ 分种检索表

1. 小枝、花序梗、叶柄和叶片或多或少被短柔毛。
　　2. 小枝、叶柄和叶片下表面沿脉被疏柔毛··································1. 乌蔹莓 **C. japonica**
　　2. 小枝、叶柄和叶片下表面密被柔毛··································2. 白毛乌蔹莓 **C. albifolia**
1. 小枝、花序梗、叶柄和叶片下表面被褐色节状长柔毛··············3. 华中乌蔹莓 **C. oligocarpa**

1 | 乌蔹莓 Cayratia japonica (Thunberg) Gagnepain

■ 分变种检索表

1. 叶为鸟足状5枚小叶，稀混生有3枚小叶·······················1a. 乌蔹莓 C. japonica var. japonica

1. 叶为3枚小叶·······················1b. 尖叶乌蔹莓 C. japonica var. pseudotrifolia

1a | 乌蔹莓（原变种）五龙草 Cayratia japonica var. japonica

草质藤本。幼枝被柔毛，后变无毛。鸟足状复叶，小叶5枚，狭卵状椭圆形，下表面微被毛，侧脉5~9对。花序常腋生，聚伞状；萼碟形，波状浅裂或全缘，外面被乳突状毛或几乎无毛；花瓣4片，三角状卵圆形，外面被乳突状毛；雄蕊4枚；子房下部与花盘合生，柱头微扩大。果实近球形。花期3~8月，果期8~11月。

分布于神农架各地，生于海拔400~1900m的山坡林缘或路边荒地。常见。

全株（乌蔹莓）凉血解毒，利湿消肿。

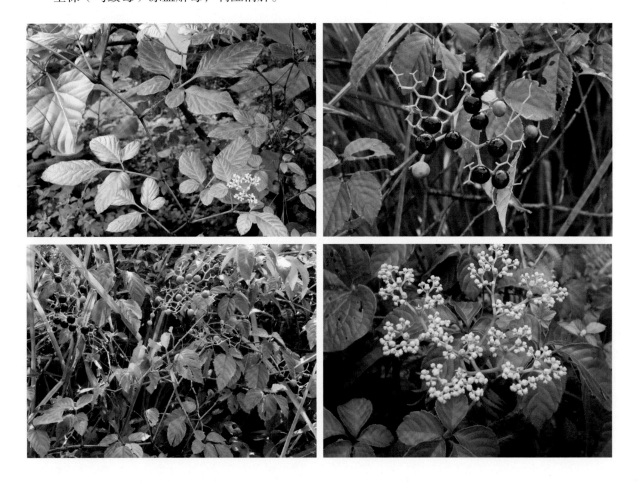

1b 尖叶乌蔹莓（变种）**Cayratia japonica** var. **pseudotrifolia** (W. T. Wang) C. L. Li.

草质藤本。鸟足状复叶，小叶常为 3 枚，狭卵状椭圆形，侧边小叶边缘具锯齿，或微被毛，侧脉 5~9 对。花序腋生，聚伞状；花蕾被粉状柔毛或近无毛；萼碟形，外面被乳突状毛；花瓣 4 片，三角状卵圆形，外面被乳突状毛；雄蕊 4 枚；子房下部与花盘合生，柱头微扩大。果实近球形。花期 5~8 月，果期 9~10 月。

分布于神农架九冲、红坪，生于海拔 400~1500m 的山坡林缘或路边荒地。常见。

根（尖叶乌蔹莓）凉血解毒，消肿散结。

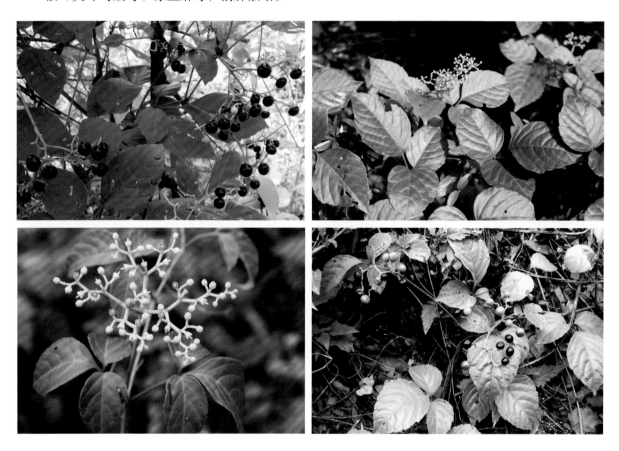

2 白毛乌蔹莓 **Cayratia albifolia** C. L. Li

半木质或草质藤本。小枝具纵棱纹，被灰色柔毛。叶鸟足状，小叶 5 枚，侧生叶近圆形，叶缘有 20 多枚钝齿，急尖，上表面仅脉上被稀短柔毛，下表面密被灰色平展短柔毛，侧脉 6~10 对；托叶膜质，被稀疏短柔毛。花序腋生，伞房状多歧聚伞花序，被柔毛；萼浅碟形，萼齿不明显，外面被乳突状柔毛；花瓣 4 片，外面被乳突状毛；雄蕊 4 枚；子房下部与花盘合生，柱头微扩大。果实球形。花期 5~6 月，果期 7~8 月。

分布于神农架各地，生于海拔 400~2000m 的山坡林缘或路边荒地。常见。

全株清热解毒，活血散瘀，利尿。

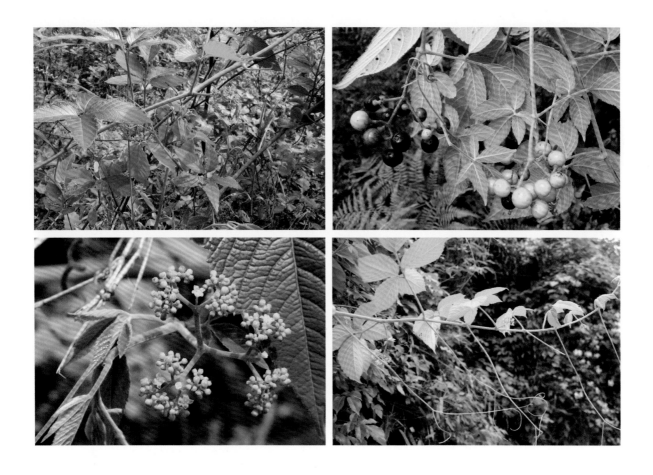

3 | 华中乌蔹莓 **Cayratia oligocarpa** (H. Léveillé & Vaniot) Gagnepain

藤本。小枝具纵棱，被褐色节状长柔毛。叶为鸟足状，5 枚小叶，中间小叶先端尾状渐尖，侧边小叶卵状椭圆形，下表面密被节状毛，侧脉 4~9 对；托叶膜质，狭披针形。花序腋生，复二歧聚伞状；萼浅碟形，外面被褐色节状毛；花瓣 4 片，外面被节状毛；雄蕊 4 枚；子房下部与花盘合生，柱头略为扩大。果近球形。花期 5~7 月，果期 8~9 月。

分布于神农架各地，生于海拔 400~2000m 的山谷林缘。常见。

全株祛风湿，通经络。

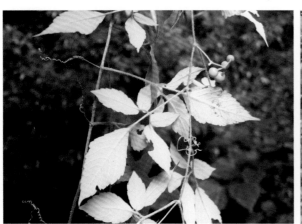

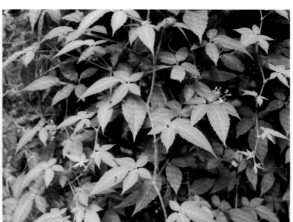

（七）崖爬藤属　Tetrastigma (Miquel) Planchon

木质藤本。卷须不分枝或二叉分枝。叶通常掌状 3~5 枚小叶，或鸟足状 5~7 枚小叶，稀单叶，互生。花 4 基数，通常杂性异株，组成多歧聚伞花序，或伞形或复伞形花序；雄蕊在雌花中败育，短小，或仅残存，呈龟头形；雄花中花盘发达，雌花中较小或不明显；柱头通常 4 裂，稀不规则分裂，子房 2 室，每室含 2 枚胚珠。浆果球形、椭圆形或倒卵形，具种子 1~4 枚。种子有时具皱纹或瘤状突起。

100 余种；我国 45 种；湖北 3 种；神农架 3 种，均可供药用。

■ 分种检索表

1. 掌状复叶。
  2. 卷须不分枝；3 枚小叶·······························1. 三叶崖爬藤 T. hemsleyanum
  2. 卷须 4~7 裂；5 枚小叶·································2. 崖爬藤 T. obtectum
1. 鸟足状复叶，5 枚小叶·································3. 狭叶崖爬藤 T. serrulatum

---

1　三叶崖爬藤　石猴子、蛇附子
Tetrastigma hemsleyanum Diels & Gilg

草质藤本，具纵棱纹。卷须不分枝。小叶 3 枚，卵状披针形或长椭圆形，侧脉 5~6 对。花序腋生或假顶生，下部有节，节上有苞片，假顶生时下部无节和苞片，在分枝末端着生成二歧伞形花序，被短柔毛；萼碟形，齿细小，卵状三角形；花瓣 4 片，顶端有外展的小角；雄蕊 4 枚；子房陷于花盘中，呈短圆锥状；柱头 4 裂。果实近球形。花期 4~6 月，果期 8~11 月。

分布于神农架新华，生于海拔 400~800m 的岩石缝中。常见。

根（蛇附子）清热解毒，祛风化痰，活血止痛。

近年来，三叶崖爬藤在医药中被广泛应用，药用部位已由原来只使用块根发展到果实和全株，其果实成熟后色泽鲜红艳丽，味甘、性凉，具有滋补功效，属极品。

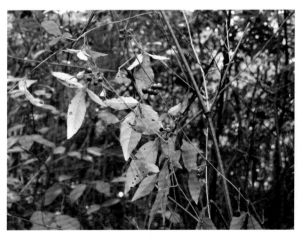 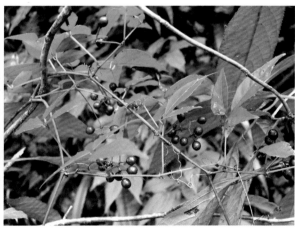

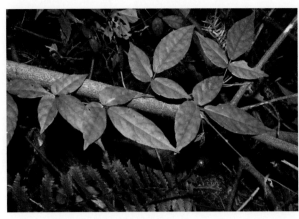
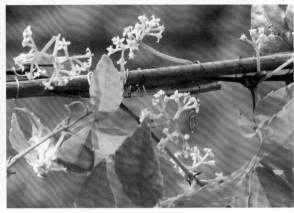

2 崖爬藤 Tetrastigma obtectum (Wallich ex M. A. Lawson) Planchon ex Franchet

■ 分变种检索表

1. 小枝无毛或被纤柔毛·····································2a. 崖爬藤 **T. obtectum** var. **obtectum**

1. 全株无毛·······································2b. 无毛崖爬藤 **T. obtectum** var. **glabrum**

2a 崖爬藤（原变种）
五爪金龙
Tetrastigma obtectum var. **obtectum**

草质藤本。卷须伞状集生。掌状 5 枚小叶，披针状椭圆形，叶缘具细齿，侧脉 4~5 对；叶柄无毛或被疏柔毛；托叶褐色，卵圆形，常宿存。花序顶生或假顶生于短枝上，集生成单伞形；萼浅碟形，波状边缘浅裂；花瓣 4 片；雄蕊 4 枚；子房锥形；柱头扩大成碟形，边缘不规则分裂。果实球形。花期 4~6 月，果期 8~11 月。

分布于神农架红坪、阳日，生于海拔 700~900m 的山坡岩石上或树上。常见。

全株、根（走游草）祛风除湿，活血通络，解毒。

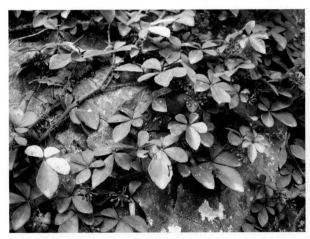
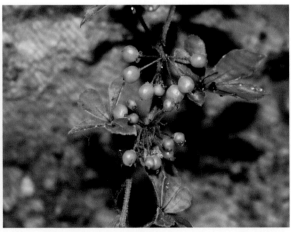

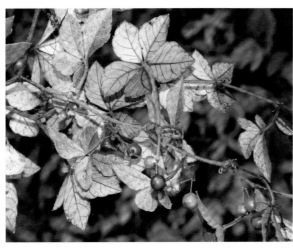
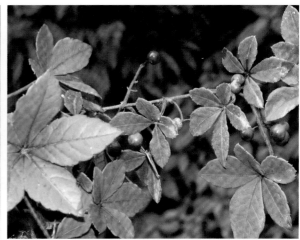

2b 无毛崖爬藤（变种）铜丝线
Tetrastigma obtectum var. **glabrum** (H. Léveillé) Gagnepain

攀缘灌木。根纺锤形，肥大坚韧，外皮紫红色。茎细长，表面有细沟纹。卷须不分枝。掌状复叶，互生，小叶 5 枚，椭圆状披针形，中间小叶最大，叶缘具浅波状锯齿，下表面灰白色。花序聚生，常为伞房状聚伞花序；花黄绿色，杂性，雌雄异株。浆果肉质。花期 4~6 月，果期 8~11 月。

分布于神农架各地，生于海拔 600~1500m 的山坡杂木林中或陡壁处。常见。

全株活血解毒，祛风除湿。

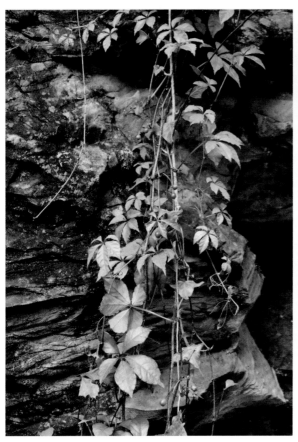
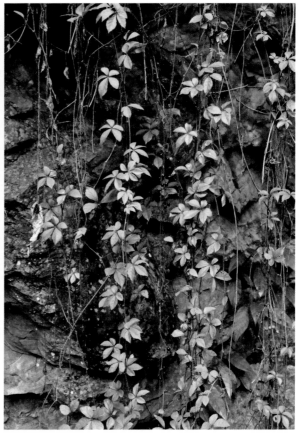

3 狭叶崖爬藤 雪里高、五虎下山
Tetrastigma serrulatum (Roxburgh) Planchon

　　草质藤本。小枝具纵棱纹。卷须不分枝。鸟足状 5 枚小叶，卵状披针形，叶缘常呈波状，凹处具细锯齿，侧脉 4~8 对，网脉明显。花序腋生，下部有节和苞片，或在侧枝上与叶对生，下部无节和苞片，集生成伞形；萼齿不明显；花瓣 4 片，有外展小角；雄蕊 4 枚；子房下部与花盘合生，柱头盘形扩大。果实紫黑色。花期 3~6 月，果期 7~10 月。

　　分布于神农架各地，生于海拔 500~1500m 的山谷林中。常见。

　　全株祛风通络，活血止痛。

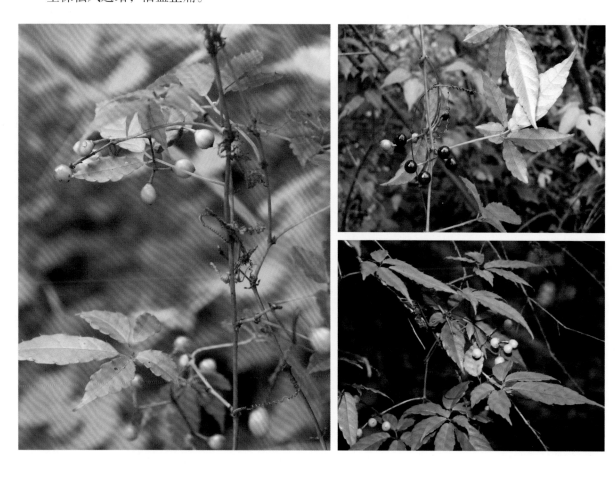

杜英科 Elaeocarpaceae

常绿或半落叶乔木或灌木。单叶互生或对生，具柄，托叶有或缺。花单生或排成总状花序。花两性或杂性；萼片4~5枚；花瓣4~5片，镊合状或覆瓦状排列，先端常撕裂，稀无花瓣；雄蕊多数，分离，生于花盘上或花盘外，花药2室，顶孔开裂或纵裂，药隔常呈芒状，或有毛丛；花盘环形或分裂为腺体；子房上位，2至多室，花柱连合或分离，每室2至多枚胚珠。核果或蒴果有时果皮有针刺。种子椭圆形，胚乳丰富，胚扁平。

12属，约550种；我国2属，51种；湖北2属，5种；神农架2属，5种，可供药用的2属，2种。

■ **分属检索表**

1. 花瓣常呈撕裂状，药隔突出成芒状；果为核果··················1. **杜英属 Elaeocarpus**
1. 花瓣先端全缘或齿状裂，药隔突出成喙状；果为蒴果··················2. **猴欢喜属 Sloanea**

（一）杜英属 Elaeocarpus Linnaeus

常绿乔木。叶互生。总状花序腋生，花两性或杂性；萼片4~6枚；花瓣4~6片，白色，先端常撕裂或具浅齿，稀全缘；雄蕊多数，花丝极短，花药2室，顶孔开裂，药隔突出，常呈芒状，或为毛丛状；花盘常裂为5~10个腺体，稀杯状；子房2~5室，每室具胚珠2~6枚。核果1~5室，内果皮骨质，每室具种子1枚。

约360种；我国39种；湖北3种；神农架3种，可供药用的1种。

山杜英 Elaeocarpus sylvestris (Loureiro) Poiret

常绿小乔木。叶纸质，倒卵形，长4~8cm，宽6cm，先端钝。总状花序生于枝顶叶腋，长4~6cm；花梗长3~4mm；萼片5枚，披针形，长4mm；花瓣倒卵形，上部撕裂，裂片10~12枚；雄蕊13~15枚，长3mm，花药有微毛；花盘5裂，分离，被白毛；子房2~3室，花柱长2mm。核果椭圆形，长1~1.2cm，内果皮薄骨质，具腹缝沟3条。花期4~5月，果期10月。

分布于神农架各地，生于海拔600~1000m的山谷、沟边林中。常见。

根皮散瘀消肿。

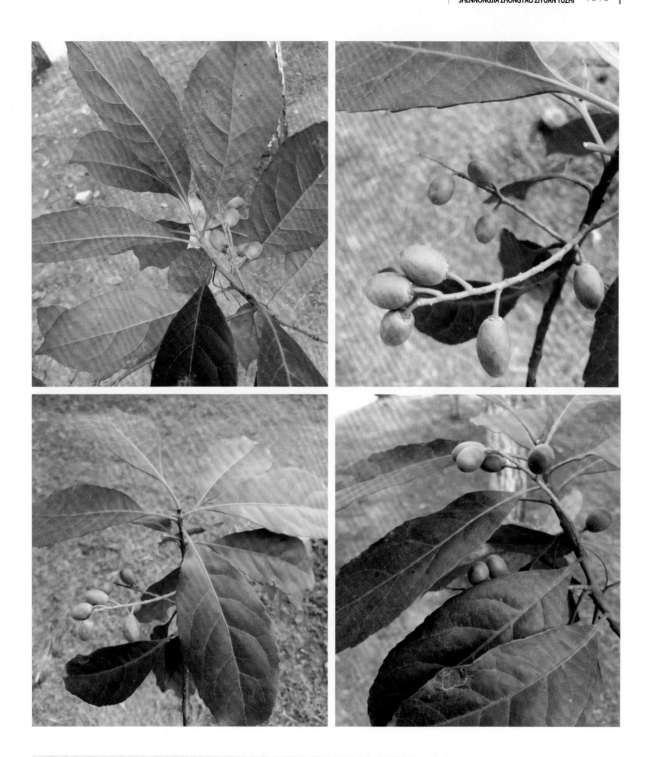

（二）猴欢喜属 Sloanea Linnaeus

乔木。叶互生，具柄，羽状脉，无托叶。花单生或排成总状花序，花具梗，常两性；花瓣4~5片，倒卵形，有时缺，全缘或齿裂；雄蕊多数，生于肥厚的花盘上，花药顶孔开裂，或从顶部向下开裂，药隔常突出成喙状，花丝短；子房3~7室，具沟，胚珠每室数枚。蒴果球形，多刺，室背3~7片裂。种子1至数枚，垂生，常具假种皮包其下半部。

约120种；我国13种；湖北2种；神农架2种，可供药用的1种。

仿栗 Sloanea hemsleyana (T. Ito) Rehder et E. H. Wilson

常绿大乔木。叶常窄倒卵形或卵形，长 10~15cm，宽 3~5cm，侧脉 7~9 对，具波状钝齿；叶柄长 1~2.5cm。总状花序生于枝顶；萼片 4 枚，卵形；花瓣白色，与萼片等长，先端有撕裂状缺齿；雄蕊与花瓣等长；花柱突出雄蕊之上，长 5~6mm。蒴果 4~5 瓣裂，针刺长 1~2cm。种子黑褐色。花期 7 月，果期 9 月。

分布于神农架木鱼、新华，生于海拔 600m 左右的溪边。少见。

根（仿栗根）用于痢疾、腰痛。

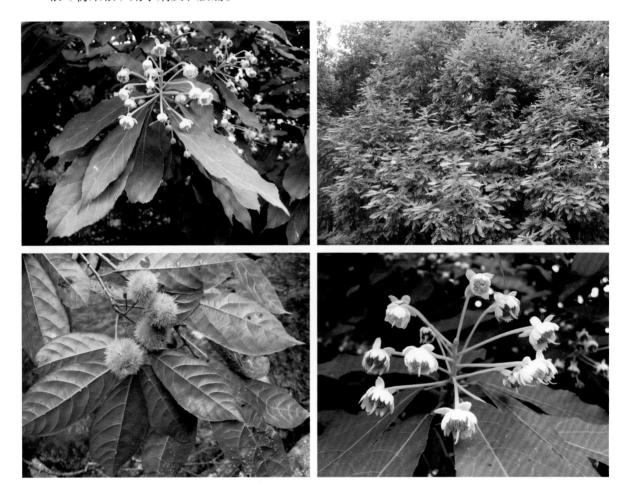

椴树科 Tiliaceae

乔木、灌木或草本。单叶互生，稀对生，全缘或具齿。花常两性，辐射对称，排成聚伞花序或圆锥花序，具苞片；萼片4~5枚，镊合状；花瓣4~5片或缺，常具腺体或有花瓣状退化雄蕊，与花瓣对生；雌、雄蕊具柄或缺；雄蕊多数，稀5枚，花药2室，纵裂或顶端孔裂；子房上位，2~6室，稀更多，每室1至数枚胚珠，中轴胎座，花柱多单生。核果、蒴果、浆果或翅果。

52属，500种；我国11属，70种；湖北6属，13种；神农架4属，7种，可供药用的4属，7种。

分属检索表

1. 乔木或灌木；果实核果状，种子少数。
　　2. 花序柄下半部有长舌状的苞片 ·· 3. 椴树属 Tilia
　　2. 花序柄下半部无苞片 ·· 2. 扁担杆属 Grewia
1. 草本；蒴果，种子多数。
　　3. 蒴果表面有棱或突起 ·· 1. 黄麻属 Corchoropsis
　　3. 蒴果表面有钩刺 ·· 4. 刺蒴麻属 Triumfetta

（一）黄麻属 Corchorus Linnaeus

草本或亚灌木。叶纸质，基部三出脉，两侧常具伸长线状小裂片，边缘具锯齿，具叶柄；托叶2枚，线形。花两性，黄色；单生或数朵排成腋生或腋外生的聚伞花序；萼片4~5枚；花瓣与萼片同数，无腺体；雄蕊多数，生于雌雄蕊柄上，离生，无退化雄蕊；子房2~5室，每室具胚珠多数，花柱短，柱头盘状或盾状。蒴果长筒形或球形，具棱或短角，室背2~5瓣裂，具多数种子。

40余种；我国4种；湖北1种；神农架1种，可供药用。

甜麻 Corchorus aestuans Linnaeus

一年生草本，高约1m。叶卵形，长4.5~6.5cm，先端尖，两表面疏被长毛，基出脉5~7条；叶柄长1~1.5cm。花单生或数朵组成聚伞花序；萼片5枚，窄长圆形，长5mm，先端具角；花瓣5片，与萼片等长，倒卵形，黄色；雄蕊多数，黄色；子房长圆柱形，花柱圆棒状。蒴果长筒形，长2.5cm，具纵棱6条，其中3~4条呈翅状，顶端具长角3~4个。花期夏季，果期9~10月。

分布于神农架各地，生于海拔700m以下的荒地中。常见。

全草（野黄麻）祛风除湿，舒筋活络。

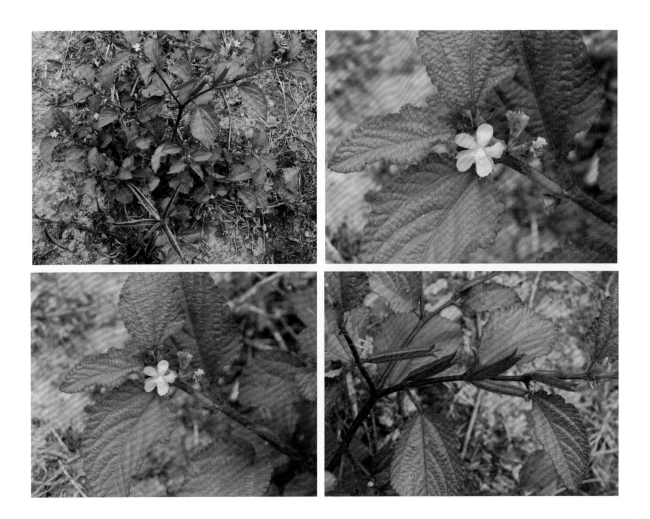

（二）扁担杆属 Grewia Linnaeus

灌木或小乔木。幼枝常被星状柔毛。叶互生，具基出脉；叶柄短；托叶小，早落。花两性，或单性雌雄异株，常 3 朵组成腋生的聚伞花序；萼片 5 枚，离生，外面被毛；花瓣 5 片，短于萼片，腺体生于花瓣基部，常具长毛；雌雄蕊柄短，无毛；雄蕊多数，离生；子房 2~4 室，每室具胚珠 2~8 枚，花柱单生，柱头盾形或分裂。核果具纵沟，收缩成 2~4 个分核，具假隔膜。

90 余种；我国 26 种；湖北 1 种；神农架 1 种，可供药用。

1 扁担杆 Grewia biloba G. Don

■ 分变种检索表

1. 叶下表面疏被星状柔毛···1a. 扁担杆 G. biloba var. biloba
1. 叶下表面密被黄褐色软茸毛···1b. 小花扁担杆 G. biloba var. parviflora

1a　**扁担杆**（原变种）**Grewia biloba var. biloba**

灌木或小乔木，高达 4m。幼枝被星状柔毛。叶窄菱状卵形、椭圆形或倒卵状椭圆形，长 4~9cm，两表面疏被星状柔毛，基出脉 3 条；叶柄长 4~8mm。聚伞花序腋生；苞片钻形，长 3~5mm；萼片窄长圆形，长 4~7mm，被毛；花瓣长 1.5mm；雌雄蕊柄长 0.5mm；雄蕊长 2mm；子房被毛，柱头盘状，浅裂。核果橙红色，具 2~4 个分核。花期 5~7 月，果期 10 月。

分布于神农架各地，生于海拔 600m 以下的山坡林缘或灌丛。常见。

根、枝、叶健脾养血，祛风湿，消痞。枝、叶用于小儿疳积等。

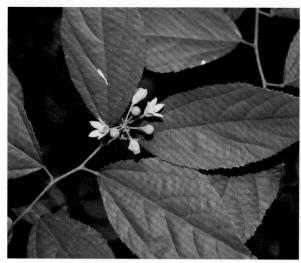
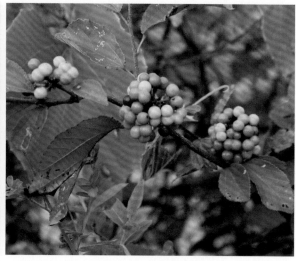

1b　**小花扁担杆**（变种）**Grewia biloba var. parviflora** (Bunge) Handel-Mazzeti

本变种和扁担杆（原变种）的区别在于叶下表面密被黄褐色软茸毛，花朵较短小。

分布于神农架红坪、宋洛、阳日，生于海拔 1000~1650m 的山坡林缘或灌丛地。常见。

根（小花扁担杆根）润肺止咳。叶（小花扁担杆叶）用于头痛。

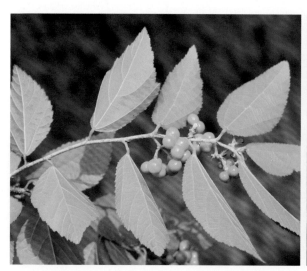
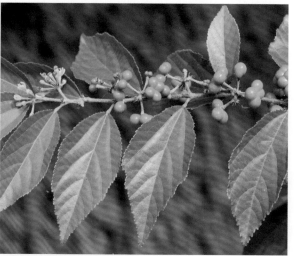

（三）椴树属 Tilia Linnaeus

乔木。单叶，互生，具长柄，基部常斜心形，边缘具锯齿，稀全缘；托叶早落。花两性，白色或黄色，排成聚伞花序；花序梗下部常与舌状苞片连生。萼片 5 枚；花瓣 5 片，覆瓦状排列，基部有小鳞片；雄蕊多数，离生或连生成 5 束，退化雄蕊花瓣状，与花瓣对生；子房 5 室，每室具胚珠 2 枚，花柱合生，柱头 5 裂。核果，稀浆果，球形，不裂，稀干后开裂。

约 40 种；我国 19 种；湖北 6 种；神农架 5 种，可供药用的 4 种。

■ 分种检索表

1. 果有 5 条突起的棱，或具不明显的棱，顶端尖或钝。
　2. 苞片无柄或近无柄·······························1. 华椴 T. chinensis
　2. 苞片具短柄·································2. 粉椴 T. oliveri
1. 果无棱，顶端圆。
　3. 叶边缘全部具细锯齿·······················3. 少脉椴 T. paucicostata
　3. 叶边缘仅上半部疏生细齿····················4. 椴树 T. tuan

1 华椴 Tilia chinensis Maximowicz

落叶乔木，高 15m。叶宽卵形，长 5~10cm，下表面被灰色星状茸毛，侧脉 7~8 对，具细密锯齿；叶柄长 3~5cm。聚伞花序长 4~7cm，具花 3 朵，下部与苞片合生；苞片窄长圆形，长 4~8cm，无柄；花梗长 1~1.5cm；萼片长卵形，长 6mm；花瓣长 7~8mm；退化雄蕊较雄蕊短，雄蕊长 5~6mm。果椭圆形，长 1cm，两端略尖，具棱 5 条。花期夏初，果期 10 月。

分布于神农架红坪、木鱼（老君山）、下谷（板仓），生于海拔 1700~2400m 的山坡林中。常见。根用于跌打损伤。

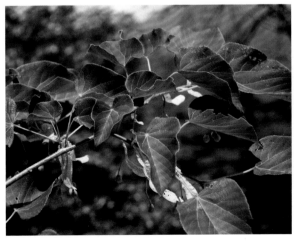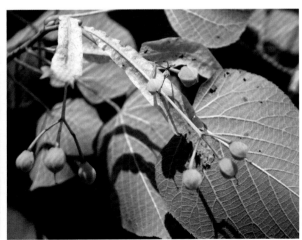

2 鄂椴 **Tilia oliveri** Szyszylowicz

■ **分变种检索表**

1. 叶下表面密被白色的星状茸毛 ···2a. 鄂椴 **T. oliveri** var. **oliveri**

1. 叶下表面密被灰色的星状茸毛 ·····································2b. 灰背椴 **T. oliveri** var. **cinerascens**

2a 鄂椴（原变种）**Tilia oliveri** var. **oliveri**

乔木，高 8m。叶卵形或宽卵形，长 9~12cm，下表面密被白色星状茸毛，侧脉 7~8 对，密生细锯齿；叶柄长 3~5cm。聚伞花序长 6~9cm，具花 6~15 朵，下部与苞片合生；苞片窄倒披针形，长 6~10cm，有短柄；花梗长 4~6mm；萼片卵状披针形，长 5~6mm；花瓣长 6~7mm；退化雄蕊较短，雄蕊与萼片等长。果椭圆形，下半部具棱突。花期 7~8 月，果期 10 月。

分布于神农架各地，生于海拔 1500~2200m 的山坡林中。常见。

根用于久咳、跌打损伤。

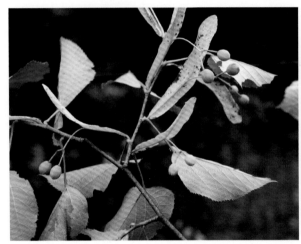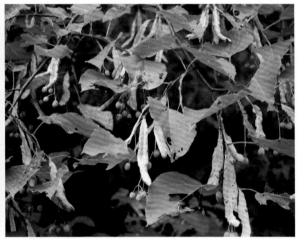

2b 灰背椴（变种）**Tilia oliveri** var. **cinerascens** Rehder & E. H. Wilson

本变种与粉椴（原变种）的区别在于叶下表面被灰色的星状茸毛，而不是被白色或灰白色的毛。花期 7~8 月，果期 10 月。

分布于神农架红坪，生于海拔 2000m 的山坡林中。少见。

树皮（灰背椴皮）用于跌打损伤、骨折。

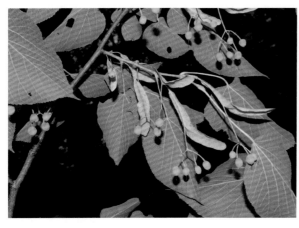 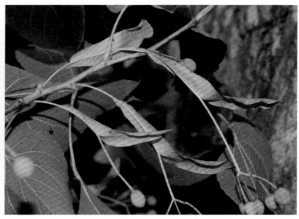

乔木，高 13m。叶卵圆形，长 6~10cm，边缘具细锯齿；叶柄长 2~5cm。聚伞花序长 4~8cm，具花 6~8 朵；花梗长 1~1.5cm；苞片窄倒披针形，长 5~8.5cm，下半部与花序梗合生，基部具长 0.7~1.2cm 的短柄；萼片长卵形，长 4mm；花瓣长 5~6mm；退化雄蕊比花瓣短小，雄蕊长 4mm。果倒卵圆形，长 6~7mm。花期 6~7 月，果期 9 月。

分布于神农架红坪、木鱼、松柏、宋洛，生于海拔 1500~1700m 的山坡或沟谷林中。常见。树皮接骨疗伤。

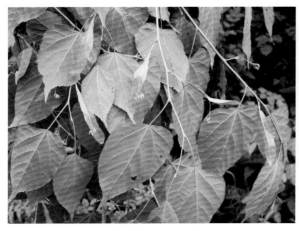 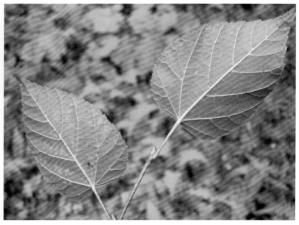

落叶大乔木。叶宽卵形，长 7~14cm，下表面被毛，后变无毛，边缘上半部疏生细齿；叶柄长 3~5cm。聚伞花序长 8~13cm；苞片窄倒披针形，长 10~16cm，无柄，下半部 5~7cm 与花序梗合生；花梗长 7~9mm；萼片长圆状披针形，长 5mm；花瓣长 7~8mm；退化雄蕊长 6~7mm，雄蕊长约 5mm。果球形，直径 0.8~1cm，无棱，具小突起。花期 7 月，果期 9 月。

分布于神农架各地，生于海拔 1300~2100m 的山坡林中。常见。

根（椴树根）祛风除湿，活血镇痛。

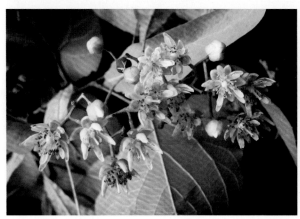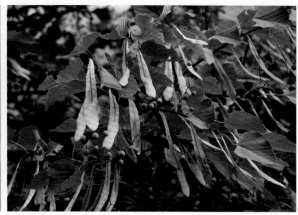

（四）刺蒴麻属 Triumfetta Linnaeus

草本或为亚灌木。单叶互生，不分裂或掌状 3~5 裂，边缘有锯齿。花两性，单生或数朵排成腋生或腋外生的聚伞花序；萼片 5 枚，顶端常有突起的角；花瓣与萼片同数，内侧基部有增厚的腺体；雄蕊 5 枚至多数，着生于肉质有裂片的雌雄蕊柄上；子房 2~5 室，胚珠每室 2 枚。蒴果近球形，3~6 片裂开或不开裂，表面具钩刺。

100~160 种；我国 7 种；湖北 1 种；神农架 1 种，可供药用。

单毛刺蒴麻 Triumfetta annua Linnaeus

一年生草本或亚灌木。嫩枝被黄褐色茸毛。叶纸质，卵形或卵状披针形，长 5~11cm，宽 3~7cm，先端尾状渐尖，基部圆形或微心形，两面有稀疏单长毛，基出脉 3~5 条，边缘有锯齿。聚伞花序腋生，花序柄极短，萼片先端有角，花瓣倒披针形；雄蕊 10 枚；子房被刺毛，3～4 室，柱头 2～3 浅裂。蒴果扁球形，具先端弯钩的刺。花、果期秋季。

分布于神农架阳日、下谷，生于海拔 450~700m 的路边草地或旱地、垃圾堆边。常见。

叶用于痈疖红肿、刀伤出血。根祛风，活血，镇痛。

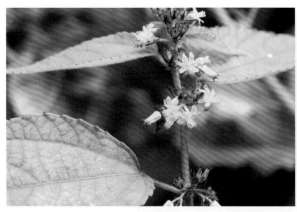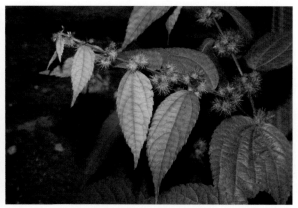

锦葵科 Malvaceae

草本或木本。单叶互生，常具星状毛，具托叶。花两性，辐射对称，腋生或顶生，为单生或簇生，呈聚伞花序至圆锥花序；萼片5枚，分离或合生，下面附有总苞状的小苞片；花瓣5片；雄蕊多数，单体雄蕊；子房上位，2至多室，通常以5室较多，中轴胎座。蒴果常为几个果爿分裂，稀浆果状。

100属，1000种；我国19属，81种；湖北8属，19种；神农架7属，14种，可供药用的6属，12种。

■ 分属检索表

1. 果裂成分果；子房由数个分离心皮组成。
　2. 成熟心皮无钩状刺，柱头分枝与心皮同数。
　　3. 果盘状或扁圆形，分果爿先端无芒。
　　　4. 小苞片3枚，分离·······························1. 锦葵属 **Malva**
　　　4. 小苞片6~9枚，基部合生·························2. 蜀葵属 **Alcea**
　　3. 果近球形，分果爿先端具芒或无芒··················3. 苘麻属 **Abutilon**
　2. 成熟心皮有钩刺，花柱分枝为心皮数的2倍············4. 梵天花属 **Urena**
1. 果为室背开裂的蒴果；子房由数个合生心皮组成。
　5. 小苞片5~15枚；种子肾形或圆球形，被毛或为腺状乳突······5. 木槿属 **Hibiscus**
　5. 小苞片3枚；种子倒卵形，具长棉毛·················6. 棉属 **Gossypium**

（一）锦葵属 Malva Linnaeus

草本。叶互生，具角或掌状分裂。花单生于叶腋或簇生成束；小苞片3枚，线形，分离；萼杯状，5裂；花瓣5片；单体雄蕊；子房具心皮9~15个，每室有胚珠1枚，柱头分枝与心皮同数。果由数个心皮组成，成熟时各心皮彼此分离，且与中轴脱离而成分果。

约30种；我国4种；湖北4种；神农架2种，均可供药用。

■ 分种检索表

1. 花大，直径3~5cm·······························1. 锦葵 **M. cathayensis**
1. 花小，直径约10mm·····························2. 野葵 **M. verticillata**

1 锦葵 Malva cathayensis M. G. Gilbert, Y. Tang & Dorr

草本，被粗毛。叶心形或肾形，具 5~7 浅裂，基部心形，边缘具圆锯齿。花 3~11 朵簇生；小苞片卵形；萼钟形，萼裂片 5 枚；花瓣 5 片；单体雄蕊，被刺毛，花丝无毛；花柱具分枝 9~11 个，被微细毛。果扁圆形。花、果期 5~10 月。

原产于我国及印度，神农架各地均有栽培。

种子利湿解毒，润肠通便。花用于咽喉肿痛。

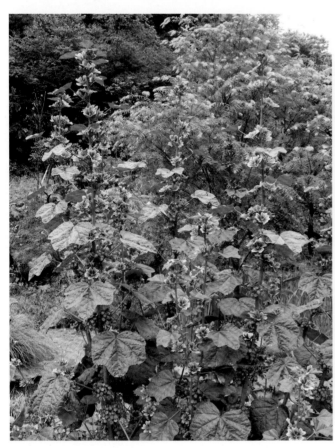
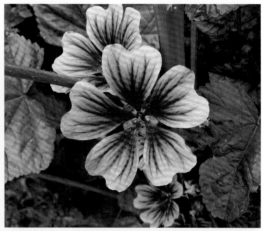
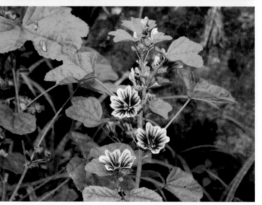

2 野葵 Malva verticillata Linnaeus

草本。茎被星状长柔毛。叶肾形或圆形，通常为掌状 5~7 裂，两表面被极疏糙伏毛或近无毛；托叶卵状披针形，被星状柔毛。花 3 至多朵簇生于叶腋；小苞片 3 枚，线状披针形，被纤毛；萼杯状，5 裂，疏被星状长硬毛；花淡白色至淡红色；单体雄蕊被毛；花柱具分枝 10~11 个。果扁球形，分果爿 10~11 个，两侧具网纹。种子肾形，紫褐色。花、果期 3~11 月。

分布于神农架各地，生于荒野、路边荒地。常见。

种子、根、叶利水滑窍，润便利尿，下乳汁，去死胎。茎叶、根拔毒排脓，用于疔疮疖痈。

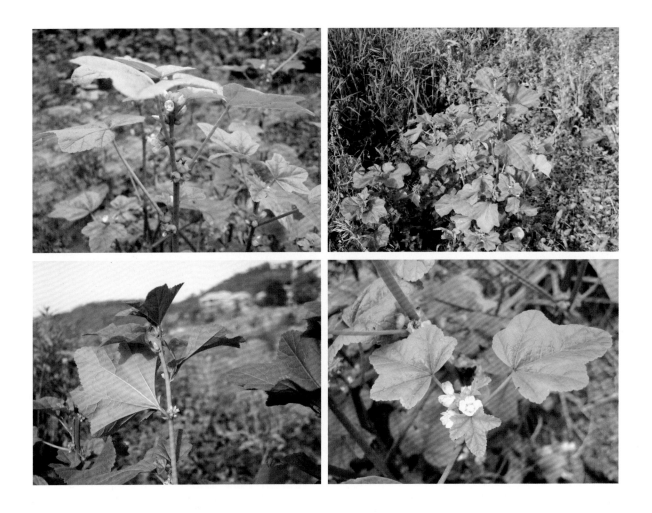

（二）蜀葵属 Alcea Linnaeus

草本，全体被毛。叶浅裂或深裂。花单生或排列成总状花序，生于枝端；小苞片6~9枚，基部合生，密被绵毛和刺；萼钟形，5齿裂，基部合生，被绵毛和密刺；花冠漏斗形；子房多室，每室具胚珠1枚，柱头分枝。果盘状，成熟时与中轴分离。

约60种；我国2种；湖北1种；神农架1种，可供药用。

蜀葵 Alcea rosea Linnaeus

草本，高达2m，密被刺毛。叶近圆心形，掌状5~7浅裂或为波状棱角，上表面疏被星状柔毛，粗糙，下表面被星状长硬毛或绒毛。花腋生，单生或近簇生，排成总状花序，具叶状苞片；小苞片杯状，常6~7裂；萼钟状，密被星状粗硬毛；花大，单瓣或重瓣；花药黄色；花柱分枝多数，微被细毛。果盘状，分果爿近圆形，具纵槽。花、果期2~8月。

原产于我国西南地区，神农架各地均有栽培，尤以木鱼至兴山公路两旁种植较多。

花活血润燥，通二便。根清热凉血，利尿排脓。茎叶通淋止痛。种子利尿通淋，滑肠。

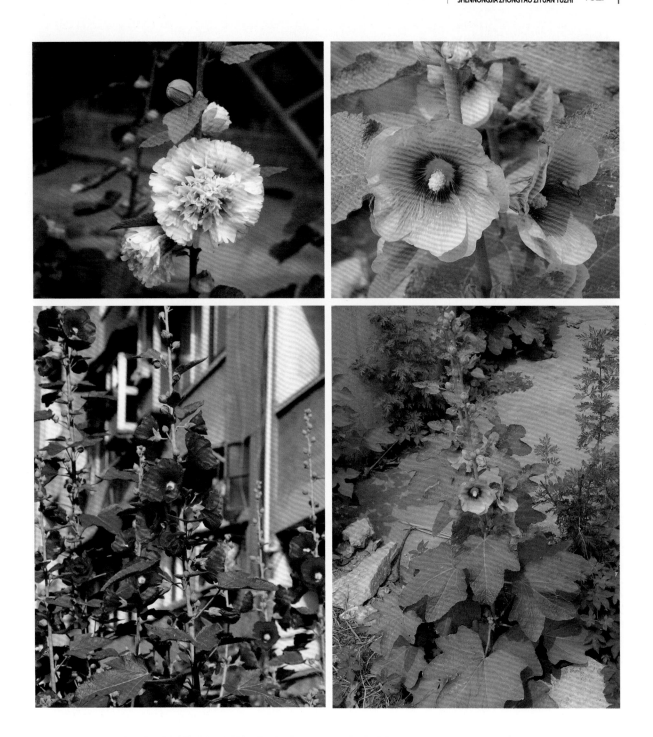

（三）苘麻属 Abutilon Miller

　　草本、亚灌木状或灌木。叶互生，心形，叶脉掌状。花顶生或腋生，单生或排成圆锥花序状；小苞片缺；花萼钟状，裂片5枚；花冠钟形、轮形，很少管形；花瓣5片，基部合生，与雄蕊柱相连；子房具心皮5~20个，花柱与心皮同数，子房每室具胚珠2~9枚。蒴果近球形。种子肾形。

　　约200种；我国9种；湖北2种；神农架2种，可供药用的1种。

苘麻 **Abutilon theophrasti** Medikus

亚灌木状草本。茎枝被柔毛。叶互生，边缘具细圆锯齿，两表面均密被星状柔毛；托叶早落。花单生于叶腋；花梗被柔毛，近顶端具节；花萼杯状，密被短绒毛，裂片5枚；花黄色；花瓣倒卵形；心皮15~20个，排成轮状，密被软毛。蒴果半球形，分果爿15~20个。种子肾形。花、果期7~8月。

分布于神农架松柏、阳日，生于海拔500~800m的路边荒地、垃圾场。常见。

根用于痢疾。全草解毒，祛风。种子用于赤白痢疾，眼翳，痈肿。

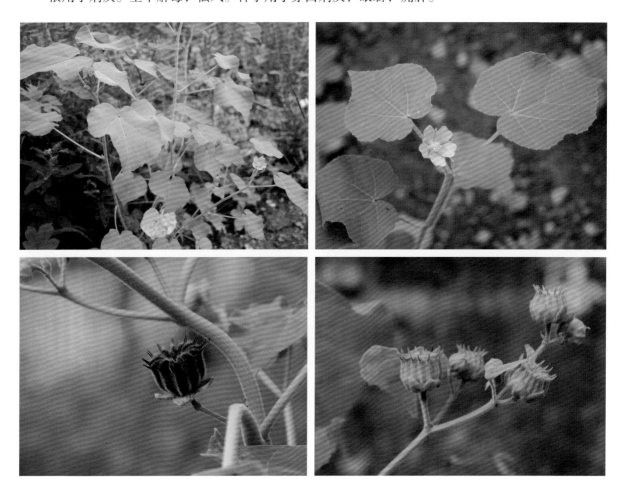

（四）梵天花属 **Urena** Linnaeus

草本或灌木，被星状柔毛。叶互生，圆形或卵形，掌状分裂或深波状。花粉红色，腋生，或集生于小枝枝端；花萼穹窿状，5深裂；小苞片5枚；花瓣5片，外面被星状柔毛；雄蕊柱平截或微齿裂；子房5室，每室具胚珠1枚，花柱分枝10个，反曲，柱头盘状，顶端具睫毛。由成熟心皮发育成的分果爿具钩刺，不开裂，但与中轴分离。种子无毛。

6种；我国3种；湖北1种；神农架1种，可供药用。

地桃花 Urena lobata Linnaeus

　　小灌木，被星状绒毛。叶掌状，3~5 深裂，裂片菱形或倒卵形，呈葫芦状，具锯齿，两表面均被星状短硬毛；叶柄被绒毛；托叶钻形，早落。花单生或近簇生；小苞片基部 1/3 处合生，疏被星状毛；萼短于小苞片或近等长，被星状毛；花冠淡红色；雄蕊柱无毛，与花瓣等长。果球形，具刺和长硬毛，刺端具倒钩。种子平滑无毛。花、果期 6~9 月。

　　分布于神农架各地，常生于山坡小灌丛中。少见。

　　根祛风利湿，清热解毒。

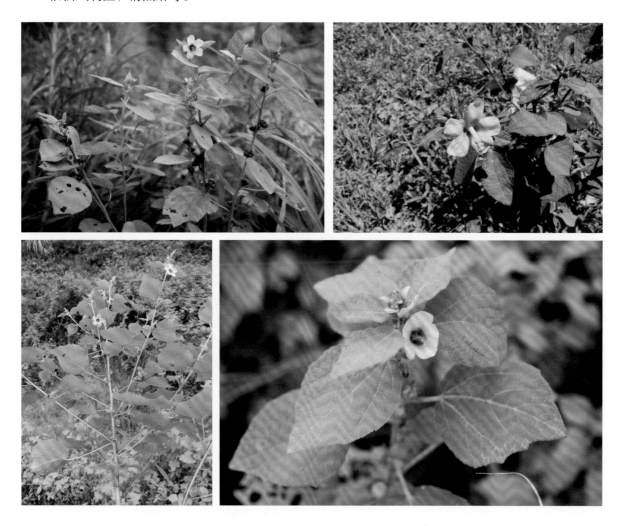

（五）木槿属 Hibiscus Linnaeus

　　草本、灌木或小乔木。叶互生，掌状分裂或不分裂，具托叶。花两性，5 数，常单生于叶腋；小苞片 5 枚或多数，分离或于基部合生；花萼 5 枚，宿存；花瓣 5 片，基部与雄蕊柱合生；雄蕊柱顶端平截或 5 齿裂；子房 5 室，每室具胚珠 3 至多数，花柱 5 裂，柱头头状。蒴果开裂成 5 果爿。种子肾形或圆球形。

约 200 种；我国 25 种；湖北 4 种；神农架 4 种，均可供药用。

分种检索表

1. 灌木或小乔木。
　2. 小枝无毛。
　　3. 花下垂······1. 朱槿 **H. rosa-sinensis**
　　3. 花直立······2. 木槿 **H. syriacus**
　2. 小枝及叶密被星状毛······3. 木芙蓉 **H. mutabilis**
1. 一年生草本······4. 野西瓜苗 **H. trionum**

1 　朱槿 Hibiscus rosa-sinensis Linnaeus

　　常绿灌木。小枝疏被星状柔毛。叶阔卵形或狭卵形，边缘具粗齿，下表面沿脉处有少许疏毛；叶柄被长柔毛。花单生于叶腋；花梗疏被星状柔毛或近平滑无毛，近端具节；小苞片 6~7 枚，线形，基部合生；萼钟形，被星状柔毛，裂片 5 枚；花冠漏斗形，外面疏被柔毛；雄蕊柱长 4~8cm。蒴果无毛，具喙。花期 6~7 月，果期 9~10 月。

　　原产于我国华南，神农架各地均有栽培。

　　根、叶、花清热利水，解毒消肿。

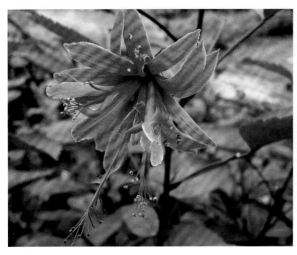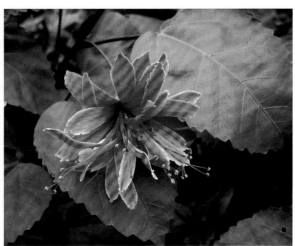

2 　木槿 Hibiscus syriacus Linnaeus

　　落叶灌木。小枝密被黄色星状绒毛。叶三角状卵形或卵状菱形，边缘具不整齐齿缺，下表面沿叶脉微被毛或近无毛；托叶线形。花单生于叶腋；小苞片 6~8 枚，线形，具星状毛；花萼钟形，密被星状毛，裂片5枚；花钟形，被毛；雄蕊柱长约3cm。蒴果密被黄色星状绒毛。种子背部被白色长柔毛。花、果期7~10月。

原产于我国华中地区，神农架各地均有栽培。

茎皮、根皮清热，利湿，解毒，止痒。

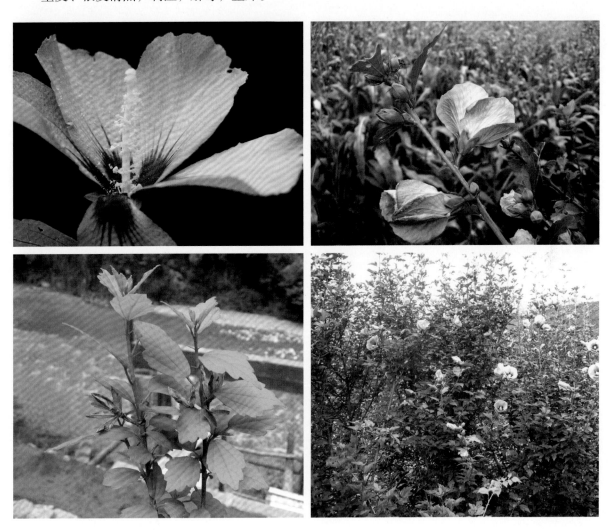

3 木芙蓉 **Hibiscus mutabilis** Linnaeus

落叶小乔木。小枝、叶柄、花梗和花萼均密被星状毛与直毛相混的细绵毛。叶宽卵形至圆卵形或心形，5~7裂，具钝圆锯齿，上表面疏被星状细毛和凸点，下表面密被星状细绒毛。花单生于叶腋；小苞片8枚，线形，密被星状绵毛，基部合生；花瓣外面被毛。蒴果被刚毛和绵毛，果爿5个。种子肾形，背面被长柔毛。花期7~10月，果期11月。

原产于我国华中地区，神农架各地均有栽培。

花、叶清肺，凉血，散热解毒。根用于痈肿、秃疮、臁疮、咳嗽气喘、月经过多、带下。叶凉血解毒，消肿止痛。

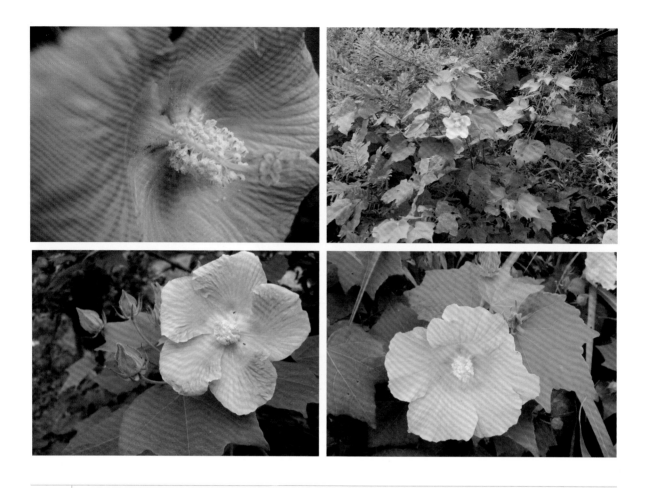

4 野西瓜苗 **Hibiscus trionum** Linnaeus

　　草本，全体被白色星状粗毛。茎柔软，被白色星状毛。叶二型，下部叶圆形，不分裂，上部叶掌状 3~5 深裂，通常羽状全；托叶线形。花单生于叶腋；小苞片 12 枚，基部合生；花萼钟形，裂片 5 枚，膜质，具纵向紫色条纹；花淡黄色，内面基部紫色；花瓣 5 片；雄蕊柱长约 5mm，花丝纤细，花药黄色。蒴果果爿 5 个，果皮薄。种子肾形，黑色。花、果期 8~10 月。

　　分布于神农架松柏、阳日，生于海拔 700m 的路边荒地。少见。

　　全草、果实、种子用于烫伤、烧伤、急性关节炎等。

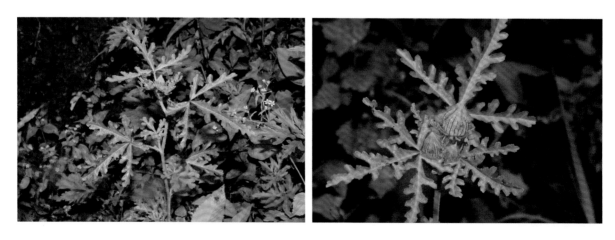

（六）棉属 Gossypium Linnaeus

草本。叶掌状分裂。花多为两性，单生于叶腋，白色、黄色，有时花瓣基部紫色；小苞片 3~7 枚，分离或连合，分裂或呈流苏状，具腺点；花萼杯状，近平截或 5 裂；花瓣 5 片，芽时旋转排列；雄蕊多数，单体雄蕊；子房上位，3~5 室，每室具胚珠 2 至多枚。蒴果室背开裂。种子密被白色长棉毛，或混生具紧着种皮而不易剥离的短纤毛，或有时无纤毛。

约 20 种；我国栽培 4 种；湖北栽培 1 种；神农架栽培 1 种，可供药用。

陆地棉 Gossypium hirsutum Linnaeus

一年生草本。小枝疏被长毛。叶阔卵形，常 3 裂，沿脉被粗毛，下表面疏被长柔毛；叶柄疏被柔毛；托叶卵状镰形，早落。花单生于叶腋；小苞片 3 枚，分离，具腺体 1 个，被长硬毛和纤毛；花萼杯状，裂片 5 枚，具缘毛；花白色、淡黄色或红色；单体雄蕊。蒴果具喙，3~4 室。种子具白色长棉毛和灰白色不易剥离的短棉毛。花期夏、秋二季，果期 9 月。

原产于美洲墨西哥，神农架各地均有栽培。

种子上的棉毛止血。

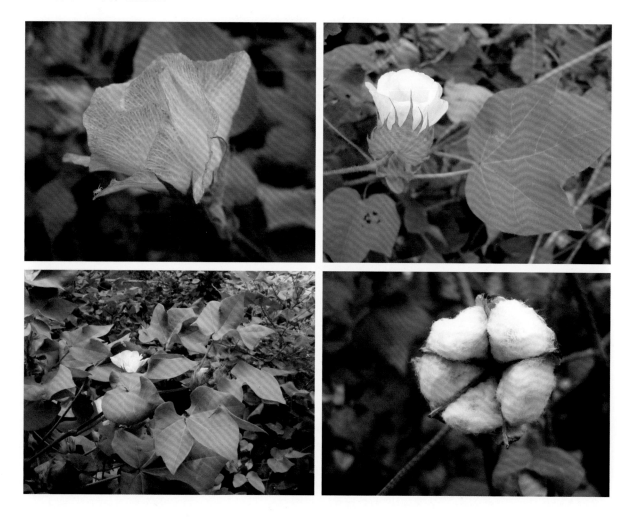

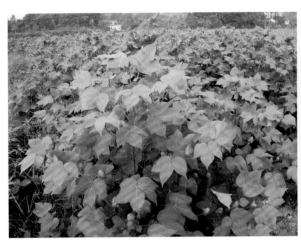 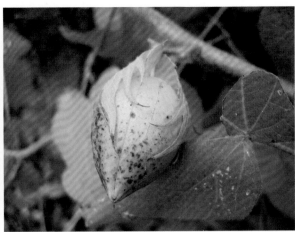

梧桐科 Sterculiaceae

　　木本或草本。单叶或复叶，互生，具托叶。花序排成圆锥状、聚伞状、总状或伞房状；花两性或单性；萼片 5 枚，稀 3~4 枚，合生，稀完全分离；花瓣 5 片或无，分离或基部与雌雄蕊柄合生；雄蕊多数合生成管状，稀少数而分离，花药 2 室，纵裂；子房上位，每室具胚珠 2 或多枚，稀 1 枚。蒴果或蓇葖果，少为浆果或核果。

　　68 属，1100 种；我国 19 属，90 种；湖北 4 属，4 种；神农架 3 属，3 种，均可供药用。

分属检索表

1. 乔木或灌木；花无花瓣；果为蓇葖果 ··1. 梧桐属 Firmiana
1. 草本；花具花瓣；果为蒴果。
　2. 花白色或淡粉红色 ··2. 马松子属 Melochia
　2. 花黄色 ··3. 田麻属 Corchoropsis

（一）梧桐属 Firmiana Marsili

　　乔木或灌木。单叶，掌状 3~5 裂，或全缘。花序腋生或顶生，呈圆锥状；花单性或杂性，无花瓣；萼片 5 深裂几至基部，向外卷曲，稀 4 裂；花药与雌雄蕊柄的顶端集聚成头状，有退化雌蕊；子房上位，每室具胚珠 2 枚或多枚，花柱基部连合。蓇葖果具柄，成熟前开裂成叶状。种子圆球形。

　　约 16 种；我国 7 种；湖北 1 种；神农架 1 种，可供药用。

梧桐 Firmiana simplex (Linnaeus) W. Wight

　　乔木。叶掌状 3~5 裂，两表面无毛或略被短柔毛。花序顶生，呈圆锥状；花单性或杂性，无花瓣；萼片 5 深裂几至基部，向外卷曲，外被淡黄色短柔毛；雄花雄蕊 10~15 枚，合生；子房上位，5 个心皮连合或部分离生。蓇葖果具柄，成熟前开裂成叶状。种子圆球形。花期 6~7 月，果熟期 10~11 月。

　　分布于神农架各地，生于海拔 900m 以下的悬崖林中。常见。

　　种子（梧桐子）顺气和胃，健脾消食。根（梧桐根）祛风除湿，调经止血。树皮（梧桐皮）祛风除湿，活血止痛。叶（梧桐叶）祛风除湿，解毒消肿。花（梧桐花）利湿消肿，清热解毒。

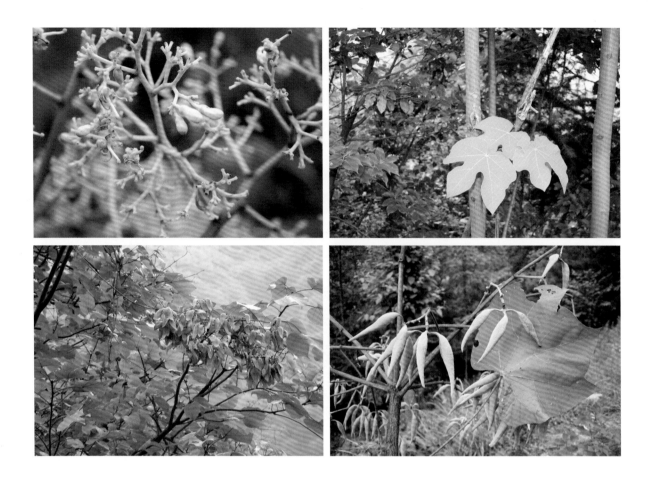

（二）马松子属 Melochia Linnaeus

草本或半灌木，略被星状柔毛。叶卵形或广心形。花两性；花瓣5片；聚伞花序；萼片5枚，钟状；雄蕊5枚，与花瓣对生，基部连合成管状，无退化雄蕊；子房无柄或具短柄，5室，每室具胚珠1~2枚，花柱分离或基部合生。蒴果开裂为5个果瓣。

50~60种；我国1种；湖北1种；神农架1种，可供药用。

马松子 Melochia corchorifolia Linnaeus

亚灌木状草本，略被星状短柔毛。叶矩圆状卵形或披针形，上表面近无毛，下表面略被短柔毛。花序顶生或腋生，呈聚伞状或团伞状；萼钟状，5浅裂，外被长柔毛和刚毛；雄蕊下部连合成筒；子房无柄，5室，密被柔毛，花柱线状。蒴果具5条棱，被长柔毛。种子卵圆形，略成三角状，褐黑色。花、果期夏、秋二季。

分布于神农架各地，生于海拔800m以下的荒地中。常见。

茎（木达地黄）、叶（野路葵）清热利湿，止痒。

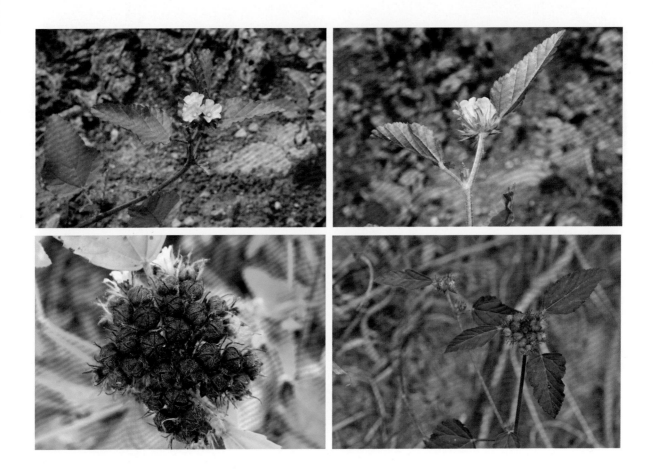

（三）田麻属 Corchoropsis Siebold & Zuceariui

一年生草本。茎被星状柔毛或柔毛。叶互生，边缘具齿，被星状柔毛，基出脉 3 条。花黄色，单生于叶腋；萼片 5 枚，披针形；花瓣 5 片，倒卵形；雄蕊 20 枚，其中 5 枚退化，无花药，与萼片对生，匙状线形，其余发育雄蕊每 3 枚连成一束；子房被毛或无毛，3 室，每室具胚珠多数，花柱近棒状，柱头顶端平截，3 浅裂。蒴果角状圆筒形，3 爿裂。种子多数。

1 种，神农架有分布，可供药用。

田麻 Corchoropsis crenata Siebold & Zuccarini

本种特征同田麻属。花期 6~7 月，果期秋季。

分布于神农架各地，生于海拔 1500m 以下的荒山、荒地。常见。

全草平肝利湿，解毒，止血。

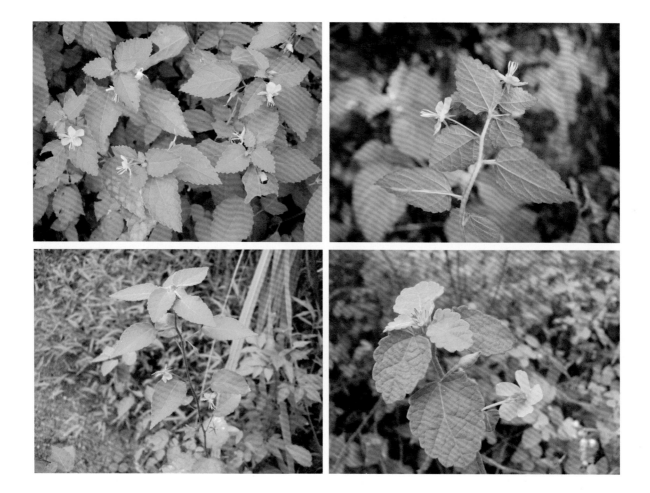

猕猴桃科 Actinidiaceae

　　乔木、灌木或藤本，被毛。单叶互生。花序腋生，聚伞状或总状，或一花单生；花两性或雌雄异株；萼片覆瓦状排列，稀镊合状排列；花瓣覆瓦状排列，分离或基部合生；雄蕊 10~13 枚，2 轮排列，或多数；花药纵缝开裂或顶孔开裂；花柱分离或合生为一体，子房多室或 3 室，中轴胎座。果为浆果或蒴果。种子多数或 1 枚，具肉质假种皮。

　　3 属，357 种；我国 3 属，66 余种；湖北 2 属，17 种；神农架 2 属，11 种，均可供药用。

■ 分属检索表

1. 浆果无棱；种子多数··1. 猕猴桃属 Actinidia
1. 蒴果，具 5 条棱；种子 5 枚·································2. 藤山柳属 Clematoclethra

（一）猕猴桃属 Actinidia Lindley

　　木质藤本，无毛或被毛。单叶互生，具锯齿或近全缘。花单生或排成聚伞花序，腋生或生于短花枝下部，雌雄异株；萼片 5 枚，间有 2~4 枚，分离或基部合生；雄蕊多数；子房上位，无毛或被毛，中轴胎座；雄花中有退化子房。浆果有或无斑点。种子多数。

　　约 54 种；我国约 52 种；湖北 14 种；神农架 10 种，可供药用的 9 种。

■ 分种检索表

1. 植物体无毛或被少数毛。
　2. 子房圆状或瓶状；果实无斑点，先端具喙或无喙。
　　3. 髓片层状，白色至褐色；萼片 4~5 枚；花瓣 5 片。
　　　4. 髓白色；叶无变白现象；子房瓶状。
　　　　5. 叶下表面非粉绿色··································1. 软枣猕猴桃 A. arguta
　　　　5. 叶椭圆形或长椭圆形，叶下表面粉绿色或浅粉绿色······2. 黑蕊猕猴桃 A. melanandra
　　　4. 髓茶褐色；叶有变白现象；子房圆柱状。
　　　　6. 花萼 5 枚；果球形或长圆状卵形·····················3. 狗枣猕猴桃 A. kolomikta
　　　　6. 花萼 4 枚，极少 5 枚；果卵珠状·····················4. 四萼猕猴桃 A. tetramera
　　3. 髓实心；萼片多为 5 枚，少数 4 枚；花瓣 5 片·········5. 葛枣猕猴桃 A. polygama
　2. 子房圆柱形或圆球形；果实有斑点，先端无喙。
　　7. 髓实心·····································6. 革叶猕猴桃 A. rubricaulis var. coriacea
　　7. 髓片层状，绿色··································7. 硬齿猕猴桃 A. callosa
1. 植物体密被毛。

8. 叶下表面无白粉····································8. **中华猕猴桃 A. chinensis**
8. 叶下表面被白粉····································9. **城口猕猴桃 A. chengkouensis**

---

1 软枣猕猴桃 Actinidia arguta (Siebold et Zuccarini) Planchon ex Miquel

■ 分变种检索表

1. 叶下表面脉腋上被髯毛····································1a. **软枣猕猴桃 A. arguta** var. **arguta**
1. 叶下表面较普遍被卷曲柔毛····························1b. **陕西猕猴桃 A. arguta** var. **giraldii**

1a 软枣猕猴桃（原变种）Actinidia arguta var. arguta

藤本。小枝基本无毛，髓片层状。单叶互生，阔椭圆形或阔倒卵形，先端突尖或短尾尖，基部圆形或心形，边缘具锐锯齿，叶下表面仅脉腋上被白色髯毛。花序聚伞状，腋生；花单性；花药暗紫色。果成熟时绿黄色，球圆形至柱状长圆形，无斑点，顶端具钝喙。花期 6~7 月，果期 9 月。

分布于神农架各地，生于海拔 1400~2400m 的山坡灌丛中。常见。

根、叶（猕猴梨）清热利湿，祛风除痹，解毒消肿，止血。果实（软枣子）滋阴清热，除烦止渴，通淋。

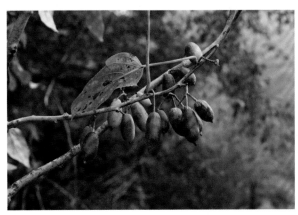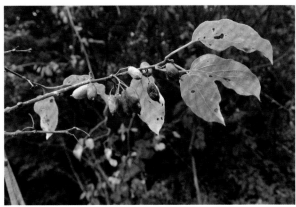

1b 陕西猕猴桃（变种）Actinidia arguta var. giraldii (Diels) Voroschilov

藤本。单叶互生，叶片纸质，阔椭圆形、阔卵形或近圆形，顶端急尖，基部圆形或微心形，两端常后仰，边缘锯齿不内弯，叶下表面普遍被卷曲柔毛。花序腋生，聚伞状；花淡绿色；花药黑色。果卵珠形，顶端有较尖的喙，萼片早落。

分布于神农架宋洛、阳日，生于海拔 1400m 的山坡灌丛中。少见。

根、叶清热利湿，祛风除痹，解毒消肿，止血。

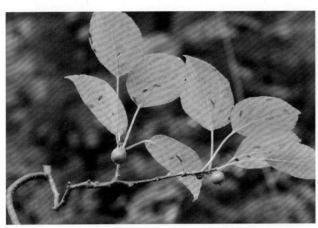
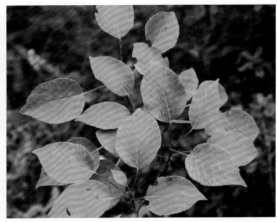

2 黑蕊猕猴桃 **Actinidia melanandra** Franchet

藤本。髓褐色或淡褐色，片层状。叶纸质，椭圆形，顶端尾状短渐尖，基部楔形至阔楔形，两侧多不对称，下表面粉绿色，侧脉腋上被淡褐色髯毛。花 1~7 朵，薄被小茸毛；萼片 5 或 4 枚，边缘具流苏状缘毛；花瓣 4~6 片；花药黑色，花丝丝状；子房瓶状。果瓶状卵珠形，无毛，顶端具喙。花期 5~6 月，果期 9~10 月。

分布于神农架木鱼、新华，生于海拔 1600~1800m 的沟谷林中。少见。

根（藤梨根）清热解毒，化湿健胃，活血散结。

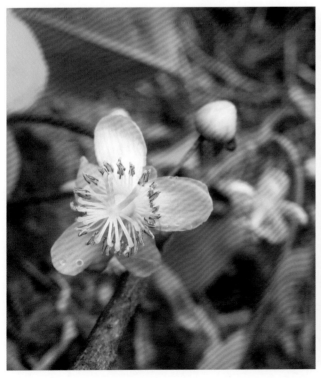
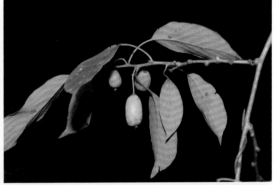
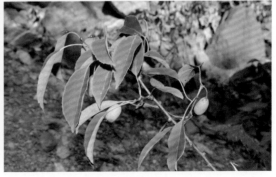

3 狗枣猕猴桃 **Actinidia kolomikta** (Maximowicz & Ruprecht) Maximowicz

藤本。髓隔片状。叶片膜质或薄纸质，先端渐尖，基部心形，近截形，常不对称，边缘具刚毛状细锯齿，两表面无毛或上表面生刚毛或下表面沿叶脉被柔毛。花单性；花序聚伞状腋生；萼片 5 枚；花瓣 5 片，白色或淡红色；雄蕊多数，花药近箭头形；花柱丝状。浆果球形或长圆状卵形，无毛。花期 5~6 月，果期 8~9 月。

分布于神农架各地，生于海拔 1400~2500m 的山地林或灌丛中。少见。

果实（狗枣猕猴桃）滋补。

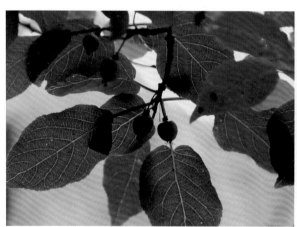
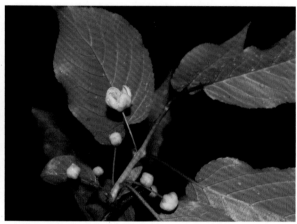

4 四萼猕猴桃 **Actinidia tetramera** Maximowicz

藤本。小枝红褐色。髓褐色，片层状。叶片薄纸质，长卵形或椭圆状披针形，基部楔状狭圆形或截形，两侧不对称，边缘具细锯齿，叶下表面的脉被白色髯毛。花单生，花瓣瓢状倒卵形，白色；萼片边缘具极细睫状毛；花丝基部膨大如棒头；子房榄球形。浆果卵珠状，具宿存萼片。花期 5~6 月，果熟期 9 月中旬。

分布于神农架各地，生于海拔 1500~2500m 的沟谷、林缘、路边。常见。

果实（四萼猕猴桃）止渴生津，解热。

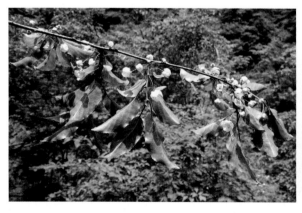
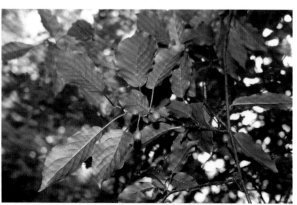

5 葛枣猕猴桃 Actinidia polygama (Siebold & Zuccarini) Maximowicz

藤本。幼枝略被微柔毛。髓实心。叶膜质或薄纸质，椭圆状卵形，边缘具细锯齿，叶上表面略被小刺毛，叶下表面略被微柔毛或小刺毛。花1~3朵，白色；萼片5枚，薄被微茸毛或近无毛；花瓣5片，略被微茸毛；花丝线形。浆果卵珠形或柱状卵珠形，顶端具喙，基部有宿存萼片。花期6~7月，果熟期9~10月。

分布于神农架各地，生于海拔1200~1900m的林缘或沟谷林中。常见。

枝叶（木天蓼）祛风除湿，温经止痛，消癥瘕。根（木天蓼根）祛风散寒，杀虫止痛。带虫瘿的果实（木天蓼子）祛风通络，活血行气，散寒止痛。

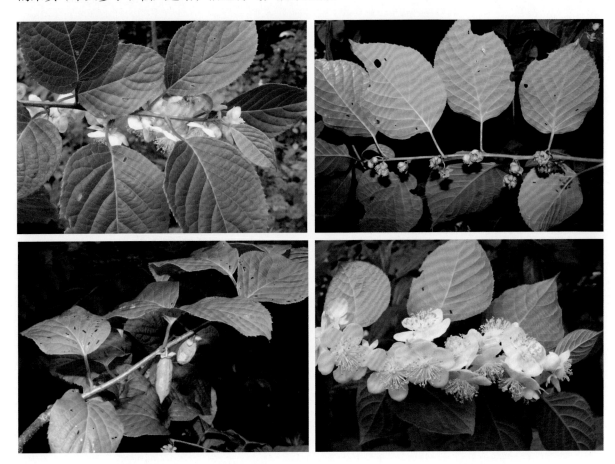

6 革叶猕猴桃（变种）Actinidia rubricaulis Dunn var. coriacea (Finet & Gagnepain) C. F. Liang

常绿藤本。枝具淡白色线状皮孔。髓实心。叶片革质，倒披针形或长圆状披针形，具粗大锯齿。花1或2~4朵，红色；花梗无毛；花被5片；萼片内被白色短柔毛；雄蕊多数，花丝红色；子房密生白色短绒毛，花柱丝状。浆果褐色，成熟时无毛，有白色斑点。花期5~6月，果期9~10月。

分布于神农架新华、阳日，生于海拔600m的山地灌丛中、林中或沟边。少见。

根（秤砣梨根）活血止痛，止血。

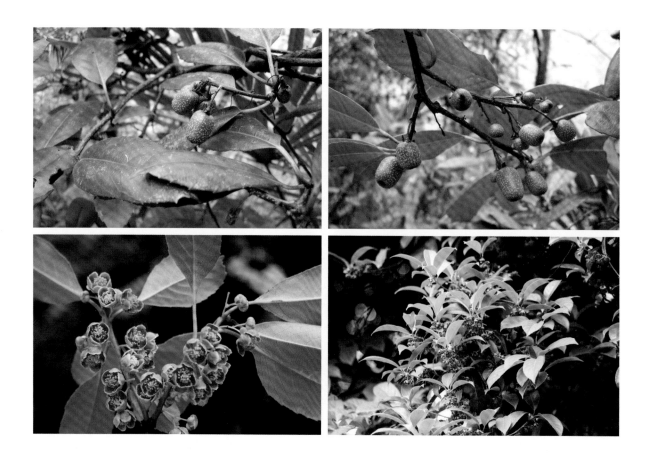

7 硬齿猕猴桃 Actinidia callosa Lindley

分变种检索表

1. 全株被茸毛或柔毛，毛少且微小·······························7a. 硬齿猕猴桃 A. callosa var. callosa
1. 叶下表面脉腋无毛或上表面偶见糙伏毛。
  2. 叶卵形或阔卵形，果实乳头状圆柱形·····················7b. 京梨猕猴桃 A. callosa var. henryi
  2. 叶椭圆形至倒卵形，果卵球状或近圆球形·················7c. 异色猕猴桃 A. callosa var. discolor

7a 硬齿猕猴桃（原变种）Actinidia callosa var. callosa

藤本。小枝无毛或被极少量硬毛。髓不规则片层状。叶片薄革质或纸质，卵形、阔卵形或椭圆形，先端短渐尖，基部圆形至楔形，边缘具细锯齿，两表面无毛。花序聚伞状，腋生；花单性；萼片5枚；花瓣5片；雄蕊多数，先端具喙；子房密被长柔毛。浆果成熟后无毛，具斑点及宿存萼片。花期4~5月，果期7~9月。

分布于神农架各地，生于海拔1000~1800m的山地林中。常见。

根皮（水梨藤）清热利湿，消肿止痛。

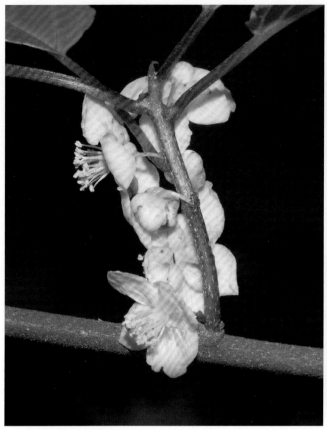
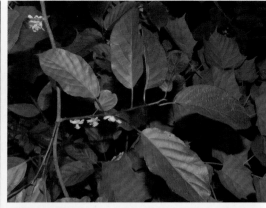
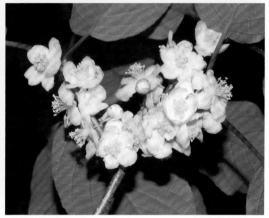

7b ｜ 京梨猕猴桃（变种）Actinidia callosa var. henryi Maximowicz

　　藤本。小枝无毛或被极少量硬毛。髓隔片状。叶片薄革质或纸质，卵形、阔卵形，基部圆形至楔形，边缘具细锯齿，叶下表面脉腋内被白色髯毛。花序聚伞状，腋生；花单性；萼片5枚；花瓣5片；雄蕊多数，花药先端具喙；子房密被长柔毛。浆果乳头状至矩状、圆柱状。花期5~6月，果期9~10月。

　　分布于神农架各地，生于海拔600~1400m的灌丛中及沟边。常见。

　　根皮（水梨藤）清热利湿，消肿止痛。种子（水梨藤子）消炎，利尿，镇静。

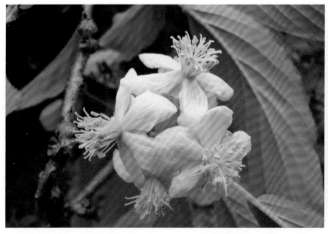
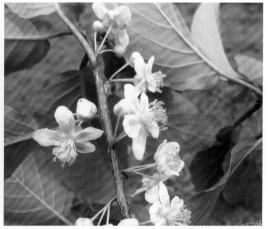

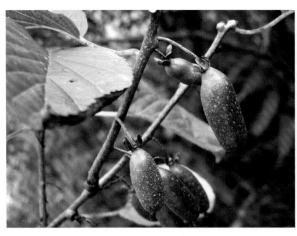
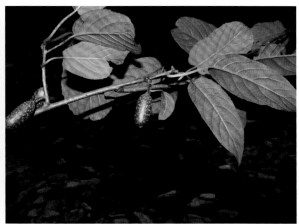

7c 异色猕猴桃（变种）Actinidia callosa var. discolor C. F. Liang

　　藤本。髓不规则片层状。叶片坚纸质，椭圆形、矩状椭圆形至倒卵形，顶端急尖，基部阔楔形或钝形，边缘具粗钝的或波状的锯齿，叶脉发达。雄蕊先端具喙。浆果较小，卵珠形或近球形。

　　分布于神农架各地，生于海拔 1000m 以下的山坡林缘。常见。

　　茎、叶、果实利尿通淋，祛风除湿，止痢；用于石淋、痢疾、风湿痹痛。

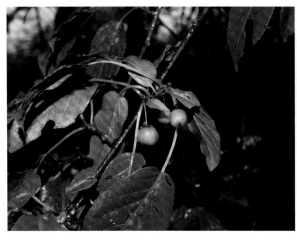
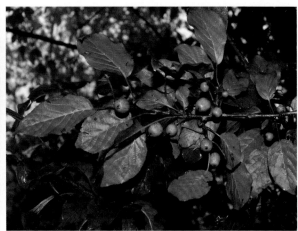

8 中华猕猴桃 Actinidia chinensis Planchon

■ 分变种检索表

1. 植株薄被灰白色茸毛⋯⋯⋯⋯⋯⋯⋯⋯⋯⋯⋯⋯8a. 中华猕猴桃 A. chinensis var. chinensis

1. 植株薄被硬质的糙毛、硬毛或刺毛⋯⋯⋯⋯⋯⋯⋯8b. 美味猕猴桃 A. chinensis var. deliciosa

8a　中华猕猴桃（原变种）Actinidia chinensis var. chinensis

　　藤本。幼枝被柔毛。髓白色，片层状。叶纸质，倒阔卵形、卵圆形或圆形，边缘具睫状小齿，叶上表面无毛或少被毛，叶下表面被灰白色或淡褐色绒毛；叶柄被灰白色茸毛。花单性，淡黄色；萼片5枚，密被黄褐色绒毛；花瓣5片；雄蕊多数；子房被金黄色糙毛，花柱狭条形。浆果被软茸毛，成熟时具淡褐色斑点及宿存萼片。花期6~7月，果期8~9月。

　　分布于神农架各地，生于海拔500~1600m的林中、路旁或沟边。常见。

　　果实（猕猴桃）解热止渴，健胃，通淋。根（藤梨根）清热解毒，祛风除湿，活血消肿。藤、藤汁（猕猴桃藤）清热利湿，和中开胃。枝叶清热解毒，散瘀止血。

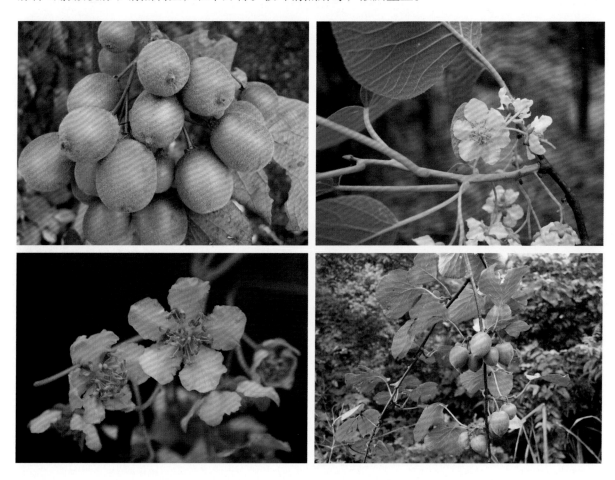

8b　美味猕猴桃（变种）Actinidia chinensis var. deliciosa (A. Chevalier) A. Chevalier

　　藤本。幼枝被柔毛，花枝被黄褐色长硬毛。髓白色，片层状。叶片纸质，倒阔卵形至倒卵形，先端突尖，基部阔楔形至心脏形，边缘具刺毛状齿，上表面无毛或被少量软毛或短糙毛，下表面被灰白色或淡褐色绒毛；叶柄被黄褐色长硬毛。花较大，子房被糙毛。浆果被刺毛状长硬毛。花期6~7月，果期8~9月。

　　分布于神农架各地，生于海拔650~1900m的沟谷林中。常见。

果实（美味猕猴桃）调中理气，生津润燥，解毒除烦。根皮（藤梨根）清热解毒，活血消肿，祛风除湿。

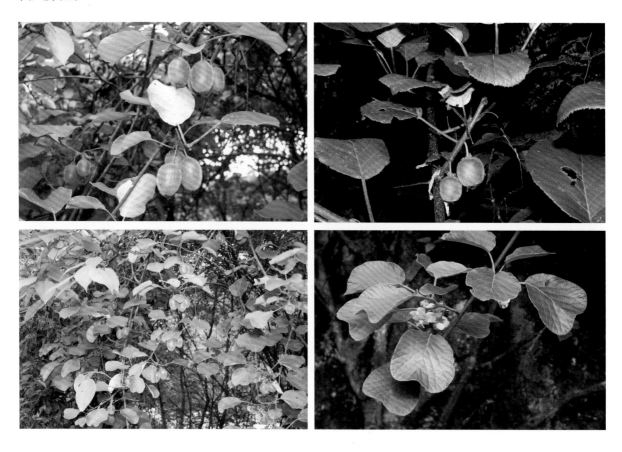

9 城口猕猴桃 **Actinidia chengkouensis** C. Y. Chang

藤本。小枝密被黄褐色或红褐色长硬毛。髓片层状。叶片纸质，团扇状倒卵形，先端截平、微凹或突尖，基部截平状浅心形，边缘具睫状小齿，两表面被毛；叶柄密被长硬毛。花白色；萼片4枚，两面均被黄褐色茸毛；花瓣6片；退化子房近球形，密被泥黄色茸毛。果球形或球状卵珠形，密被泥黄色长硬毛。花期6月，果期8~9月。

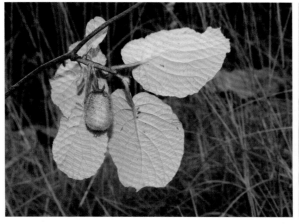
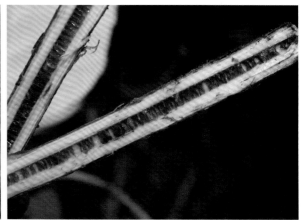

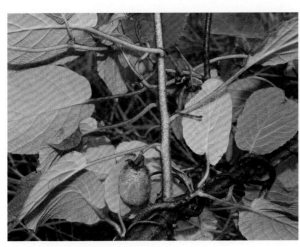 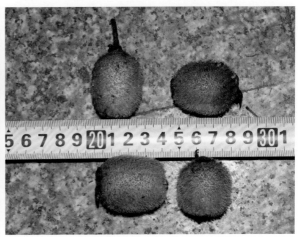

分布于神农架大九湖（大界岭），生于海拔 2000m 的山坡林缘。少见。

果实（猕猴桃）解热止渴，健胃，通淋。根（藤梨根）清热解毒，祛风除湿，活血消肿。藤、藤汁（猕猴桃藤）清热利湿，和中开胃。枝叶清热解毒，散瘀止血。

本种叶下表面的白粉在干标本的情况下消失不见，其他特征与中华猕猴桃难以区分，我们怀疑它很可能是中华猕猴桃的一个高山地理型。

（二）藤山柳属 Clematoclethra Maximowicz

木质藤本。小枝无毛或被毛。单叶互生，无托叶，叶被毛或无毛。花单生或聚伞状；花瓣及萼片覆瓦状；萼片基部连合，被毛或无毛，果时宿存；雄蕊 10 枚，花药卵形，基部 2 裂；子房上位，具 5 条棱，中轴胎座，花柱具细条纹 5 条。蒴果具棱 5 条，不开裂，顶端有宿存柱头。种子倒三角形。

1 种，我国特有，曾被划分为 20 余种，神农架有分布，可供药用。

藤山柳 Clematoclethra scandens (Franchet) Maximowicz

■ 分亚种检索表

1. 植物体基本不被毛；花序具花 1~3 朵·················1a. 猕猴桃藤山柳 C. scandens subsp. actinidioides
1. 植物体被绒毛或棉毛，花序具花 6~12 朵··········1b. 繁花藤山柳 C. scandens subsp. hemsleyi

1a　猕猴桃藤山柳（亚种）Clematoclethra scandens subsp. actinidioides (Maximowicz) Y. C. Tang & Q. Y. Xiang

藤本。小枝褐色，五毛或被微柔毛。叶卵形或椭圆形，叶缘具纤毛状齿，背面仅脉腋上有髯毛；叶柄五毛或略被微柔毛。花白色，花序柄被微柔毛，具 1~3 朵花，小苞片边缘具细纤毛；萼片倒卵形，五毛或略被柔毛。果近球形，紫红色或黑色。花期 5~6 月，果期 7~8 月。

分布于神农架各地，生于海拔 2300~3000m 的山地沟谷林缘或灌丛中。常见。

根清热解毒，活血化瘀，消肿止痛。

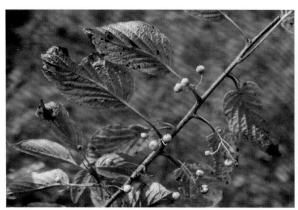 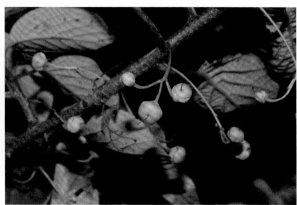

1b 繁花藤山柳（亚种）Clematoclethra scandens subsp. hemsleyi (Baillon) Y. C. Tang & Q. Y. Xiang

藤本。幼枝被棕褐色绒毛，后变无毛，茎皮具密皮孔。叶薄革质，卵形或卵状椭圆形，长 6~9cm，宽 3~6cm，先端渐尖，基部圆形或近心形，边缘具细锯齿，叶下沿叶脉被棕褐色绒毛；叶柄长 4~10cm，被绒毛。聚伞花序腋生，总花梗细，具 6~12 朵花，被绒毛；萼片 5 枚，椭圆形，长约 4mm，宿存；花瓣 5 片，宽椭圆形，长约 8mm；雄蕊 10 枚，短于花瓣；子房 5 室，无毛，花柱线形。国球形，直径约 1cm，黑色。花期 7~8 月，果期 8~9 月。

分布于神农架各地，生于海拔 1500~2300m 的山地沟谷林缘或灌丛中。常见。

根清热解毒，活血化瘀，消肿止痛。

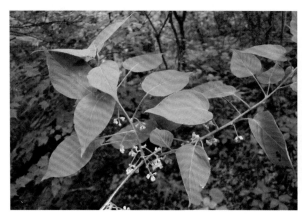 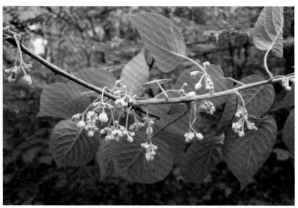

山茶科 Theaceae

乔木或灌木。叶互生，叶片革质，无托叶。花两性，稀单性，单生或数花簇生；萼片5至多数，脱落或宿存；花瓣5至多数；雄蕊多数，花丝分离或基部合生；子房上位，稀半下位，2~10室，花柱分离或连合。蒴果或不分裂的核果及浆果状。种子圆形、多角形或扁平，有时具翅。

19属，600种；我国12属，274种；湖北7属，30种；神农架5属，20种，可供药用的4属，10种。

■ 分属检索表

1. 果为蒴果稀核果状；种子大。
　2. 萼片常多于5枚；种子大，无翅······1. 山茶属 **Camellia**
　2. 萼片5枚；种子较小，具翅······3. 紫茎属 **Stewartia**
1. 果为浆果。
　3. 花单性，数朵腋生，花药无毛亦无芒；叶排成2列······2. 柃木属 **Eurya**
　3. 花杂性，单生于叶腋，花药具短芒，子房上位······4. 厚皮香属 **Ternstroemia**

（一）山茶属 **Camellia** Linnaeus

灌木或乔木。叶革质，互生。花两性，顶生或腋生，单生或2~3朵并生；苞片2~6枚或多数；萼片5~6枚，分离或基部连生，脱落或宿存；花冠白色、红色或黄色，花瓣5~12片或为重瓣，基部连合；雄蕊多数2（~6）轮；子房上位。蒴果。种子圆球形或半圆形，种皮角质。

约120种；我国97种；湖北14种；神农架7种，均可供药用。

■ 分种检索表

1. 苞片未分化，花开放时即脱落。
　2. 花丝离生，或基部合生，缺花丝管。
　　3. 花柱长2~8mm······1. 长瓣短柱茶 **C. grijsii**
　　3. 花柱长1~1.5cm······2. 油茶 **C. oleifera**
　2. 花丝连成短管······3. 山茶 **C. japonica**
1. 苞片明显分化，宿存或脱落，萼片宿存。
　4. 子房仅1室能育；果小，果皮薄······4. 连蕊茶 **C. cuspidata**
　4. 子房3室均能育；果大，果皮较厚······5. 茶 **C. sinensis**

1 长瓣短柱茶 **Camellia grijsii** Hance

灌木或小乔木。嫩枝被短柔毛。叶革质，上表面中脉基部被短毛，下表面中脉被稀疏长毛；叶柄被柔毛。花白色，顶生；苞片半圆形至近圆形，脱落；花瓣5~6片，先端凹；子房被黄色长粗毛，花柱先端3浅裂。蒴果球形。花期1~3月，果期10月。

分布于神农架木鱼至兴山的龙门河河谷，生于海拔700~900m的河谷林下。罕见。

种子（油茶子）行气，润肠，杀虫。根（油茶根）清热解毒，理气止痛，活血消肿。叶（油茶叶）收敛止血，解毒。花（油茶花）凉血止血。

本种在神农架资源稀少而用途广泛，应进行迁地保护。

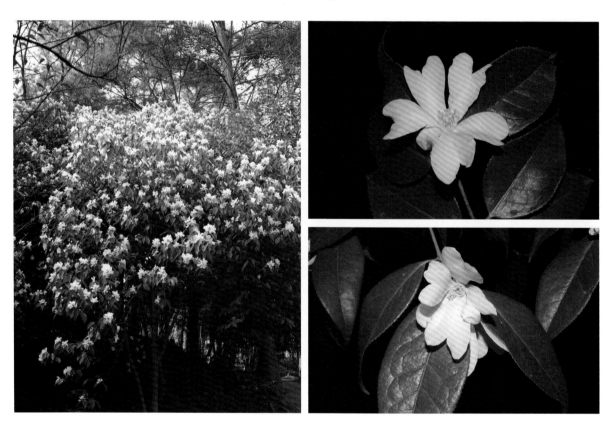

2 油茶 **Camellia oleifera** C. Abel

灌木或小乔木。嫩枝被粗毛。叶革质，叶上表面中脉被毛，边缘具细锯齿或钝齿。花两性，顶生或腋生；萼片5枚，外面具柔毛或绢毛；花瓣白色，外侧被毛；雄蕊多数；子房被黄色长毛，花柱先端3裂。蒴果球形或卵圆形。种子1~2枚。花期10~11月，果期翌年10月。

分布于神农架各地，生于海拔600m以下的山坡林下。常见。

种子（油茶子）行气，润肠，杀虫。根（油茶根）清热解毒，理气止痛，活血消肿。叶（油茶叶）收敛止血，解毒。花（油茶花）凉血止血。

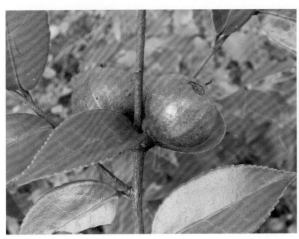
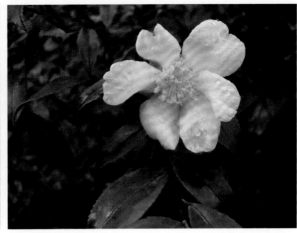

3 山茶 Camellia japonica Linnaeus

灌木或小乔木。叶革质，椭圆形，边缘具细锯齿。花两性，顶生，红色；苞片及萼片组成杯状苞被，外被白色柔毛；花瓣5~7片，外侧被毛；雄蕊多数，3轮；花柱先端3裂。蒴果圆球形。种子有角棱。花期4~5月，果期9~10月。

原产于日本，神农架也有栽培。

花（山茶花）凉血止血，散瘀消肿。根（山茶根）散瘀消肿。叶（山茶叶）清热解毒，止血。种子（山茶子）去油。

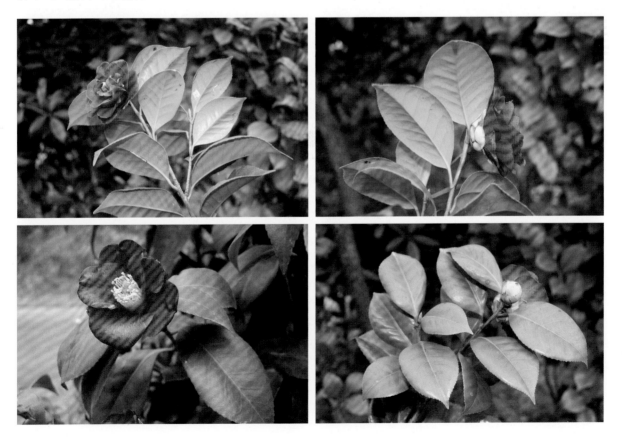

4 连蕊茶 Camellia cuspidata (Kochs) H. J. Veitch

灌木。叶革质，卵状披针形或椭圆形，边缘具细锯齿；叶柄具短毛。花白色，顶生或腋生；苞片卵形；花萼杯状，萼片5枚；花瓣6~7片；雄蕊多数；花柱顶端3浅裂。蒴果圆球形，苞片和萼片宿存。花期4~7月，果期11月。

分布于神农架各地，生于海拔600m以下的山坡林下。常见。

根（尖连蕊茶根）健脾消食，补虚。

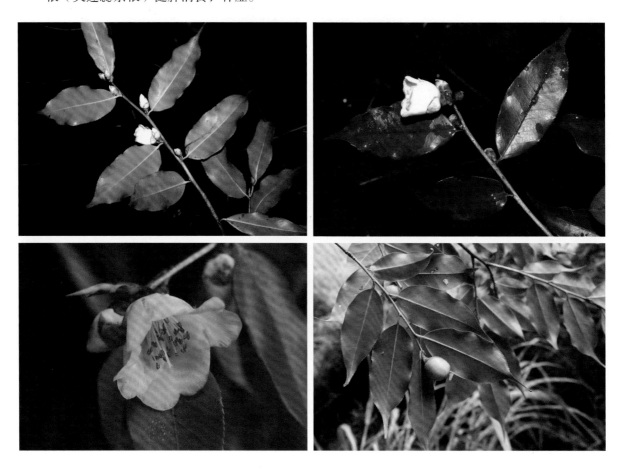

5 茶 Camellia sinensis (Linnaeus) Kuntze

灌木。叶革质，长圆形或椭圆形，下表面无毛或被柔毛，边缘具锯齿。花两性，白色，腋生；萼片具睫毛，宿存；花瓣背面无毛或被短柔毛；雄蕊多数；子房上位，被绒毛，花柱1个，先端3裂。蒴果。花期10~11月，果期翌年10~11月。

分布于神农架木鱼、新华，生于海拔600m的山坡林下，也有普遍栽培。常见。

芽叶（茶叶）清头目，除烦渴，化痰，消食，利水，解毒。根（茶树根）活血调经，清热解毒。果实（茶子）止咳平喘。花（茶花）清肺平肝。

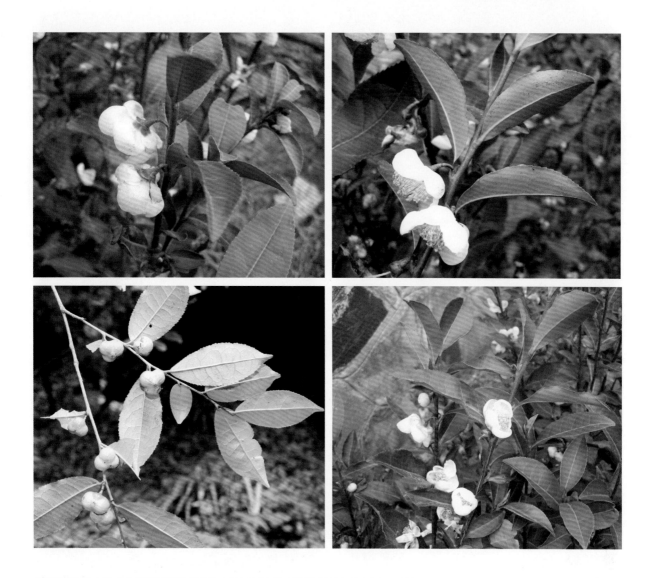

（二）柃木属 Eurya Thunberg

灌木或小乔木。嫩枝圆柱形或具棱。叶革质或膜质，边缘具齿或全缘。花较小，雌雄异株，腋生。雄花萼片宿存；雄蕊 5~35 枚，排成 1 轮，与花瓣基部相连或分离，花药具 2~9 分格或不具分格，药隔顶端具小尖头。雌花无退化雄蕊，稀具退化雄蕊 5 枚；子房上位，中轴胎座，花柱 2~5 个，分离或连合，柱头线形。浆果。种皮黑褐色。

约 130 种；我国 83 种；湖北 13 种；神农架 8 种，可供药用的 3 种。

■ **分种检索表**

1. 花柱长 2~4mm。
　2. 嫩枝和顶芽均被毛………………………………………………1. 细枝柃 **E. loquaiana**
　2. 嫩枝和顶芽均无毛………………………………………………2. 细齿叶柃 **E. nitida**
1. 花柱长 0.5~1mm……………………………………………………3. 钝叶柃 **E. obtusifolia**

1 细枝柃 Eurya loquaiana Dunn

灌木或小乔木。嫩枝密被微毛。顶芽密被微毛和黄褐色短柔毛。叶薄革质，先端长渐尖，中脉在叶上表面凹下，叶下表面隆起，被微毛；叶柄被微毛。花单性，雌雄异株，1~4 朵腋生。雄花萼片外被微毛或近无毛；花瓣白色；雄蕊 10~15 枚，花药不具分格。雌花花瓣卵形；子房 3 室，花柱顶端 3 裂。果实圆球形，黑色。花期 10~12 月，果期翌年 7~9 月。

分布于神农架各地，生于海拔 400~1300m 的山坡林中或林缘灌丛中。常见。

茎叶（细枝柃）祛风通络，活血止痛。

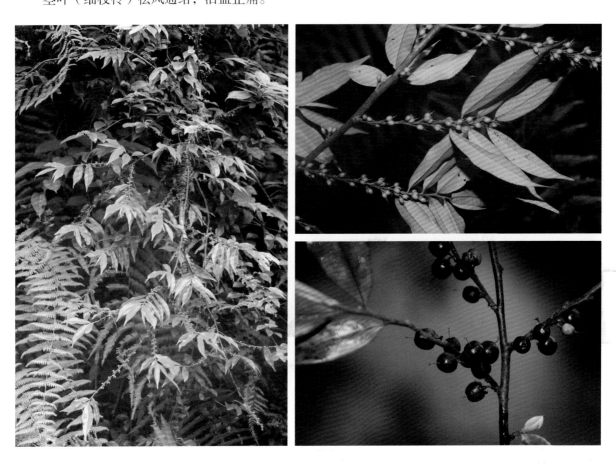

2 细齿叶柃 Eurya nitida Korthals

灌木或小乔木。嫩枝具棱 2 条。叶薄革质，边缘密生锯齿或细钝齿，中脉在叶上表面稍凹下，在叶下表面凸起。花单性，雌雄异株，1~4 朵腋生。雄花萼片膜质，顶端圆形；花瓣白色；雄蕊 14~17 枚，花药不具分格。雌花花瓣基部稍合生，花柱顶端 3 浅裂。果实圆球形，蓝黑色。花期 11 月至翌年 1 月，果期翌年 7~9 月。

分布于神农架各地，生于海拔 700~1300m 的山坡林中。常见。

全株（细齿叶柃）祛风除湿，解毒敛疮，止血。

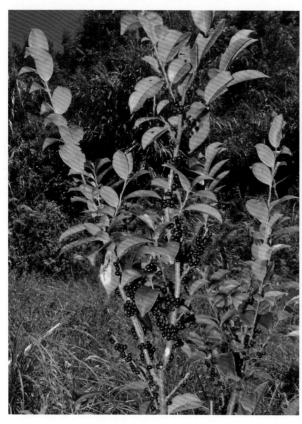
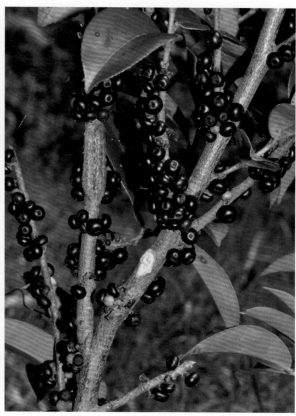

3 | 钝叶柃 **Eurya obtusifolia** H. T. Chang

　　小灌木。嫩枝被微毛。顶芽被毛。叶革质，边缘具疏线钝齿或近全缘；叶柄被微毛。花单性，1~4 朵腋生。雄花萼片近膜质，具小突尖，被微毛；花瓣白色；雄蕊约 10，花药不具分格。雌花花瓣卵形或椭圆形，花柱顶端 3 浅裂。核果状浆果，紫红色，先端具残存的花柱 1 个。花期 3~4 月，果期 8~10 月。

　　分布于神农架各地，生于海拔 600~1400m 的山坡林中。常见。

　　果实（野茶子）清热止渴，利尿，提神。

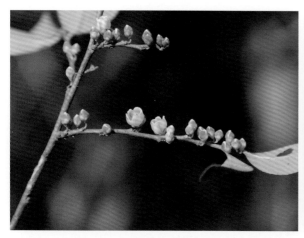
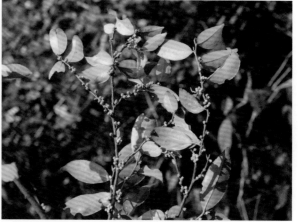

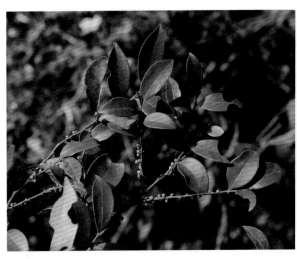
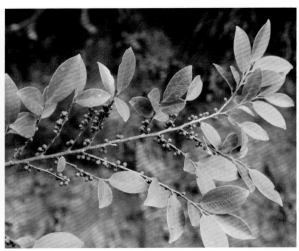

（三）紫茎属 Stewartia Linnaeus

乔木。芽具鳞苞。叶薄革质。花单生于叶腋，具短柄；萼片宿存；花瓣白色，基部连生；雄蕊多数，花丝下半部合生，花丝管上端被毛；子房 5 室，胚珠基底着生，柱头 5 裂。蒴果先端尖，略有棱，室背 5 裂，木质，每室具种子 1~2 枚。种子周围具狭翅，宿存萼大，常包着蒴果。

15 种；我国 10 种；湖北 2 种；神农架 1 种，可供药用。

紫茎 Stewartia sinensis Rehder & E. H. Wilson

灌木或小乔木。冬芽苞被短柔毛。叶纸质，边缘具粗齿，叶腋有簇生毛丛；叶柄有沟槽。萼片基部合生，被毛；花瓣白色，基部合生，外被绢毛；雄蕊多数，基部合生，花药被毛；子房上位，5 室，被毛，柱头 5 裂。蒴果木质。种子具狭翅。花期 6 月，果期 9~10 月。

分布于神农架大九湖、红坪、松柏、阳日，生于海拔 1500~1800m 的山地杂木林中。常见。

树皮、根、果（紫茎）活血舒筋，祛风除湿。

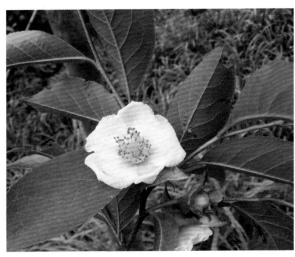
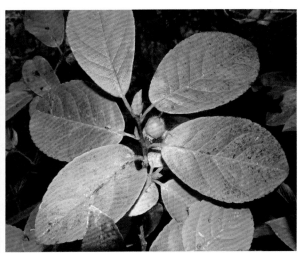

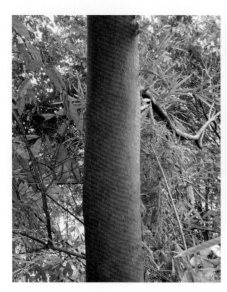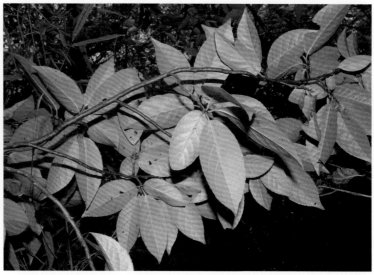

（四）厚皮香属 Ternstroemia Mutis ex Linnaeus f.

　　常绿乔木或灌木。叶互生，革质，于枝顶呈假轮生状，全缘或具腺状齿。花两性、杂性或单性，两性异株；萼片基部稍合生，边缘常具腺状齿突；花瓣基部合生；雄蕊30~50枚，1~2轮，花丝短；子房上位；柱头全缘或2~5裂。浆果不开裂或不规则开裂。种子肾形或马蹄形，假种皮成熟时鲜红色。

　　约90种；我国14种；湖北4种；神农架1种，可供药用。

厚皮香 Ternstroemia gymnanthera (Wight & Arnott) Beddome

　　灌木或小乔木。叶革质或薄革质，全缘，于枝端呈假轮生状。花两性或单性，腋生或顶生；萼片边缘疏生线状齿突；花瓣淡黄白色；雄蕊多数，2轮，花药较花丝长；子房上位，花柱顶端2浅裂。果黄色。种子肾形，成熟时肉质假种皮红色。花期5~7月，果期8~10月。

　　分布于神农架宋洛、阳日，多生于海拔700m的山地林中。少见。

　　叶、全株（厚皮香）清热解毒，散瘀消肿。花（厚皮香花）杀虫止痒。

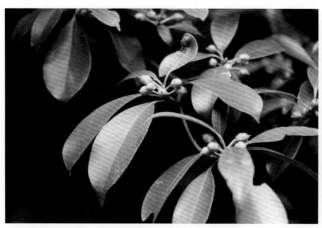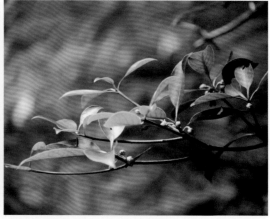

藤黄科 Clusiaceae

乔木或灌木，稀草本。单叶对生或轮生，全缘。花序聚伞状、伞状或为单花；花两性或单性；萼片（2~）4~5（~6）枚；花瓣（2~）4~5（~6）片，离生；雄蕊多数，离生或合生成4~5（~10）束；子房上位，心皮5或3个，1~12室，中轴、侧生或基生胎座，花柱1~5个或无，柱头1~12个，呈放射状。蒴果、浆果或核果。种子1至多枚，假种皮有或无。

40属，1200种；我国8属，95种；湖北2属，20种；神农架2属，17种，可供药用的1属，11种。

金丝桃属 Hypericum Linnaeus

灌木或草本，无毛或被柔毛。单叶对生，全缘，通常具透明点或黑腺点。花两性；花序聚伞状顶生或腋生；萼片（4~）5枚，覆瓦状排列；花瓣（4~）5片，金黄色或白色，或脉上带红色；雄蕊连合成束或不成束，花药药隔上有腺体，无退化及不育雄蕊束；子房1（3~5）室，侧膜或中轴胎座，花柱（2~）3~5个，离生或合生，柱头小，或呈头状。蒴果。

460余种；我国64种；湖北18种；神农架15种，可供药用的11种。

■ 分种检索表

1. 花瓣、雄蕊在果期宿存；植株通常有黑色腺点。
　2. 花柱3个，雄蕊3束或不规则排列。
　　3. 雄蕊不规则排列，侧膜胎座 ···················· 1. 地耳草 H. japonicum
　　3. 雄蕊3束，中轴胎座。
　　　4. 萼片、苞片和小苞片边缘有小刺齿 ············ 2. 挺茎遍地金 H. elodeoides
　　　4. 萼片、苞片和小苞片边缘无小刺齿。
　　　　5. 茎圆柱形。
　　　　　6. 叶基部合生，蒴果具囊状腺体 ············ 3. 元宝草 H. sampsonii
　　　　　6. 叶不合生，蒴果无囊状腺体 ············ 4. 小连翘 H. erectum
　　　　5. 茎具2或4条纵棱。
　　　　　7. 蒴果有背生腺条及侧生黄褐色囊状腺体 ········ 5. 贯叶连翘 H. perforatum
　　　　　7. 蒴果有细纵腺条但无囊状腺体 ············ 6. 赶山鞭 H. attenuatum
　2. 花柱5个，雄蕊5束。
　　8. 花较大，花瓣十分弯曲 ···················· 7. 黄海棠 H. ascyron
　　8. 花较小，花瓣稍弯曲 ···················· 8. 突脉金丝桃 H. przewalskii
1. 花瓣、雄蕊在花后凋落；植株通常无黑色腺点。
　9. 花柱离生，叶卵状长圆形或卵状披针形 ············ 9. 金丝梅 H. patulum

9. 花柱部分合生，先端 5 裂，叶椭圆形。

    10. 叶长 3~8cm ·· **10. 金丝桃 H. monogynum**

    10. 叶长 1.3~2.5cm ······································ **11. 长柱金丝桃 H. longistylum**

---

1 地耳草 千重楼、犁头草、八金刚草
Hypericum japonicum Thunberg

草本。茎具 4 条纵线棱及淡色腺点。叶无柄，全缘，具透明腺点。二歧状或呈单歧状聚伞花序；萼片有透明腺点或腺条纹；花瓣白色、淡黄色至橙黄色，宿存；雄蕊 5~30 枚，花丝基部合生；子房上位，1 室，花柱基部离生。蒴果无腺条纹。花期 5~6 月，果期 9~10 月。

分布于神农架各地，生于海拔 600~1800m 的田边、沟边及沼泽草地。常见。

全草（田基黄）清热利湿，散瘀止痛，解毒消肿。

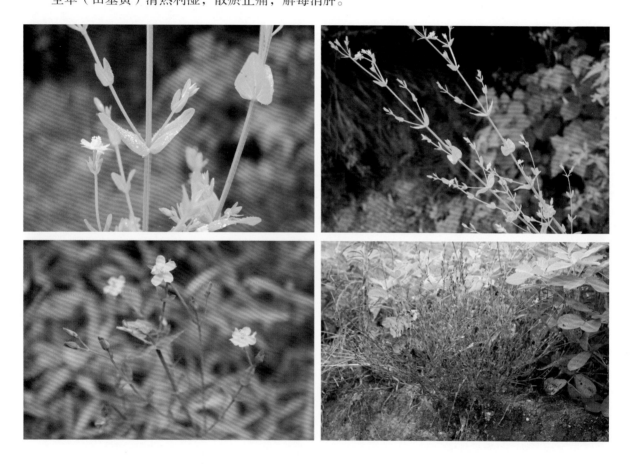

2 挺茎遍地金 **Hypericum elodeoides** Choisy

多年生草本。叶具透明腺点及稀疏脉网，全缘，近无柄。二歧聚伞花序顶生；萼片、苞片及小苞片均具松脂状腺条，边缘有小刺齿，齿端有黑色腺体；花瓣上部边缘具黑色腺点或黑腺条；雄蕊

3束，花药具黑色腺点；子房上位，花柱基部分离。蒴果褐色，密布腺纹。花期7~8月，果期9~10月。

分布于神农架各地，生于海拔700~2600m的向阳山坡草丛、灌丛、林下及田埂上。常见。

全草（遍地金）清热解毒，止泻。

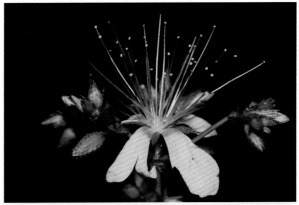

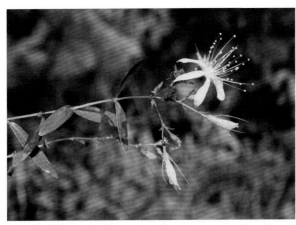
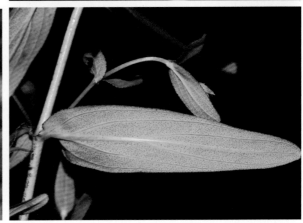

3	元宝草	对叶草、黄叶连翘、散血丹

元宝草 对叶草、黄叶连翘、散血丹
Hypericum sampsonii Hance

草本。叶无柄，具透明或黑色腺点，脉网细而稀疏，边缘密生黑色腺点。二歧聚伞花序顶生或腋生；萼片具黑色腺点及腺斑，边缘疏生黑腺点；花瓣黄色，具淡色或黑色腺点和腺条纹，边缘有黑腺体；雄蕊3束，花药淡黄色，具黑腺点；子房3室，花柱自基部分离。蒴果有黄褐色囊状腺体。花期6~7月，果期8~9月。

分布于神农架各地，生于海拔500~800m的山坡、沟边草丛中。常见。

全草（元宝草）凉血止血，清热解毒，活血调经，祛风通络。

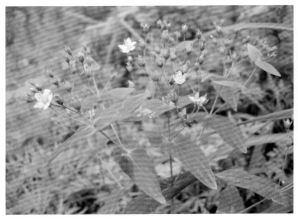
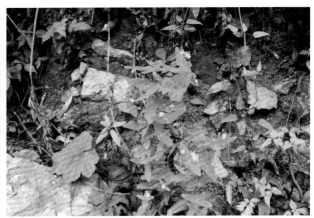

4 | 小连翘 千金子、小金雀
Hypericum erectum Thunberg

　　草本。茎具 2 条隆起线。叶无柄，全缘，具黑色腺点。伞房状聚伞花序顶生，具腋生花枝；萼片具黑腺点；花瓣黄色，上半部有黑色点线；雄蕊 3 束，花药具黑色腺点；子房上位，花柱基部离生。蒴果具纵向条纹，具宿存萼。花期 7~8 月，果期 8~9 月。

　　分布于神农架下谷，生于海拔 800~1000m 的山坡草丛中。少见。

　　全草（小连翘）止血，调经，散瘀止痛，解毒消肿。

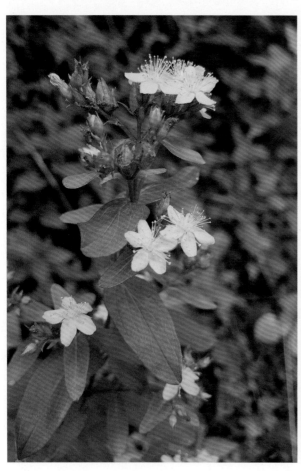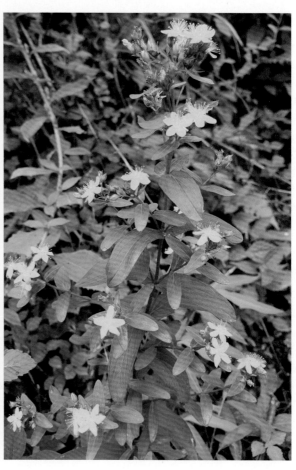

5 | 贯叶连翘 **Hypericum perforatum** Linnaeus

　　草本。茎具 1 条纵棱。叶全缘，具淡色或黑色腺点，叶表面有 2 行黑色腺条和透明腺斑。5~7 朵花排成二歧聚伞状；萼片边缘有黑色腺点；花瓣黄色，边缘及上部有黑色腺点；雄蕊 3 束，花丝长短不一，花药具黑腺点；子房上位。蒴果具背生腺条及侧生黄褐色囊状腺体。花期 6~7 月，果期 8~9 月。

　　分布于神农架各地，生于海拔 900~1900m 的沟边或路边草丛中。常见。

　　全草（贯叶连翘）清热解毒，收敛止血，调经通乳，利湿。

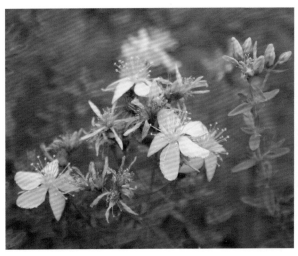
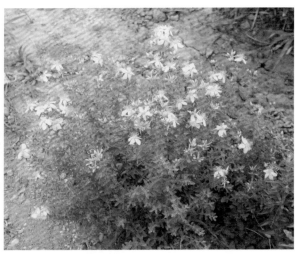

6 赶山鞭 小茶叶、小旱莲、二十四节草
Hypericum attenuatum C. E. C. Fischer ex Choisy

草本。茎具 2 条纵棱及黑色腺点。叶全缘，下表面散生黑色腺点，无柄。花顶生，呈近伞房状或圆锥状；萼片表面及边缘散生黑色腺点；花瓣淡黄色，表面及边缘有稀疏的黑色腺点；雄蕊 3 束，每束约 30 枚，花药具黑色腺点；子房上位，花柱自基部离生。蒴果具条状腺斑。花期 7~8 月，果期 9~11 月。

分布于神农架大九湖、红坪、木鱼、松柏，生于海拔 1500~2200m 的山坡草地、沟谷林中或路边。常见。

全草（赶山鞭）凉血止血，活血止痛，解毒消肿。

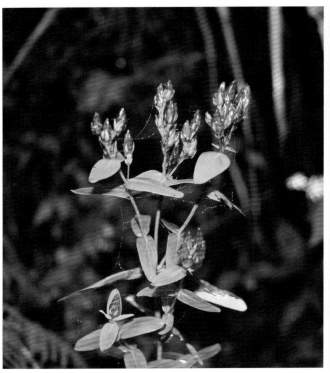
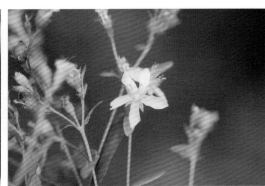
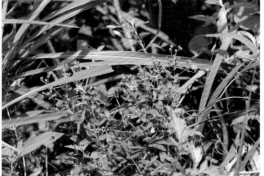

| 7 | 黄海棠 | 牛心菜、红旱莲、大金雀 |

Hypericum ascyron Linnaeus

草本。茎具 4 条纵棱。叶全缘，下表面具淡色腺点，无柄。聚伞花序顶生；花瓣金黄色，有或无腺斑；雄蕊 5 束，花药金黄色，具松脂状腺点；子房具中央空腔，自基部或至上部 4/5 处分离。蒴果棕色。花期 7~8 月，果期 8~9 月。

分布于神农架各地，生于海拔 900~2300m 的山坡草丛中或路边。常见。

全草（刘寄奴）止血，败毒，消肿。

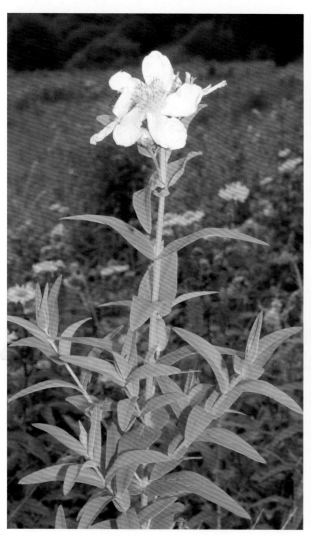
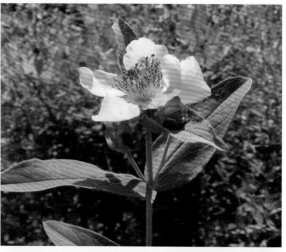
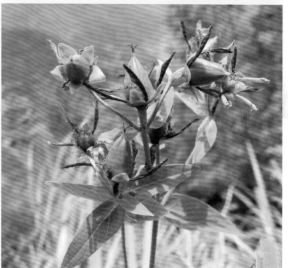

| 8 | 突脉金丝桃 **Hypericum przewalskii** Maximowicz |

草本。叶无柄，脉网稀疏隐约可见，散布淡色腺点。花单生或聚伞花序顶生；萼片不等大；花瓣黄色；雄蕊 5 束，每束约 15 枚；子房上位，卵珠形，光滑，花柱自中部以上分离。蒴果具纵线纹，成熟后先端 5 裂。花期 6~7 月，果期 8~9 月。

分布于神农架红坪、木鱼，生于海拔 1800~3000m 的山坡草丛中。常见。

全草（大对经草）活血调经，祛风湿，利水消肿。

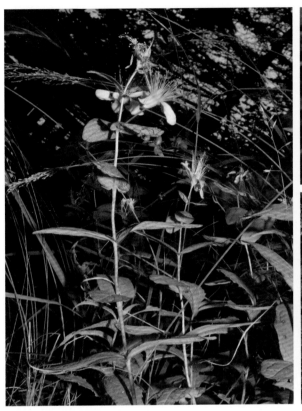
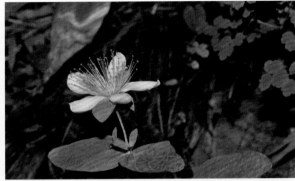
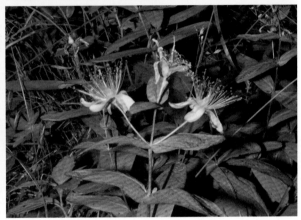

9 金丝梅 **Hypericum patulum** Thunberg

灌木。茎具 2 或 4 条纵棱。叶先端钝形至圆形，脉网稀疏隐约可见，具短线形和点状腺体。花序聚伞状或单生；花呈杯状；花瓣金黄色；雄蕊 5 束，每束 50~70 枚，花药淡黄色；子房卵球形，花柱近先端向下弯曲，长约为子房 4/5 或与子房近等长。蒴果宽卵珠形。花期 5~6 月，果期 7~8 月。

分布于神农架各地，生于海拔 600~2000m 的山坡疏林地或林缘。常见。

全株（金丝梅）清热利湿，祛瘀止痛，疏肝通络。

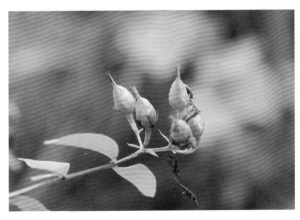
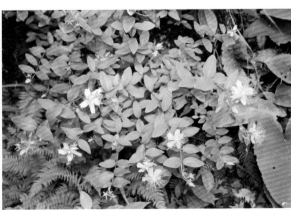

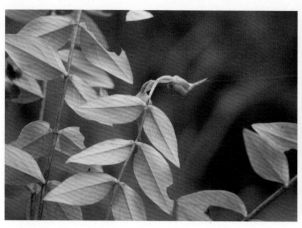
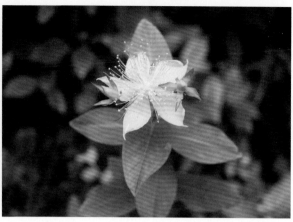

| 10 | **金丝桃** 金线蝴蝶、过路黄、金丝莲
Hypericum monogynum Linnaeus |

　　小灌木。茎红色，幼时具 2~4 条纵棱。叶全缘，脉网密集，无腹腺体，叶片腺体小而呈点状。花单生或呈聚伞花序顶生；萼片全缘；花瓣鲜黄色；雄蕊 5 束，花丝与花瓣近等长；子房上位，花柱纤细，柱头 5 裂。蒴果卵圆形，先端室间开裂，花柱和萼片宿存。花期 6~7 月，果期 8~9 月。

　　分布于神农架各地，生于海拔 400~1400m 的山坡疏林或林缘。常见。

　　全株（金丝桃）清热解毒，祛风湿，散瘀止痛。

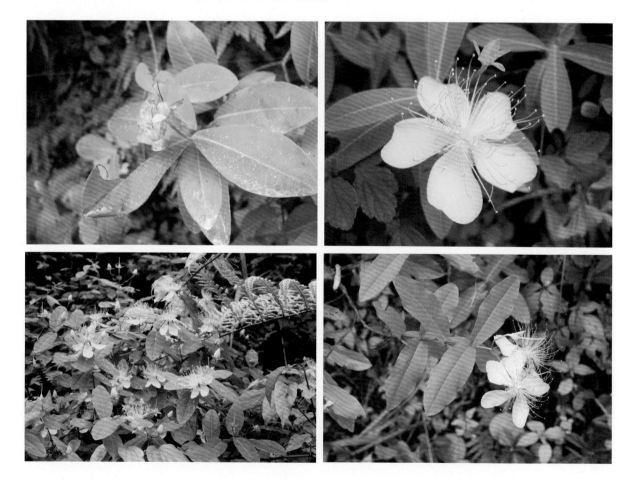

11 长柱金丝桃 *Hypericum longistylum* Oliver

　　灌木。茎红色，幼时具 2~4 条纵棱。叶近无柄或具短柄，第三级脉网无或稀有，无腹腺体，叶片腺体小而点状。花单生；萼片离生或基部合生；花瓣金黄色至橙色，无腺体；雄蕊 5 束，每束 15~25 枚；子房略具柄，花柱合生几达顶端后展开。蒴果卵珠形。花期 5~7 月，果期 8~9 月。

　　分布于神农架新华、阳日，生于海拔 500~800m 的路边石壁上。常见。

　　果实（长柱金丝桃）清热解毒，散结消肿，利湿。

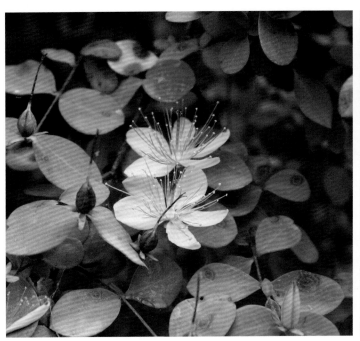

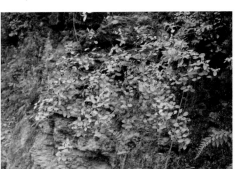

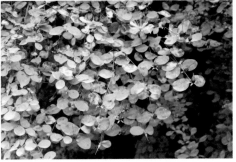

柽柳科 Tamaricaceae

　　乔木或灌木。叶互生，多呈鳞片状，无柄。花通常集成总状、圆锥、穗状花序，多为两性；萼片4~5枚，宿存；花瓣4~5片；下位花盘；雄蕊4枚、5枚或多数，生于花盘上，分离或基部合生；雌蕊1枚，子房上位，1室，稀具不完全隔膜，侧膜胎座或基生胎座，胚珠多数，花柱3~5个，分离或基部合生。蒴果。种子顶端具芒柱，芒柱全部或中部以上被长柔毛。

　　3属，约110种；我国3属，32种；湖北2属，2种；神农架2属，2种，可供药用的1属，1种。

柽柳属 **Tamarix** Linnaeus

　　灌木或乔木。叶鳞片状，互生，抱茎或呈鞘状。花集成总状花序或圆锥花序；花萼深4~5裂，宿存；花瓣与花萼裂片同数；雄蕊4枚、5枚或多数，分离；雌蕊1枚，子房上位，胚珠多数，花柱3~4个，柱头短，头状。蒴果室背3瓣裂。种子多数，细小，顶端的芒柱全部被白色的长柔毛。

　　90种；我国约18种；湖北1种；神农架栽培1种，可供药用。

柽柳
春杨柳、西湖柳
Tamarix chinensis Loureiro

　　小乔木或灌木。幼枝下垂，暗紫红色。叶鳞片状，呈钻形或卵状披针形，背面有棱脊。总状花序；花5基数；苞片1枚，线状长圆形；萼片狭长卵形；花瓣卵状椭圆形，粉红色，宿存；花盘5裂；雄蕊5枚；花柱3个，棍棒状。蒴果。花期6~9月，果期6~10月。

　　原产于我国华北，神农架松柏亦有栽培。

　　嫩枝、叶疏风解表，透疹，解毒。

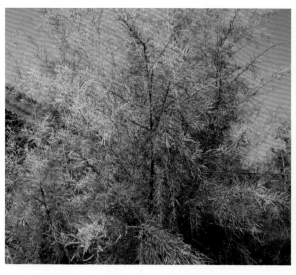
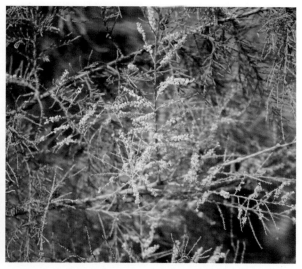

董菜科 Violaceae

多年生草本、半灌木或小灌木。单叶互生，全缘、有锯齿或分裂；有叶柄；托叶小或叶状。花两性、单性或杂性；单生或呈穗状、总状或圆锥状花序，腋生或顶生；萼片覆瓦状，同形或异形；花瓣覆瓦状或旋转状，异形，基部囊状或有距；雄蕊5枚，下位，花药直立，药隔至药室顶端延伸成膜质附属物，花丝很短或无，下方2枚雄蕊基部有距状蜜腺；子房上位，1室，具3~5个侧膜胎座，花柱单一，稀分裂，柱头形状各异，胚珠倒生。蒴果或浆果。种子无柄或具极短的种柄。

约22属，900~1000种；我国3属，101种；湖北1属，35种；神农架1属，29种，可供药用的1属，15种。

董菜属 Viola Linnaeus

草本。单叶互生或基生，全缘、具齿或分裂；托叶叶状。花两性；单生；萼片略同形，基部延伸成可见的附属物；花瓣异形，下方1片稍大且基部延伸成距；雄蕊花丝极短，花药药隔顶端延伸成膜质附属物，下方2枚雄蕊基部有距状蜜腺；子房1室，侧膜胎座，花柱棍棒状，前方有或无喙，柱头孔位于喙端或柱头上。蒴果。

550余种；我国96种；湖北35种；神农架29种，可供药用的15种。

■ 分种检索表

1. 花柱上部2深裂 ··· 1. 双花董菜 **V. biflora**
1. 花柱上部不裂。
  　2. 果梗弯曲 ··· 2. 球果董菜 **V. collina**
  　2. 果梗直立。
  　　3. 柱头前方延伸成钩状喙。
  　　　4. 茎具小枝；茎生叶近菱形，基部下延 ··············· 3. 庐山董菜 **V. stewardiana**
  　　　4. 茎不具小枝。
  　　　　5. 茎生叶心形，基部下延 ····················· 4. 鸡腿董菜 **V. acuminata**
  　　　　5. 茎生叶三角状心形，基部弯缺或宽三角形 ········· 5. 紫花董菜 **V. grypoceras**
  　　3. 柱头前方不延伸成钩状喙。
  　　　6. 地上茎明显 ··································· 6. 如意草 **V. arcuata**
  　　　6. 具缩短的地上茎或无地上茎。
  　　　　7. 托叶离生或仅基部与叶柄合生。
  　　　　　8. 花较大，有葡匐枝 ··············· 7. 菫 **V. moupinensis**
  　　　　　8. 花较小，葡匐枝无或于花期后生出。
  　　　　　　9. 葡匐枝于花期生出，枝先端簇生莲座状叶丛 ······· 8. 七星莲 **V. diffusa**

9. 匍匐枝上具均匀散生的叶⋯⋯⋯⋯⋯⋯⋯⋯⋯⋯⋯9. 柔毛堇菜 V. fargesii
7. 托叶的 1/2~2/3 与叶柄合生。
　10. 叶为披针形。
　　11. 叶基部稍下延⋯⋯⋯⋯⋯⋯⋯⋯⋯⋯⋯⋯⋯⋯10. 早开堇菜 V. prionantha
　　11. 叶基部不下延。
　　　12. 托叶褐色；花白色或淡紫色⋯⋯⋯⋯⋯⋯11. 戟叶堇菜 V. betonicifolia
　　　12. 托叶苍白色或淡绿色；花紫堇色或淡紫色⋯⋯⋯12. 紫花地丁 V. philippica
　10. 叶不为披针形
　　13. 叶基部稍下延至叶柄成狭翅⋯⋯⋯⋯⋯⋯⋯13. 长萼堇菜 V. inconspicua
　　13. 叶基部不下延。
　　　14. 叶上面沿叶脉有明显的白色斑纹⋯⋯⋯⋯14. 斑叶堇菜 V. variegata
　　　14. 叶面无白色斑纹⋯⋯⋯⋯⋯⋯⋯⋯⋯⋯⋯15. 心叶堇菜 V. yunnanfuensis

1 | 双花堇菜 Viola biflora Linnaeus

　　草本。具根茎及地上茎，无毛或幼茎上被疏柔毛。基生叶具长柄及钝齿，两面被柔毛；茎生叶具短柄，叶柄无毛至被短毛，具托叶。花黄色；花瓣具紫色脉纹，距短筒状；下方雄蕊的距呈短角

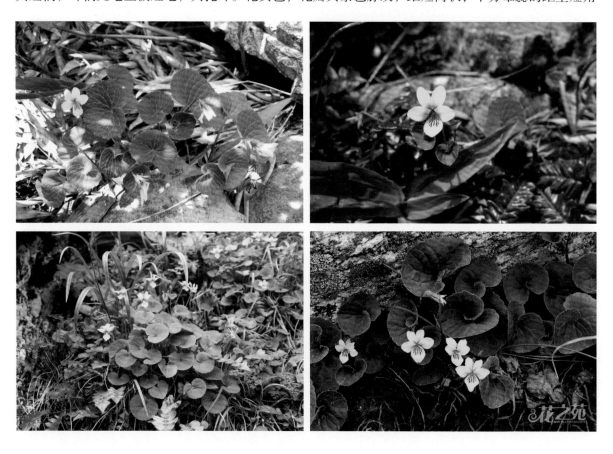

状；花柱棍棒状，基部微膝曲，上半部 2 深裂，具明显的柱头孔。蒴果。花、果期 5~9 月。

　　分布于神农架下谷（板壁岩），生于海拔 2500m 的高山冷杉林下。少见。

　　全草（双花堇菜）活血散瘀，止血。

2 | 球果堇菜 Viola collina Besser

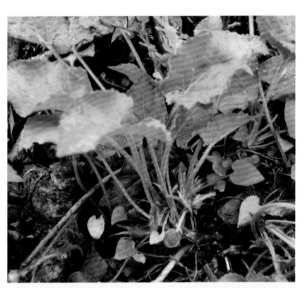

　　草本。具根茎。叶均基生，呈莲座状；叶片具浅而钝的锯齿，两面密被白色短柔毛；叶柄具狭翅，被倒生短柔毛；托叶膜质。花淡紫色；花瓣基部微带白色；子房被毛，花柱基部膝曲，疏生乳头状凸起，顶部向下方弯曲成钩状喙，喙端具较细的柱头孔。蒴果密被白色柔毛，成熟时果梗常向下弯曲。花、果期 5~8 月。

　　分布于神农架大九湖、红坪、阳日，生于海拔 1800~2280m 的沟旁草丛中。常见。

　　全草（地核桃）清热解毒，散瘀消肿。

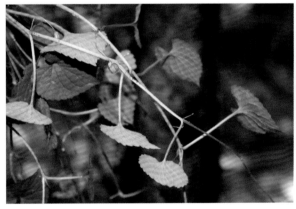
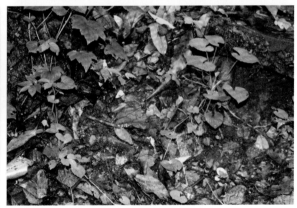

3 | 庐山堇菜 Viola stewardiana W. Becker

　　草本。具根茎，地上茎具纵棱。基生叶莲座状，叶具圆齿，齿端有腺体，两面有细小的褐色腺点；茎生叶叶柄具狭翅，托叶褐色，边缘具长流苏。花淡紫色；下方 2 枚雄蕊无距；花柱基部膝曲，顶部具钩状短喙，喙稍向上噘，顶端具较大的柱头孔。蒴果散生褐色腺体。花期 4~7 月，果期 5~9 月。

　　分布于神农架松柏、新华、阳日，生于海拔 500~800m 的沟旁灌丛中。常见。

　　全草（庐山堇菜）清热解毒，消肿止痛。

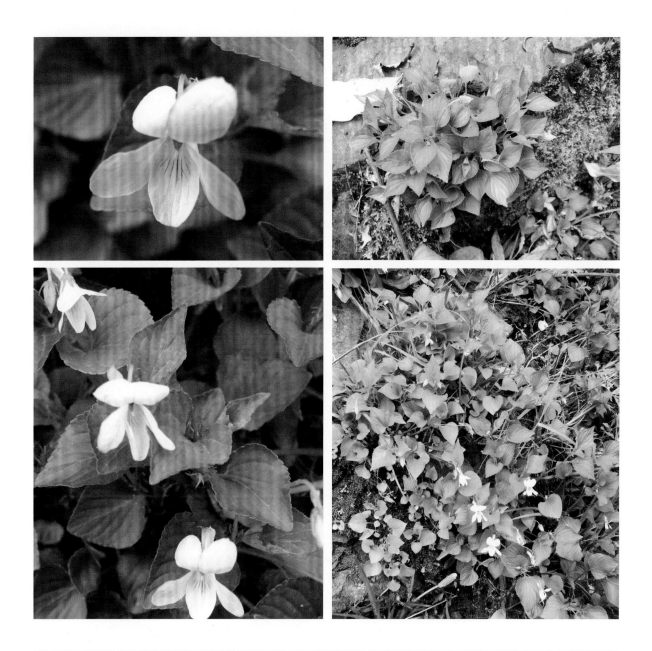

4　鸡腿堇菜 鸡腿菜、红铧头草
Viola acuminata Ledebour

　　草本。具根茎，茎无毛或被白柔毛。无基
生叶；茎生叶具短缘毛及褐色腺点，沿脉被疏
柔毛，托叶大，具褐色腺点，边缘及沿脉有毛。
花淡紫色或近白色；花瓣有褐色腺点和紫色脉
纹，距直，呈囊状；雄蕊距短而钝；花柱基部膝曲，
顶部具乳头状凸起，先端具短喙，喙端微向上
噘，具较大的柱头孔。蒴果有黄褐色腺点。花、
果期5~9月。

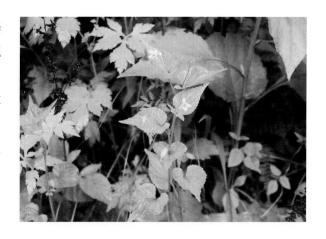

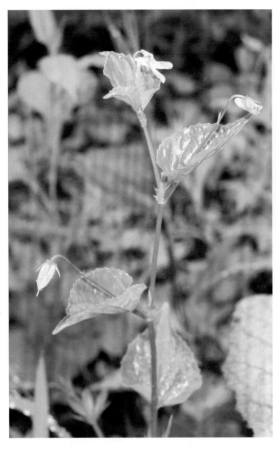
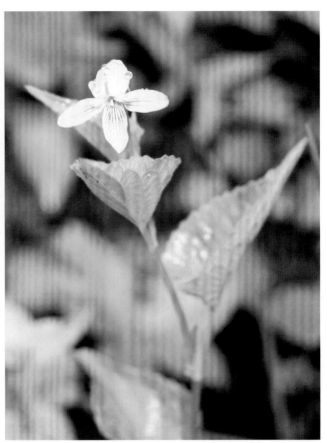

分布于神农架各地，生于海拔 800~1800m 的溪边石缝中。常见。

全草（走边疆、红铧头草）清热解毒，消肿止痛。

5　紫花堇菜 *Viola grypoceras* A. Gray

草本。具根茎。基生叶具褐色腺点，叶柄长；茎生叶叶柄较短，托叶具流苏状长齿。花淡紫色；花瓣具褐色腺点，边缘呈波状，距向下弯；雄蕊具长距；花柱基部稍膝曲，呈棒状，柱头无乳头状凸起，向前弯曲成短喙，喙端具较宽的柱头孔。蒴果密生褐色腺点。花期 4~5 月，果期 6~8 月。

分布于神农架大九湖、松柏，生于海拔 1000m 的山坡草丛中。常见。

全草（地黄瓜）清热解毒，凉血止血，散瘀消肿。

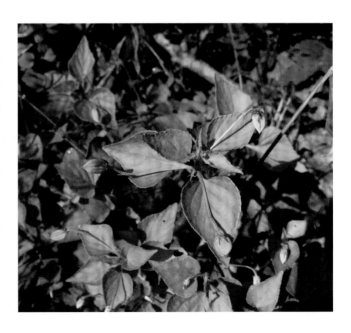

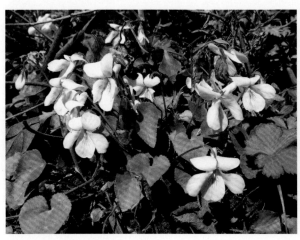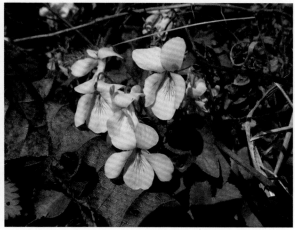

6 如意草 **Viola arcuata** Blume

　　草本。具根茎。基生叶具浅波状圆齿，叶柄较长具狭翅，托叶下部与叶柄合生；茎生叶叶柄较短，具极狭翅，托叶离生。花白色或淡紫色；花瓣距短，呈浅囊状；下方雄蕊的背部具短距，呈三角形；花柱棍棒状，基部细且膝曲，柱头2裂，具短喙，喙端具圆形的柱头孔。蒴果。花、果期5~10月。

　　分布于神农架木鱼、新华，生于海拔1600~1950m的山坡岩石边。常见。

　　全草（如意草）清热解毒，止咳，止血。

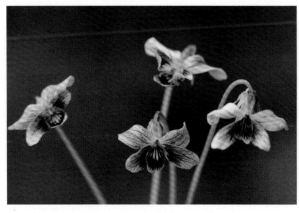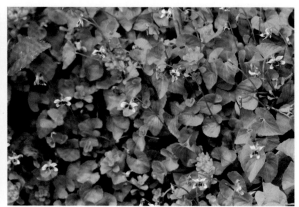

7 堇 白三百棒、筋骨七、鸡心七
Viola moupinensis Franchet

　　草本，具匍匐枝。叶基生，边缘有具腺体的钝锯齿，两面无毛或沿脉有毛；叶柄有翅；托叶离生。花较大，淡紫色或白色，具紫色条纹；花瓣长圆状倒卵形，距囊状；下方2枚雄蕊距短，基部有蜜腺的附属物；花柱基部膝曲，柱头平截，具缘边及短喙。蒴果有褐色腺点。花期4~6月，果期5~7月。

　　分布于神农架各地，生于海拔1500~2200m的山坡林下阴湿地。常见。

　　全草（乌泡连）清热解毒，活血祛瘀，止血。

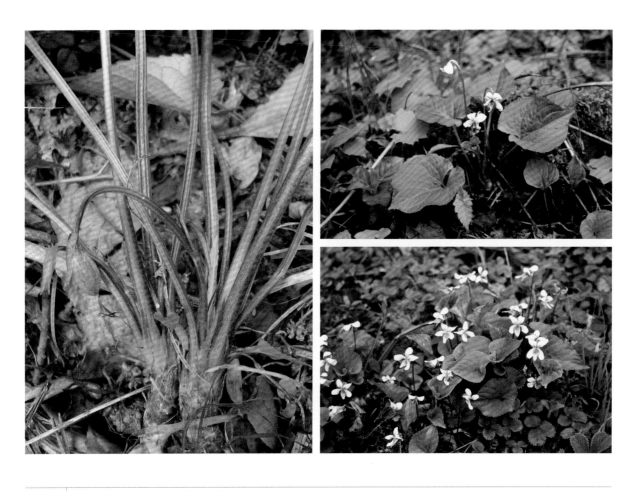

8 七星莲 蔓茎堇菜、茶匙黄
Viola diffusa Gingins

　　草本，全体被糙毛或白柔毛或近无毛。基生叶呈莲座状，叶片具钝齿及缘毛，两面具白柔毛；叶柄具翅，有毛；托叶基部与叶柄合生，具疏细齿或流苏状齿。花淡紫色或浅黄色；雄蕊背部的距短而宽，呈三角形；花柱棍棒状，基部稍膝曲，柱头具缘边及短喙。蒴果顶端具宿存的花柱。花期 3~5 月，果期 5~8 月。

　　分布于神农架各地，生于海拔 700~1400m 的山坡、路边草丛中。常见。

　　全草（地白草）清热解毒，散瘀消肿，止咳。

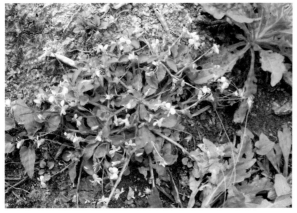 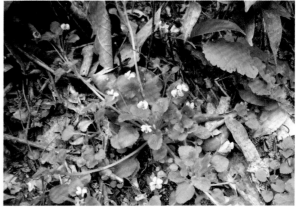

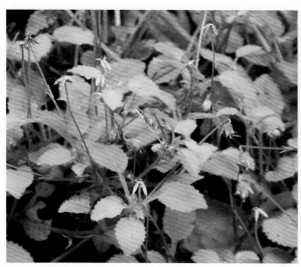
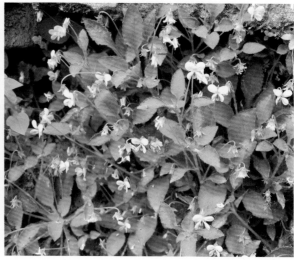

9 柔毛堇菜 *Viola fargesii* H. Boissieu

草本，全体被白柔毛。具根茎及匍匐枝。叶下表面沿脉有毛；叶柄密被长柔毛；托叶大部分离生，有暗色条纹，具长流苏状齿。花白色；距短而粗，呈囊状；下方2枚雄蕊具角状距；子房圆锥状，花柱棍棒状，基部稍膝曲，顶端略平，具缘边及短喙，喙端具柱头孔。蒴果。花期3~6月，果期6~9月。

分布于神农架各地，生于海拔400~1600m的山坡林下多石地。常见。

全草（柔毛堇菜）清热解毒，散结。

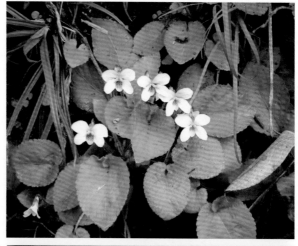

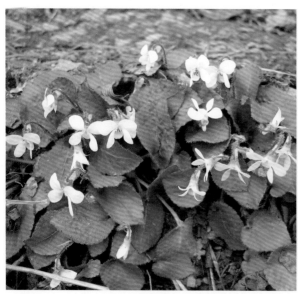
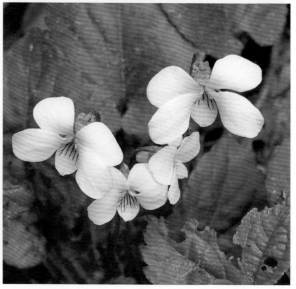

10 | 早开堇菜 Viola prionantha Bunge

　　草本。无地上茎。基生叶边缘具细圆齿；叶柄上部有狭翅；托叶的2/3与叶柄合生，边缘疏生细齿。花大，紫堇色或淡紫色，有紫色条纹；下方雄蕊距短；子房长椭圆形，花柱棍棒状，基部膝曲，柱头顶部平或微凹，两侧及后方浑圆或具狭缘边，喙短不明显，喙端具较狭的柱头孔。蒴果。花、果期4~9月。

　　分布于神农架大九湖、宋洛、新华，生于海拔800~1700m的山坡荒地中。常见。

　　全草（紫花地丁）清热解毒，凉血消肿。

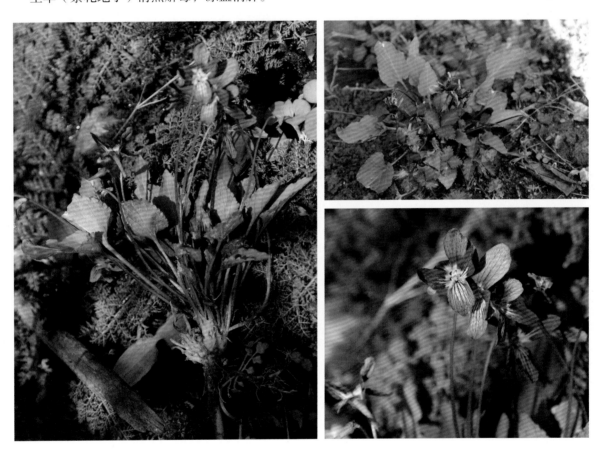

11 | 戟叶堇菜 Viola betonicifolia Smith

　　草本。无地上茎。基生叶呈莲座状，叶边缘具疏而浅的波状齿；叶柄上半部有狭翅，或下部有细毛；托叶约有3/4与叶柄合生。花白色或淡紫色，有深色条纹；距管状；下方雄蕊距短；子房卵球形，无毛，花柱棍棒状，基部膝曲，柱头两侧及后方略增厚成狭缘边，具短喙，喙端具柱头孔。蒴果。花、果期4~9月。

　　分布于神农架各地，生于海拔400~1700m的田野、路边、山坡林缘等处。常见。

　　全草（铧头草）清热解毒，散瘀消肿。

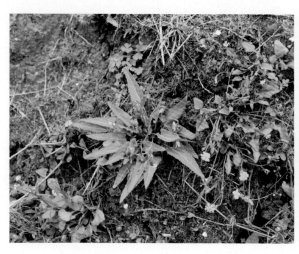
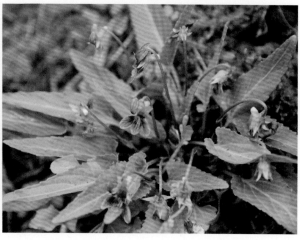

12 | 紫花地丁 **Viola philippica** Cavanilles

　　草本。根茎短。基生叶呈莲座状，边缘具圆齿；叶柄具极狭翅；托叶的 2/3~4/5 与叶柄合生，边缘疏生具腺体的细齿或近全缘。花紫堇色或淡紫色，具紫色条纹；雄蕊背部的距细管状；花柱棍棒状，基部稍膝曲，柱头三角形，具缘边及短喙。蒴果长圆形，无毛。花、果期 4 月中旬至 9 月。

　　分布于神农架各地，生于海拔 500~1700m 的田野、路边。常见。

　　全草（紫花地丁）清热解毒，凉血消肿。

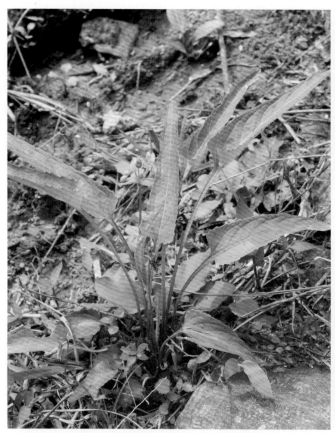
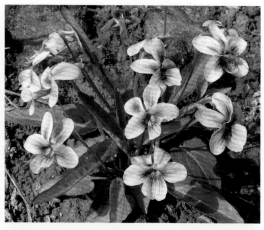
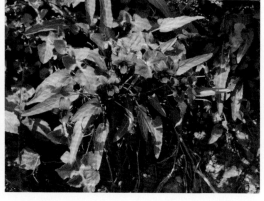

13	**长萼堇菜** Viola inconspicua Blume

草本。根茎较粗壮。基生叶呈莲座状，叶边缘具圆锯齿，无毛或下表面偶见短毛，上表面具乳头状小白点；托叶的 3/4 与叶柄合生，边缘疏生流苏状短齿，有褐色锈点。花淡紫色，有暗色条纹；距管状；雄蕊背部的距呈角状；花柱棍棒状，顶端平，基部稍膝曲，具较宽的缘边及短喙，喙端具柱头孔。蒴果。花、果期 3~11 月。

分布于神农架木鱼，生于海拔 1200~1900m 的路边荒地中。常见。

全草（紫花地丁、铧尖草）清热解毒，凉血消肿，利湿化瘀。

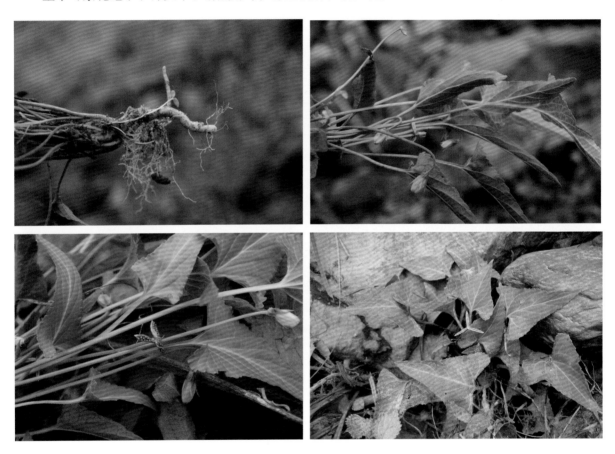

14	**斑叶堇菜** Viola variegata Fischer ex Link

草本。根茎细短。基生叶呈莲座状，叶边缘具钝齿，上表面有白色斑纹；叶柄具极狭翅或无翅；托叶的 2/3 与叶柄合生，边缘疏生流苏状腺齿。花红紫色或暗紫色；距筒状；雄蕊的距细长；子房近球形，有粗短毛或近无毛，花柱棍棒状，基部稍膝曲，具缘边及短喙，具柱头孔。蒴果无毛或疏生短毛。花期 4~8 月，果期 6~9 月。

分布于神农架红坪、新华，生于海拔 500~800m 的山坡林下阴处。少见。

全草（斑叶堇菜）清热解毒，凉血止血。

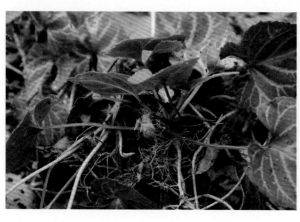
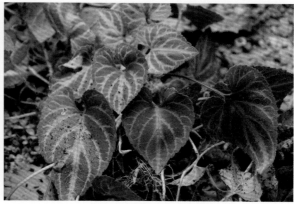

15 | 心叶堇菜 *Viola yunnanfuensis* W. Becker

草本。根茎粗短。基生叶边缘具圆钝齿，两面无毛或疏生短毛；叶柄具极狭翅；托叶下部与叶柄合生。花淡紫色；上方与侧方花瓣倒卵形，下方花瓣长倒心形，顶端微缺，距圆筒状；雄蕊距细长；子房圆锥状，花柱棍棒状，基部稍膝曲，柱头顶部平坦，具缘边及短喙，柱头孔较粗。蒴果。花期 5~6 月，果期 7~8 月。

分布于神农架各地，生于 1400~1800m 的山坡林缘、林下开阔草地间。常见。

全草（犁头草）清热解毒，化瘀排脓，凉血清肝。

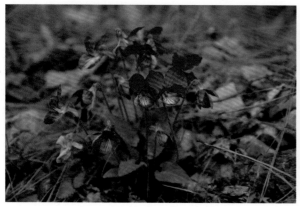
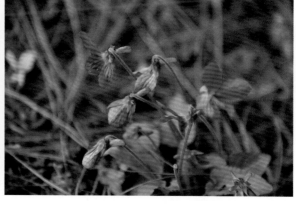

大风子科 Flacourtiaceae

乔木或灌木，无刺或稀有。叶全缘或有锯齿，齿尖有圆形的腺体、透明或半透明的腺点和腺条，或叶基有腺体和腺点。花两性或单性，雌雄异株或杂性同株；总状、圆锥状或聚伞状花序顶生或腋生；花托有腺体或腺体展开成花盘；雄蕊多数；子房上位或半下位，1室侧膜胎座。浆果或蒴果。种子有假种皮或边缘有翅。

87属，900种；我国12属，39种；湖北4属，5种；神农架4属，5种，可供药用的3属，3种。

■ 分属检索表

1. 果为浆果；种子无翅。
　2. 叶大型，掌状叶脉，叶柄有腺体······················1. 山桐子属 Idesia
　2. 叶小型，羽脉，稀3~5条基出脉，叶柄无腺体··········2. 柞木属 Xylosma
1. 果为蒴果；种子具翅····································3. 山羊角树属 Carrierea

（一）山桐子属 Idesia Maximowicz

落叶乔木。单叶互生；叶柄细长，有腺体；托叶子。花雌雄异株或杂性同株；圆锥花序顶生；花瓣无。雄花花萼3~6，有柔毛；雄蕊多数，着生在花盘上，有软毛，花药纵裂，有退化子房；雌花淡紫色；花萼3~6，两面有密柔毛；子房1室，侧膜胎座，柱头膨大。浆果。种子红棕色，外种皮膜质。

单种属，神农架有分布，可供药用。

1 山桐子 Idesia polycarpa Maximowicz

■ 分变种检索表

1. 叶下表面有白粉，沿脉有疏柔毛，脉腋有丛毛··········1a. 山桐子 I. polycarpa var. polycarpa
1. 叶下表面有密的柔毛，无白粉，脉腋无丛毛··········1b. 毛叶山桐子 I. polycarpa var. vestita

1a 山桐子（原变种）Idesia polycarpa var. polycarpa

本种特征同山桐子属。花期4~5月，果熟期10~11月。
产于神农架各地，生于海拔1200~1500m的山坡林中。

种子（山桐子油）杀虫；用于疥癣。

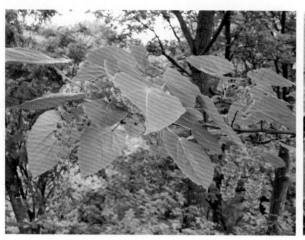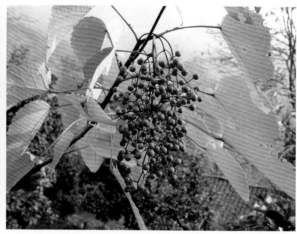

1b 毛叶山桐子（变种）Idesia polycarpa var. vestita Diels

本变种与（山桐子）原变种的区别为叶下表面有密的柔毛，无白粉，为棕灰色，脉腋无丛毛；叶柄有短毛。花序梗及花梗有密毛。成熟果实长圆球形至圆球状，血红色。

产于神农架红坪、阳日，生于海拔 1500~2000m 的山坡林中。

种子杀虫；用于疥癣。

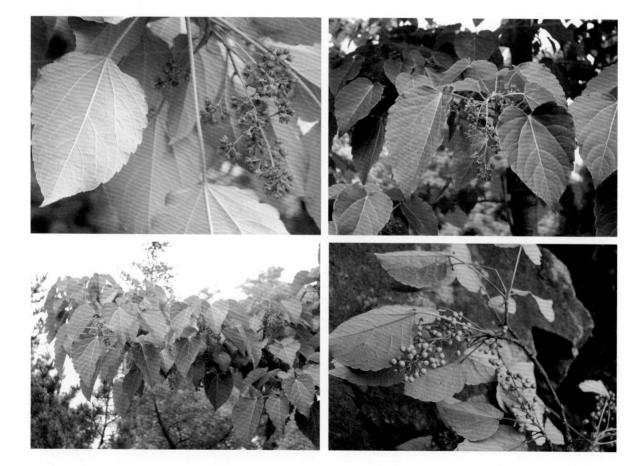

（二）柞木属 Xylosma G. Forster

小乔木或灌木。树枝有刺。叶薄革质；托叶缺。花小，单性，雌雄异株，稀杂性；总状或圆锥状花序腋生；花萼小；花瓣缺；雄花花盘 4~8 裂，雄蕊多数，花丝丝状，顶端无附属物；雌花花盘环状，子房 1 室，侧膜胎座，花柱短或缺，柱头头状或 2~6 裂。浆果核果状，黑色。种皮骨质，光滑。

100 种；我国 3 种；湖北 2 种；神农架 1 种，可供药用。

柞木 Xylosma congesta (Loureiro) Merrill

常绿乔木。叶片广卵形或卵状椭圆形，基部楔形或圆形，两面无毛或近基部中脉有污毛。总状花序腋生，有柔毛，花梗极短；花瓣无；雄花花丝细长，花盘由多数腺体组成；雌花花盘圆盘状，侧膜胎座，花柱短，柱头 2 裂。浆果。种子卵形，有黑色条纹。花期春季，果期冬季。

分布于神农架木鱼、新华，生于海拔 800m 以下的林边、丘陵、平原或村边附近灌丛中。少见。

树皮清热利湿。树枝催产。叶清热燥湿，解毒，散瘀消肿。根解毒，利湿，散瘀。

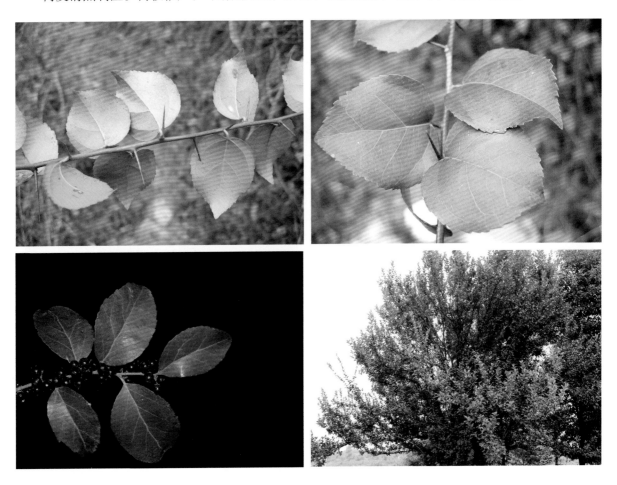

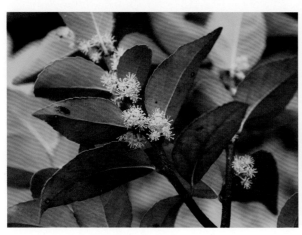
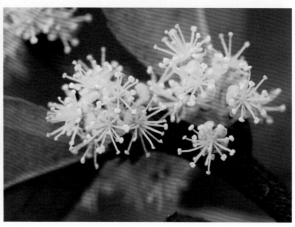

（三）山羊角树属 Carrierea Franchet

乔木。单叶互生。圆锥花序顶生或腋生，有绒毛；花单性，雌雄异株；花梗基部有苞片；花萼5枚，反卷；花瓣缺；雄花大，雄蕊多数，着生于花托上，有退化雌蕊；雌花小，侧膜胎座，胚珠多数，柱头3裂，有退化雄蕊。蒴果羊角状，有绒毛。种子有翅。

2种；我国2种；湖北1种；神农架1种，可供药用。

山羊角树 Carrierea calycina Franchet

落叶乔木，小枝有皮孔。叶片边缘有疏锯齿，齿尖有腺体，沿脉有疏绒毛。花白色，圆锥花序顶生，有密绒毛，无花瓣；雌花比雄花小，有退化雄蕊，子房上位，有棕色绒毛；雄花雄蕊多数，花丝丝状，花药2室，有退化雌蕊。蒴果木质，羊角状，有喙，有棕色绒毛。种子四周有膜质翅。花期5~6月，果期7~10月。

分布于神农架各地，生于海拔700~1600m的山坡林中和林缘。常见。

种子（红木子）祛风除湿，健脾止泻。

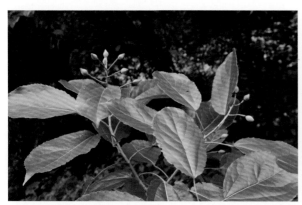
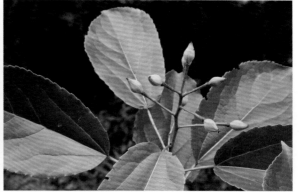

旌节花科 Stachyuraceae

木本。小枝明显具髓。单叶互生；托叶线状披针形，早落。总状或穗状花序腋生；花两性或雌雄异株；花梗基部具苞片1枚，花基部具小苞片2枚；萼片和花瓣各4枚；雄蕊8枚，2轮；子房上位，4室，胚珠多数，中轴胎座，柱头头状，4浅裂。浆果外果皮革质。种子多数，具柔软的假种皮。

1属，8种；我国1属，7种；湖北1属，4种；神农架1属，3种，均可供药用。

旌节花属 Stachyurus Siebold & Zuccarini

本属特征同旌节花科。

8种；我国7种；湖北4种；神农架3种，均可供药用。

分种检索表

1. 落叶灌木。
  2. 叶片长与宽近相等····································1. 中国旌节花 S. chinensis
  2. 叶片长为宽的2倍或2倍以上·····················2. 西域旌节花 S. himalaicus
1. 常绿灌木··3. 云南旌节花 S. yunnanensis

1 中国旌节花 Stachyurus chinensis Franchet

灌木或小乔木。叶互生，叶片纸质或膜质，长圆状卵形或椭圆形，基部钝圆至近心形，边缘为圆齿状锯齿，沿主脉和侧脉疏被短柔毛。穗状花序腋生；花黄色；苞片1枚，小苞片2枚；萼片4枚，黄绿色；花瓣4片；雄蕊8枚，与花瓣等长；子房瓶状，被微柔毛。果实圆球形，近无梗，基部具残留物。花期3~4月，果期6~7月。

分布于神农架各地，生于海拔400~3000m的山坡林中或林缘。常见。

茎髓（小通草）清热，利水，通乳。嫩茎叶解毒，接骨。根祛风通络，利湿退黄。

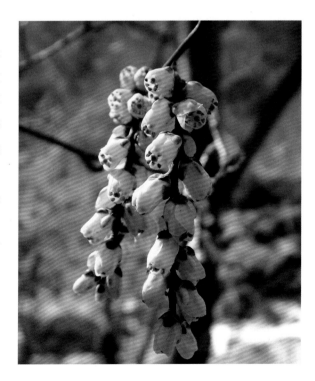

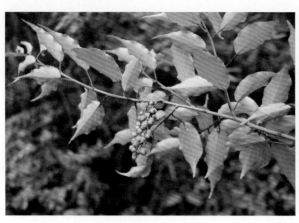
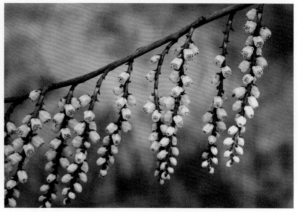

2 西域旌节花 Stachyurus himalaicus J. D. Hooker & Thomson ex Bentham

　　灌木或小乔木。叶片坚纸质或薄革质，披针形至长圆状披针形，基部钝圆，边缘具细而密的锐锯齿。穗状花序腋生；花黄色；苞片1枚，小苞片2枚；萼片4枚，宽卵形；花瓣4片；雄蕊8枚，常短于花瓣；子房卵状长圆形。浆果近球形，无梗或近无梗，花柱宿存。花期3~4月，果期5~8月。

　　分布于神农架各地，生于海拔800~2500m的山坡林中或林缘。常见。

　　茎髓（小通草）清热，利水，通乳。嫩茎叶解毒，接骨。根祛风通络，利湿退黄。

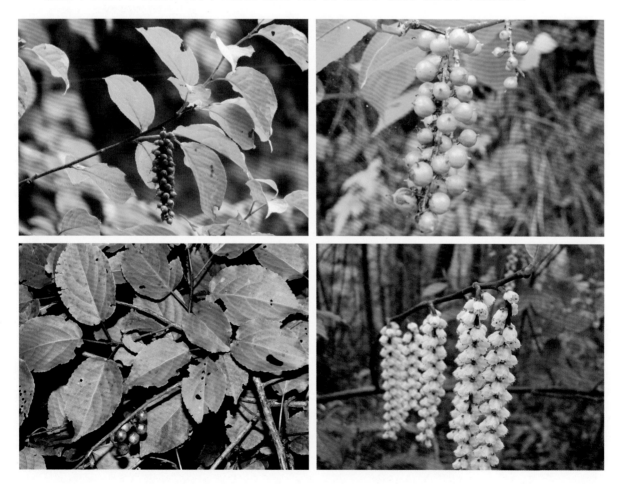

3 云南旌节花 Stachyurus yunnanensis Franchet

灌木。叶互生，叶片革质或薄革质，椭圆状长圆形至长圆状披针形，基部楔形或钝圆，边缘几乎都具细尖锯齿，齿尖骨质。穗状花序腋生，花序轴呈"之"字形；苞片 1 枚，三角形，急尖，小苞片三角状卵形；萼片 4 枚；花瓣 4 片，黄色至白色；雄蕊 8 枚；柱头头状。浆果球形，无梗，花柱宿存。花期 3~4 月，果期 7~8 月。

分布于神农架下谷，生于海拔 400~800m 的山坡常绿阔叶林林缘灌丛中。少见。

茎髓（小通草）清热，利水，通乳。嫩茎叶解毒，接骨。根祛风通络，利湿退黄。

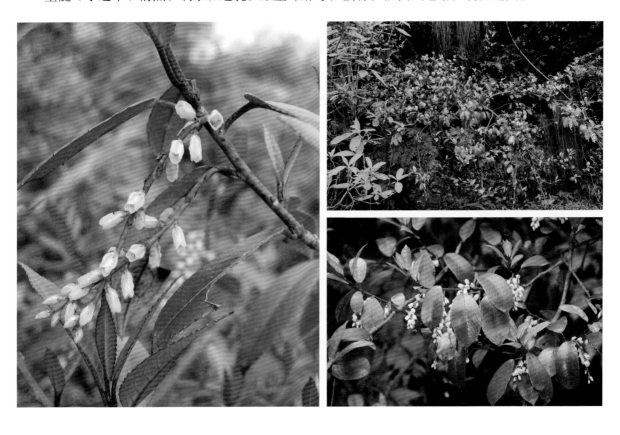

西番莲科 Passifloraceae

　　草质或木质藤本，稀为灌木。腋生卷须卷曲。单叶，互生或近对生，常具腺体和托叶。聚伞花序腋生，常有苞片1~3枚。花辐射对称，两性、单性稀杂性；萼片5枚，稀3枚；花瓣4~5片，稀4~8片或不定数，常有形式多样的外副花冠和内副花冠；雄蕊4~5枚，稀4~8枚或不定数；子房上位，常生于雌雄蕊柄上，1室，侧膜胎座，倒生胚珠，花柱3~5个，柱头头状或肾形。浆果或蒴果。种皮具网状小窝点。

　　16属，660种；我国2属，23种；湖北1属，5种；神农架栽培1属，1种，可供药用。

西番莲属 Passiflora Linnaeus

　　草质或木质藤本。叶常互生，下表面和叶柄常有腺体。聚伞花序，有时退化而仅存1~2朵花，成对生于卷须两侧或单生于卷须与叶柄之间；总花梗有关节，具1~3枚苞片，有时呈总苞状；花两性；萼片5枚，常呈花瓣状；花瓣5片，有时缺，外副花冠常由1至数轮丝状、鳞片状或杯状体组成，内副花冠扁平或褶状，全缘或具流苏，雄蕊5枚；花柱3（~4）个，胚珠多数。浆果。

　　520种；我国20种；湖北5种；神农架栽培1种，可供药用。

西番莲 Passiflora coerulea Linnaeus

　　草质藤本。叶片掌状5深裂，基部心形，中间裂片卵状长圆形，两侧裂片略小；叶柄中部具2~6个小腺体；托叶肾形，抱茎，边缘波状。聚伞花序退化，仅存1朵花，与卷须对生；花大，淡绿色；萼片外面顶端具1个角状附属器；外副花冠为3轮丝状裂片，外、中轮裂片顶端天蓝色，中部白色，下部紫红色，内副花冠流苏状；花丝扁平；柱头肾形。浆果橙黄色或黄色。花期5~7月。

　　原产于巴西，神农架松柏、阳日有栽培。

　　全草（转子莲）祛风，除湿，活血，止痛。

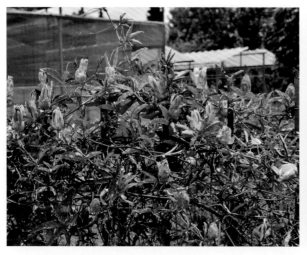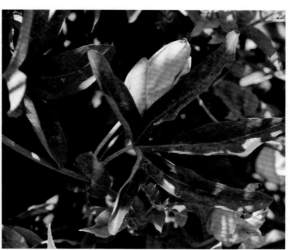

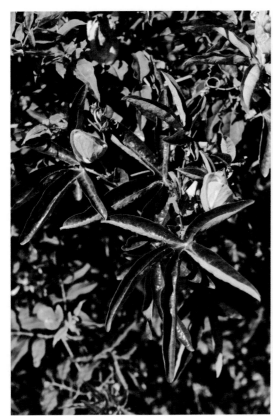
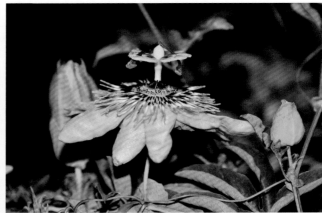
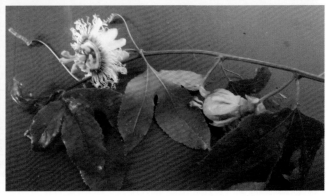

秋海棠科 Begoniaceae

肉质草本。单叶互生，边缘具齿或分裂，极稀全缘，通常基部偏斜，两侧不相等；托叶早落。花单性，雌雄同株，通常组成聚伞花序；花多辐射对称；花被片花瓣状。雄花花被片 2~4 枚，离生或极稀合生；雄蕊多数，花丝离生或基部合生。雌花花被片 2~5 枚，离生或稀合生；雌蕊由 2~5 个心皮形成；子房下位，中轴胎座，花柱离生或基部合生，柱头带刺状乳头。蒴果有时呈浆果状。

2~3 属，1400 多种；我国 1 属，173 种；湖北 1 属，18 种；神农架 1 属，3 种，可供药用的 1 属，2 种。

秋海棠属 Begonia Linnaeus

肉质草本。具根茎。茎直立、匍匐、稀攀缘状或常短缩而无地上茎。单叶，互生或全部基生；叶片常偏斜，基部两侧不相等；托叶早落。花单性，雌雄同株，极稀异株，聚伞花序；花被片花冠状。雄花花被片 2~4 枚；雄蕊多数，花丝离生或仅基部合生，稀合成单体。雌花 2~5（~6~8）枚；雌蕊由 2~4 个心皮形成，子房下位，中轴胎座，柱头膨大，扭曲成螺旋状或"U"字形，常有带刺状乳头。蒴果浆果状，具 3~4 条棱或角状突起。

1400 多种；中国 173 种；湖北 18 种；神农架 3 种，可供药用的 2 种。

■ 分种检索表

1. 植株具地上茎；叶不分裂 ·· 1. 秋海棠 B. grandis
1. 植株无地上茎；叶呈掌状深裂 ································ 2. 掌裂秋海棠 B. pedatifida

1 秋海棠 Begonia grandis Dryander

■ 分亚种检索表

1. 植株分枝多，叶腋间无珠芽 ························ 1a. 秋海棠 B. grandis subsp. grandis
1. 植株分枝少，叶腋间有珠芽 ············ 1b. 中华秋海棠 B. grandis subsp. sinensis

1a 秋海棠（原亚种）Begonia grandis subsp. grandis

草本。茎有纵棱。叶互生，两侧不相等，基部心形，偏斜，边缘具不等大的三角形浅齿。花葶有纵棱，二歧聚伞花序，花序梗基部常有 1 枚小叶，苞片长圆形，花粉红色。雄花花被片 4 枚，外面 2 枚宽卵形或近圆形，内面 2 枚倒卵形至倒卵长圆形；雄蕊多数，基部合生。雌花花被片 3 枚，外面 2 枚近圆形或扁圆形，内面 1 枚倒卵形；子房 3 室，中轴胎座。蒴果下垂，具不等 3 翅。花期 7 月开始，果期 8 月。

分布于神农架各地，生于海拔 500~1500m 的沟谷林下阴湿地。常见。

茎叶清热，消肿。根活血调经，止血止痢。

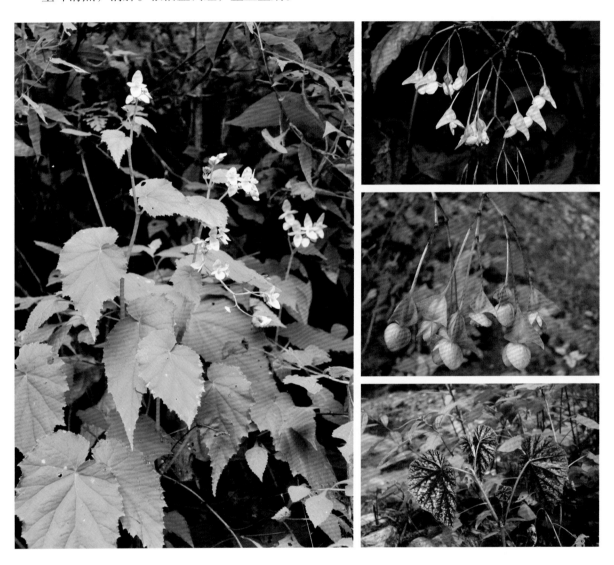

1b 中华秋海棠（亚种）Begonia grandis subsp. sinensis (A. Candolle) Irmscher

肉质草本。叶片宽卵形，薄纸质，先端渐尖，常呈尾状，基部心形，偏斜，边缘呈尖波状，有细尖牙齿；叶柄细长，长可达 10cm。花单性，雌雄同株；聚伞花序腋生；花粉红色。雄花花被片 4 枚；雄蕊多数，雄蕊柱短于 2mm。雌花花被片 5 枚。蒴果具 3 翅。花期 7~8 月，果期 9~10 月。

分布于神农架红坪、新华、木鱼、宋洛，生于海拔 700~1500m 的山谷阴湿滴水的岩石上。常见。

茎叶清热消肿。根活血调经，止血止痢。

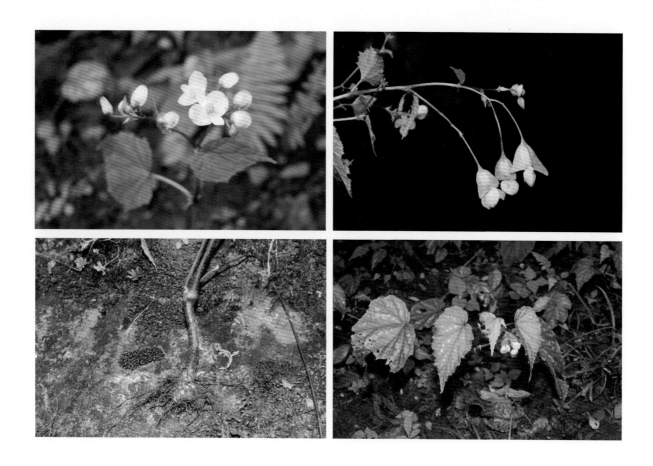

2 掌裂秋海棠 **Begonia pedatifida** H. Léveillé

　　草本。叶自根茎抽出，偶在花葶中部有 1 枚小叶；叶片扁圆形至宽卵形，基部截形至心形，5~6 深裂，中间 3 裂片再中裂，裂片均为披针形，两侧裂片再浅裂，边缘有三角形齿，上表面散生短硬毛，下表面沿脉有短硬毛，掌状 6~7 条脉；叶柄密被或疏被褐色卷曲长毛。花葶疏被或密被长毛；花白色或粉红色，呈二歧聚伞状；花被片 4 枚，外面 2 枚宽卵形，有疏毛，内面 2 枚长圆形；雄蕊多数；子房 2 室。蒴果。花期 6~7 月，果期 10 月。

　　分布于神农架木鱼、下谷，生于海拔 500~700m 林下潮湿处。常见。

　　根茎清热，消肿。

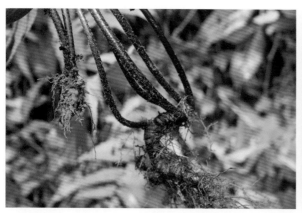
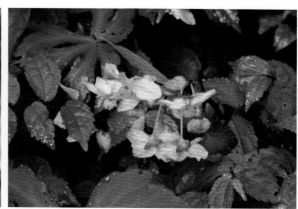

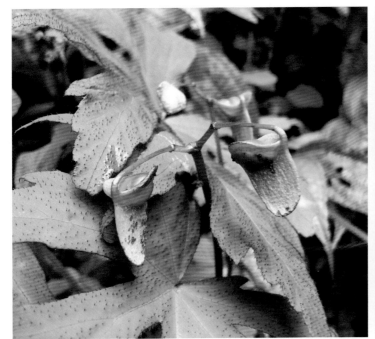
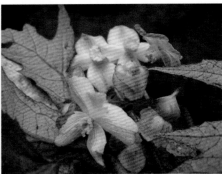
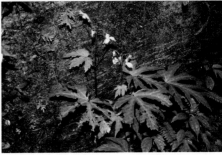

仙人掌科 Cactaceae

　　肉质草本、灌木或小乔木，常有刺和刺毛。茎肉质，圆柱状、球形或扁平，常收缩成节。叶常缺。花两性，稀单性；花被有管或无管；雄蕊多数；子房1室，通常下位，胚珠多数，侧膜胎座。浆果肉质，多汁，有刺或刺毛，并有散生鳞片和小窠。

　　110属，1000种；我国栽培约60属，600种；湖北常见栽培12属，20余种；神农架常见栽培4属，7种，可供药用的1属，1种。

仙人掌属 Opuntia Miller

　　肉质灌木或小乔木。根纤维状或有时肉质。茎由扁平、圆柱形或球形的节组成，常肉质；刺单生或簇生，有时缺，刺毛无数。叶通常小，圆柱形，早落。花生于茎节的上部；萼片多数，向内渐呈花瓣状；花冠绿色、黄色或红色；雄蕊较花瓣短；子房下位，1室，有胚珠多数生于侧膜胎座上。浆果。

　　90种；我国引种栽培约30种；湖北栽培9种；神农架栽培4种，可供药用的1种。

仙人掌 Opuntia stricta (Haworth) Haworth var. dillenii (Ker Ganler) Benson

　　肉质灌木。小窠疏生，明显突出，具刺，密生短绵毛和倒刺刚毛。叶钻形，早落。花辐状；花托疏生突出的小窠，小窠具短绵毛、倒刺刚毛和钻形刺；萼状花被片宽倒卵形至狭倒卵形，黄色，具绿色中肋；瓣状花被片倒卵形或匙状倒卵形，边缘全缘或浅啮蚀状；柱头5个。浆果顶端凹陷，基部多少狭缩成柄状，紫红色，每侧具5~10个突起的小窠，小窠具短绵毛、倒刺刚毛和钻形刺。花期6~10（~12）月，果期4~5月。

　　原产于美洲，神农架有栽培。

　　全株行气活血，清热解毒，消肿止痛。

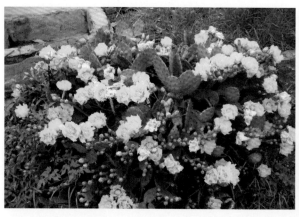 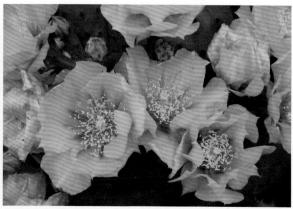

瑞香科 Thymelaeaceae

木本或草本。单叶互生或对生，全缘。花两性或单性，整齐；伞形花序或总状花序，稀单生；花萼呈花瓣状，合生成钟状或管状，顶端4~5裂；花瓣缺或呈鳞片状；雄蕊8枚，2轮，着生于花萼筒上；子房上位，1室，稀2室，每室含胚珠1枚，稀2枚；具花盘。核果、浆果或坚果。

48属，650种；我国9属，115种；湖北5属，20种；神农架4属，14种，可供药用的3属，7种。

分属检索表

1. 花萼筒内有鳞片··1. 荛花属 Wikstroemia
1. 花萼筒无鳞片。
　2. 花柱甚短或无，柱头大，头状··································2. 瑞香属 Daphne
　2. 花柱甚长，柱头棒状，密生乳头状突起························3. 结香属 Edgeworthia

（一）荛花属 Wikstroemia Endlicher

乔木、灌木或亚灌木。叶对生。花两性或单性；花序总状、穗状或头状，顶生；萼筒管状、圆筒状或漏斗状，顶端通常4裂；无花瓣；雄蕊8枚，少有10枚，排列成2轮，上轮多在萼筒喉部着生，下轮着生于萼筒的中上部；花盘膜质，裂成鳞片状，1~5枚，分离或合生；子房被毛、无毛或仅于顶部被毛，1室，具胚珠1枚，花柱短，柱头头状。核果或浆果萼筒凋落或在基部残存包果。

70种；我国49种；湖北11种；神农架4种，可供药用的1种。

小黄构 Wikstroemia micrantha Hemsley

灌木。叶对生，长圆形或长椭圆形，下表面灰白色，无毛。花黄色；花萼顶端裂片卵形，长为萼管的1/4~1/3；雄蕊8枚，2轮，几无花丝；子房倒卵形，先端被长硬毛，柱头头状。果卵形，紫黑色。花期6~9月，果期7~10月。

分布于神农架新华，生于低海拔的山坡。少见。

茎皮、根止咳化痰；用于风火牙痛、哮喘、百日咳。

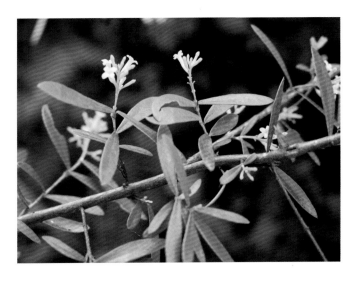

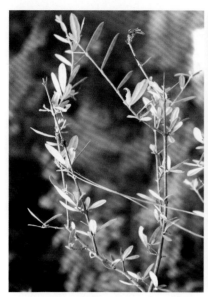
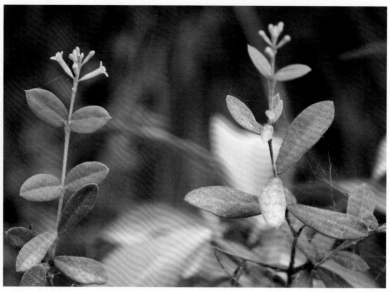

（二）瑞香属 Daphne Linnaeus

灌木或亚灌木。叶互生，稀近对生，具短柄。花常两性，稀单性，整齐；常为头状花序，顶生；具苞片；花白色、玫瑰色、黄色；花萼筒钟形、筒状，外面具毛或无毛，花萼顶端 4~5 裂，裂片展开，大小不等；无花瓣；雄蕊 8~10 枚，2 轮，常包藏于花萼筒的近顶部和中部；子房 1 室，胚珠 1 枚，柱头头状。浆果肉质或干燥而革质，具宿存萼。

约 95 种；我国 52 种；湖北 8 种；神农架 8 种，可供药用的 5 种。

■ 分种检索表

1. 花序腋生或侧生···1. 芫花 D. genkwa
1. 花序顶生，或顶生与腋生并存。
　2. 花序下面无苞片···2. 黄瑞香 D. giraldii
　2. 花序下面有苞片。
　　3. 花萼筒外面无毛。
　　　4. 小枝无毛···3. 瑞香 D. odora
　　　4. 小枝有毛···4. 野梦花 D. tangutica var. wilsonii
　　3. 花萼筒外面有毛···5. 毛瑞香 D. kiusiana var. atrocaulis

1 芫花 Daphne genkwa Siebold & Zuccarini

灌木，多分枝。幼枝黄绿色或紫褐色，密被淡黄色丝状柔毛，老枝紫褐色或紫红色，无毛。叶对生，卵形或卵状披针形至椭圆状长圆形，全缘，幼时密被绢状黄色柔毛，老时仅叶脉基部散生绢状黄色柔毛。花柱短或无，柱头头状，橘红色。果实肉质，白色，椭圆形，包藏于宿存的花萼筒下部。花期3~5月，果期6~7月。

　　分布于神农架阳日至新华一带，生于海拔600~800m的山坡灌丛中。少见。

　　花蕾（芫花）泻水逐饮，祛痰止咳，杀虫疗疮；用于胸胁停饮所致的臌胀、水肿，咳嗽痰喘，头疮，白秃，顽癣，痈肿等。

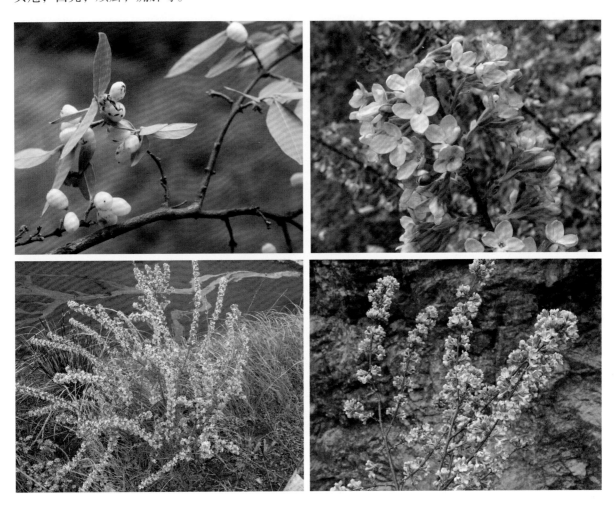

2　黄瑞香 *Daphne giraldii* Nitsche

　　落叶直立灌木。枝圆柱形，无毛。叶互生，常密生于小枝上部，膜质，倒披针形，边缘全缘，下表面带白霜，无毛。花黄色，常3~8朵组成顶生的头状花序；花序梗极短或无；花梗短；无苞片；花萼筒圆筒状，无毛，裂片4枚，卵状三角形，覆瓦状排列；雄蕊8枚，2轮，均着生于花萼筒中部以上，花药长圆形；花盘不发达，浅盘状；子房椭圆形，无花柱，柱头头状。果实卵形或近圆形，成熟时红色。花期6月，果期7~8月。

　　分布于神农架红坪、木鱼，生于海拔1400~1800m的山坡林下。

　　全株舒筋接骨，消肿止痛。

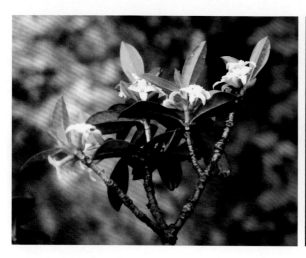
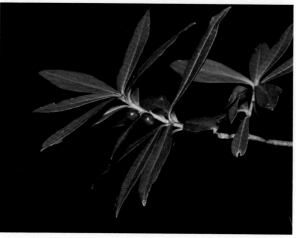

3 **瑞香** **Daphne odora** Thunberg

　　常绿灌木。小枝近圆柱形，紫红色或紫褐色，无毛。单叶互生，长圆形或倒卵状椭圆形，先端渐尖，基部楔形，边缘全缘，上表面绿色，下表面淡绿色，两面无毛。花外面淡紫红色，内面肉红色，无毛，数朵组成顶生头状花序。果实红色。花期3~5月，果期7~8月。

　　分布于神农架木鱼、宋洛、新华、阳日，生于海拔700~1800m的山坡林下。

　　根、茎、叶、花清热解毒，消炎去肿，活血去瘀。民间常将鲜叶捣烂用于咽喉肿痛、牙齿痛、血疔热疖；用花泡酒擦涂可治无名肿毒及各种皮肤病。

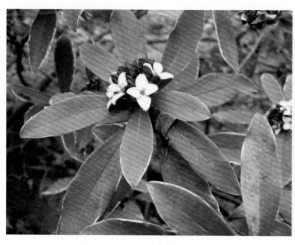
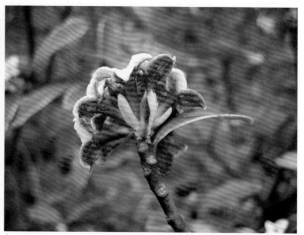

4 **野梦花**（变种）**Daphne tangutica** Maximowicz var. **wilsonii** (Rehder) H. F. Zhou

　　常绿灌木。茎多分枝，枝肉质，分枝短，较密。叶互生，革质或亚革质，倒卵状披针形或长圆状披针形，先端渐尖或锐尖，不凹下，边缘不反卷；叶柄短或几无叶柄。花外面紫色或紫红色，内面白色；头状花序生于小枝顶端。果实卵形或近球形，无毛，成熟时红色。花期4~5月，果期5~7月。

分布于神农架各地，以神农谷、金丝燕垭一带最多，生于海拔2800m的山坡灌丛中。

茎皮、根皮、花（祖师麻）祛风除湿，散瘀止痛；用于梅毒性鼻炎、下疳、骨痛、关节腔积水。

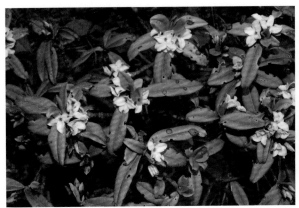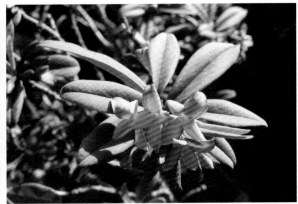

5 | 毛瑞香（变种）Daphne kiusiana Miquel var. atrocaulis (Rehder) F. Maekawa

常绿灌木。幼枝及小枝深紫色或紫褐色，无毛。叶厚纸质，椭圆形至长椭圆形，两面无毛。头状花序；花白色，芳香；花萼管外面被灰白色或灰黄色绢状毛。核果卵状椭圆形，肉质，成熟时红色。花期2~4月，果期7~8月。

分布于神农架松柏，生于海拔1100m的山坡林下。

根、茎、叶、花消炎去肿，活血去瘀。

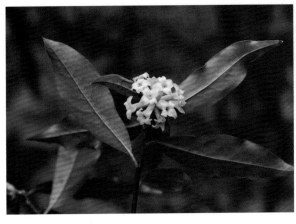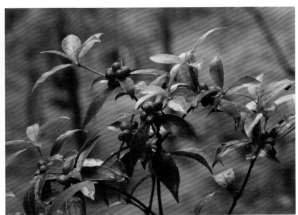

（三）结香属 Edgeworthia Meisner

灌木。叶互生，窄椭圆形至倒披针形，常簇生于枝顶。花两性；头状花序，顶生或腋生；苞片数枚组成1个总苞，小苞片早落；花梗基部具关节，先叶开放或与叶同时开放；花萼常内弯，外面密被银色长柔毛；裂片4枚，宿存或凋落；雄蕊8枚，2列，着生于花萼筒喉部，花丝极短；子房1室，被长柔毛，花柱有时被疏柔毛，柱头棒状，具乳突，下位花盘杯状。果干燥或稍肉质，基部为宿存花萼所包被。

5种；我国4种；湖北1种；神农架1种，可供药用。

结香 ^{梦花}
Edgeworthia chrysantha Lindley

灌木。小枝常作三叉分枝，叶痕大。叶在花前凋落，长圆形或披针形至倒披针形，先端短尖，基部楔形或渐狭，两面均被银灰色绢状毛。头状花序，外围有 10 枚左右被长毛而早落的总苞；花序梗被灰白色长硬毛；花萼外面密被白色丝状毛，黄色，顶端 4 裂；雄蕊 8 枚，花丝短；子房顶端被丝状毛，柱头棒状，具乳突；花盘浅杯状。果椭圆形，顶端被毛。花期冬末春初，果期春夏间。

分布于神农架宋洛、新华、阳日，生于海拔 600~1400m 的山坡林下。常见。

根舒筋活络，消肿止痛；用于风湿关节痛、腰痛，外用于跌打损伤、骨折。花祛风明目；用于目赤疼痛、夜盲。

本种各地均有栽培，不结实，需用分株或扦插繁殖，仅神农架有野生植株，花后结实，实属罕见，其生境和群落应受到保护以便进行进一步的研究。

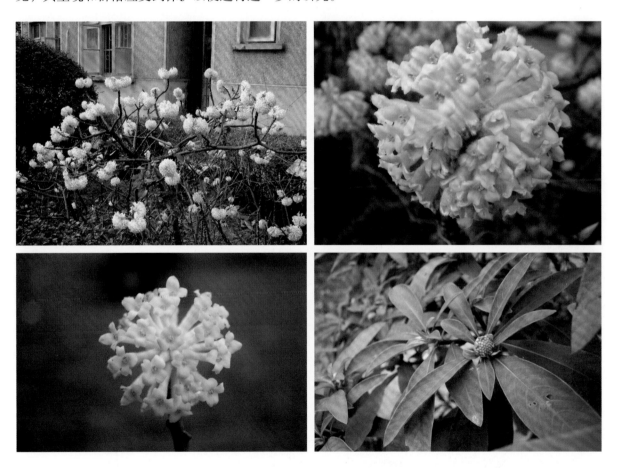

胡颓子科 Elaeagnaceae

灌木或攀缘藤本，稀乔木。单叶互生或对生，全缘，无托叶。总状花序；花萼常连合成筒，顶端4裂；无花瓣；雄蕊着生于萼筒喉部或上部，通常为丁字着药，花粉粒钝三角形；子房上位，包被于花萼管内，柱头棒状。果实为增厚的萼管所包围，核果状，红色或黄色。种皮骨质或膜质。

3属，约90种；我国2属，74种；湖北1属，19种；神农架1属，13种，可供药用的1属，10种。

胡颓子属 Elaeagnus Linnaeus

常绿或落叶灌木。单叶互生，披针形至椭圆形或卵形，全缘，密被鳞片或星状绒毛。花多为两性，单生或簇生于叶腋内；花萼管状或钟状，裂片4枚；雄蕊4枚。坚果为膨大肉质化的萼管所包围，呈核果状，矩圆形、椭圆形或稀近球形，红色或黄红色；果核椭圆形，具8条肋，内面通常具白色丝状毛。

90种；我国67种；湖北19种；神农架13种，可供药用的10种。

■ 分种检索表

1. 常绿灌木；果实春夏季成熟。
　2. 花柱具星状柔毛。
　　3. 果实密被银白色鳞片 ····················9. 长叶胡颓子 E. bockii
　　3. 果实密被褐色和银白色鳞片 ·············1. 披针叶胡颓子 E. lanceolata
　2. 花柱无毛。
　　4. 侧脉与中脉开展成50°~60°的角，网状脉在上表面明显可见。
　　　5. 叶片卵状或卵状椭圆形；萼筒长4.5~5.5mm ·······4. 蔓胡颓子 E. glabra
　　　5. 叶片椭圆形或阔椭圆形；萼筒长5~7mm ···········5. 胡颓子 E. pungens
　　4. 侧脉与中脉开展成40°~50°的角，网状脉在上表面不明显。
　　　6. 叶片倒卵状阔椭圆形，下表面银白色 ·············6. 宜昌胡颓子 E. henryi
　　　6. 叶片椭圆形至椭圆状披针形，下表面灰褐色或淡绿褐色········7. 巴东胡颓子 E. difficilis
1. 落叶或半常绿灌木；果实夏秋季成熟。
　7. 幼枝和花各部均被星状毛 ·················8. 星毛羊奶子 E. stellipila
　7. 幼枝和花各部均无毛。
　　8. 果实近球形或卵圆形，长5~7mm ···········3. 牛奶子 E. umbellata
　　8. 果实椭圆形，长12~16mm。
　　　9. 果梗直立 ·······························10. 银果牛奶子 E. magna
　　　9. 果梗下垂 ·····························2. 木半夏 E. multiflora

1 | 披针叶胡颓子 Elaeagnus lanceolata Warburg ex Diels

　　灌木，密被银白色和淡黄褐色鳞片。芽锈色。叶革质，常呈披针形，边缘反卷，幼时上表面被褐色鳞片，具光泽。花淡黄白色；伞形总状花序；花梗纤细，锈色；萼筒圆筒形，在子房上骤然收缩，裂片宽三角形，内面疏生白色星状柔毛，包围子房的萼管椭圆形，被褐色鳞片；花药椭圆形，淡黄色。果实椭圆形，成熟时红黄色。花期 8~10 月，果期翌年 4~5 月。

　　分布于神农架大九湖、松柏、下谷、阳日，生于海拔 600~1900m 的山坡灌丛中。常见。

　　根（盐匏藤）清热解毒，催乳，止痢疾。

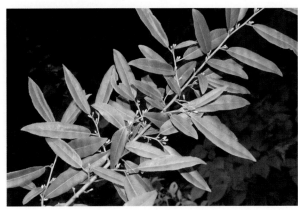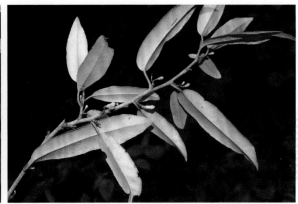

2 | 木半夏 Elaeagnus multiflora Thunberg

　　灌木，幼枝细弱伸长，密被锈色或深褐色鳞片，稀具淡黄褐色鳞片。叶膜质或纸质，全缘，幼时上表面具白色鳞片或鳞毛，成熟后脱落；叶柄锈色。花白色；花梗纤细；萼筒圆筒形；雄蕊着生于花萼筒喉部稍下面，花丝极短；花柱稍伸出萼筒喉部，长不超过雄蕊。果实密被锈色鳞片，成熟时红色；果梗在花后伸长。花期 5 月，果期 6~7 月。

　　分布于神农架各地，生于海拔 400~1800m 的山坡灌丛中。常见。

　　果实（木半夏果）活血行气。根用于疮疥。

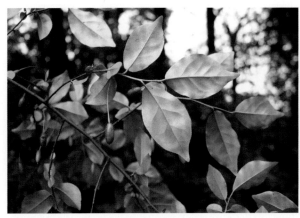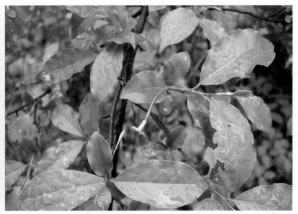

3 | 牛奶子 Elaeagnus umbellata Thunberg

灌木，幼枝密被银白色鳞片和少数黄褐色鳞片，有时全被深褐色或锈色鳞片。芽银白色或褐色至锈色。叶常呈椭圆形，全缘或皱卷至波状；叶柄白色。花较叶先开放，黄白色，密被银白色盾形鳞片，单生或成对生于幼叶叶腋；花梗白色；萼筒圆筒状漏斗形；雄蕊的花丝极短；柱头侧生。果实近球形或卵圆形，成熟时红色。花期 4~5 月，果期 7~8 月。

分布于神农架大九湖、木鱼、下谷，生于海拔 1200~1800m 的山坡灌丛中。常见。

根（牛奶子根）、叶（牛奶子叶）、果实（牛奶子）清热解毒，活血祛瘀，止咳。

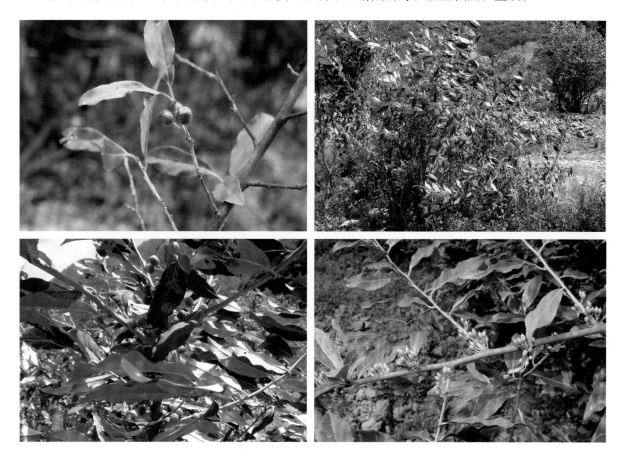

4 | 蔓胡颓子 Elaeagnus glabra Thunberg

常绿蔓生灌木，无刺。外形与胡颓子相近，区别在于本种为蔓生或攀缘灌木。叶卵形。花常多数簇生于叶腋的短枝上；萼筒漏斗形，质厚，近子房处呈不明显收缩。果长圆形。花期 9~11 月，果期翌年 4~5 月。

分布于神农架各地，生于海拔 600~1500m 的山坡灌丛中。

根利水通淋，散瘀消肿；用于跌打肿痛、吐血、砂淋、石淋。叶止咳平喘；用于咳嗽痰喘、鱼骨鲠喉。果实利水通淋；用于泄泻。叶收敛止泻，平喘止咳。

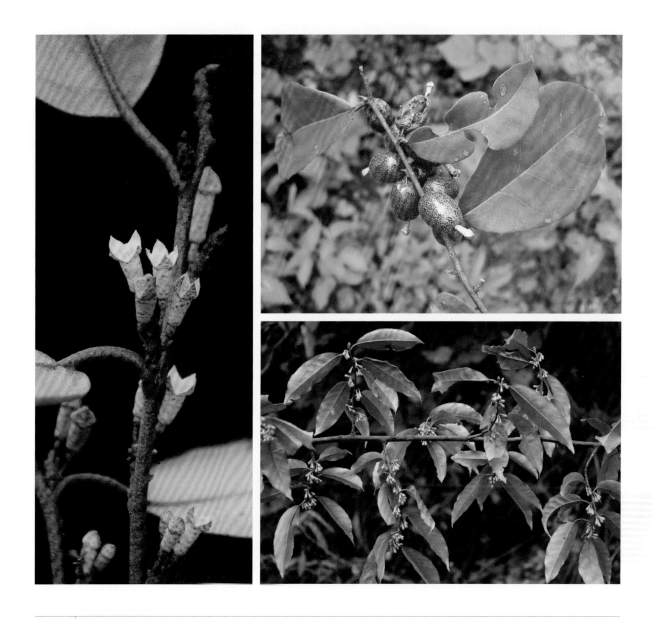

5 | 胡颓子 *Elaeagnus pungens* Thunberg

常绿灌木，具刺。幼枝微扁，略具棱，密被褐色鳞片。叶革质，椭圆形，两端钝，基部稍圆，边缘下卷或呈波状，下表面密被银白色间褐色鳞片，侧脉 7~8 对，上表面较明显。花 1~3 朵生于叶腋的短枝上；萼筒被银白色鳞片，圆筒形；花柱无毛。果椭圆形，具褐色鳞片，熟时红色。花期 10~12 月，果期翌年 4~6 月。

分布于神农架各地，生于海拔 600~900m 的山坡灌丛中。

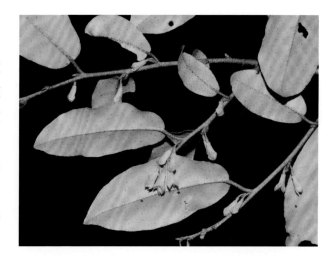

根祛风利湿，行瘀止血；用于传染性肝炎、小儿疳积、风湿关节痛、咯血、吐血、便血、崩漏、带下、跌打损伤。叶止咳平喘；用于支气管炎、咳嗽、哮喘。果消食止痢；用于肠炎、痢疾、食欲不振。

---

6 │ 宜昌胡颓子 **Elaeagnus henryi** Warburg ex Diels

常绿灌木，具粗刺。幼枝被鳞片，老枝灰黑色。叶厚革质，宽椭圆形，基部宽圆形，边缘略下卷，下表面密被银白色鳞片，间有少数褐色鳞片，侧脉 5~7 对。短总状花序生于叶腋，具花 1~5 朵，萼筒筒状漏斗形。果长椭圆状，被褐色鳞片。花期 10 月，果期翌年 4 月。

分布于神农架各地，生于海拔 300~1500m 的山坡灌丛中。

茎、叶（红鸡踢香）散瘀消肿，接骨止痛，平喘止咳；用于跌打肿痛、骨折、风湿骨痛、哮喘。

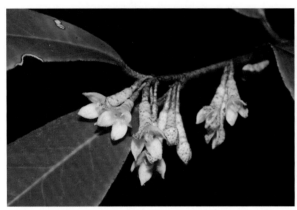 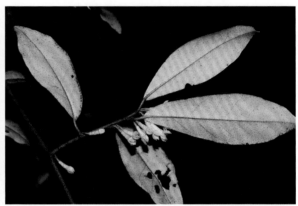

---

7 │ 巴东胡颓子 **Elaeagnus difficilis** Servettaz

灌木。叶纸质，椭圆形或椭圆状披针形，先端渐尖，基部圆形或楔形，全缘，稀微波状，侧脉 6~9 对。花深褐色，密被鳞片，数朵生于叶腋的短小枝上，排成伞形总状花序；花枝锈色；萼筒钟形或圆筒状钟形。果实长椭圆形，被锈色鳞片，成熟时橘红色。花期 11 月至翌年 3 月，果期 4~5 月。

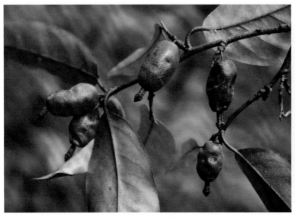 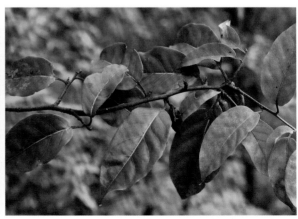

分布于神农架各地，生于海拔 400~1400m 的山坡灌丛中。

根（盐匏藤）温下焦，祛寒湿，收敛止泻；用于小便失禁、外感风寒。

8 | 星毛羊奶子 *Elaeagnus stellipila* Rehder

灌木，无刺或老枝具刺。单叶互生；叶柄具星状柔毛；叶纸质，宽卵形或卵状椭圆形，先端钝或短急尖，基部圆形或近心形。花淡白色，外被银色或散生褐色星状绒毛；雄蕊 4 枚；花柱直立，无毛或微被星状柔毛。果长椭圆形或圆柱形，被褐色鳞片，成熟时红色；果梗极短。花期 3~4 月，果期 7~8 月。

分布于神农架木鱼、新华，生于海拔 400~1400m 的山坡灌丛中。

根、叶、果实散瘀止痛，清热利湿；用于跌打肿痛、痢疾。

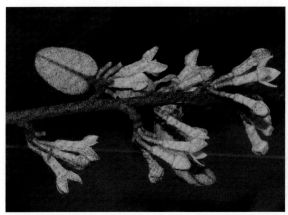
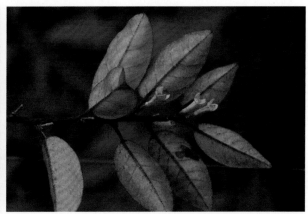

9 | 长叶胡颓子 *Elaeagnus bockii* Diels

常绿灌木。幼枝密被褐色鳞片。叶革质或纸质，窄披针形至窄长圆形，先端渐尖，基部稀圆钝，边缘略下卷，下表面密被银白色鳞片，间有褐色鳞片，侧脉 5~7 对。花 3~7 朵簇生于叶腋的短枝上；

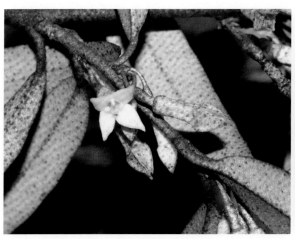
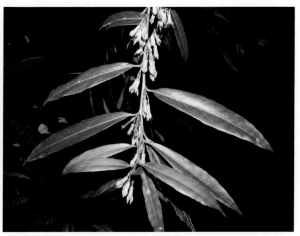

花萼筒漏斗状圆筒形，密被褐色鳞片；花柱密被星状柔毛。果椭圆状，密被银白色间褐色鳞片。花期 10~11 月，果期翌年 4 月。

分布于神农架新华至兴山一带，生于海拔 500m 的河谷灌木林中。

根用于哮喘、牙痛。枝叶顺气，化痰；用于痔疮。果实活血行气，止咳平喘；用于跌打损伤、泻痢、咳嗽、哮喘。

10 银果牛奶子 *Elaeagnus magna* (Servettaz) Rehder

落叶灌木。幼枝淡黄色，被银色鳞片。叶纸质或膜质，倒卵状长圆形或卵状披针形，钝尖，基部宽楔形，下表面灰白色，密被银白色鳞片，间有少数褐色鳞片，侧脉 7~10 对。花银白色，单生于新枝基部叶腋；萼筒圆筒形，向下渐窄。果长圆形，密被银白色鳞片，间有褐色鳞片；果梗粗壮，直立。花期 4~5 月，果期 6 月。

分布于神农架新华、阳日，生于海拔 400~800m 的山坡灌丛中。

叶片含黄酮，具有消炎、抗病毒、抗衰老、调节免疫力的功效。

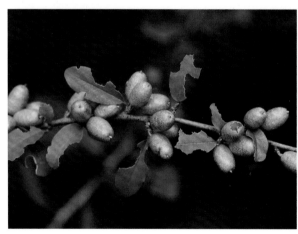
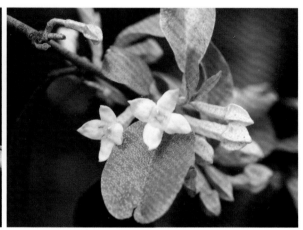

千屈菜科 Lythraceae

草本或木本。叶对生，稀轮生或互生，全缘。花两性，通常辐射对称，单生或簇生；花萼筒状或钟状；花瓣与萼裂片同数或无花瓣；子房上位，2~6室，胚珠多数，极少1~3枚，着生于中轴胎座上，其轴有时不到子房顶部，柱头头状，稀2裂。蒴果革质或膜质，2~6室，常横裂或瓣裂。种子多数，形状不一，有翅或无翅。

31属，625~650种；我国10属，43种；湖北7属，14种；神农架5属，8种，可供药用的5属，7种。

■ 分属检索表

1. 乔木或灌木。
  2. 花萼纸质，不形成萼管，与子房离生 ······························· 1. 紫薇属 Lagerstroemia
  2. 花萼革质，萼管与子房贴生 ··· 2. 石榴属 Punica
1. 草本或亚灌木。
  3. 花瓣不显著或无花瓣；蒴果突出于萼筒之外。
    4. 蒴果不规则开裂 ·· 3. 水苋菜属 Ammannia
    4. 蒴果2~4瓣裂 ·· 4. 节节菜属 Rotala
  3. 花有明显的花瓣；蒴果包藏于筒内 ·································· 5. 千屈菜属 Lythrum

（一）紫薇属 Lagerstroemia Linnaeus

落叶乔木。叶近对生，全缘；托叶极小，圆锥状，脱落。花两性；圆锥花序顶生或腋生；花萼常具棱或翅，5~9裂；花瓣通常6片，具爪，边缘波状或有皱纹；花丝长短不一。蒴果基部被宿存的花萼包围，室背开裂为3~6个果瓣。种子顶端有翅。

55种；我国15种；湖北4种；神农架2种，均可供药用。

■ 分种检索表

1. 小枝圆形，无明显的翅 ··· 1. 南紫薇 L. subcostata
1. 小枝略呈四棱形，棱上有明显的翅 ··· 2. 紫薇 L. indica

1　南紫薇 Lagerstroemia subcostata Koehne

木本。树皮薄，灰白色或茶褐色。叶矩圆形或矩圆状披针形，有时脉腋间有丛毛，中脉在上表面略下陷，在下表面凸起。花小，白色或玫瑰色；圆锥花序顶生，具灰褐色微柔毛，密生花；花萼有棱，5 裂，裂片三角形；花瓣皱缩，有爪；雄蕊着生于萼片或花瓣上，花丝细长。蒴果椭圆形，3~6 瓣裂。种子有翅。花期 6~8 月，果期 7~10 月。

原产于我国华中及华南地区，神农架有栽培。少见。

花（枸那花）败毒散瘀。

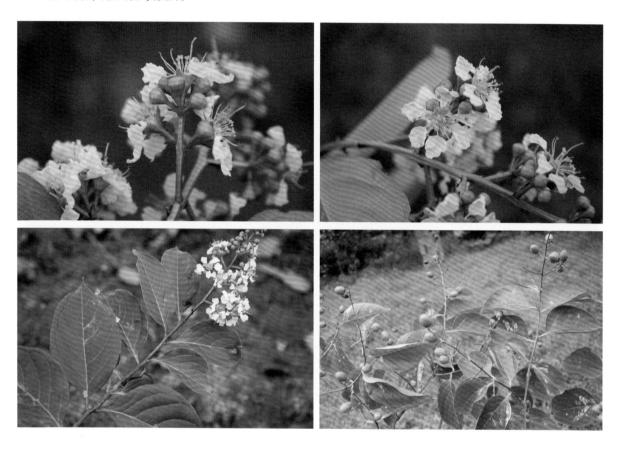

2 | 紫薇 **Lagerstroemia indica** Linnaeus

落叶灌木或小乔木。树皮平滑，灰色或灰褐色。小枝具 4 条棱，明显呈翅状。叶互生或近对生，先端短尖或钝形，有时微凹；无柄或叶柄很短。花红色至紫色；花萼外面平滑无棱，但鲜时萼筒有微突起的短棱，两面无毛；花瓣 6 片，皱缩，具长爪；雄蕊 36~42 枚。蒴果成熟时呈紫黑色。种子有翅。花期 6~9 月，果期 9~12 月。

原产于我国华中及华东地区，神农架有栽培。

树皮、叶、花为强泻剂。根、树皮水煎用于咯血、吐血、便血。

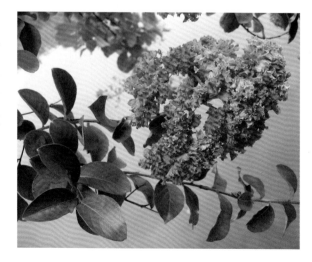

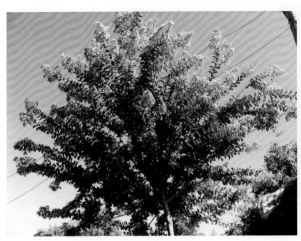
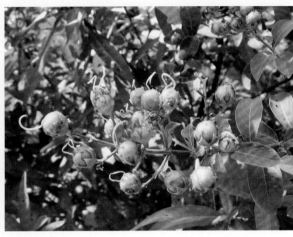

（二）石榴属 **Punica** Linnaeus

落叶乔木或灌木。单叶，对生或簇生。花顶生或近顶生，单生或几朵簇生或组成聚伞花序，两性；萼革质，萼管与子房贴生且高于子房，近钟形，裂片 5~9 枚，镊合状排列，宿存；花瓣 5~9 片，多皱褶，覆瓦状排列；雄蕊生于萼筒内壁上部，多数；胚珠多数。浆果球形，顶端有宿存花萼裂片，果皮厚。种子多数，种皮外层肉质，内层骨质。

2 种；我国栽培 1 种；湖北栽培 1 种；神农架栽培 1 种，可供药用。

石榴 **Punica granatum** Linnaeus

落叶乔木。叶通常对生，纸质，矩圆状披针形，长 2~9cm，先端短尖、钝尖或微凹，基部短尖至稍钝形。花大；萼筒红色或淡黄色，裂片略外展，卵状三角形；花瓣大，红色、黄色或白色；花柱长超过雄蕊。浆果近球形。种子多数，肉质的外种皮供食用。

原产于巴尔干半岛至伊朗及其邻近地区，神农架有栽培。

叶、果皮、花收敛止泻，解毒杀虫；用于跌打损伤、痢疾、肠风下血、崩漏、带下等。

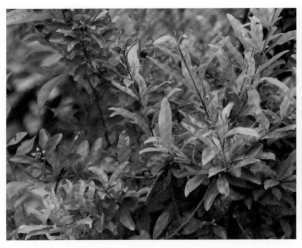
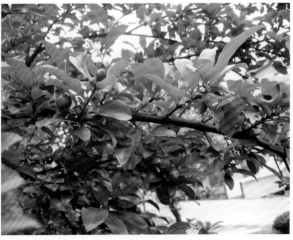

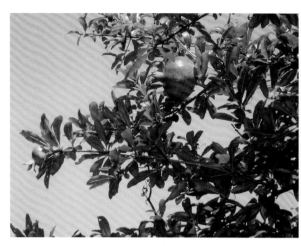 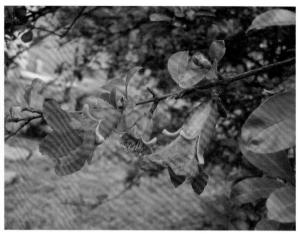

（三）水苋菜属 Ammannia Linnaeus

一年生草本。枝通常具 4 条棱。叶对生或互生，有时轮生，近无柄，无托叶。花小，单生或组成腋生的聚伞花序或稠密花束；萼筒钟形或管状钟形，花后常变为球形或半球形。蒴果球形或长椭圆形，下半部被宿存萼管包围。

约 25 种；我国 4 种；湖北 2 种；神农架 1 种，可供药用。

水苋菜 Ammannia baccifera Linnaeus

一年生草本。茎直立，具狭翅。下部叶对生，上部叶或生于侧枝的叶有时略互生，叶片长椭圆形、圆形或披针形。花数朵组成腋生的聚伞花序或花束，结实时稍疏松，几无总花梗；花绿色或淡紫色；花萼蕾期钟形；子房球形，花柱极短或无花柱。蒴果球形，紫红色，中部以上不规则周裂。花期 8~10 月，果期 9~12 月。

分布于神农架各地，生于海拔 1200m 以下的荒芜稻田中或田埂上。常见。

全草散瘀止血，除湿解毒；用于跌打损伤、内外伤出血、骨折、风湿痹痛、蛇咬伤、痈疮肿毒、疥癣。

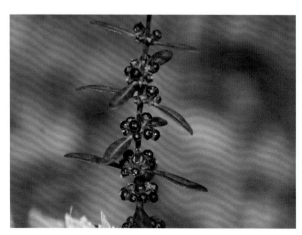 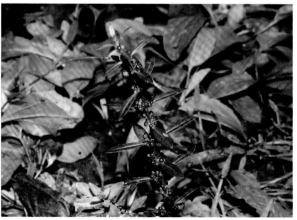

（四）节节菜属 **Rotala** Linnaeus

一年生草本，无毛。叶交互对生或轮生，无柄。花小，3~6基数，单生于叶腋或组成顶生的穗状花序或总状花序，常无花梗。蒴果不完全被宿存的萼管包围。

46种；我国9种；湖北2种；神农架2种，均可供药用。

■ 分种检索表

1. 叶片近圆形，基部钝形或无柄时近心形……………………………………1. 圆叶节节菜 **R. rotundifolia**
1. 叶片为倒卵状椭圆形或矩圆状倒卵形，基部楔形或渐狭………………………2. 节节菜 **R. indica**

1 圆叶节节菜 **Rotala rotundifolia** (Buchanan-Hamilton ex Roxburgh) Koehne

一年生草本，无毛。根茎细长，匍匐地上。茎直立，丛生，带紫红色。叶对生，近圆形、阔倒卵形或阔椭圆形，基部钝形，无柄时近心形。花单生于苞片内，组成顶生稠密的穗状花序；花瓣4片，倒卵形，淡紫红色。蒴果椭圆形，3~4瓣裂。花、果期12月至翌年6月。

分布于神农架各地，生于海拔1200m以下的水塘、稻田或田埂上。常见。

全草清热利湿，解毒；用于肺热咳嗽、痢疾、黄疸型肝炎、尿路感染，外用于痈疖肿毒。

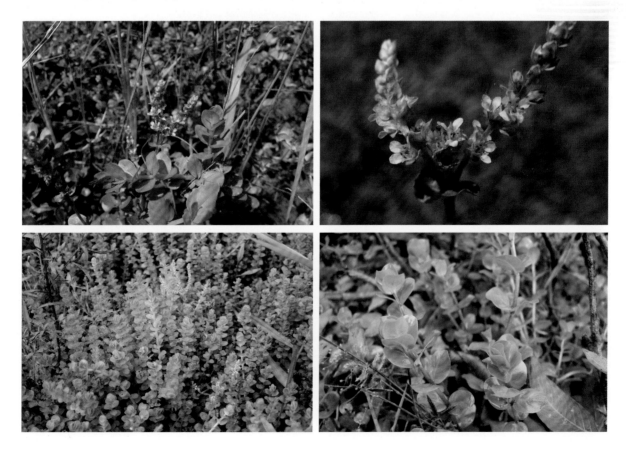

2 | 节节菜 **Rotala indica** (Willdenow) Koehne

一年生草本。茎略具 4 条棱，基部匍匐，上部直立或稍披散。叶对生，无柄或近无柄，倒卵状椭圆形或矩圆状倒卵形，基部楔形或渐狭。花小，组成腋生的穗状花序。蒴果椭圆形，常 2 瓣裂。花期 9~10 月，果期 10 月至翌年 4 月。

分布于神农架各地，生于海拔 1200m 以下的稻田中或田埂上。常见。

全草清热解毒。

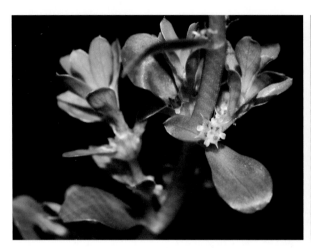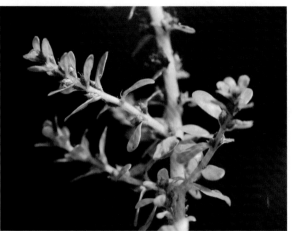

（五）千屈菜属 **Lythrum** Linnaeus

一年生或多年生草本。叶交互对生或轮生，稀互生，全缘。花单生于叶腋或组成穗状花序，花辐射对称或稍左右对称；萼筒长圆筒形；花瓣 4~6 片，稀 8 片或缺；雄蕊 4~12 枚，排成 1~2 轮；子房 2 室，无柄或几无柄。蒴果完全包藏于宿存萼内，通常 2 瓣裂。

35 种；我国 2 种；湖北 1 种；神农架 1 种，可供药用。

千屈菜 **Lythrum salicaria** Linnaeus

多年生草本。根茎横卧于地下。叶对生或三叶轮生，披针形或阔披针形，顶端钝形或短尖，基部圆形或心形，有时略抱茎，全缘，无柄。花组成小聚伞花序，簇生，因花梗及总梗极短，因此花枝全形似一大型穗状花序；苞片阔披针形至三角状卵形；附属体针状，直立；花瓣红紫色或淡紫色，倒披针状长椭圆形，基部楔形，着生于萼筒上部，有短爪，稍皱缩。蒴果扁圆形。

分布于神农架红坪、松柏，生于海拔 1200m 的水沟边。少见。

全草用于肠炎、痢疾、便血，外用于外伤出血。

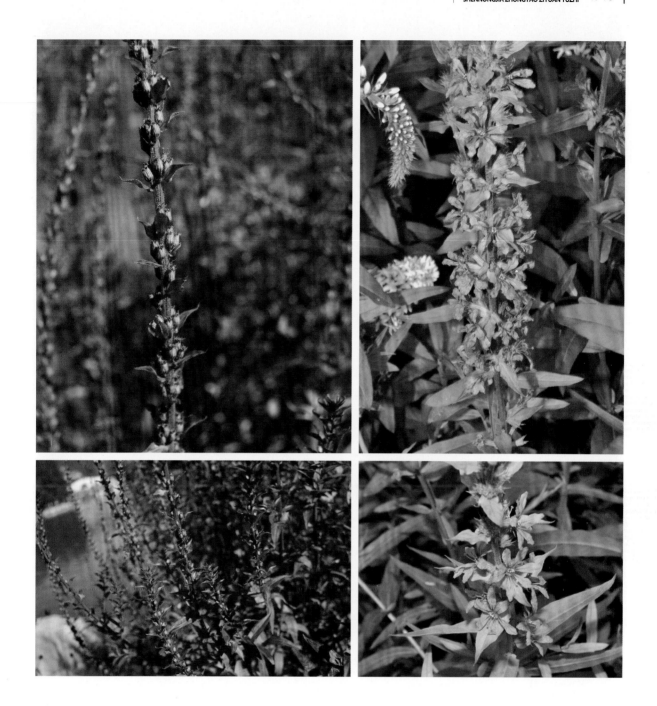

菱科 Trapaceae

浮水或挺水草本。着泥根黑色铁丝状；同化根生于沉水叶叶痕两侧，羽状丝裂，淡绿褐色。幼株沉水叶互生，叶片宽圆形，边缘有锯齿；浮水叶多枚聚生于茎顶，呈旋叠莲座状镶嵌排列，形成菱盘，叶片菱状，边缘中上部具凹圆形或不整齐缺刻状锯齿，叶柄上部膨大成海绵质气囊，托叶2枚。花两性，4基数，单生于叶腋；花萼裂片排成2轮，其中1枚或2~4枚膨大成刺角，或退化；花白色或带淡紫色，着生于花盘边缘；子房半下位。坚果具刺状角1~4个。

1属，2种；我国1属，2种；湖北1属，2种；神农架1属，1种，可供药用。

菱属 Trapa Linnaeus

本属特征同菱科。

2种；我国2种；湖北2种；神农架1种，可供药用。

欧菱 Trapa natans Linnaeus

浮水草本。同化根羽状丝裂。茎柔弱，分枝。叶片三角状棱圆形，表面深亮绿色，主、侧脉背面密被浅灰色或棕褐色短毛；沉水叶早落。花萼外被淡黄色短毛，花瓣白色，花盘鸡冠状。果三角状菱形，具4刺角，2肩角斜上伸，2腰角向下伸，刺角扁椎状，果喙圆锥状、无果冠。花期5~10月，果期7~11月。

原产于我国，神农架有栽培。

果（菱、菱实）健脾益胃，除烦止渴，解毒。

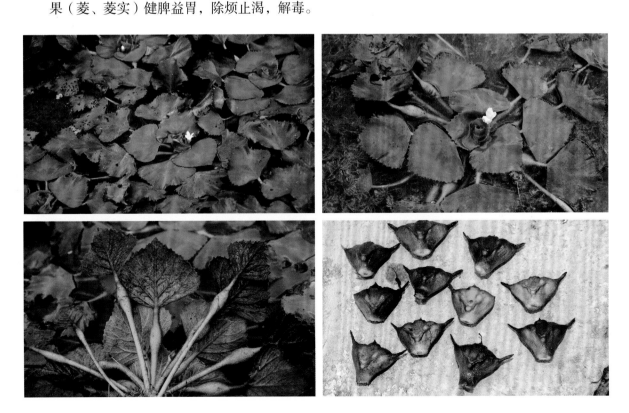

蓝果树科 Nyssaceae

乔木。叶互生。花单性或杂性；头状花序，腋生或顶生；雄花花萼小，花瓣5片，稀更多，雄蕊常为花瓣的2倍或较少；雌花花萼的管状部分常与子房合生，上部裂片5枚，呈齿状，花瓣小，5或10片，子房下位，1室或6~10室，每室含胚珠1枚，花柱钻形，上部微弯曲，有时分枝。果为核果或翅果，有胚乳。

5属，30种；我国3属，10种；湖北3属，3种；神农架3属，3种，均可供药用。

■ 分属检索表

1. 果为核果。
  2. 头状花序具2~3枚白色大苞片·······························1. 珙桐属 Davidia
  2. 头状花序有小型苞片·································2. 蓝果树属 Nyssa
1. 果为翅果，多集成头状花序·······························3. 喜树属 Camptotheca

（一）珙桐属 Davidia Baill

落叶乔木。单叶互生，边缘有粗锯齿，齿端具腺体；叶柄细长。花杂性同株；头状花序顶生，其下有白色叶状苞片2~3枚；两性花无花被；雄花多数，每一雄花具雄蕊5~10枚；雌蕊1枚，子房下位，多室，每室具悬垂胚珠1枚。核果3~5室，脱落的背部裂瓣自顶部向中部开裂。

我国特有属；神农架有分布，可供药用。

1 珙桐 Davidia involucrata Baill

■ 分变种检索表

1. 叶下部密生淡黄色粗毛·····················1a. 珙桐 D. involucrata var. involucrata
1. 叶无毛，仅在叶下部和幼叶侧脉上疏生短柔毛···1b. 光叶珙桐 D. involucrata var. vilmoriniana

1a 珙桐（原变种）Davidia involucrata var. involucrata

乔木。树皮呈不规则薄片脱落。叶互生，宽卵形，先端渐尖，基部心形，下部密生淡黄色粗毛。花杂性；头状花序由多数雄花和1朵两性花组成，顶生，下有2枚白色大型苞片。核果长卵形，紫绿色。种子3~5枚。花期5~6月，果期6~9月。

分布于神农架各地，亦多栽培，野生种生于海拔 1300~1600m 的山坡林中。常见。

根收敛止血。果皮清热解毒，消痈。叶抗癌，杀虫。

野生种为国家一级重点保护野生植物。

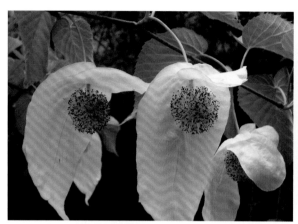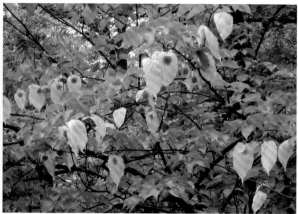

1b 光叶珙桐（变种）Davidia involucrata var. vilmoriniana (Dode) Wanger

本变种与珙桐（原变种）的主要区别为叶无毛，仅在叶下部和幼叶侧脉上疏生短柔毛。

分布于神农架大九湖，生于海拔 1500m 的山坡林中。常见。

根、果皮、叶抗癌。

本种为国家二级重点保护野生植物。

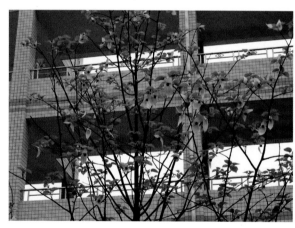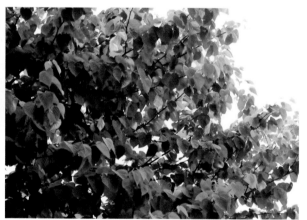

（二）蓝果树属 Nyssa Linnaeus

乔木。叶互生，全缘或具齿。花单性或杂性异株，绿白色；伞房状或伞形状聚伞花序，或头状花序；雄花多数，腋生，具梗，萼 5 枚，齿裂，花瓣 5 片，雄蕊 5~12 枚；雌花及两性花为头状花序，花无梗，基部有小苞叶，萼 5 齿裂，花瓣小，5~8 片，雄蕊与花瓣同数而互生，子房下位，1~2 室，具花盘。核果。种子 1 枚。

约 12 种；我国 7 种；湖北 1 种；神农架 1 种，可供药用。

蓝果树 Nyssa sinensis Oliver

　　乔木。皮孔明显。叶互生，椭圆形或长卵形，先端渐尖，基部楔形。花雌雄异株；聚伞形短总状花序；花萼5裂；花瓣5片；雄蕊5~10枚，生于肉质花盘周围；雌花有小苞片，花柱细长。核果长圆形或倒卵形，紫绿色或暗绿色。花期5~6月，果期6~8月。

　　分布于神农架木鱼、新华、阳日，生于海拔500~1400m的山坡林下及沟边。少见。

　　从树皮中提取的蓝果碱具抗癌作用。

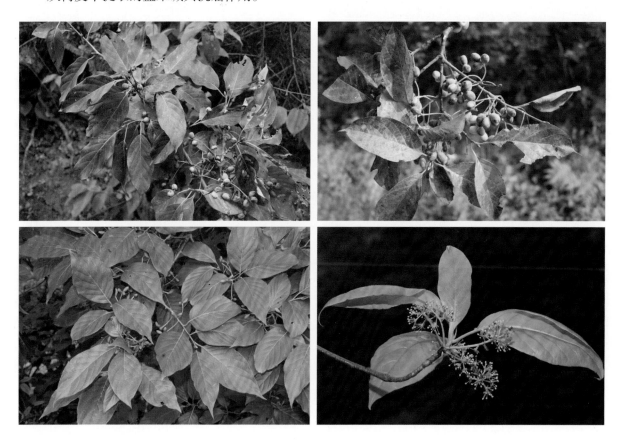

（三）喜树属 Camptotheca Decaisne

　　乔木。叶互生，全缘。花序头状，顶生。苞片2枚，舟状；萼5浅裂；花瓣5片，绿色；雄花的雄蕊10枚，两轮，花药4室；雌花的子房1室，下位，有花盘，胚珠1枚。瘦果线形或披针形，两侧翅状，褐色。

　　1种，我国特有，神农架有栽培，可供药用。

喜树 旱莲木
Camptotheca acuminata Decaisne

　　本种特征同喜树属。花期5~6月，果期6~10月。

原产于我国，神农架各地均有栽培。

树皮、树枝、叶、果实清热，杀虫，疗癣。全株含生物碱，具有抗癌、清热杀虫的功效，用于胃癌、结肠癌、直肠癌、膀胱癌、慢性粒细胞白血病、急性淋巴细胞白血病。

野生种为国家二级重点保护野生植物。

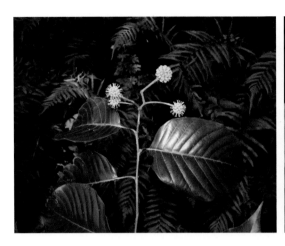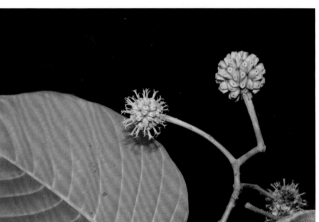

八角枫科 Alangiaceae

乔木或灌木。单叶互生，全缘或掌状分裂，基部两侧常不对称。多为聚伞状花序，腋生；花萼管状钟形；花瓣4~10片，线形，常向外反卷；雄蕊与花瓣同数互生或为花瓣的2~4倍，花丝线形，内侧常有微毛，花药线形；花盘肉质；子房下位，柱头头状或棒状，胚珠1枚。核果椭圆形、卵形或近球形，顶端有宿存的萼齿和花盘。

1属，21种；我国1属，11种；湖北1属，4种；神农架1属，4种，均可供药用。

八角枫属 Alangium Lamarck

本属特征同八角枫科。

21种；我国11种；湖北4种；神农架4种，均可供药用。

■ 分种检索表

1. 花较大，花瓣长1cm以上。
　2. 雄蕊的药隔无毛。
　　3. 叶基部两侧常不对称，阔楔形、截形或稀近心形·············1. 八角枫 A. chinense
　　3. 叶基部近于心形或圆形·············2. 三裂瓜木 A. platanifolium var. trilobum
　2. 雄蕊的药隔有长柔毛·············3. 毛八角枫 A. kurzii
1. 花较小，花瓣长1cm以下·············4. 小花八角枫 A. faberi

1　八角枫 Alangium chinense (Loureiro) Harms

■ 分亚种检索表

1. 植株被毛·············1a. 八角枫 A. chinense subsp. chinense
1. 植株无毛·············1b. 稀花八角枫 A. chinense subsp. pauciflorum

1a　八角枫（原亚种）Alangium chinense subsp. chinense

落叶乔木或灌木。叶纸质，近圆形或椭圆形，基部两侧常不对称，不分裂或3~7裂，下表面脉腋有丛状毛。聚伞花序腋生，具花7~30朵；小苞片线形或披针形；总花梗常分节；花冠圆筒形，花瓣6~8枚，上部反卷，有微柔毛；雄蕊6~8枚，花丝有短柔毛；花盘球形。核果卵圆形，顶端有宿存的萼齿和花盘。花期 6~7 月，果期 6~9 月。

分布于神农架各地。生于海拔 500~1700m 的沟谷或山坡。常见。

根祛风，通络，散瘀。叶接骨。

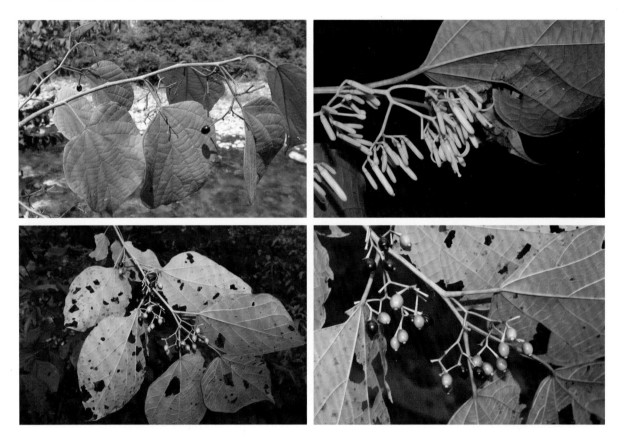

1b　**稀花八角枫**（亚种）Alangium chinense subsp. *pauciflorum* W. P. Fang

灌木或小乔木。叶较小，卵形，先端锐尖，常不分裂，稀 3 或 5 微裂。花较稀少，每个花序仅具花 3~6 朵；花瓣、雄蕊均 8 枚，花丝有白色疏柔毛。核果顶端有宿存的萼齿和花盘。花期 6~7 月，果期 7~8 月。

分布于神农架木鱼、宋洛、下谷、新华、阳日，生于海拔 900~1300m 的阳坡山地。常见。

根祛风，通络，散瘀。叶接骨。

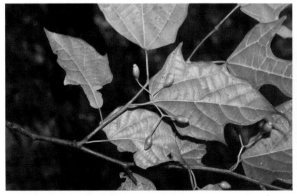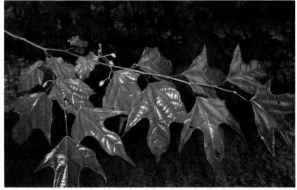

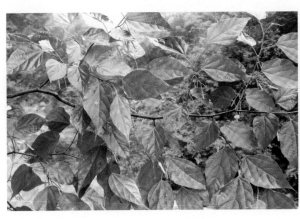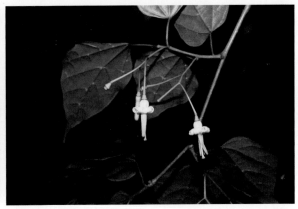

2　三裂瓜木（变种）　**Alangium platanifolium** (Siebold & Zuccarini) Harms var. **trilobum** (Miquel) Ohwi

　　落叶灌木或小乔木。叶互生，多不分裂，幼时有长柔毛或疏柔毛，基出脉 3~5 条，有稀疏的短柔毛或无毛。聚伞花序具花 1~7 朵；花瓣 6~7 片，有短柔毛，近基部较密，上部反卷；雄蕊 6~7 枚，花丝有短柔毛。核果顶端有宿存的花萼。花期 5~6 月，果期 7~9 月。

　　分布于神农架各地。生于海拔 800~1900m 的山坡。常见。

　　根（瓜木根）、根皮祛风除湿，舒经活络，散瘀止痛。

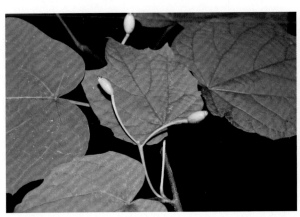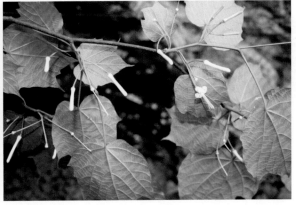

3　毛八角枫　**Alangium kurzii** Craib

　　小乔木。小枝有淡黄色柔毛。叶互生，近圆形或阔卵形，两侧不对称，全缘，有黄褐色丝状微绒毛。聚伞花序具花 5~7 朵；花萼漏斗状；花瓣 6~8 片，线形，基部黏合，上部开花时反卷，外面有淡黄色短柔毛；雄蕊 6~8 枚，有疏柔毛，花药的药隔有长柔毛；花盘近球形，有微柔毛。核果顶端有宿存的萼齿。花期 6~7 月，果期 7~9 月。

　　分布于神农架宋洛、阳日，生于海拔 400~1500m 的山坡林或灌丛中。常见。

　　根、叶舒经活络，散瘀止痛。

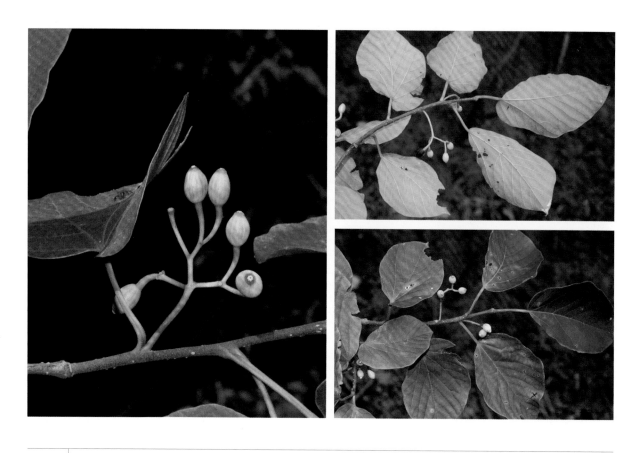

4 小花八角枫 **Alangium faberi** Oliver

攀缘灌木。叶片矩圆形或阔椭圆形，不裂或掌状 3 裂，幼时有稀疏的小硬毛或粗伏毛。聚伞花序具花 5~10 朵；花萼近钟形，外面有粗伏毛；花瓣 5~6 片，外面有紧贴的粗伏毛，内面生疏柔毛，开花时向外反卷；雄蕊 5~6 枚，花药基部有刺状硬毛；花盘近球形。

分布于神农架下谷、新华，生于海拔 700m 以下的山坡沟谷灌丛中。少见。

根清热，消积食，解毒。

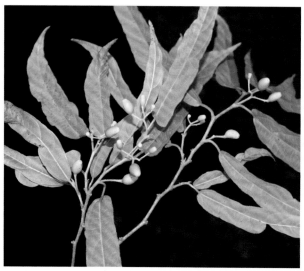 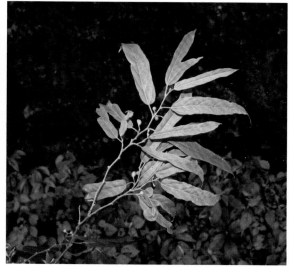

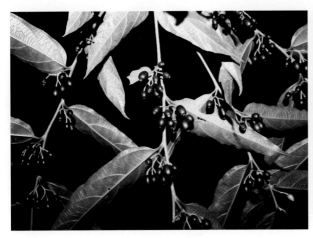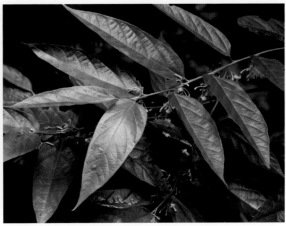

桃金娘科 Myrtaceae

乔木或灌木。单叶对生或互生，全缘，常有腺点。花两性，单生或排成花序；萼片 4~5 枚；花瓣 4~5 片，分离或连成帽状体；雄蕊多数，稀定数，插生于花盘边缘，在蕾中内弯或折曲，花丝分离或多少连成短管或成束而与花瓣对生，花药 2 室，药隔末端常有 1 个腺体；子房下位或半下位，心皮 2 至多个，1 室或多室，胚珠每室 1 至多枚，柱头 1 个，有时 2 裂。蒴果、浆果、核果或坚果，顶端常有突起的萼檐。

约 130 属，4500~5000 种；我国 10 属，121 种；湖北 2 属，4 种；神农架 2 属，4 种，可供药用的 1 属，1 种。

蒲桃属 Syzygium P. Browne ex Gaertner

乔木或灌木。叶对生，稀轮生，叶片革质，具透明腺点。花常排成聚伞花序或再集成圆锥状；萼片常 4~5 枚，多钝而短；花瓣常 4~5 片，分离或连合成帽状，早落；雄蕊多数，生于花盘外围，花药细小，顶端常有腺体；子房下位，花柱线形。浆果或核果，顶部有残存的萼檐。种子 1~2 枚，种皮部分与果皮黏合。

1200 余种；我国约 80 种；湖北 3 种；神农架 3 种，可供药用的 1 种。

赤楠 Syzygium buxifolium Hooker & Arnott

灌木或小乔木。叶片阔椭圆形至椭圆形，有时阔卵形，先端圆或钝，稀具钝尖头，基部阔楔形或钝，下表面有腺点，侧脉多而密，斜行向上，离边缘 1~1.5mm 处结成边脉；叶柄长 2mm。聚伞花序顶生，长约 1cm；花柄长 1~2mm；花托倒圆锥形；萼片短而钝；花瓣 4 片，分离；雄蕊长 2.5mm；花柱与雄蕊等长。果球形。花期 6~8 月。

分布于神农架下谷、新华，生于海拔 400~700m 的山坡林缘，也有栽培。少见。

根（赤楠根）、根皮益肾定喘，健脾利湿，祛风活血，解毒消肿。叶（赤楠叶）清热解毒。

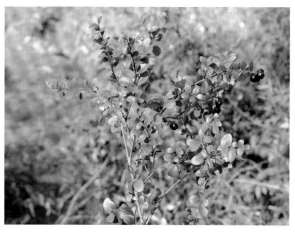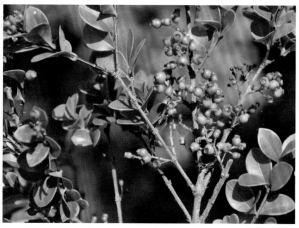

野牡丹科 Melastomataceae

草本或木本。单叶对生，稀轮生，全缘，基出脉3~9条，无托叶。聚伞花序、伞形花序、伞房花序或由上述某种花序组成的圆锥花序，稀单生、簇生或呈穗状花序；花两性，辐射对称，常4~5数；花托内凹，常具4棱；萼片有时无；雄蕊与花瓣同数或为其2倍，与萼片及花瓣两两对生或仅与萼片对生，花丝内弯，花药孔裂，药隔常膨大，下延成长柄或短距；子房常下位。蒴果或浆果蒴果常顶孔开裂。

156~166属，4500余种；我国21属，114种；湖北4属，5种；神农架4属，4种，可供药的3属，3种。

■ 分属检索表

1. 雄蕊异形，不等长。
　2. 长雄蕊花药基部伸长成羊角状，药隔不下延成短柄，仅有时基部微突起…………………
　　……………………………………………………………1. 异药花属 Fordiophyton
　2. 长雄蕊花药基部不伸长成羊角状，药隔下延成短柄……………2. 野海棠属 **Bredia**
1. 雄蕊同形，等长或近等长………………………………………3. 肉穗草属 **Sarcopyramis**

（一）异药花属 Fordiophyton Stapf

草本或亚灌木。茎四棱柱形。叶片薄，基出脉5~7条，稀3或9条，边缘常具细齿。伞形花序或由聚伞花序组成圆锥花序，顶生；花4基数；萼片早落；花瓣粉红色、红色或紫色，上部偏斜；雄蕊4长4短，长者花药较花丝长，基部伸长，呈羊角状，短者花药长约为花丝的1/3或1/2，基部常不呈羊角状；子房下位，近顶端具膜质冠。蒴果具8条纵肋。种子长三棱形。

9种；我国9种；湖北1种，仅分布于神农架，可供药用。

异药花 Fordiophyton faberi Stapf

草本或亚灌木。茎单一。同节上的每对叶大小差别明显；叶片宽披针形至卵形，基部浅心形或近楔形，边缘具不明显细锯齿，叶上表面被紧贴的微柔毛，基出脉5条；叶柄顶端具短刺毛；伞形花序或不明显的聚伞花序；花托具4条棱；萼片被疏腺毛、白色腺点及腺状缘毛；花瓣顶端具腺毛状小尖头；雄蕊长者花药线形弯曲，基部呈羊角状伸长。蒴果4孔裂，具宿存萼。花期8~9月，果期约6月。

分布于神农架下谷（石柱河），生于海拔450m的沟边灌丛中及岩石上潮湿处。少见。

叶（酸猴儿）祛风除湿，清肺解毒。

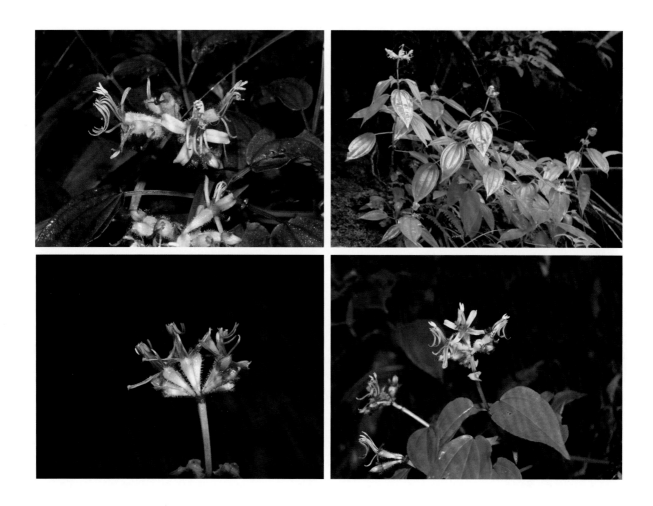

（二）野海棠属 Bredia Blume

草本或亚灌木。叶片具基出脉 5~9（~11）条。聚伞花序或由其组成的圆锥花序，顶生；花常 4 基数，花托无明显肋；萼片明显；花瓣卵形或广卵形；雄蕊为花瓣的倍数，异形，常不等长，长短各半，长者花药基部不呈羊角状，药隔下延成短柄，短者花药基部常具小瘤，药隔下延成短距；子房下位或半下位，顶端常具冠檐生缘毛的膜质冠。蒴果常具 4 条钝棱。种子楔形。

约 15 种；我国 11 种；湖北 1 种；神农架 1 种，可供药用。

叶底红 Bredia fordii (Hance) Diels

半灌木或近草本。茎上部与叶柄、花序、花柄及花托均密被柔毛及长腺毛。叶片心形、心状椭圆形至卵状心形，边缘具细重齿及短柔毛，两面被疏长柔毛及柔毛，基出脉 7~9 条。伞形花序、聚伞花序或由聚伞花序组成的圆锥花序；萼片线状披针形或狭三角形；花瓣红色或紫红色；雄蕊 8 枚，等长；子房顶端具膜质冠，冠缘具啮蚀状细齿。花期 6~8 月，果期 8~12 月。

分布于神农架木鱼（九冲），生于海拔 400~500m 的溪边林下。少见。

全株（叶底红、血还魂）养血调经。

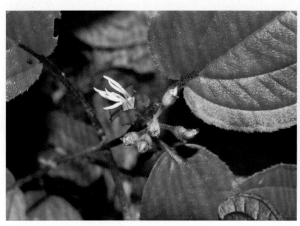
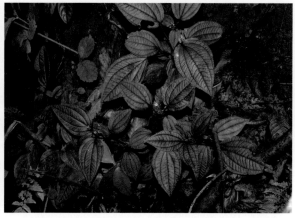

（三）肉穗草属 Sarcopyramis Wall.

草本。茎四棱柱形。叶片具 3~5 条基出脉，边缘常具细锯齿。聚伞花序顶生，基部具 2 枚叶状苞片，具花 3~5 朵；花梗四棱形，棱上常具狭翅；花托有 4 条棱，棱上也常具狭翅；萼片 4 枚，顶端具刺状小尖头或具流苏状长缘毛的膜质盘；花瓣 4 片；雄蕊 8 枚，同形，等长，花药倒心形或倒心状卵形；子房下位，顶端具冠檐不整齐的膜质冠。蒴果。

约 2 种；我国 2 种；湖北 1 种；神农架 1 种，可供药用。

楮头红 Sarcopyramis napalensis Wallich

直立草本。茎肉质。叶片广卵形或卵形，先端渐尖，基部微下延，边缘具细锯齿，基出脉 3~5 条；叶柄具狭翅。聚伞花序，生于分枝顶端，苞片卵形，具花 1~3 朵；花托四棱形，棱上有狭翅；萼片顶端平截，具流苏状长缘毛的膜质盘；花瓣粉红色。蒴果杯状，具 4 条棱，膜质冠伸出花萼 1 倍长，冠缘浅波状，萼宿存。花期 8~10 月，果期 9~12 月。

分布于神农架木鱼（九冲）、新华（马鹿场），生于海拔 400~800m 的溪边林下。常见。

全草（楮头红、耳环草）清热平肝，利湿解毒。

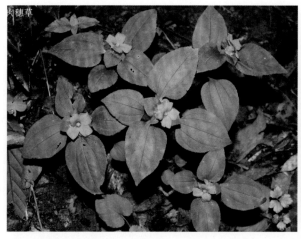
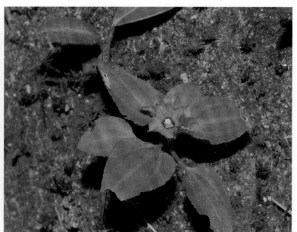

肉穗草

柳叶菜科 Onagraceae

草本。单叶互生或对生。花两性,辐射对称或两侧对称,单生或排成穗状或总状花序;萼片2~6枚,管状;花瓣4片,稀2片或缺,常旋转或呈覆瓦状排列,花管(由花萼、花冠以及有时还有花丝之下部合生而成)存在或不存在;雄蕊与花瓣同数或为花瓣的倍数;子房下位,2~6室,每室胚珠1至多枚,中轴胎座。蒴果稀为浆果或坚果。

17属,约650种;我国6属,64种;湖北6属,26种;神农架6属,25种,可供药用的6属,13种。

■ 分属检索表

1. 萼片、花瓣、雄蕊各2枚·······························1. 露珠草属 Circaea
1. 萼片4~6枚,花瓣4~6片,雄蕊4枚以上。
　2. 种子有种缨。
　　3. 花两侧对称,花丝基部有鳞片状附属物···················2. 柳兰属 Chamerion
　　3. 花常辐射对称,花丝基部无附属物·······················3. 柳叶菜属 Epilobium
　2. 种子无种缨。
　　4. 灌木,花下垂·····································4. 倒挂金钟属 Fuchsia
　　4. 草本,花直立。
　　　5. 花管不存在,萼片4或5枚,花后宿存·················5. 丁香蓼属 Ludwigia
　　　5. 花管发达,萼片4枚,花后脱落·····················6. 月见草属 Oenothera

(一) 露珠草属 Circaea Linnaeus

多年生草本。叶对生,花序轴上的叶互生且呈苞片状。单总状花序或具分枝;花白色或粉红色,2基数,具花管;子房1室或2室,每室具1枚胚珠;蜜腺环生于花柱基部,或全部藏于花管内,或延伸而突出于花管之外而形成一具肉质柱状或环状花盘;花柱与雄蕊等长或长于雄蕊,柱头2裂。蒴果外被硬钩毛。

8种;我国7种;湖北6种;神农架6种,可供药用的4种。

■ 分种检索表

1. 子房与果实2室;根茎上不具块茎。
　2. 蜜腺全部藏于花管中,不伸出于花管之外而形成柱状或环状花盘········1. 露珠草 C. cordata
　2. 蜜腺伸出花管之外,形成一环状或柱状的肥厚花盘。
　　3. 花序轴与花梗无毛·······························2. 谷蓼 C. erubescens
　　3. 花序轴与花梗常被毛·····························3. 南方露珠草 C. mollis
1. 子房与果实1室;根茎顶端具块茎·················4. 高原露珠草 C. alpina subsp. imaicola

1 露珠草 Circaea cordata Royle

草本，密被毛。叶卵形至宽卵形，基部常心形，先端短渐尖，边缘具锯齿至近全缘。总状花序顶生；花梗基部具 1 枚刚毛状小苞片；萼裂片 2 枚，开花时反曲；花瓣 2 片，白色，短于萼裂片，先端倒心形；雄蕊 2 枚；蜜腺藏于花管内；子房下位，2 室。果实斜倒卵形至透镜形。花期 6~8 月，果期 7~10 月。

分布于神农架大九湖、红坪、宋洛、新华，生于海拔 1300~1700m 的山坡荒地或路旁。常见。

全草（牛泷草）清热解毒，生肌。

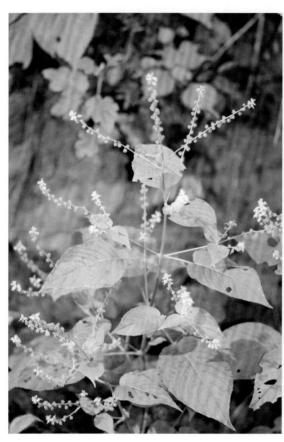 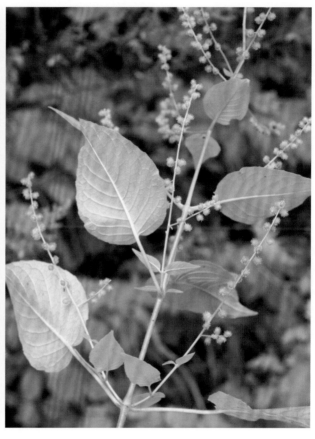

2 谷蓼 Circaea erubescens Franchet & Savatier

草本。叶披针形至卵形，边缘具锯齿。总状花序；萼片矩圆状椭圆形至披针形，红色至紫红色，开花时反曲；花瓣狭倒卵状菱形至阔倒卵状菱形，粉红色，先端凹缺至花瓣长度的 1/10~1/5；雄蕊短于花柱；蜜腺伸出于花管之外。果实倒卵形至阔卵形，有一狭槽至果梗的延伸部分。花期 7~8 月，果期 8~9 月。

分布于神农架各地，生于海拔 800~1700m 的山坡林下。常见。

全草（谷蓼）祛风，止痛。

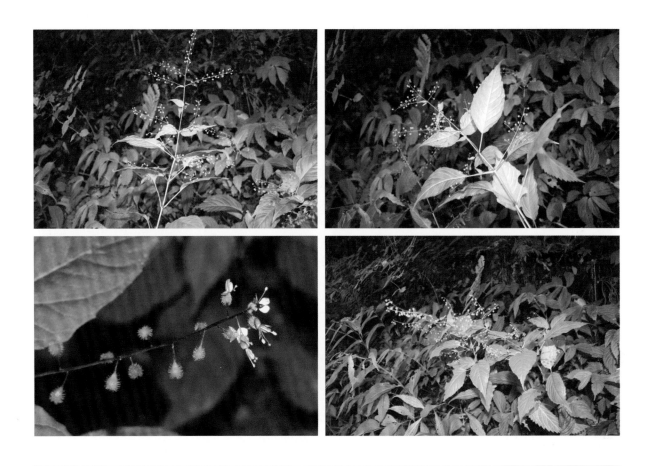

3 | 南方露珠草 Circaea mollis Siebold & Zuccarini

　　草本，被镰状弯曲毛。叶狭披针形至狭卵形，近全缘。总状花序；花梗与花序轴稀具 1 枚极小的刚毛状小苞片，花梗常被毛；花萼淡绿色或略带白色；花瓣白色，先端下凹至花瓣长度的1/4~1/2；雄蕊短于花柱；蜜腺明显，突出于花管外。果狭梨形或球形，纵沟极明显。花期 7~8 月，果期 8~10 月。

　　分布于神农架木鱼、宋洛、松柏等地，生于海拔 400~800m 的山坡林下。常见。

　　全草（露珠草）消食，镇静安神，止咳。

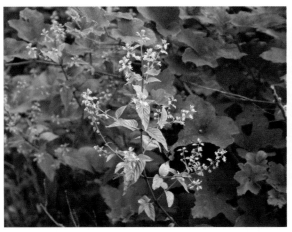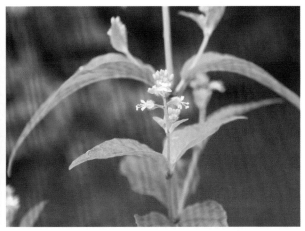

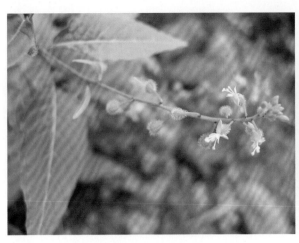 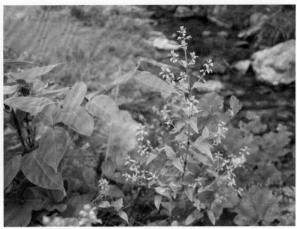

4　高原露珠草（亚种）Circaea alpina Linnaeus subsp. **imaicola** (Ascherson & Magnus) Kitamura

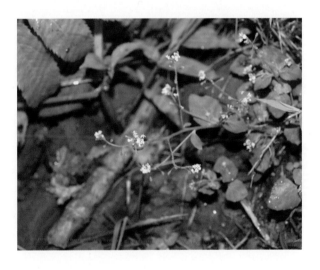

草本。茎被毛。叶卵形至阔卵形，先端急尖至短渐尖，基部多为截形或圆形，近全缘。花序被短腺毛，稀无毛；花集生于花序轴顶端；花梗基部具1枚刚毛状小苞片；子房具钩状毛；花管不存在或花管长度仅0.3mm；萼片矩圆状椭圆形至卵形；花瓣白色或粉红色，先端凹缺至花瓣长度的1/4~1/2，裂片圆形。果实具钩状毛。

分布于神农架红坪，生于海拔2300~2500m的冷杉林下。常见。

全草清热解毒，生肌。

（二）柳兰属 Chamerion (Rafinesque) Rafinesque ex Holub

多年生草本或亚灌木。叶多互生。总状花序，花两侧对称；花管不存在；花瓣4片；雄蕊8枚，不等长，花丝基部有鳞片状附属物；花柱开花时反折，柱头深4裂，多少高出雄蕊，花柱枯萎时反卷。果实坚果状。种子具种缨。

8种；我国4种；湖北1种；神农架1种，可供药用。

柳兰 Chamerion angustifolium (Linnaeus) Holub

多年生草本，丛生，下部多少木质化。叶互生，披针形，边缘近全缘或有稀疏浅小齿。总状花序，苞片三角状披针形；萼片紫红色，被灰白色柔毛；花瓣4片，紫红色；雄蕊8枚，向一侧弯曲；子房被贴生灰白色柔毛，柱头 4 裂。蒴果密被贴生的灰白色柔毛。种子表面具不规则的细网纹，具白色种缨。花期 7~9 月，果期 8~10 月。

分布于神农架各地，生于海拔 1700~2800m 的山顶草丛中。常见。

根茎消炎止痛；用于跌打损伤。

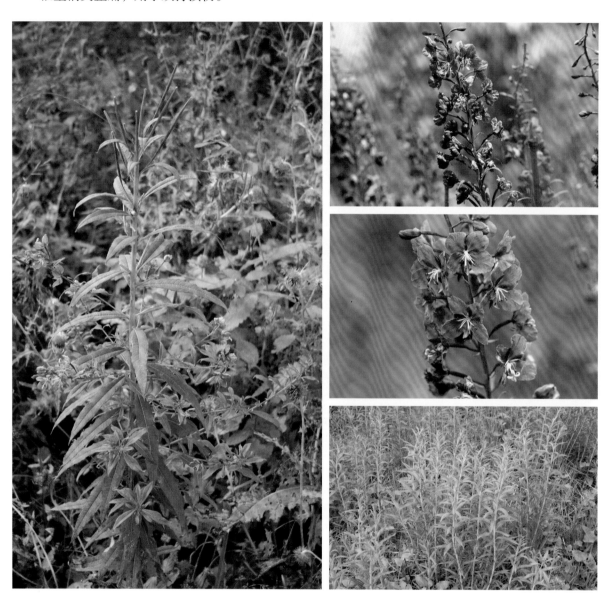

（三）柳叶菜属 Epilobium Linnaeus

草本或亚灌木。叶多对生。花辐射对称，单生于茎或枝上部叶腋，排成总状或穗状花序；花管存在；花瓣 4 片，紫红色或白色；雄蕊 8 枚，排成不等的 2 轮，内轮 4 枚较短，外轮 4 枚较长；柱头棍棒状、头状或 4 裂，胚珠多数。蒴果或浆果具不明显的 4 条棱。种子多数，表面具乳突或网纹，其上生一簇种缨。

约 165 种；我国 33 种；湖北 15 种；神农架 13 种，可供药用的 5 种。

分种检索表

1. 柱头 4 裂。

  2. 茎密生开展的白色长柔毛及短腺毛；叶两面被长柔毛·······················1. 柳叶菜 **E. hirsutum**

  2. 茎密生曲柔毛；叶两面密生曲柔毛·······························2. 小花柳叶菜 **E. parviflorum**

1. 柱头不裂。

  3. 茎周围被毛，无棱线或具不明显的毛棱线。

    4. 叶近线形或狭披针形···································5. 沼生柳叶菜 **E. palustre**

    4. 叶卵形至卵状披针形·······························3. 长籽柳叶菜 **E. pyrricholophum**

  3. 茎近无毛，有明显毛棱线·································4. 毛脉柳叶菜 **E. amurense**

1 | 柳叶菜 **Epilobium hirsutum** Linnaeus

    多年生草本。茎密被长柔毛与腺毛。叶对生，茎上部的互生，披针状椭圆形至狭倒卵形或椭圆形，边缘具细锯齿，两面被长柔毛，基部抱茎。总状花序；花萼 4 枚，被毛；花瓣 4 片，粉红色或紫红色；雄蕊 8 枚，4 长 4 短；子房下位，被柔毛或短腺毛。蒴果被短腺毛。种子表面具粗乳突，顶端有种缨。花期 8~9 月，果期 8~10 月。

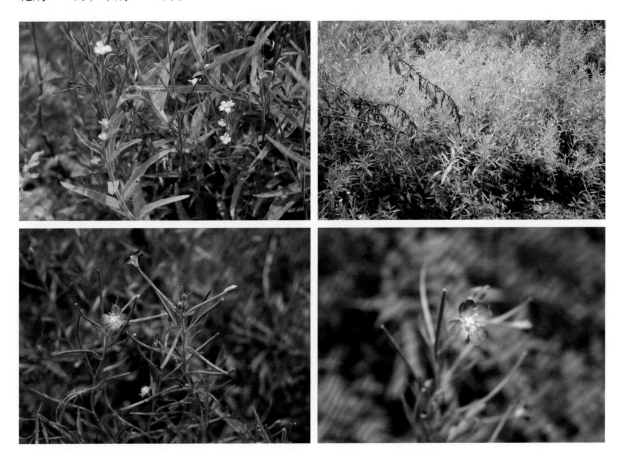

分布于神农架木鱼、阳日，生于海拔 500~1100m 的路边潮湿处。常见。

根或全草（水接骨丹）活血止血，消炎止痛，去腐生肌。

2 小花柳叶菜 **Epilobium parviflorum** Schreber

草本。茎密被长柔毛与短腺毛。叶对生，茎上部的互生，狭披针形或长圆状披针形，边缘具细牙齿，两面被长柔毛。总状花序；萼片 4 枚，被毛；花瓣 4 片，粉红色至玫瑰红色；雄蕊 8 枚，4 长 4 短；雌蕊与外轮雄蕊等长，子房下位，柱头 4 深裂。蒴果被毛。种子表面具粗乳突，种缨长 5~9mm。花期 7~8 月，果期 8~9 月。

分布于神农架木鱼、红坪、松柏，生于海拔 1700m 的山坡沟边。常见。

全草祛风除湿，消肿。

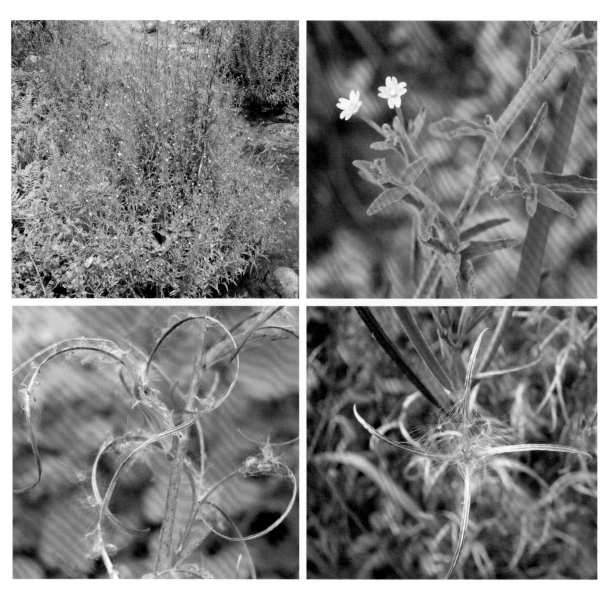

3 | 长籽柳叶菜 **Epilobium pyrricholophum** Franchet & Savatier

　　草本。茎密被曲柔毛与腺毛。叶对生，卵形至卵状披针形，边缘具锐锯齿，被曲柔毛或腺毛。花密被腺毛与曲柔毛；花萼4枚；花管喉部有一圈白色长毛；花瓣4片，粉红色至紫红色；雄蕊8枚，4长4短，呈2轮排列；子房下位，密被腺毛，柱头棒状或近头状。蒴果被腺毛。种子顶端具喙，表面具细乳突，种缨红褐色。花期6~8月，果期7~10月。

　　分布于神农架各地，生于海拔700~2500m的山坡草地、林缘、湿地、沟边。常见。

　　全草活血调经，止痢。

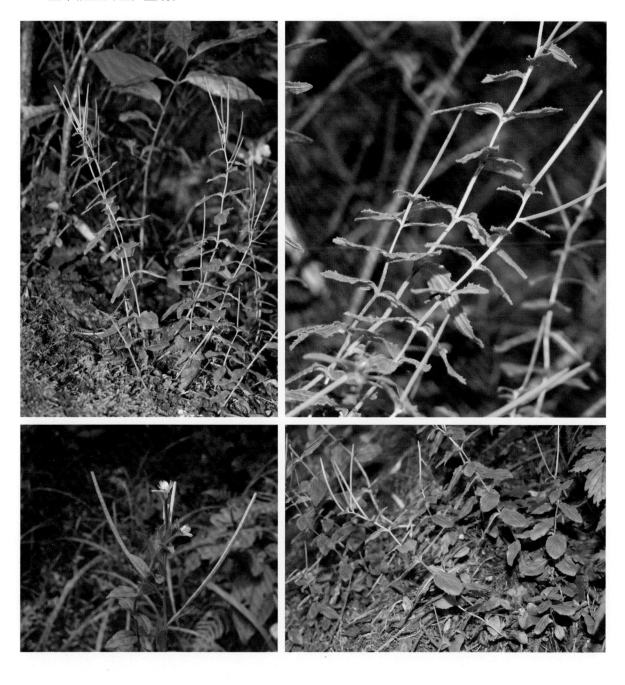

4 毛脉柳叶菜 *Epilobium amurense* Haussknecht

4a 毛脉柳叶菜（原亚种）*Epilobium amurense* subsp. *amurense*

草本。茎上部有曲柔毛与腺毛，中下部有明显的毛棱线。叶对生，花序上的互生，卵形或披针形，边缘有锐齿，脉上与边缘有曲柔毛。花序常被曲柔毛与腺毛；萼片4枚，疏被曲柔毛；花管喉部有一圈长柔毛；花瓣白色、粉红色或玫瑰紫色；雄蕊8枚，4长4短，外轮较内轮长；柱头近头状。蒴果疏被柔毛。种子具不明显短喙，表面具粗乳突，种缨污白色。

分布于神农架各地，生于海拔1400~1800m的山地林缘、草地、沟边。常见。

全草收敛止血，止痢。

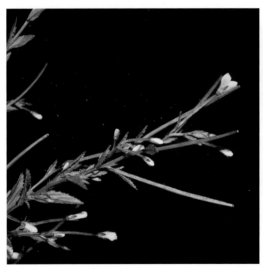 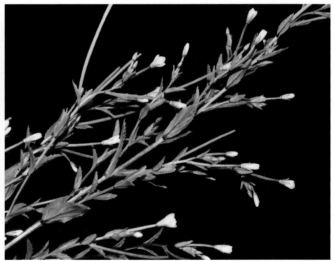

4b 光滑柳叶菜（亚种）*Epilobium amurense* subsp. *cephalostigma* (Haussknecht) C. J. Chen et al.

多年生草本。茎常多分枝，上部周围被曲柔毛，无腺毛，具不明显的棱线，棱线上近无毛。叶对生，长圆状披针形至狭卵形，基部楔形；叶柄长1.5~6mm。花较小，长4.5~7mm；萼片被均匀的稀疏的曲柔毛。花期6~7月，果期7~9月。

分布于神农架大九湖、红坪、木鱼、新华，生于海拔1800~2000m的山坡沼泽地。常见。

全草（虾筳草）清热，疏风，除湿，消肿。

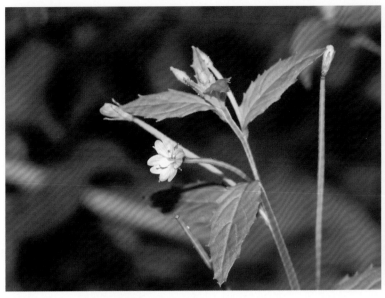
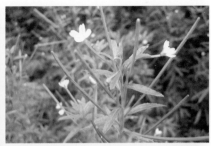
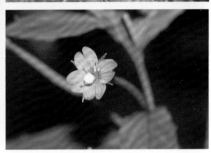

5 | 沼生柳叶菜 **Epilobium palustre** Linnaeus

　　草本，被曲柔毛，有时下部近无毛。叶对生，花序上的互生。花序花前直立或稍下垂，密被曲柔毛，有时混生腺毛；子房密被曲柔毛与稀疏的腺毛；花管喉部近无毛或有一圈稀疏的毛；萼片密被曲柔毛与腺毛；花瓣白色至粉红色或玫瑰紫色。蒴果被曲柔毛。种子顶端具长喙，表面具细小乳突，种缨灰白色或褐黄色。

　　分布于神农架红坪，生于海拔 1500m 的山坡沟边。常见。

　　全草清热消炎，镇咳，疏风。

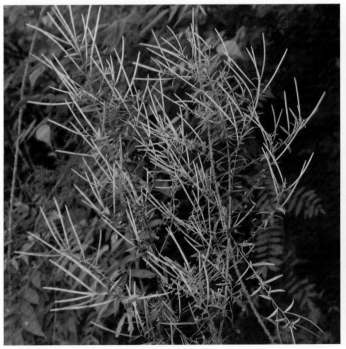
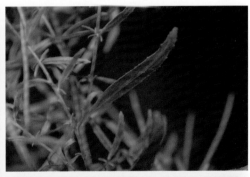
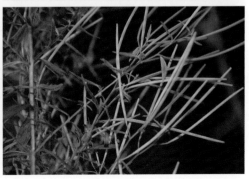

（四）倒挂金钟属 Fuchsia Linnaeus

灌木或半灌木，稀小乔木。单叶互生、对生或轮生。花两性，杂性同株或雌雄异株，辐射对称，单生于叶腋或排成总状或圆锥状花序，花红色或淡紫红色，常下垂；萼片4枚，钟状或筒状；花瓣4片，稀5片或缺；雄蕊8枚，排成2轮，对萼的常较长；子房下位，4室，花柱细长，柱头4裂或近全缘，胚珠多数。浆果。种子具棱。

约100种；我国常见栽培1种；湖北1种；神农架栽培1种，可供药用。

倒挂金钟 Fuchsia hybrida Hort. ex Sieb. et Voss.

半灌木。幼枝带红色。叶对生，卵形或狭卵形，边缘具疏锯齿，脉常带红色，被短柔毛。花单生于叶腋，下垂；萼片4枚，红色，开放时反折；花瓣色多变，紫红色、红色等；雄蕊8枚，排成2轮，外轮较长；子房下位，疏被柔毛与腺毛，4室，柱头棒状，顶端4浅裂。浆果紫红色，倒卵状长圆形。花期7~8月，果期8~9月。

原产于中美洲，神农架有栽培。

全草清热解毒。

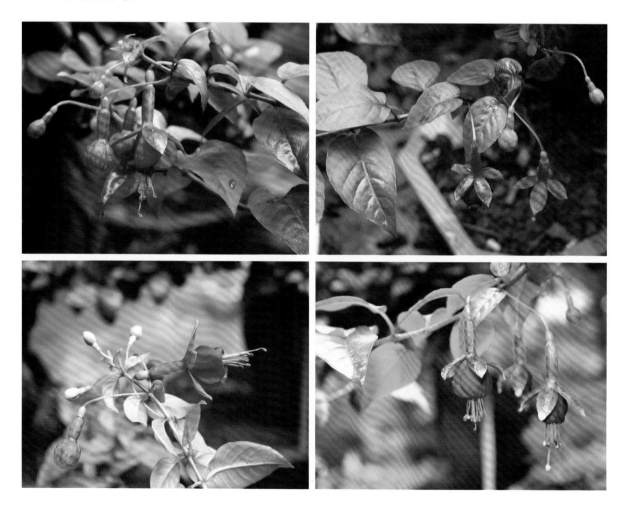

（五）丁香蓼属 **Ludwigia** Linnaeus

湿生草本。叶互生或对生，常全缘。花单生于叶腋或为顶生的穗状花序、总状花序；萼片 4 或 5 枚，宿存；花瓣与萼片同数，稀不存在，黄色；雄蕊与萼片同数；具下位花盘；子房下位，4~5 室，柱头头状，常浅裂，中轴胎座。蒴果线形。种子无种缨。

约 80 种；我国 9 种；湖北 4 种；神农架 1 种，可供药用。

假柳叶菜 **Ludwigia epilobioides** Maximowicz

草本。茎四棱形，带紫红色。叶狭椭圆形至狭披针形，脉上疏被微柔毛。萼片 4~5 枚，稀 6 枚，被微柔毛；花瓣黄色；雄蕊与萼片同数，柱头球状，顶端微凹；花盘无毛。蒴果表面瘤状隆起。种子嵌埋于木栓质的内果皮内，狭卵球状，顶端具钝突尖头，表面具红褐色条纹。

分布于神农架各地，生于海拔 600m 以下的田边、沟边。常见。

根清热，祛风除湿。

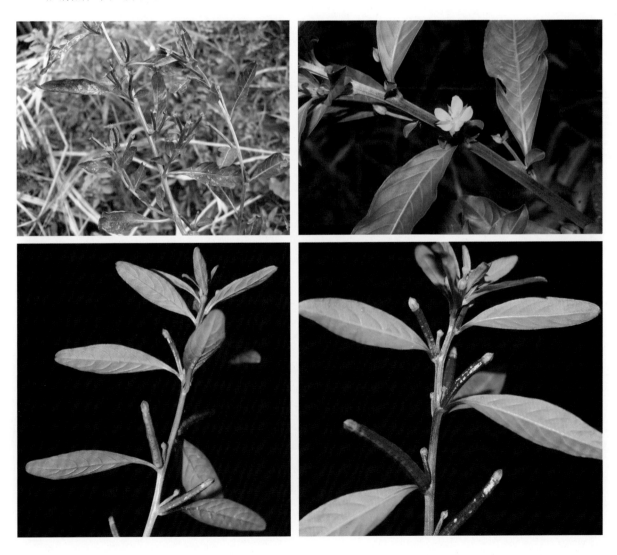

（六）月见草属 Oenothera Linnaeus

草本。茎生叶互生，有柄或无柄，边缘全缘、有齿或羽状深裂。花单生或排成穗状或总状花序，花4数，辐射对称；萼片反折，淡红色或紫红色；花瓣4片，黄色、紫红色或白色，有时基部有深色斑；雄蕊8枚，近等长或对瓣的较短；子房下位，4室，胚珠多数，柱头深裂。蒴果常具4条棱或翅，每室种子排成2行。

121种；我国引入栽培10种；湖北4种；神农架1种，可供药用。

待宵草 Oenothera stricta Ledebour ex Link

草本，被曲柔毛与伸展长毛，上部还混生腺毛。基生叶狭椭圆形至倒线状披针形，边缘具远离浅齿，被曲柔毛与长柔毛；茎生叶无柄，边缘具疏齿，两面被曲柔毛。穗状花序；苞片叶状；萼片4枚，黄绿色，开花时反折；花瓣4片，黄色，基部具红斑；子房下位，花柱长于花管，柱头围以花药。蒴果被曲柔毛与腺毛。种子表面具整齐洼点。花期7~8月，果期8~9月。

原产于南美洲，神农架各地均有栽培。常见。

根清热，祛风除湿。

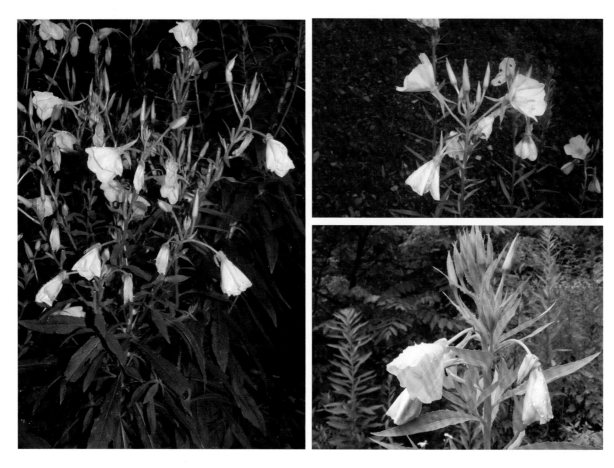

小二仙草科 Haloragaceae

水生或陆生草本。叶互生、对生或轮生，水生叶常呈篦齿状分裂；托叶缺。花小，两性或单性，腋生、单生、簇生或排成顶生的穗状花序、圆锥花序或伞房花序；萼片2~4枚或缺，萼筒与子房合生；花瓣2~4片，早落或缺；雄蕊2~8枚，排成2轮；子房下位，柱头2~4裂，无柄或具短柄，胚珠倒垂于其顶端。坚果或核果状，有时具翅。

约8属，100种；我国2属，13种；湖北2属，3种；神农架2属，2种，可供药用的1属，1种。

小二仙草属 Gonocarpus Thunberg

陆生草本。叶革质或薄革质，全缘或具锯齿，具叶柄或近无叶柄。花单生或簇生于上部叶腋，呈假二歧聚伞花序，或生于苞腋内为短穗状花序；萼管具棱，4裂，宿存；花瓣4~8片或缺；雄蕊4或8枚，花药线形；子房下位，2~4室或1室。果为坚果状，具纵条纹。

约60种；我国2种；湖北1种；神农架1种，可供药用。

小二仙草
豆瓣草、砂生草、地花椒
Gonocarpus micranthus Thunberg

陆生草本。茎四棱形。叶对生，茎上部的叶有时互生；叶片卵形或卵圆形，基部圆形，先端短尖或钝，边缘具疏锯齿。圆锥花序顶生；花两性；萼筒4深裂，宿存；花瓣4片，淡红色；雄蕊8枚，花丝短，花药线状椭圆形；子房下位，2~4室。坚果，具8条纵钝棱。花期4~8月，果期5~10月。

分布于神农架新华，生于海拔900m的荒山草丛中。少见。

全草（小二仙草）止咳平喘，清热利湿，调经活血。

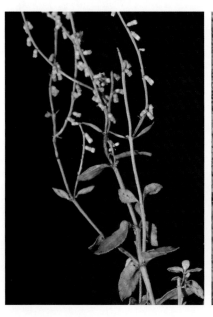
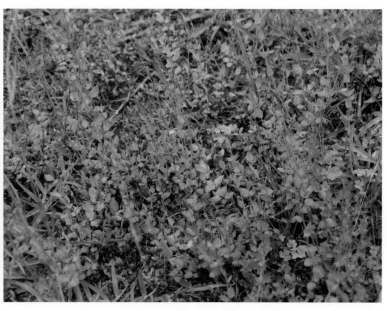

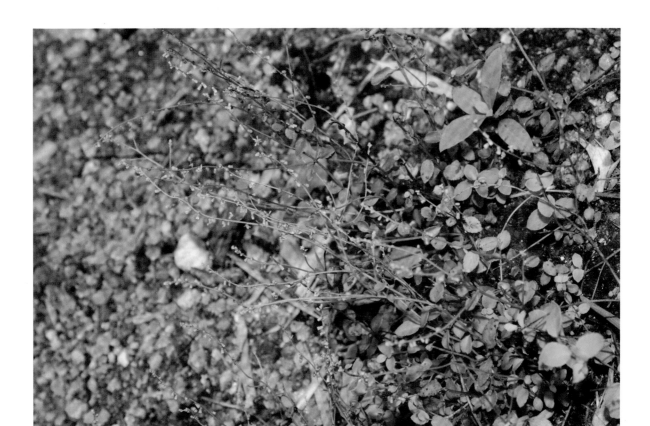